泌尿器科診療ガイド

編集

大阪医科大学名誉教授
勝岡洋治

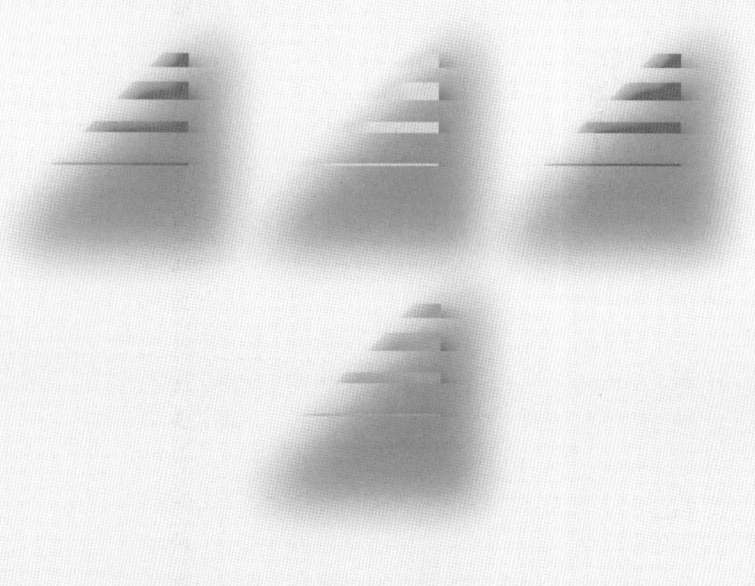

金芳堂

執筆者一覧 (執筆順)

秋野　裕信　福井大学	有馬　公伸　三重大学
齋藤　和英　新潟大学	近藤　恒徳　東京女子医科大学
中島　耕一　東邦大学	土田　昌弘　山口大学
木下　秀文　関西医科大学	井上　啓史　高知大学
川嶋　秀紀　大阪市立大学	牧角　和彦　まきずみ泌尿器科
麦谷　荘一　浜松医科大学	三宅　秀明　神戸大学
沖原　宏治　京都府立医科大学	宍戸　啓一　福島県立医科大学
川上　理　埼玉医科大学総合医療センター	柑本　康夫　和歌山県立医科大学
西山　博之　京都大学	菊地　栄次　慶應義塾大学
丹治　進　岩手医科大学	佐澤　陽　北海道大学
松本　成史　旭川医科大学	関　成人　九州大学
小宮　顕　富山大学	鈴木　康之　東京慈恵会医科大学
矢尾　正祐　横浜市立大学	野瀬　清孝　宮崎大学
宮川　康　大阪大学	髙木　志寿子　大阪医科大学
石戸谷　滋人　東北大学	宮澤　克人　金沢医科大学
宮嶋　哲　慶應義塾大学	濱砂　良一　産業医科大学
木村　高弘　東京慈恵会医科大学	荒木　勇雄　滋賀医科大学
福森　知治　徳島大学	平方　仁　日本大学
井川　掌　長崎大学	渡邉　豊彦　岡山大学
桶川　隆嗣　杏林大学	舛森　直哉　札幌医科大学
住友　誠　防衛医科大学校	木村　剛　日本医科大学
西山　賢龍　鹿児島大学	伊藤　一人　群馬大学
和田　孝浩　熊本大学	加藤　智幸　山形大学
大城　吉則　琉球大学	佐藤　文憲　大分大学
梶原　充　広島大学	德田　雄治　佐賀大学

岡本　圭生	滋賀医科大学	阿部　貴弥	岩手医科大学
青木　重之	愛知医科大学	石川　暢夫	自治医科大学
阿部　英行	獨協医科大学	松岡　弘文	福岡大学
吉村　一良	稲城市立病院	井出　久満	帝京大学
渡邊　健志	鳥取県立中央病院	邵　　仁哲	京都府立医科大学
佐藤　威文	北里大学	今本　　敬	千葉大学
服部　良平	名古屋大学	林　祐太郎	名古屋市立大学
稲元　輝生	大阪医科大学	佐々木ひと美	藤田保健衛生大学
杉元　幹史	香川大学	座光寺 秀典	山梨大学
本郷　祥子	東海大学	平山　暁秀	奈良県立医科大学
能見　勇人	大阪医科大学	島田　　誠	昭和大学横浜市北部病院
高原　　健	大阪医科大学	小中　弘之	金沢大学
石塚　　修	信州大学	常　　義政	川崎医科大学
古家　琢也	弘前大学	武内　　巧	関東労災病院
島本　憲司	愛媛大学	野澤　昌弘	近畿大学
椎名　浩昭	島根大学	三浦　　猛	神奈川県立がんセンター
中川　　健	慶應義塾大学	土谷　順彦	秋田大学
東　　治人	大阪医科大学	西村　和郎	大阪府立成人病センター
右梅　貴信	大阪医科大学	関戸　哲利	筑波大学
巴　　ひかる	東京女子医科大学東医療センター	藤元　博行	国立がん研究センター中央病院
並木　一典	東京医科大学	庭川　　要	静岡がんセンター
宮原　　茂	福岡山王病院	伊夫貴 直和	大阪医科大学
野島　道生	兵庫医科大学	川島　清隆	栃木県立がんセンター
江原　英俊	朝日大学歯学部附属村上記念病院	水谷　陽一	大阪医科大学

序

　編者は時折本屋に足を運び，医学書コーナーに立ち寄ることにしている．その際注目してみるのは内容も然ることながら本作りの姿勢である．医学書と謂えども実地診療に役立つことを目的にしているのであれば読者である医師のニーズに応えているかどうかが大切だと思うからである．しかし，知識の押し売りや難解で偏向した内容のものが少なくない．これまでにも数多くのガイドブックやマニュアル本が出版されているが，「必要な時に必要な知識と事柄を迅速に知ることができる」目的を十分に満たしているとは言えない．一方，昨今はインターネットによる検索がますます便利になり，ネット検索で必要な医学情報を得ている風潮がある．確かに一通りの知識を得るにはネット検索の利便性は高い．しかし，某氏が全国紙の中で指摘しているように，知的活動の根本を他人の手に委ねるような状況は危険である．なぜならどのような情報を入手するかで，われわれの思考のあらかたが決まってしまうからだ．やはり書物による内容確認の作業を怠ってはならない．

　この度，既刊「スタディメイト泌尿器科学」の姉妹書として，泌尿器科診療における案内書を刊行した．本書はいわゆる成書とは一線を画するもので，臨床の現場で知りたい確かな情報がわずかな時間で入手できるよう各項目がコンパクトにまとめられている実用書である．さらに本書の特長は，診断と治療における意思決定（decision making）のプロセスがフローチャートで示されていること，執筆者は全国80校の医学部および関連施設からほぼ万遍なく選ばれていること，本書の随所に執筆者の豊富な臨床経験に基づく知恵と工夫が提示されていること，手術に必要な局所外科解剖を載せたこと，最終章には各種ガイドラインの骨子と使い方を追加したこと，さらに不遜な言い方であるが編者自身が全ての原稿を精査したこと，などである．

本書が読者のニーズに的確に応えることができ，診療現場からの生の情報を共有できれば幸いである．そして，最も患者の近い所にいる若手医師にとって一時も肌身離さない座右の書としてベットサイドや外来診療において大いに活用されることを願って止まない．さらに，泌尿器科専門医試験用に資する教材であることを付け加えておく．

　最後に，編者の定年退職の直前でもあり短い期間での執筆依頼にも関わらず用意周到な準備の上で健筆を奮っていただいた執筆者の皆さん，本書発行に格別のご支援をいただいた金芳堂社長市井輝和氏と原稿の整理・校正に献身的な働きをいただいた寺島晴美さんに深謝します．

平成23年3月吉日

編集　勝岡 洋治

目 次

第1章　泌尿器科症候学　　1

❶ 排尿の異常，尿量の異常，尿性状の異常〈秋野 裕信〉　　2
❷ 疼痛・発熱・腫脹・腫瘤〈齋藤 和英〉　　7
❸ 性器および性機能の異常〈中島 耕一〉　　10

第2章　検査法　　17

❹ 経尿道的検査・処置〈木下 秀文〉　　18
❺ X線検査法〈川嶋 秀紀〉　　22
❻ 核医学的診断法〈麦谷 荘一〉　　26
❼ 超音波診断法〈沖原 宏治〉　　29
❽ 生体検査〈川上 理〉　　32
❾ CT〈西山 博之〉　　36
❿ MRI〈丹治 進〉　　39
⓫ 尿流動態検査〈松本 成史〉　　44
⓬ 性機能検査〈小宮 顕〉　　47
⓭ 遺伝子学検査〈矢尾 正祐〉　　54
⓮ 内分泌検査〈宮川 康〉　　57

第3章　副腎　　61

⓯ 原発性アルドステロン症〈石戸谷 滋人〉　　62
⓰ クッシング症候群〈宮嶋 哲〉　　65
⓱ 褐色細胞腫〈木村 高弘〉　　69
⓲ 副腎性器症候群（先天性副腎過形成）〈福森 知治〉　　72
⓳ 副腎偶発腫瘍，神経芽腫〈井川 掌〉　　75
⓴ 副腎癌〈桶川 隆嗣〉　　80

第4章 後腹膜　　83

㉑ 後腹膜疾患・膀胱後腔疾患（住友 誠）——— 84

第5章 腎　　91

㉒ 腎の先天異常（西山 賢龍）——— 92
㉓ 腎結石（和田 孝浩）——— 98
㉔ 腎の外傷（大城 吉則）——— 103
㉕ 腎の炎症性疾患（梶原 充）——— 107
㉖ 特発性腎出血（有馬 公伸）——— 110
㉗ 腎腫瘍（近藤 恒徳）——— 114
㉘ 腎性高血圧症（土田 昌弘）——— 120

第6章 腎盂・尿管　　123

㉙ 腎盂・尿管の奇形（井上 啓史）——— 124
㉚ 尿管結石（牧角 和彦）——— 127
㉛ 腎盂・尿管腫瘍（三宅 秀明）——— 130

第7章 膀胱　　133

㉜ 膀胱奇形・膀胱瘻（宍戸 啓一）——— 134
㉝ 膀胱結石，膀胱の外傷，異物（柑本 康夫）——— 140
㉞ 膀胱炎（菊地 栄次）——— 143
㉟ 膀胱腫瘍（佐澤 陽）——— 146
㊱ 神経因性膀胱（関 成人）——— 150
㊲ 過活動膀胱（鈴木 康之）——— 155
㊳ 間質性膀胱炎（野瀬 清孝）——— 158

第8章　尿道　　161

- ㊴ 尿道奇形〈髙木 志寿子〉 ……… 162
- ㊵ 尿道結石，尿道の外傷，尿道異物〈宮澤 克人〉 ……… 168
- ㊶ 尿道炎，尿道周囲炎〈濱砂 良一〉 ……… 172
- ㊷ 尿道狭窄〈荒木 勇雄〉 ……… 176
- ㊸ 尿道腫瘍，尿道憩室〈平方 仁〉 ……… 180

第9章　前立腺　　183

- ㊹ 前立腺炎〈渡邉 豊彦〉 ……… 184
- ㊺ 前立腺肥大症〈舛森 直哉〉 ……… 188
- ㊻ 前立腺癌〈木村 剛〉 ……… 192
- ㊼ 前立腺癌診断の進め方〈伊藤 一人〉 ……… 203

第10章　精嚢　　207

- ㊽ 精嚢疾患〈加藤 智幸〉 ……… 208

第11章　陰嚢および陰嚢内容　　211

- ㊾ 精巣の病変，精巣上体の病変〈佐藤 文憲〉 ……… 212
- ㊿ 精索・精管の病変，精巣固有鞘膜および付属器の病変，陰嚢の病変〈德田 雄治〉 ……… 215
- 51 精巣腫瘍〈岡本 圭生〉 ……… 220

第12章　陰茎　　225

- 52 陰茎の先天異常〈青木 重之〉 ……… 226
- 53 陰茎の外傷，異物，陰茎の炎症〈阿部 英行〉 ……… 229
- 54 陰茎腫瘍〈吉村 一良〉 ……… 231

第13章　泌尿器科手術　235

- ⑤⑤ 救急処置（渡邊 健志） ……… 236
- ⑤⑥ 周術期の管理（佐藤 威文） ……… 239
- ⑤⑦ 開放手術（1）腎摘除術ほか（服部 良平） ……… 242
- ⑤⑧ 開放手術（2）前立腺全摘除術（稲元 輝生） ……… 247
- ⑤⑨ 開放手術（3）副腎摘除術（杉元 幹史） ……… 250
- ⑥⓪ 開放手術（4）精巣摘除術ほか（本郷 祥子） ……… 253
- ⑥① 開放手術（5）腎移植，内シャント設置術，腹膜灌流用カテーテル留置術（能見 勇人） ……… 263
- ⑥② 開放手術（6）失禁型尿路変向術（高原 健） ……… 274
- ⑥③ 失禁型，禁制型尿路変向術（石塚 修） ……… 279
- ⑥④ 自然排尿型尿路変向術（古家 琢也） ……… 281
- ⑥⑤ 経尿道的手術（島本 憲司） ……… 283
- ⑥⑥ 経会陰式手術 —会陰式前立腺全摘除術（Youngの術式）— （椎名 浩昭） ……… 293
- ⑥⑦ 腹腔鏡手術（1）（中川 健） ……… 300
- ⑥⑧ 腹腔鏡手術（2）腎，前立腺（東 治人） ……… 303
- ⑥⑨ 腹腔鏡手術（3）副腎腫瘍，精索静脈瘤，停留精巣（右梅 貴信） ……… 310
- ⑦⓪ 女性の尿失禁手術（巴 ひかる） ……… 313
- ⑦① 泌尿器科手術の合併症（並木 一典） ……… 316

第14章　腎不全／腎移植　321

- ⑦② 急性腎不全（宮原 茂） ……… 322
- ⑦③ 慢性腎不全（野島 道生） ……… 324
- ⑦④ 血液透析（江原 英俊） ……… 329
- ⑦⑤ アフェレシス（阿部 貴弥） ……… 333
- ⑦⑥ 腎移植（石川 暢夫） ……… 339

第 15 章　性分化異常／性腺機能低下症／男性更年期障害　347

(77) 性分化異常，性腺機能低下症（松岡 弘文）……348
(78) 男性更年期障害（井出 久満）……354

第 16 章　性機能障害／男性不妊　357

(79) 性機能障害（邵 仁哲）……358
(80) 男性不妊（今本 敬）……361

第 17 章　小児泌尿器科学　367

(81) 尿路の先天異常（林 祐太郎）……368
(82) 精巣の先天異常（佐々木 ひと美）……372
(83) 遺尿症，夜尿症（座光寺 秀典）……377

第 18 章　女性泌尿器科学　379

(84) 尿失禁（平山 暁秀）……380
(85) 骨盤内臓器下垂（島田 誠）……383

第 19 章　癌化学療法／放射線治療法／免疫療法／分子標的療法　387

(86) 癌化学療法（小中 弘之）……388
(87) 放射線治療法（常 義政）……394
(88) 免疫療法（武内 巧）……397
(89) 分子標的療法（野澤 昌弘）……399

第20章　主要な泌尿器手術のための局所解剖　401

- ⑨⓪ 癌性疼痛の管理（三浦 猛） ─── 402
- ⑨① 副腎の手術と解剖（土谷 順彦） ─── 407
- ⑨② 腎臓の手術と解剖（西村 和郎） ─── 412
- ⑨③ 膀胱の手術と解剖（関戸 哲利） ─── 416
- ⑨④ 前立腺の手術と解剖（藤元 博行） ─── 419
- ⑨⑤ 後腹膜リンパ節郭清と解剖（庭川 要） ─── 422
- ⑨⑥ 射精神経温存後腹膜リンパ節郭清術と解剖（伊夫貴 直和） ─── 426
- ⑨⑦ 骨盤リンパ節郭清と解剖（川島 清隆） ─── 428

第21章　診療ガイドライン　433

- ⑨⑧ 泌尿器科領域の診療ガイドラインの骨子と使い方（水谷 陽一） ─── 434

日本語索引 ─── 459
外国語索引 ─── 466

第1章
泌尿器科症候学

① 排尿の異常,尿量の異常,尿性状の異常
② 疼痛・発熱・腫脹・腫瘤
③ 性器および性機能の異常

1 排尿の異常，尿量の異常，尿性状の異常

■ 排尿の異常

1. **下部尿路症状**（lower urinary tract symptoms：LUTS）
   下部尿路症状は蓄尿症状，排尿症状，排尿後症状からなる（表1，表2）．
2. **急性尿閉**：排尿が不可能で，有痛性に膀胱が尿で緊満した状態．
   慢性尿閉：排尿後にも尿で緊満した膀胱が触知される状態で，痛みはなく，溢流性尿失禁を認めることがある状態．多量の残尿を示唆する．

尿閉は前立腺肥大症に代表される膀胱出口部閉塞が原因であることが多い．膀胱収縮を抑制する抗コリン薬（感冒薬，鎮痙薬）の使用，飲酒，寒冷への曝露，尿意を過度に我慢することが急性尿閉の誘因になることがある．

表1 下部尿路症状の分類

蓄尿症状	昼間頻尿，夜間頻尿，尿意切迫感[1]，切迫性尿失禁，腹圧性尿失禁，混合性尿失禁，夜間遺尿
排尿症状	排尿困難（尿勢低下，尿線途絶，腹圧排尿，排尿遅延，終末時尿滴下など），2段排尿
排尿後症状	残尿感，排尿後尿失禁

[1] 尿意切迫感は急に起こる排尿を抑制し難い異常な尿意を意味し，通常の強い尿意とは異なる．尿意切迫感を必須とする症状症候群を過活動膀胱（OAB）という．

表2 下部尿路症状と発症機序，予測される疾患

症状	障害部位や発症機序	予測される主な疾患・病態
蓄尿症状	膀胱 ・膀胱容量の減少 （機能的・器質的）	・過活動膀胱，神経因性膀胱 ・間質性膀胱炎，膀胱癌，膀胱結石など ・残尿の増加
	膀胱出口部 ・尿禁制機構障害	腹圧性尿失禁など
	尿量の増加	・多尿，夜間多尿
排尿症状	膀胱 ・排尿筋収縮障害	神経因性膀胱など
	膀胱出口部 ・通過障害	・前立腺肥大症，前立腺癌，尿道狭窄 ・子宮脱，膀胱瘤 ・排尿筋括約筋協調不全など
排尿後症状	球部尿道内尿遺残，尿道憩室など	

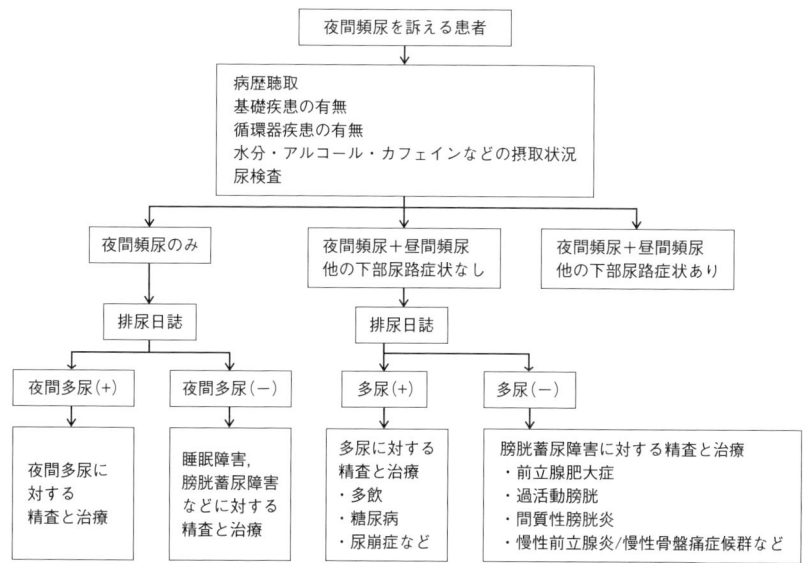

図1 夜間頻尿の診療アルゴリズム (夜間頻尿診療ガイドラインから一部引用, 改変)

> **Side Memo**
> **夜間頻尿**
> 　夜間頻尿は就寝後, 起床までに1回以上排尿しなくてはならない愁訴であり, QOLを障害する. 夜間頻尿の原因は多岐にわたる (図1).

■ 尿量の異常

1. 尿量の減少

- **乏尿**：1日尿量が400ml以下　・**無尿**：1日尿量が100ml以下
  急性腎不全に特有の症状（所見）. 発症機転が腎前性, 腎性, 腎後性であるかの鑑別が重要（第14章 急性腎不全の項を参照）.

2. 尿量の増加

- **多尿**：1日尿量が2,500～3,000ml以上. 国際禁制学会の定義では40ml/kg（体重）以上.
- **夜間多尿**：夜間尿量/1日尿量が, 若年成人では20%, 65歳以上では33%以上.

　多尿, 夜間多尿は頻尿, 夜間頻尿の原因となる（**表3**）.

表3 多尿・夜間多尿の原因

多尿の原因（病態と主な疾患）

- 水利尿（尿比重1.005未満，尿浸透圧150mOsm/l未満）
  水分過剰摂取
  ・心因性多飲，薬剤や口渇中枢障害による多飲：抗コリン薬，脳腫瘍，脳炎後など
  水再吸収障害
  ・中枢性尿崩症（ADH分泌低下）：特発性，遺伝性，続発性（脳腫瘍，頭部外傷，脳血管障害など）
  ・腎性尿崩症（ADH反応低下）：特発性，遺伝性，続発性（慢性腎盂腎炎，慢性間質性腎炎，高Ca血症など）

- 浸透圧利尿（尿比重1.008以上，尿浸透圧250mOsm/l以上）
  ・糖尿病，薬剤による多尿（利尿薬，マンニトール，グリセオールなど）

夜間多尿の原因（主な病態・疾患）

・水分過剰摂取
・脳障害，高血圧，加齢
・うっ血性心不全，下肢浮腫など

（夜間頻尿診療ガイドラインから一部引用，改変）

■尿性状の異常

1. 血尿

- 血尿の程度で肉眼的と顕微鏡的，随伴症状の有無で無症候性と症候性，排尿中の血尿がみられるタイミングで全血尿，初期血尿と終末時血尿に分類される．
- 無症候性肉眼的血尿は尿路悪性腫瘍を疑う重要な症状である（**図2**）．
- 尿路外傷，腎静脈血栓，腎動静脈瘻，ナットクラッカー現象に伴う静脈圧上昇，前立腺肥大症に伴う尿道・膀胱頸部のうっ血で肉眼的血尿を呈することがある．
- 症候性血尿は尿路結石症や出血性膀胱炎でみられる．
- 肉眼的に血尿であっても尿沈渣で赤血球を認めない場合，血色素尿，ミオグロビン尿を疑う．
- 顕微鏡的血尿（尿沈渣で赤血球数5個以上／×400各視野）で以下の場合は泌尿器科悪性腫瘍を念頭において精査する．
  ◎内科的腎疾患を疑う蛋白尿（>0.5g/日），変形赤血球，赤血球円柱がない場合．
  ◎尿路上皮癌のハイリスク因子（**表4**）を1つでも有している場合．

1 排尿の異常，尿量の異常，尿性状の異常　5

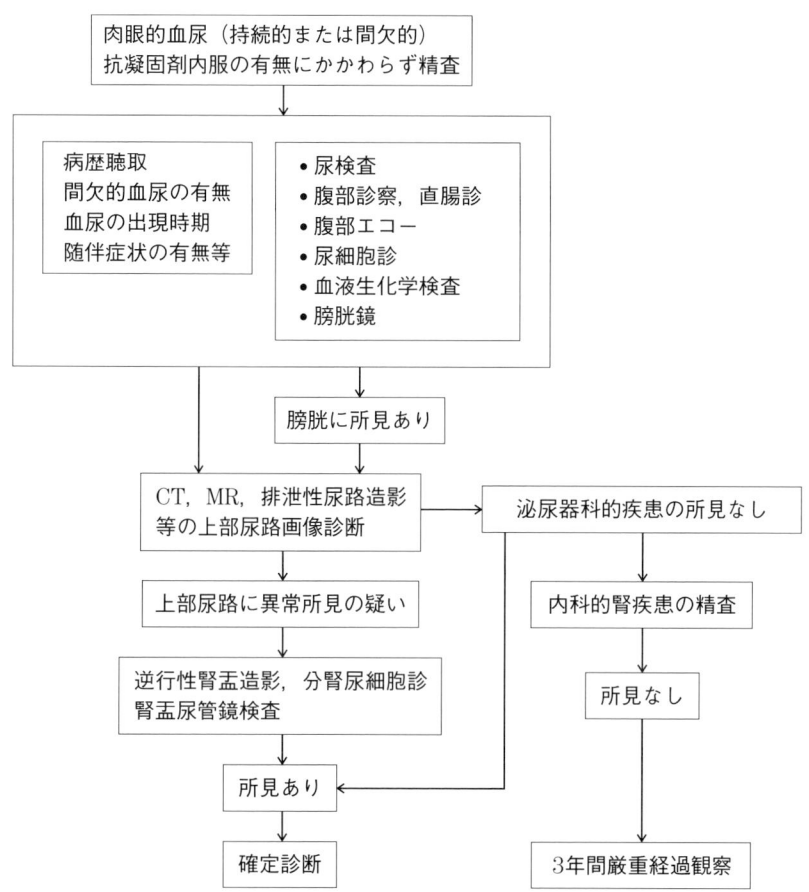

図2　肉眼的血尿の初期診療アルゴリズム（血尿診療ガイドラインから一部引用，改変）

表4　尿路上皮癌のハイリスク因子

・喫煙歴
・ベンゼンや芳香族アミンへの曝露
・肉眼的血尿の既往
・40歳以上
・泌尿器科的疾患の既往
・蓄尿症状（頻尿，切迫感など）
・再発性尿路感染症
・骨盤放射線照射歴
・フェナセチン濫用
・シクロフォスファミド治療歴

2. **膿尿，細菌尿**：尿中に多数の白血球や細菌が存在すると尿が混濁する．尿路感染症でみられる．
3. **塩類尿**：尿中に塩類が析出して尿が混濁する．
4. **糞尿，気尿**：尿中に食物残渣や腸管ガスが混入した尿で，尿路と消化管の交通を示す．ガス産生菌による尿感染で気尿をみることもある．
5. **乳び尿**：尿路とリンパ管との間に交通が生じて乳白色に尿が混濁する．フィラリア症でみられることが多い．
6. **精液尿**：逆行性射精で尿に精液が混入し，尿が軽度混濁することがある．

参考文献

血尿診療ガイドライン（日本腎臓学会ホームページから閲覧可）
URL:http://www.jsn.or.jp/jsn_new/iryou/free/kousei/pdf/JJN7-50_12209.pdf
http://www.jsn.or.jp/jsn_new/iryou/free/kousei/pdf/JJN7A-50_11616.pdf
夜間頻尿診療ガイドライン，日本排尿機能学会編，2009，Blackwell Publishing.

〔秋野 裕信〕

❷ 疼痛・発熱・腫脹・腫瘤

■ 疼痛

疼痛は患者が訴える症状の中で最も苦痛が強く診療上もきわめて重要である．

疼痛の部位・性状は診断の重要な手がかりとなる．泌尿器科領域における疼痛は，

①尿路の過伸展に基づくもの，

②腎や精巣など実質臓器の虚血，出血に基づくもの，

③感染や膿瘍による組織の腫脹に基づくもの，

に大別される．また，腹部骨盤部の疼痛であるため，腹腔内臓器，腹部大血管，産婦人科領域の疼痛との鑑別診断を常に意識すべきである．

1. 腎部疼痛

A. 腎仙痛

1）急性尿路拡張に伴う疼痛

突然出現することが多いが前兆を伴う場合がある．

尿路結石の尿管への嵌頓によるものが最も多い．当初側腹部に始まるが腹部全体に波及し，下腹部，外陰部，大腿部への放散痛を伴うことがある．尿路結石による疝痛発作の場合，持続性の場合と間欠的発作を伴う場合がある．ときに悪心・嘔吐，腹部膨満・鼓腸，筋性防御などの腹膜刺激症状，冷汗，顔面蒼白，頻脈などを伴い，消化器系急性腹症との鑑別を要する場合がある．急性尿路拡張による腎仙痛はほとんどの場合，肋骨脊柱角（cost vertebral angle：CVA）の疼痛，叩打痛を伴う．

2）腎梗塞による激痛

突然の発症で急性尿路拡張による疼痛に似るが，より激烈でNSAIDsによる鎮痛効果が得られにくく，疼痛は持続性である．心房細動などの基礎疾患，ピルなど血栓症を誘発する薬剤を常用している場合がありバイタルサインのチェックと詳細な病歴聴取が必要である．

本症を疑った場合は造影CTが有用である．

3) 腎動脈瘤破裂・大動脈瘤破裂による激痛

突然の発症で急性尿路拡張による疼痛に似るが，より激烈かつ，顔面蒼白，頻脈，血圧低下など，出血性ショックによる症状を合併する．頻度は高くないが初期対応を誤れば致死的であり常に鑑別診断として念頭に置く．エコー・造影 CT を迅速に行い鑑別する．

B. 側腹部鈍痛

尿路閉塞が緩慢な経過で起こった場合（尿路悪性腫瘍，尿路外悪性腫瘍，後腹膜線維症），尿路結石でも嵌頓閉塞が慢性的に経過した場合は疝痛発作を伴わず，側腹部鈍痛を呈する．

急性腎盂腎炎，腎血流障害や腎被膜下出血などによる腎実質急性腫脹による腎被膜の進展による場合，腎周囲膿瘍による疼痛の場合がある．

2. 下腹部・膀胱部痛：尿閉，膀胱タンポナーデ，膀胱結石など．

膀胱粘膜の急性炎症（出血性膀胱炎など），急性下部尿路閉塞による進展痛，膀胱結石・異物による膀胱粘膜刺激症状による．

3. 排尿痛
   1) **初期排尿痛**：急性前部尿道炎でみられる．
   2) **全排尿痛**：高度な尿道炎症性疾患でみられる．
   3) **終末時排尿痛**：通常の膀胱炎，後部尿道炎，前立腺炎などでみられる．

4. 会陰部痛

前立腺炎，尿道炎，肛門周囲炎（膿瘍）でみられる．

同部の鈍痛，不快感，知覚異常などを伴う．

5. 陰嚢部痛

精巣上体炎，精巣捻転，精巣垂捻転，精巣損傷，精巣炎などでみられる．急性陰嚢症として緊急手術の対象となる精巣捻転を鑑別する必要がある．

6. 陰茎部痛

嵌頓包茎では絞扼部疼痛と，亀頭部包皮の水腫様腫大をみる．

持続勃起症では勃起の持続と共に疼痛がみられ陰茎折症では強い疼痛と共に血腫による陰茎の変形がみられる．

■ 発熱
1. 悪寒戦慄を伴う発熱
　尿路感染症による発熱は多くの場合，菌血症を伴い悪寒戦慄と共に高熱をきたす．
　急性腎盂腎炎，急性精巣上体炎，急性前立腺炎などがある．
　肛門周囲膿瘍，外陰部壊死性筋膜炎 Fournier 壊疽（Fournier's gangrene）も鑑別診断として重要である．

■ 腫脹・腫瘤
1. 腹部腫瘤
　腎の腫大・腫瘤は無痛性の場合が多い．
　小児：Wilms 腫瘍，先天性水腎症，神経芽細胞腫など．
　成人：囊胞腎（両側性），腎腫瘍，水腎症，膿腎症，腎周囲膿瘍など．
　感染・炎症を伴う場合は疼痛・発熱を合併する場合が多い．
2. 下腹部腫瘤
　下部尿路閉塞による尿閉では下腹部痛を伴う下腹部腫瘤を訴える．慢性尿閉，糖尿病性末梢神経障害による神経因性膀胱などでは腫瘤・疼痛の自覚症状に乏しい場合がある．
　尿膜管囊胞，尿膜管癌でも腫瘤を触知するが前者では臍周囲の発赤腫脹疼痛や臍からの膿汁流出等の感染症状，後者では血尿などの尿路症状を合併する場合が多い．
　無痛性腫瘤では後腹膜腫瘍なども鑑別する．
3. 外陰部腫瘤
陰茎部有痛性腫瘤：亀頭包皮炎，嵌頓包茎，陰茎折症，尿道周囲膿瘍など．
陰茎部無痛性腫瘤：尖圭コンジローマ，陰茎癌，Peyronie 病など．
4. 陰囊部腫瘤
　陰囊部有痛性腫瘤：精巣捻転，精巣錘捻転，精巣上体炎を鑑別する．精巣捻転では捻転精索を腫瘤として触知する場合がある．
陰囊部無痛性腫瘤：陰囊水瘤，精巣腫瘍，精索静脈瘤，結核性精巣上体炎など．

〔齋藤 和英〕

性器および性機能の異常

■ 性器の異常

本稿では主に男性の性器について概説する．

1) **診察法**：男性性器（陰茎・陰嚢・陰嚢内容物）は体表に存在していることから，視診・触診が重要である．敏感な部分であるので触診には親切心が必要である．冬場ならば手を温めて診察する，精巣などで患側に疼痛を訴えるような際は健常側から診察を開始して安心させるなどである．

2) **陰茎の診察のポイント**：包皮の状態，包皮および亀頭部での腫瘤，潰瘍，皮疹の有無，外尿道口からの分泌物の有無，陰茎（陰茎海綿体）の硬結の有無を確認する．図1〜3にフローチャートを示す．

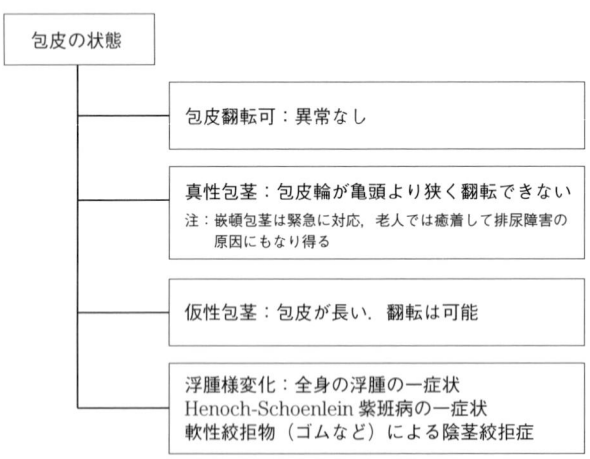

図1　包皮診察における鑑別

Side Memo

包皮診察の留意点

陰茎癌，尖圭コンジローマなどは包茎の患者に多いが，包皮に隠れている症例も少なくないのでしっかり翻転させて観察する．

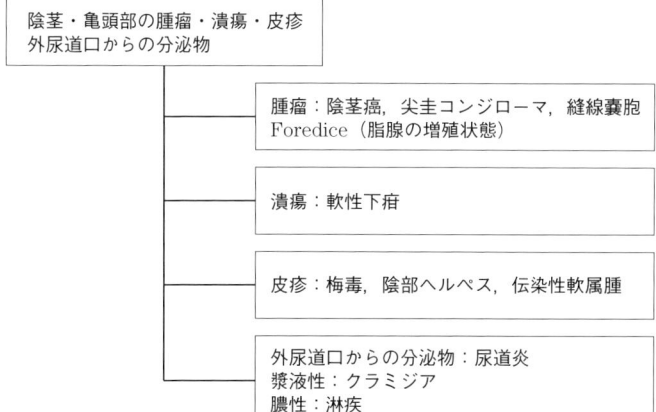

図2 陰茎，亀頭部，外尿道口診察における鑑別

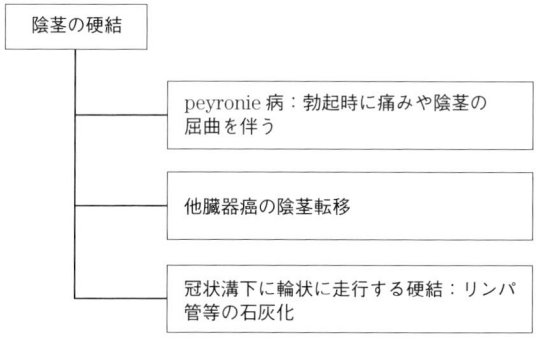

図3 陰茎に認める硬結の鑑別

Side Memo

Henoch-Schoenlein 紫斑病と陰茎絞扼症

　包皮の浮腫様変化においては Henoch-Schoenlein 紫斑病に伴って生じることがある．全身の診察と問診から推測は可能で経過観察でよい．またゴムなどによる陰茎絞扼症の症例は，絞扼物が浮腫のために発見し難いことがあり注意を要する．

Side Memo

Foredice

　冠状溝に集簇する小丘疹を認めることも多いがコンジローマと鑑別を要する．大概は foredice と呼ばれる脂腺の増殖状態で正常なものである．

> **Side Memo**
> **陰茎の硬結**
> 　陰茎の硬結でperonie病は陰茎が勃起時に90°以上屈曲する症例も認められる．自宅でデジタルカメラで撮影してきてもらうのが診断には容易である．陰茎転移は終末期に生じることが大半である．また冠状溝下に輪状に走行する硬結は経過観察で大半は消失することが多い．

3) 陰嚢・陰嚢内容物の診察のポイント：腫脹，発赤，皮疹，瘻孔の有無．触診では精巣，精巣上体，精管，精索と系統的に触知していく．精巣および精巣上体の腫脹においては有痛性か無痛性が鑑別診断の鍵となる．図4〜6にフローチャートを示す．

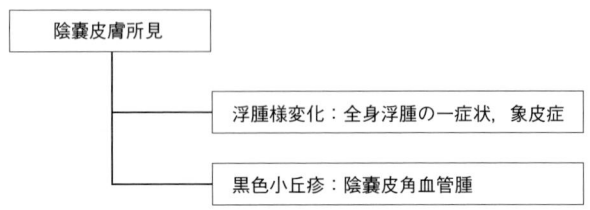

図4　陰嚢皮膚所見の鑑別

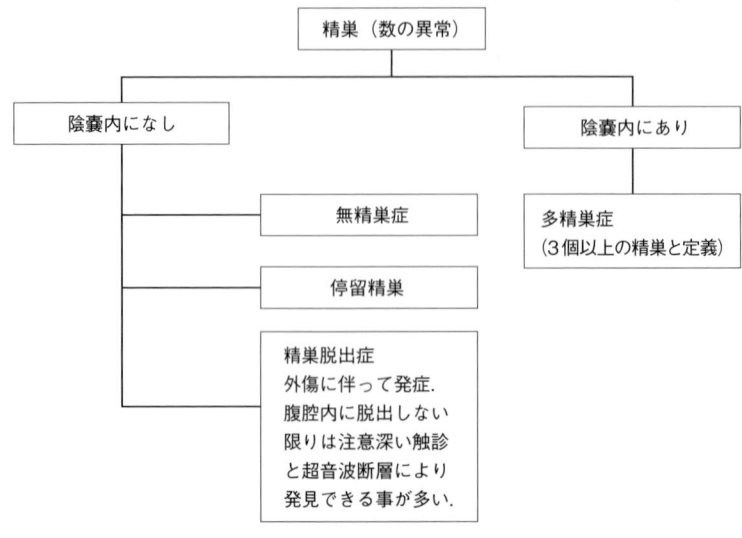

図5　精巣（数の異常）の鑑別

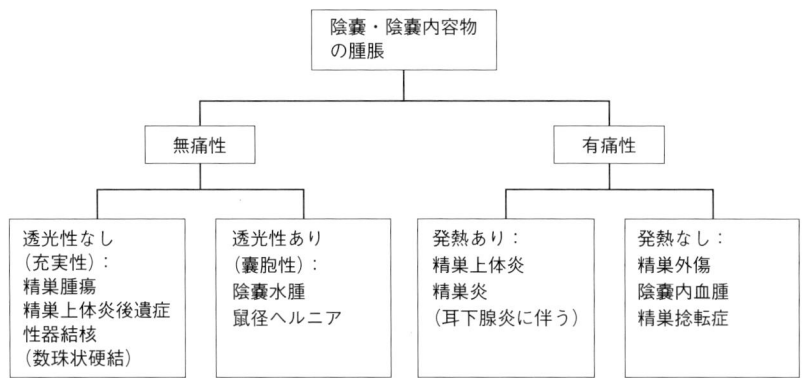

図6 陰嚢,陰嚢内容物腫脹の鑑別

― Side Memo ―
陰嚢の無痛性腫大
　無痛性腫大は慢性の経過をとることが多い．透光性検査（懐中電灯の明かりを透かせる）は囊胞性変化か充実性変化との鑑別に有用である．透光性を認めた際は陰嚢水腫の診断の決め手のひとつではあるが鼠径ヘルニアとの鑑別が重要である．

― Side Memo ―
陰嚢の有痛性腫大
　有痛性腫大は急性に発症する．精巣上体炎，精索捻転症，耳下腺炎に伴う精巣炎，精巣外傷などが多い．

― Side Memo ―
陰嚢皮角血管腫
　陰嚢に黒色の小丘疹が散在していることが散見されるが，陰嚢皮角血管腫である．これが剝離すると下着が真っ赤になるほどの出血をきたすが，圧迫止血で対応可能である．

― Side Memo ―
精巣脱出症
　単車事故で散見されるのが精巣脱出症である．精巣外傷の診察とともに精巣が陰嚢内に存在するか確認する．

■ 性機能の異常

1. 勃起障害

1) **定義**：性交時に十分な勃起が得られないため，あるいは十分な勃起が維持できないため満足な性交が行えない状態．
2) **診断**：いずれも問診が重要である．勃起障害の重症度診断にはIIEF-5（International index of erectile function-5）（表1）やEHS（Erectile Hardness Score）（表2）を用いると簡便である．いずれも日本語版が存在する．禁忌でない限りPDE5阻害剤を内服させるスクリーニングを行う．これで効果がない場合に精査を行う．

表1　IIEF-5日本語版　ED診療ガイドライン　第1版より

最近6ヵ月で		
1. 勃起を維持する自信の程度はどれくらいありましたか？	非常に良い	1
	低い	2
	普通	3
	高い	4
	非常に高い	5
2. 性的刺激による勃起の場合，何回挿入可能な勃起の固さになりましたか？	全くなし，またはほとんどなし	1
	たまに	2
	時々（半分ぐらい）	3
	おおかた毎日	4
	毎回またはほぼ毎回	5
3. 性交中，挿入後何回勃起を維持することができましたか？	全くなし，またはほとんどなし	1
	たまに	2
	時々（半分ぐらい）	3
	おおかた毎日	4
	毎回またはほぼ毎回	5
4. 性交中，性交を終了するまで勃起を維持するのはどれくらい困難でしたか？	ほとんど困難	1
	かなり困難	2
	困難	3
	やや困難	4
	困難ではない	5
5. 性交を試みたとき，何回満足に性交できましたか？	全くなし，またはほとんどなし	1
	たまに	2
	時々（半分ぐらい）	3
	おおかた毎日	4
	毎回またはほぼ毎回	5

IIEF5による重症度分類	合計点
重症	5～7点
中等症	8～11点
軽症～中等症	12～16点
軽症	17～21点
EDなし	22～25点

表2 勃起の硬さスケール（日本語版 EHS）

あなたは自分の勃起硬度をどのように評価しますか？
Grade 0：陰茎は大きくならない．
Grade 1：陰茎は大きくなるが，硬くはない．
Grade 2：陰茎は硬いが，挿入に十分なほどではない．
Grade 3：陰茎は挿入には十分硬いが，完全には硬くはない．
Grade 4：陰茎は完全に硬く，硬直している．

日本性機能学会誌：24 1-3, 2009 より

2. 射精障害

診断は問診によるが，挙児希望の有無により治療方針を検討する必要がある．

分類は種々存在するが，臨床症状による分類（**表3**）が分かりやすい．治療は専門医に紹介するのがよい．

表3 射精障害の分類

射精のタイミング障害
● 早漏
● 遅漏

射精の消失
● 部分消失 　逆行性射精 　精液量減少
● 完全消失 　逆行性射精 　emission less（後部尿道から精液の射精がおこらない病態）

射精時快感の消失
● オーガニズムの消失
● 射精時疼痛

参考文献

ED 診療ガイドライン，日本性機能学会論，2008，Blackwell Publishing.

（中島 耕一）

第 2 章
検査法

- ④ 経尿道的検査・処置
- ⑤ X 線検査法
- ⑥ 核医学的診断法
- ⑦ 超音波診断法
- ⑧ 生体検査
- ⑨ CT
- ⑩ MRI
- ⑪ 尿流動態検査
- ⑫ 性機能検査
- ⑬ 遺伝子学検査
- ⑭ 内分泌検査

経尿道的検査・処置

　泌尿器科の対象となる疾患の多くが尿路にあるため，経尿道的検査・処置は泌尿器科医にとって非常に重要である．
　本稿では主要な検査・処置の方法と，対象となる疾患について概説する．基本的には，尿道から逆行性に行われる内視鏡検査・処置および画像検査が本稿の対象となる．

■ 内視鏡（膀胱鏡）を用いない検査・処置

1. 尿道造影

1) **主な対象**：尿道狭窄，尿道外傷，尿道憩室，前立腺全摘除術後の吻合部の状態の確認，前立腺肥大症など．
   前立腺肥大症に対する診断価値は低く，近年では，行われることが少なくなっている．

2) **方法**：多くは男性に対して行う．尿道口にカテーテルチップの注入器をあて，造影剤が漏れないように留意しながら，20 ml 程度の造影剤を逆行性に注入する．目的によっては，カテーテルなどを必要な深さまで挿入して，カテーテルから造影剤を注入することもある．
   女性の場合には，尿道憩室・尿道癌の診断に用いることが多い．この場合，ダブルバルーンカテーテルを用いる．膀胱頸部と尿道口側の両側でバルーンを膨らませて，その間の尿道部にカテーテルの側孔から造影剤を注入する．

> **Side Memo**
>
> **尿道造影のコツ**
>
> 　男性に対して行うことがほとんどであるが，できるだけ括約筋が弛緩した状態で行うのがポイントである．患者が緊張，疼痛などで"歯を食いしばったような"状態では，注入圧が高くなり，尿道外に溢流することがある．
> 　また，男性では，陰茎をある程度引っ張って行ったほうがきれいな像が得られることが多い．
> 　空気が入ると，バブル様の像となるため，空気を入れないように注意する．

2. 膀胱造影

1) **主な対象**：膀胱憩室，膀胱損傷，膀胱と腟あるいは腸管の瘻孔，膀胱部分切除術の術後など．膀胱尿管逆流症の診断には，排尿時膀胱造影を行う．
   膀胱癌に対する診断価値は低く，近年では，行われることが少なくなっている．
2) **方法**：カテーテルを膀胱内に挿入し，必要に応じた量の造影剤を注入する．憩室や瘻を撮像する場合には，場所に応じて体位を変える．

3. 膀胱内圧測定をはじめとする各種ウロダイナミック検査

膀胱内へのガスあるいは生理食塩水注入のため，細いカテーテルの留置が必要となる．詳細については別項（第11章）を参照のこと．

4. 尿道ブジー

1) **主な対象**：尿道狭窄があり，カテーテル留置が難しい場合，あるいは，内視鏡の挿入が困難な場合などに行われる．
   男性用と女性用は異なる．女性には，通常，ストレートで短いブジーを用いる．

Side Memo

尿道ブジーの注意点

外来処置などでは，局所浸潤麻酔を行ったほうが疼痛が少ない．尿道にキシロカインゼリーなどを注入し，ペニスクレンメで15分ほど薬液を尿道内にとどめておく．

ブジーは10Fr以下のものから30Frを超えるものまで，さまざまな太さがある．狭窄部位が狭いような場合に，初心者が細いブジーを使うのは危険であると著者は考えている．太いブジーの場合，無理な力を加えても簡単には損傷は生じないが，細いブジーでは，容易に先端が穿孔し，仮性尿道を作る危険性があるからである．14Fr以上程度の太さのブジーを使用するのが安全である．

明確なデータはないが，ブジーでは全周性に尿道粘膜を損傷して，後に再度狭窄をきたす印象がある．ある程度の狭さあるいは長さの狭窄がある場合には，ブジーで無理せずに，尿道切開刃などで切開するのが望ましい．また，外尿道口の狭窄には，ブジーではなく切開をしたほうがよい．

■内視鏡（膀胱鏡）を用いる検査・処置

1. 尿道・膀胱鏡検査

1) **主な対象**：膀胱癌，膀胱結石，前立腺肥大症，尿道狭窄など．

近年では，軟性膀胱鏡を用いた検査が行われることが多くなっている．ただし，血尿の程度が強い場合などは，軟性膀胱鏡では観察が難しい場合もある．このような場合，吸引をうまく使用して観察するのがコツである．膀胱内に凝血塊等が多くあるような場合には，止血も必要となることが多いため，著者は，外来で無理せず手術室で腰椎麻酔下に凝血塊除去術・止血術などを行うことが多い．
2) 麻酔：軟性膀胱鏡では原則として行わない．局所浸潤麻酔を行っても疼痛は変わらないとのデータも散見される．硬性膀胱鏡では，ブジーに準じた麻酔を行う．
3) 体位：男性に対して軟性膀胱鏡を行う場合，基本的には仰臥位で可能であるが，施設によっては載石位で行うこともある．女性の場合には，載石位が適切である．硬性膀胱鏡は載石位で行う．

―Side Memo――
軟性膀胱鏡検査のコツ
　体位にもよるが，原則として軟性膀胱鏡は左手に持つ習慣にするとよい．右利きの術者の場合には，生検や逆行性腎盂尿管造影などの鉗子操作やカテーテル操作を右手で行えるからである．
　女性に軟性膀胱鏡を挿入する場合，介助者がいれば小陰唇などを開いてもらえばよいが，一人で行う場合には，ハンドルを清潔な部分に置く，あるいは軟性鏡を上手に保持するなど工夫が必要である．

2. 逆行性腎盂尿管造影，尿管カテーテル留置

1) 主な対象：尿管狭窄症，尿管結石，腎盂尿管腫瘍
　基本的には，軟性膀胱鏡で可能である．局所浸潤麻酔は行っていない．硬性膀胱鏡で行う場合には，局所浸潤麻酔が必要である．
2) 体位：膀胱鏡検査と同様である．
3) 方法：硬性膀胱鏡の場合，7度～30度程度のレンズを使うことが多く，尿管口を下向きにみながらガイドワイヤーを挿入する．ガイドワイヤー，尿管カテーテルが視野の真下になるようセッティングすることが重要である．
　軟性膀胱鏡の場合，検査のみであれば，軟性膀胱鏡を挿入したまま尿管カテーテルを尿管内に挿入して撮像する．ただし，通常の

長さの尿管カテーテルでは腎盂近くまで深く挿入することができない．著者は，ガイドワイヤーを入れた後は軟性膀胱鏡を抜去して，造影検査，尿の採取，ピッグテールカテーテルなどを留置することが多い．

Side Memo

軟性膀胱鏡による逆行性腎盂尿管造影のコツ
　重要な点は，それぞれの施設で用いている軟性膀胱鏡によって，ガイドワイヤーやカテーテルが視野のどこから出てくるのか意識することである．尿管口への角度により，下向きでガイドワイヤーを挿入するか，見返るようにアプローチするか異なる．この角度は，膀胱内への生理食塩水の注入の程度にも変化するし，もちろん，左右の違いによっても異なる．
　空気を入れると陰影欠損様の像となるため，注意が必要である．

---

3. 腎盂尿管鏡検査
1) **主な対象**：腎盂尿管腫瘍

　　通常，手術室で行うことが多いが，陰影欠損が何であるのか急いで確認したい場合には外来で行っている．基本的に無麻酔で，軟性膀胱鏡を用いた腎盂尿管造影の手技と全く同様に，ガイドワイヤーをガイドにして挿入する．尿管口を超える際に少しコツが必要であるが，現在の細径の軟性尿管鏡では，それほど困ることはない．詳細は別項（第6章）参照のこと．

〈木下 秀文〉

5 X線検査法

尿路のX線検査には，単純撮影としてKUBが，造影検査としては，DIP，UCG，CG，VCG，chain CG，RPがある．

■ 腎・尿管・膀胱部単純撮影
(plain film of kidney, ureter and bladder：KUB)

1. 読影のポイント

1) **腎陰影**：正常成人では長径10〜13cm．長軸延長線は腎上方で交叉（馬蹄腎では下方で交叉）する．
2) **腸腰筋陰影**：炎症，出血，後腹膜腫瘍などで腰筋の外縁は不明瞭なことがある．
3) **石灰化像**：尿路結石では，腎部，膀胱部，および尿管走行に沿った石灰化像に注意する．
   腎石灰化，腎結核，腎癌などで石灰化像を呈することもある．
   小骨盤腔には静脈の石灰化である静脈石（phlebolith），前立腺結石，精管の石灰化が見られることもある．
4) **骨陰影の異常**：前立腺癌の骨転移では骨形成性変化を示すことがある．また先天性奇形として二分脊椎に注意する．
5) **異常ガス像**：気腫性腎盂腎炎では，腎の位置に腎の形を呈するガス像が見られことがある．

■ 点滴腎盂造影 (drip infusion pyelography：DIP)

1. 検査法

　前夜の食事は軽くとり，当日朝は水分のみが望ましい．
　検査前処方例：ガスコン錠（40mg）6錠1日3回（前日と前々日），前日午後9時に下剤内服．造影剤は，非イオン性のものを用いる（例：イオパミロン（300）またはオムニパーク（300）100ml．点滴開始後5分，10分，15分，（20分），排尿後立位の撮影を行う．ヨー

ドアレルギー（アナフィラキシー様反応）に十分注意する．喘息などのアレルギーを有する場合，避けた方がよい．また本検査は，腎機能低下症例では避けた方がよい．事前に血液生化学検査を行い腎機能の確認をする．

2. 読影のポイント

尿路結石症では結石による尿路の閉塞とその程度を知ることができると共に治療法の決定のために必要である．また，上部尿路の尿路上皮癌では，陰影欠損像（filling defect）が診断に重要である．膀胱癌でもサイズが大きいものは陰影欠損像を呈することがある．

■ 尿道膀胱造影 （urethrocystography：UCG）

1. 検査法

retrograde urethrocystography（逆行性尿道膀胱造影）について説明する．非イオン性の造影剤，約40mlを尿道より透視下に注入しながら，正面ならびに斜位で撮影する．

2. 読影のポイント

尿道狭窄の診断に重要である．BPHでは膀胱底が挙上するが，診断には経直腸エコーや内視鏡がより重要である．

■ 膀胱造影 （cystography：CG）

1. 検査法

サフィード等で導尿後，カテーテルより2～5倍に希釈した造影剤を100～150ml注入する．

2. 読影のポイント

膀胱癌，凝血塊，尿管瘤による陰影欠損像，肉柱形成による壁の不整，神経因性膀胱ではpine tree状変形，他に膀胱憩室などがあげられる．

■ 排尿時膀胱造影 （voiding cystography：VCG）

1. 検査法

カテーテルで導尿後，2～3倍に希釈した非イオン性造影剤を注入し，排尿出来る程度の尿意を感じるまで膀胱を充満させる．男性は立

位で，女性は座位で透視下に排尿させる．最大尿流時と排尿終了時に半切フィルムで撮影する．

2. 読影のポイント

VUR（膀胱尿管逆流）や排尿機能の評価に有用だが，より詳細な評価のためにはビデオウロダイナミクス検査を行う．他に，小児の後部尿道弁，神経因性膀胱に伴う膀胱頸部および外尿道括約筋の機能異常をみる．

■ 鎖膀胱造影 （chain CG）

1. 検査法

鎖は市販の chain CG 用滅菌済みキットを用いる．まず，2〜3倍に希釈した造影剤約200mlをサフィードを用いて膀胱内に注入した後，サフィードを抜去し，chainを挿入する．立位とし，平静時と怒責時の正面と側面を撮影する．

2. 読影のポイント

腹圧性尿失禁のタイプ分類に必要な検査である．平静時と怒責時の正面像より Blaivas の分類を行い，怒責時の側面像では後部尿道膀胱角（posterior urethro-vesical angle：腹圧性尿失禁では鈍角になる）を測定する．

Side Memo

Blaivas の分類（腹圧性尿失禁のタイプ分類）

Type Ⅰ：安静時の膀胱頸部は，恥骨下縁より上方にある．怒責時には下縁より下降し（2cm 以内），尿失禁を認める．

Type Ⅱ：安静時の膀胱頸部は，恥骨下縁より上方（ⅡA）または下方（ⅡB）にある．怒責すると膀胱頸部は恥骨下縁より 2cm 以上下垂し，尿失禁を認める．

Type Ⅲ：安静時においてすでに膀胱頸部が開大しており，弱い腹圧で容易に尿が漏れる．

■ 逆行性腎盂造影 （retrograde pyelography：RP）

1. 検査法

膀胱鏡で膀胱内を注意深く観察後，尿管カテーテルを挿入し，透視

下に腎盂まで進める．上部尿路の尿路上皮癌を疑う場合は，癌の局在が疑われる場所より細胞診のためのカテーテル尿を採取する．造影では，2倍に薄めた非イオン性造影剤をゆっくり注入し，腎盂，上部，中部，下部尿管を順次造影する．その後カテーテルを引き抜き残存する造影剤の排泄を透視下に確認する．無菌操作を行う．

2. 読影のポイント

腎盂尿管移行部狭窄症，腫瘍による陰影欠損，結石の嵌頓によりDIPで描出されない腎盂尿管の評価など．

〔川嶋 秀紀〕

6 核医学的診断法

■ 泌尿器科領域の核医学的検査

泌尿器科領域で行う主な核医学的検査を表1に示す．

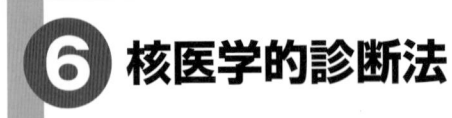

表1　泌尿器科領域の核医学的検査

核医学的検査		放射性医薬品	主な適応疾患
腎シンチグラフィ		^{99m}Tc-MAG3, ^{99m}Tc-DTPA, ^{99m}Tc-DMSA	機能障害腎，閉塞性尿路疾患，移植腎，腎血管性高血圧，腎盂腎炎，腎瘢痕
副腎	皮質シンチグラフィ	^{131}I-アドステロール	クッシング症候群
	髄質シンチグラフィ	^{131}I-MIBG	褐色細胞腫，パラガングリオーマ
骨シンチグラフィ		^{99m}Tc-MDP, ^{99m}Tc-HMDP	転移性骨腫瘍，代謝性骨疾患
PET		^{18}F-FDG	泌尿器癌

■ 腎シンチグラフィ

　腎シンチグラフィは，動態シンチグラフィと静態シンチグラフィとに大別される．腎動態シンチグラフィは腎～尿管を経時的に連続撮影する検査法で，使用する核種は ^{99m}Tc-MAG3 と ^{99m}Tc-DTPA の2種類がある．MAG3 では有効腎血漿流量（ERPF），DTPA では糸球体濾過率（GFR）が反映される．レノグラフィにより，血管相，分泌相，排泄相を描出する（図1）．尿路閉塞の状態では排泄相は閉塞型パターンを示す．腎静態シンチグラフィは核種として ^{99m}Tc-DMSA を用い，皮質の形態把握（腎瘢痕の有無）と分腎機能の定量評価が可能である．

> **Side Memo**
> **利尿薬・ACE 阻害薬負担レノグラフィ**
> 　利尿薬負荷レノグラフィは，非閉塞性水腎症の診断や腎盂形成術の術後経過観察に有用である．アンギオテンシン転換酵素（ACE）阻害薬負荷レノグラフィは，腎血管性高血圧の鑑別診断に有用である．

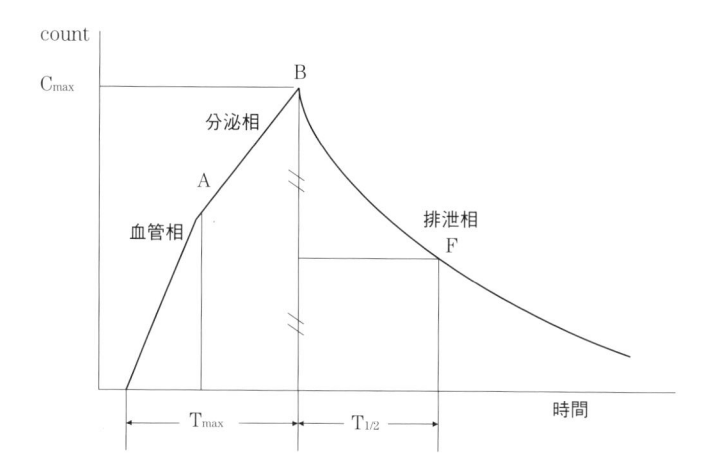

図1 レノグラフィ
正常型のレノグラフィを示す．T_{max}：C_{max} までの時間（3～5分）．
$T_{1/2}$：C_{max} が 1/2 になるまでの T_{max} からの時間（4～8分）．

■ 副腎シンチグラフィ

　副腎皮質シンチグラフィと副腎髄質シンチグラフィとに大別される．いずれも甲状腺ブロックの必要がある．副腎皮質シンチグラフィは，使用する核種は ^{131}I-アドステロールで，クッシング症候群，サブクリニカルクッシング症候群の診断に主に用いられる。患側の集積増強だけでなく対側の集積抑制も重要な所見となる。副腎髄質シンチグラフィで用いられる ^{131}I-MIBG は，交感神経末端や副腎髄質細胞中のクロム親和性細胞へ特異的に取り込まれ，副腎原発褐色細胞腫や（副腎外）パラガングリオーマの診断に有用である。

> **Side Memo**
> **原発性アルドステロン症**
> 　腺腫の小さい原発性アルドステロン症の局在診断は副腎静脈サンプリングが推奨されている．

■ 骨シンチグラフィ

　骨シンチグラフィで使用する核種は ^{99m}Tc-MDP または ^{99m}Tc-HMDP である．悪性腫瘍の骨転移の検索と治療効果判定や代謝性骨疾患（二次性副

甲状腺機能亢進症）の評価にも有用である．骨シンチグラフィでは造骨型（主に前立腺癌）は強い集積を認めるが，溶骨型（主に腎細胞癌）は集積低下を呈することもある．腎排出のため，尿路系の異常があれば描出されるので，骨病変との鑑別に注意を要する．

> **Side Memo**
> **読影上の注意**
> 撮影前に排尿させて膀胱内のRIをできるだけ少なくする．疲労骨折や潜在性の骨外傷も集積するので注意を要する．

■PET

FDG-PETは現在一番普及しているPET検査である．2010年に保険適応が拡大され泌尿器癌の施行が可能になった．その目的が「病期診断」と「転移・再発診断」に限られている．良悪性腫瘍の鑑別診断は厳密には認められていないので注意を要する．最近ではPET-CT検査が一般的である．異常集積を認めた場合は，他のCTやMRIなどの画像を参考にする．現時点では，泌尿器癌の診断に対する有用性は低いが，精巣癌の微小病変や残存病変の検出に用いられることがある．

> **Side Memo**
> **検査上の注意**
> FDG注射4～6時間前から絶食と糖分を含んだ水分制限を行う．FDG注射後検査前の間は安静を保つ．

（麦谷 荘一）

7 超音波診断法

■走査法
経腹走査，体表走査と経直腸走査に分類される．
1. **経腹走査（仰臥位ならびに腹臥位）**：対象臓器：副腎，腎，尿管，膀胱，前立腺，精囊．
2. **体表走査**：対象臓器：精巣，陰茎．
3. **経直腸走査**：対象臓器：前立腺，精囊．

■探触子（プローベ）の選択
走査法にあった探触子（プローベ）を選択する．体表臓器（精巣・陰茎）は高い周波数を選択する．超音波装置に血流シグナルが判定可能なドプラ機能が搭載されているか確認する（血流情報が，腎癌，精巣捻転，前立腺炎などの鑑別診断に有用である）．
1. **経腹走査**：3.5～5MHz のコンベックス型（扇型）．
2. **体表走査**：7.5～10MHz のリニア型（フラット型）．
3. **経直腸走査**：5～7.5MHz の棒型（探触子に横断像と縦断像の両方観察可能な bi-plane 型が一般的である）．

■超音波検査の適応と患者への説明
泌尿器科領域の悪性疾患は存在診断目的ですべてが適応となる．尿路結石症や急性陰囊症の鑑別には，レントゲン検査と比べて侵襲がないことから，第一選択の検査法であることを念頭におく．下腹部走査（特に女性）・体表・経直腸走査を伴う検査の場合，検査の必要性を十分に説明する．患者の立場にたてば羞恥心の伴う検査であること肝に銘じる．特に経直腸走査に対しては，必ず，プローベ挿入前に肛門部の視診，前立腺触診を施行する（痔の有無の確認や肛門狭窄の有無の判定必要）．プローベが挿入困難の際は，無理に入れない（肛門裂傷や直腸穿孔の危険あり）．

■ 各検査法の体位

　副腎，腎の走査は仰臥位ならびに腹臥位で行う．体表走査は仰臥位で行う．精巣は動きやすいので，プローベの反対の手でやわらかく固定する．経直腸走査の場合，患者を右側臥位とし，両膝を屈曲してもらう（砕石位でも可能）．

■ 手技の実際

A. 腎臓

　正常の場合，副腎・尿管の描出は困難であることが多い．縦断面で被膜（A），実質（B），中心部エコー像（C）が描出される（図1）．横断面正中で，腎血管が描出される．

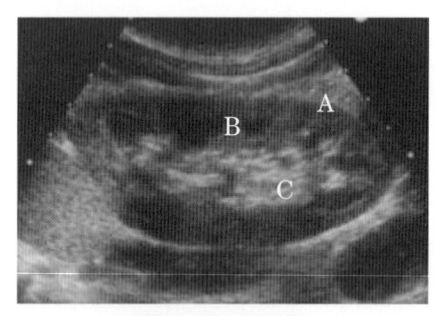

図1　腎の縦断像

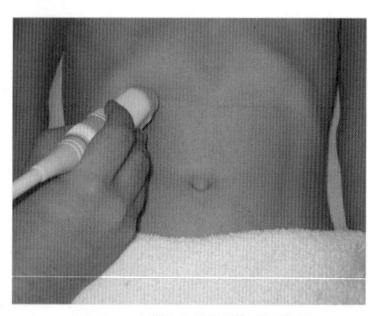

図2　右腎の縦断像を確認

右腎の仰臥位走査

　肝臓右葉を音響窓とする．右季肋部の下方でプローベを平行に（図2）または垂直に（右腎の横断像を確認）走査する．

左腎の仰臥位走査

　脾臓を音響窓とする．左肋間や左季肋部下方走査で行うが，腸管が間に入り，描出困難なことあり．側腹部走査も可能である．

腎の腹臥位走査（左腎）

　両腎を背面からみると，いわゆる「ハの字」の方向に向いている．腎の軸に平行にプローベをあてると，腎の縦断像が明瞭に描出される．腎門部から外側を描出するには矢印（図3）のように，並行に移動させる．横断像をみるには，プローベを90°回転させる．上極から

下極を連続的に描出し，縦断像を同じく平行に移動する．
B. 膀胱・前立腺の描出法（仰臥位による経腹走査）

尿を100〜150cc程度蓄尿してもらう．走査法は恥骨の頭側より観察する．恥骨の影響をさけるため，患者が痛くない程度で，膀胱壁を押し込むように探触子を接触させる．

探触子を扇状に振る．膀胱の下方に前立腺が描出される（図4）．膀胱内部に結石や腫瘍がないかを鑑別する．前立腺のおおまかな容積の算定が可能である．

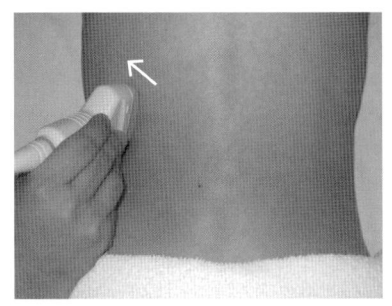

図3　左腎の腹臥位走査

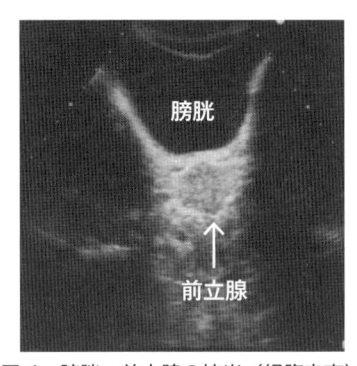

図4　膀胱・前立腺の摘出（経腹走査）

C. 精巣

正常な精巣内部のエコーレベルは均一である．精巣腫瘍，陰嚢水腫，精巣捻転，精巣上体炎，精液瘤などの鑑別診断に用いる．

D. 経直腸走査

前立腺の質的診断や正確な容積計測に用いる．組織診断（前立腺針生検）にも利用する．正常な前立腺の場合，断面形状は，三角形または半月型であるが，前立腺の内腺の肥大により，横断・縦断走査でも前立腺断面は円形となる．前立腺癌の鑑別に低エコー領域（図5）や前立腺被膜浸潤の有無を検索する．

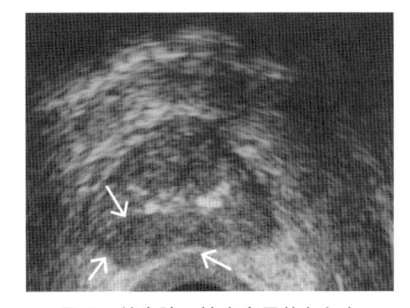

図5　前立腺の摘出を目的とした経直腸走査

（沖原　宏治）

8 生体検査

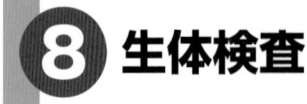

■概念

診断の確定を目的として，生体内の組織を採取し，病理学的診断に供する検査手技．

■方法

1. 経皮的針生検

生検対象臓器周囲の組織損傷，誤穿刺を防ぎ，安全性を最大限担保するために皮膚穿刺部位から対象臓器までの生検経路を超音波，CT，X線透視あるいはMRIなどの各種画像ガイド下に決定する．皮膚あるいは皮下病変以外では盲目的な穿刺を避ける．画像ガイド下の経皮的針生検の手順を**表1**に示す．針生検に使われる自動生検装置には，繰り返し使用できるものとディスポーザブル製品がある．自動生検装置に装着して使用する生検針は，外径12〜20G，長さ10〜30cmと各種のものが入手可能で目的に応じて使い分ける．生検針のストローク長は15〜22mm，試料採取のノッチ長は19mm程度が一般的である．

表1　画像ガイド下の経皮的針生検の手順

ステップ	操作
1	穿刺部位と尖刺経路の画像による確認
2	穿刺部位周囲の消毒とドレーピング
3	画像診断装置に予定穿刺ラインを表示し，それに沿って穿刺経路を局所麻酔
4	穿刺部皮膚にメスで小切開を加え，生検針を皮下へと誘導
5	画像ガイド下に予定穿刺経路に沿って自動生検装置に装着した生検針を対象臓器表面へ誘導
6	腎では患者に息止めを指示してから，生検針を発射

2. 内視鏡生検

尿路の生検は，膀胱・尿道では経尿道的に膀胱尿道鏡によって，尿管・腎盂では経尿道的経尿管的に腎盂尿管鏡によって内視鏡生検を行

う．腹腔内，後腹膜腔内の病変に対しては腹腔鏡，後腹膜腔鏡による生検が選択できる場合がある．

3. 開放生検

経皮的あるいは内視鏡的アプローチの困難な，あるいは危険な病巣に対しては，小切開からの開放生検を行う．

■ 泌尿器科領域の代表的な生体検査

泌尿器科領域の代表的な生体検査について，対象臓器，目的，経路，方法，麻酔法を**表2**に示す．

表2　泌尿器科領域の生体検査

検査名	目的	経路・方法	麻酔
腎生検	内科的腎疾患・腎腫瘍の診断，移植腎	経皮的針生検	局所
前立腺生検	前立腺癌の診断	経直腸・経会陰針生検，経尿道的内視鏡生検	局所，脊髄
尿路生検	尿道，膀胱，尿管，腎盂腫瘍の診断	経尿道的内視鏡生検	脊髄
精巣生検	男性不妊症の診断，精巣内精子回収	経皮的開放・針生検	局所
その他	各種病変の診断＊	経皮的開放・針生検，内視鏡生検	局所，脊髄，全身

＊泌尿器科癌の転移を疑う病変，後腹膜腔腫瘍などで治療方針決定のために組織学的診断をつけることが有益と判断された場合．

1. 前立腺生検

局所麻酔下，経直腸超音波ガイド下の多カ所生検が標準となってきた．アプローチには，経直腸と経会陰，それらを組み合わせた立体生検があるが，導管癌などでは経尿道的な生検が有用なこともある．経会陰アプローチにおいても，経直腸超音波ガイドが必須である．経直腸超音波断層像で前立腺およびその周囲の骨盤底の構造を詳細に確認し，系統的に組織を採取する．経直腸生検では傍前立腺神経叢ブロックを，経会陰生検では会陰部皮膚尖刺部の浸潤麻酔と傍尖部三角ブロックなどを活用し，疼痛軽減を図る．経直腸生検では超音波プロー

べを直腸前壁に押し当てて固定し，生検針を発射することが直腸粘膜の損傷を防ぐ上で大切である．経会陰生検では正中の尿道を避けることが尿道出血を防ぐ上で大切である．

2. 腎生検

側臥位で腰枕を入れて検査側の肋骨椎体角部を伸展させる体位を取る．超音波で腎を描出し，胸腔，腹腔を回避して，第12肋骨下皮膚から後腹膜経路で腎に到達する経皮的穿刺経路が安全に確保できることを確認し，予定穿刺部位にマークし，**表1**の手順を進める．予定穿刺経路に沿って生検針を腎被膜まで進め，患者に吸気して息止めを指示し，腎と生検針の位置を確認後，生検針を発射する．生検針を抜いて圧迫止血する．腎生検は従来，腎腫瘍に対しては禁忌とされてきた．しかし近年，小径腎腫瘍の増加に伴い，治療方針決定のための鑑別診断を目的として，腎腫瘍に対しても生検が行われることがある．悪性腫瘍であった場合の腫瘍細胞の播種に十分な注意が必要である．

■ 検体処理

生体検査で得られる組織は一般的に微小であるから，正確な病理診断を得るために，その検体処理には注意を払う．針生検の検体処理での注意事項を**表3**に示す．

表3　針生検の検体処理での注意事項

課題	注意の要点
迅速な固定	採取後速やかに固定し，乾燥，挫滅などの劣化を防ぐ
形を整えた固定	検体の分散，ねじれなどを防ぎ，病理組織検査を容易にするために，固定液に浸漬した濾紙などに検体を平らに（針生検では直線となるように）置く
検体の位置情報の保持	採取時の位置情報を失わないように，検体に方向をマークする（例：前立腺生検では被膜側に点墨する）
採取部位の明示	組織固定用の容器は複数用意し，採取部位を明記したうえで部位別に容器にわけて提出する
固定液の選択	採取組織，検査目的に応じて最適な固定液を選択する
染色法	通常のHE染色に加え，目的に応じた特殊染色，免疫染色を行い，鑑別を正確に行う

■合併症と対策

1. **疼痛**：確実な局所麻酔を心掛ける．
2. **出血**：開放生検では，組織切除後の圧迫止血を行い，可能なら被膜の縫合により止血を確実とする．経直腸前立腺生検で直腸前壁からの出血は確実に圧迫止血する．圧迫で止血できない場合には肛門鏡で直接観察しつつ止血操作を行う．腎生検では腎被膜下血腫の形成を防ぐために，生検後の圧迫，安静につとめる．
3. **感染**：生検部位と経路により清潔，準清潔，汚染操作となるので，それに応じて適切な抗菌薬の予防的投与を行う．
4. **穿孔，気胸，生検部位の近接組織の損傷**：生検経路の安全性を画像ガイドにより十分に確認し予防する．無理な経皮的アプローチにこだわらず，開放生検を計画する．
5. 悪性腫瘍の播種の危険性を念頭に置いて生検の方針を立てる．

参考文献

前立腺癌診療ガイドライン　日本泌尿器科学会編，2006，金原出版
前立腺癌取扱い規約　日本泌尿器科学会・日本病理学会・日本医学放射線学会編，2010，金原出版
泌尿器科検査のここがポイント　臨床泌尿器科増刊号，2010，Vol.64，No.4，医学書院

〔川上 理〕

9 CT

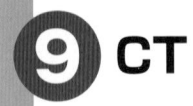

■ CT について

　泌尿器科領域において CT（computed tomography）は，画像診断上不可欠な検査法である．近年，CT の機器性能も向上しており，ヘリカル CT や多列検出器 CT（multidetector-row CT：MDCT）が登場し，高分解能の多断面再構成（multiplanner reconstruction：MPR）画像・3 次元表示の作成が可能となってきた．CT 撮影法の多様化に伴い，診断目的により適切な撮影法を選択する必要がある．

■ 適応

　CT の適応の代表例を**表1**に示す．尿路悪性疾患の中でも，腎腫瘍や尿路上皮腫瘍には CT は有用であるが，前立腺癌の局所診断に対しては CT より MRI の方が有用である．

表1　CT の適応

1.	尿路結石
2.	尿路性器悪性腫瘍（診断・病期決定・治療後の経過観察，など）
3.	腎腫瘤の鑑別診断
4.	副腎腫瘍
5.	血管性病変（動静脈奇形，動脈瘤，動脈狭窄，動脈解離，など）
6.	腎梗塞
7.	感染症（腎盂腎炎・膿瘍形成有無，基礎疾患の検索，など）

■ 禁忌・要注意症例

　造影 CT の場合には，造影剤が禁忌・要注意の症例もあり検査法の選択に注意を要する（**表2**）．その他，骨固定の金属が留置されている症例やバリウム検査後の症例では，十分な評価が出来ない場合がある．

表2　造影剤が禁忌な場合

1.	腎機能低下症例（一般的に Cre 2 以上）
2.	ヨード造影剤に過敏症の既往歴がある症例
3.	気管支喘息，重篤な甲状腺疾患がある症例
4.	褐色細胞腫
5.	妊婦（安全性は確立されていないため要注意）

■ 検査法の特徴

　CT 検査法には，単純 CT や造影 CT，3 次元表示可能な検査などがある．以下各検査法別に特徴を記す．

1. 単純 CT（図 1a）

　造影剤禁忌症例でも施行することが可能である．超音波検査のように骨・腸管ガスの影響も受けない．X 線陰性結石の診断に有効である．

2. 造影 CT（図 1b，1c）

　ヨード造影剤の経静脈投与により各臓器コントラストの増強効果を狙った検査法．血管評価が主な目的であれば，注入後 15～30 秒で撮影．臓器の評価が目的であれば注入後 120 秒以上での撮影が適する．

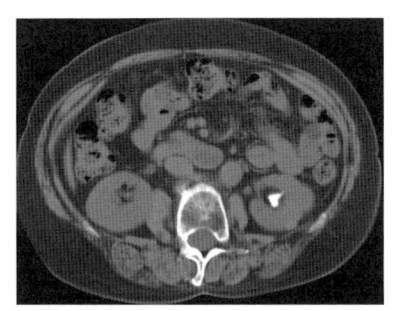

図 1a　単純 CT
腎結石を腎盂内に認める．

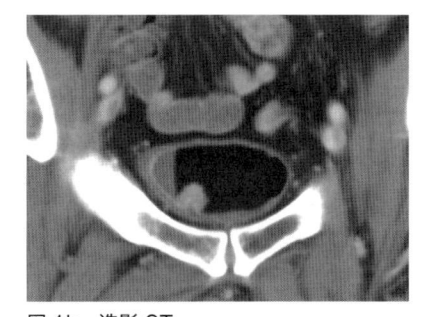

図 1b　造影 CT
膀胱内に隆起性病変(膀胱癌)を認める．オリーブ油を膀胱内に注入し，コントラストを高めている．

3. ダイナミック CT（図 1d）

　造影剤を急速静注（毎秒 3ml 以上）し，同じ部位を反復撮影する．特に腎腫瘍・腎外傷の診断に有効である．

4. CT-angiography（図 1e）

造影剤を急速静注後，30秒で撮影し動脈を3次元構築したもので，腎の血管走行の評価に有効である．

5. CT-urography

造影剤を急速静注後，排泄相（5分以降）で撮影し，尿路を構築したものである．

6. その他

FDG-PET と CT を組み合わせることで腫瘍の再発やリンパ節転移の検索に有用な PET-CT や副腎・腎腫瘍等に対して CT で位置を確認しながら組織を採取する CT ガイド下生検がある．

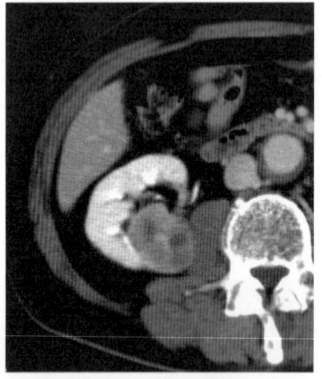

図1c 造影 CT（後期相）
右腎内に腎実質より造影効果の弱い充実性腫瘍（腎癌）を認める．

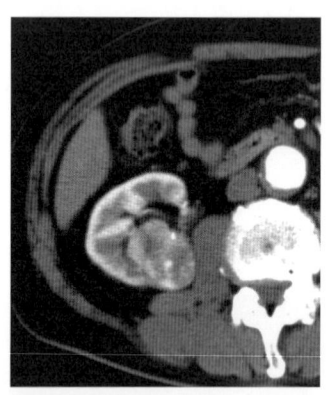

図1d ダイナミック CT（早期相）
1c と同じ症例．腎癌は早期相では腎実質より造影される．

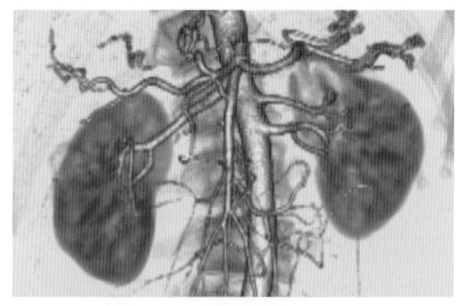

図1e 3D-CT（CT-angiography）
腎動脈の走行が評価可能．

図1a-e 泌尿器科領域 CT

（西山 博之）

10 MRI

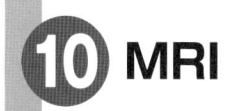

■特徴

　MRIは,比較的強い磁場（MRIマグネット）がもたらす体内のプロトンの動き（歳差運動）を,核磁気共鳴（nuclear magnetic resonance:NMR）により画像化する撮像法で,CTに比べ3次元的な空間分解能は低いが,質的評価のためのコントラスト分解能に優れている.多彩なシーケンスの開発は高速撮像を可能とさせ,ダイナミック撮像の応用も進んでいる.泌尿器科領域では,呼吸,拍動,蠕動などの動きによるアーチファクト（ゴースト）を受けにくく,明瞭なコントラストが得られる骨盤内臓器においてその有用性がより発揮される.

■注意事項／前処置

- **安全性**：撮像および造影剤の胎児（妊娠初期 1/3）ならびに乳児に対する安全性は確立していない.
- **造影剤**：気管支喘息では原則禁忌,重篤な腎障害では腎性全身性線維症の危険性がある（Side memoを参照）.
- **医療器具・インプラントの取り扱い**：米国材料試験協会（ASTM）によるとsafe（安全),conditional（条件付き),unsafe（危険）別に各品目が分けられている.
- **前処置**：腸蠕動抑制のため,必要に応じ絶食やブスコパン筋注の処置を行う.
- **膀胱撮像**：膀胱壁を適度に進展させることが解像度を上げる.

■主な用語・基本知識・撮像法（シーケンス）

1. 信号強度を構成する要素
- T1（緩和）：RFパルス遮断後に**縦方向**の信号が**回復**するまでの時間.
- T2（緩和）：RFパルス遮断後に**横方向**の信号が**減弱**するまでの時間.
- プロトン（陽子）密度：水素原子核の数.

2. 撮像パラメーター
- くり返し時間（repetition time：TR）：T1 緩和に要する時間のこと．
- エコー時間（echo time：TE）：T2 緩和に要する時間のこと．

3. パルス系列／高速化
- spin echo 法（SE）：180°RF パルスを利用し，数分かけて撮像（通常の方法）する．
- gradient echo法（GRE）：傾斜磁場を反転させ，短時間で撮像（ダイナミックに利用）する．
- fast spin echo法（FSE）：180°RF パルスを繰り返し照射し，さらに時間を短縮させ撮像（T2WI のほとんどに利用）する．

4. T1WI：T1 weighted image（強調像）
- T2WI：表1を参照．

表1　SE の撮像コントラスト／読影法

WI (強調像)	TR (ms) 強調の違い	TE (ms) 強調の違い	T1WI 画像とT2WI 画像との見分け方	簡便な鑑別法			
				画像所見	炎症	腫瘍	得意な信号を呈する組織
T1WI (T1強調像)	短い (300〜700) T1 を強調	短い (10〜30) T2 を非強調	水分の多いところが黒い（低信号の）画像	白い	→		脂肪または血腫→脂肪抑制法で鑑別を
T2WI (T2強調像)	長い (2000〜3000) T1 を非強調	長い (70〜150) T2 を強調	水分の多いところが白い（高信号の）画像	すごく白い	急性	良性	
				あまり白くない	慢性	悪性	
				黒い	→		繊維化または石灰化

参考文献[1] による

5. DWI：diffusion weighted image（拡散強調像）
- T2 強調像（FSE 法）と複数コイルを用いる parallel imaging（SENSE 法）により小さな拡散運動を捉える．"みかけの拡散係数" apparent diffusion coefficient：ADC が算出でき，主に前立腺癌の検出に用いられる．

6. MRU：MR urography
- T2 強調像（FSE 法）で，静止している液体成分を画像化する．閉塞性上部尿路疾患や腎機能低下により，排泄性尿路造影検査で有用な情報が得られない水腎症や尿管腫瘍などの診断に用いられる．

7. 脂肪抑制法

- chemical shift selective saturation 法（CHESS）と chemical shift imaging 法があり，前者は脂肪含有量の多い，後者は少ない副腎腺腫，腎血管筋脂肪腫などに診断に用いられる．

CTに優先してMRIが用いられる一般的な理由

- CT以上の情報が得られると予想される．
- アレルギーなどでヨード造影剤が使用できない．
- 小児などでできるだけX線被爆を避けたい．
- CTで描出困難な微量の脂肪成分を評価する．

泌尿各臓器におけるMRIの読影・診断上のポイント

MRI読影における特徴や問題点を**表2**に示す．

表2　臓器別読影ポイント

臓器	対象	有用なシーケンス	所見	特徴・鑑別・付記
副腎	腺腫	CSI	微量脂肪検出	転移腫瘍との鑑別可能
腎	乳頭状腎癌	T2WI	低信号像	鑑別：脂肪が少ないAMLとの鑑別難しい
	偽被膜	T2WI	低信号像	検出率：90%
	静脈内腫瘍栓	GRE	低信号像	検出率：80〜100%
膀胱	正常膀胱壁	T1WI T2WI dynamic 早期相	水よりやや高信号 低信号 粘膜・粘膜下層：濃染	
	膀胱癌深達度 Ta-T2 （図1）	T2WI・dynamic T2WI dynamic 早期相	上記所見の変化 膀胱壁をみる 粘膜・粘膜下層をみる	有用性：T2WIよりdynamic早期相が優れる 所見：粘膜下層・壁の連続性や断裂の有無 感度：97%，特異度：67%
	T3b-4	T2WI	周囲脂肪織の索状毛羽立ち像，浸潤像	感度：86%，特異度：84%
前立腺	正常内部構造	T2WI	TZ・CZ：低信号 PZ：高信号	被膜：低信号 精嚢：高信号
	前立腺癌局在 （図2）	T2WI DWI dynamic 早期相	低信号像 高信号*像・ADC低下 円形濃染像	他に有用視されている撮像法： 　高分解能T2WI，直腸内コイル 　MR spectroscopy：MRSなど
	前立腺癌深達度	T2WI	低信号像進展	所見：被膜断裂，周囲進展像
	生検による出血	T2WI T1WI	低信号像 高信号像	所見：楔状，扇状像 推奨：生検前または8週後以降の撮像
精巣	正常内部構造	T1WI T2WI	筋よりやや高信号 強い高信号	
	急性陰嚢症	dynamic	血流反映	診断価値：超音波検査以上の情報量あり
陰茎	正常：海綿体	T1WI T2WI	筋よりやや高信号 強い高信号	
	白膜	T1WI・T2WI	低信号	

*反転イメージで黒い

各泌尿器悪性腫瘍ガイドラインに収載された MRI の有用性

2010 年時点の各 GL に取り上げられている MRI の有用性を表3に示す.

表3 主な泌尿器悪性腫瘍におけるガイドライン上の MRI 解説

疾患	出典	評価対象	特徴・適応・有用性	付記
腎癌	腎癌診療 GL 2007 年版	原発巣 / 病期診断	・造影 CT を凌駕せず ・小径腫瘍の鑑別 ・静脈内腫瘍栓の診断 ・造影剤過敏症の症例	・gradient-echo 法による脂質, 水分の信号測定
膀胱癌	膀胱癌診療 GL 2009 年版	T 診断	・正診率：73〜96%（平均 85%） ・筋層浸潤の診断は不確実 ・筋層外浸潤の診断はほぼ正確	・一定程度の病理学的病期との不一致は避けられない ・総じて CT より正診率は高い ・有茎性の場合, 筋層浸潤を除外できる可能性あり ・周囲臓器浸潤の診断は CT より優れている
		N 診断	・正診率：73〜98%（平均 89%）	・骨盤リンパ節郭清が CT, MRI に勝る ・3 次元評価で CT より優れる
		M 診断	・骨転移の確認	・骨シンチグラフィ陽性部位には不可欠
前立腺癌	前立腺癌診 GL 2006 年版	病期診断	・局所進行病期の同定 ・神経血管束浸潤の評価	・ルーチンな MRI 使用については意見が分かれている＊
精巣腫瘍	精巣腫瘍診療 GL 2009 年版	原発巣診断	・悪性と良性の鑑別 ・高い vascularity の検出 ・表皮嚢胞の鑑別	・T2 で低信号な造影されない被膜, ほぼ均一な高信号領域
		病期診断	・造影不可患者に限定 ・脳転移の検索	・非常に大きな転移巣, 非常に高い腫瘍マーカーがある場合

＊前立腺癌取扱い規約第 4 版（2010 年 12 月）には MDI の有用性が記載されている.

Side Memo

腎性全身性線維症

重篤な腎障害（①長期透析患者, ② GFR<30ml/min/1.73m^2, ③急性腎不全）のある患者へのガドリニウム造影剤使用においては, 腎性全身性線維症（nephrogenic systemic fibrosis:NSF）が生ずる危険性があることを認識しておく. 詳細は「腎障害患者におけるガドリニウム造影剤使用に関するガイドライン」（日本医学放射線学会・日本腎臓学会, ウェブサイトで閲覧可）を参照.

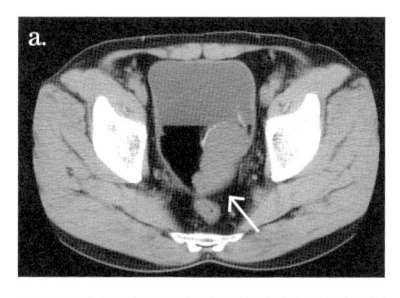

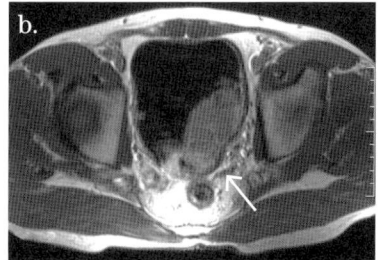

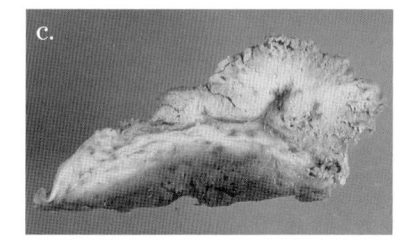

図1　膀胱癌深達度診断の画像例
a. 造影CT像では壁外浸潤が疑われた（↑）が，b. 造影早期相MRI像で濃染された粘膜下層の一部不正像がみられるものの筋層の断裂はない（↑）．c. 膀胱全摘除術でpT2aと診断された．

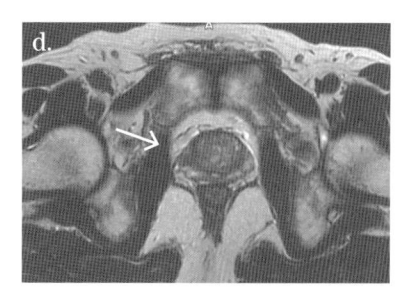

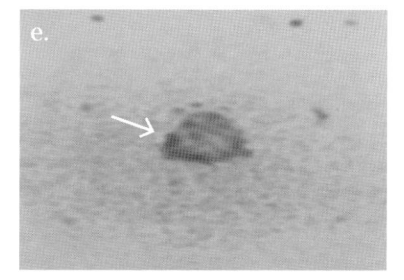

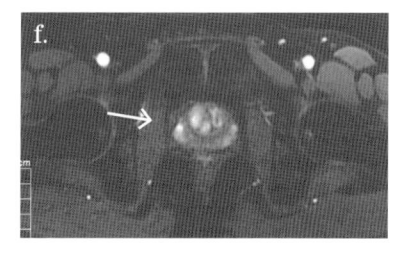

図2　前立腺癌局在診断の画像例
d. T2強調像（低信号像），e. 拡散強調像（反転イメージで高信号像）およびf. 造影早期相像（濃染像）により右辺縁領域に生検所見（GS 4+4）に一致した癌病変像（↑）を認める（PSA 6.1ng/ml）．

参考文献
1) MRI自由自在．高原太郎著．第1版　第16刷．メジカルビュー社．2010．
2) 改訂版超実践マニュアルMRI．小倉明夫，他編．医療科学社．2010．
3) 知っておきたい泌尿器のCT・MRI．山下康行編．学研メディカル秀潤社．2009

(丹治　進)

11 尿流動態検査

■検査目的

尿流動態検査（urodynamic study：UDS）とは，「尿が近い」，「尿の勢いが弱い」，「尿が漏れる」などの症状がある患者で，蓄尿機能（膀胱に尿が溜まった状態）や排尿機能（尿排出機能：排尿している時の状態）を観察して，下部尿路（膀胱や尿道等）の機能を調べるダイナミック検査で，さまざまな排尿障害（部位や程度）を総合的に診断したり，治療方針の材料に用いる．

■検査の種類と方法

1. 尿流測定（uroflowmetry：UFM）

純粋な意味での尿流動態検査とは言い難いが，最も簡便で，非侵襲であるため，通常の泌尿器科臨床に多用される検査である．主に排尿機能の大まかな状況として，尿排出障害の有無と1回排出量（voiding volume：VV），最大尿流率（MFR：max flow rate：Qmax）等の確認に使用される．通常，最大尿流率低下で尿道抵抗が増加した状態（下部尿路閉塞：前立腺肥大症，尿道狭窄等）や膀胱収縮力の低下（神経因性膀胱）が疑われる．蓄尿機能の評価には不向きであり，残尿測定を同時に施行することをお勧めする．

尿流計（流量計）

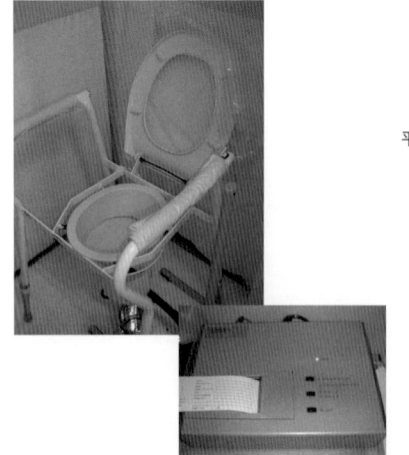

尿流測定のパラメーターと尿流波形

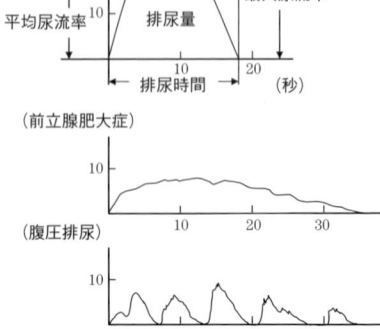

図1　尿流測定の実際

> **Side Memo**
> **尿流率に影響する因子**
> 　尿流率は年齢，性，排尿量（蓄尿された状態か否か）の因子に左右される．男女とも，排尿障害の有無に関係なく，高齢になると尿流率は低下し，また，一般に女性の方が男性より尿流率がやや高い．

2. 膀胱内圧測定（cystometrography：CMG）

　主に蓄尿機能を測定する検査で，経尿道的にダブルルーメンカテーテルを挿入し，一定の速度で膀胱内へ生食注入し，蓄尿時〜排尿終了までの膀胱内圧を測定する．尿意の程度，最大膀胱容量，排尿筋過活動の有無や程度を観察する．

3. 外尿道括約筋筋電図（electromyography：EMG）

　排尿筋・括約筋協調不全（detrusor sphincter dyssynergia：DSD）の診断に有用であることが多い．針電極を尿道括約筋に直接刺入，もしくは表面電極を肛門括約筋あるいは会陰に設置し，付近の筋肉の蓄尿・排尿時の電位を測定する．侵襲的検査であるため，最近ではあまり施行されない．

4. 膀胱内圧・直腸内圧・尿流同時測定（pressure-flow study：PFS）

　蓄尿機能と排尿機能を同時に測定する検査で，一般的に前述の膀胱内圧・直腸内圧・尿流測定を同時に施行し，pressure flow study：PFSとして，蓄尿期と排尿期を合わせた排尿サイクル全体を測定する検査である．

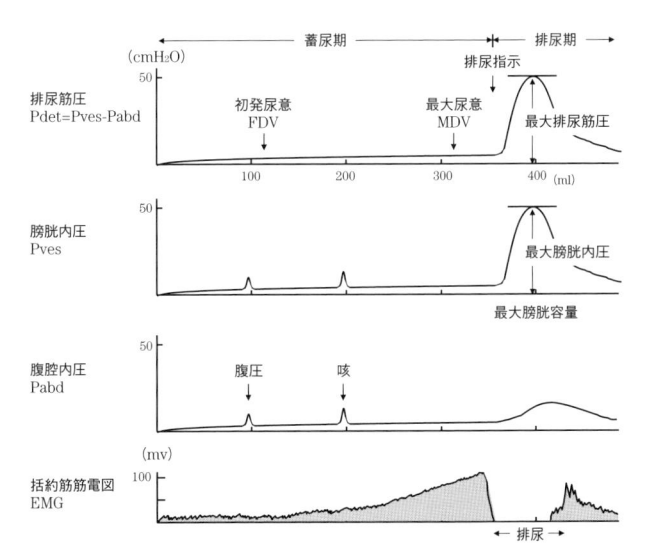

図2　pressure-flow study の所見（例）

> ビデオ・尿流動態検査（video UDS）

尿流動態の検査とともに，膀胱尿道造影のX線透視画像を同一画面上に表示・記録することにより，排尿機能だけでなく，同時に形態の変化も観察出来，非常に情報が多い検査である．

> 漏出時圧（leak point pressure：LPP）測定

PFS測定時に排尿筋の収縮または腹圧上昇のいずれもない状態で尿失禁が起こった時の圧．腹圧（valsalva）や咳を負荷して施行することもある（腹圧下漏出時圧；abdominal leak point pressure：ALLP）．排尿路，特に膀胱頸部や尿道の閉鎖機能の評価に有効．

5. 尿道内圧（urethral pressure）測定

側孔のあるカテーテルで，膀胱に生食注入しつつ，一定の速度（0.7cm/秒）で引き抜きながら圧を経時的に測定する検査で，特に尿道括約筋の閉鎖機能（抵抗）を検査する．尿道長と尿道閉鎖圧が求められるが，最近ではあまり施行されない．

■ 臨床的意義

これらの種々の尿流動態検査を通じて得られた結果を基に，排尿障害の機能診断を施行し，治療方針を決定していく指針になる．特に，国際尿禁制学会（The International Continence Society：ICS）の分類（**表1**）に結果を当てはめることで，個々の症例の病態がより把握される．

表1 ICSの分類

1. 膀胱機能		2. 尿道機能	
a. 蓄尿時	正常（normal） 過活動（overactive）	a. 蓄尿時	正常（normal） 不全（incomplete）
b. 尿排出時	正常（normal） 低活動（underactive） 無収縮（acontractile）	b. 尿排出時	正常（normal） 閉塞（obstructive） 無収縮（acontractile） 機械的（mechanical）

参考文献

松本成史：特集ここが聞きたい泌尿器科検査．ベストプラクティス．臨床泌尿器科 増刊号．メジカルビュー社
・膀胱内圧測定の意義．p.149-151，2004．
・尿道内圧測定の意義．p.152-153，2004．
・尿道括約筋筋電図測定の意義．p.154，2004．

（松本 成史）

12 性機能検査

　勃起は精神神経血管の相互作用であり，勃起不全（erectile dysfunction：ED）は原因によって**表1**のように分類される．PDE5阻害剤が利用できるようになってからかならずしもこれらを鑑別しなくても治療が可能となったが（**図1**），PDE5阻害剤が無効な症例も2割程度存在する[1]．したがって，重症度や病態の判定が必要であり，診断に用いられる問診票や性機能検査について簡単に解説する．**表2**に診断に必要な項目を示した．

表1　勃起障害の分類

A. 病歴による分類	1. 一次性勃起障害	
	2. 二次性勃起障害	
B. 病態による分類	1. 機能性	1) 心因性
		2) 精神病性
	2. 器質性	1) 陰茎性
		2) 神経性　a. 中枢神経
		b. 脊髄神経
		c. 末梢神経
		3) 血管性
		4) 内分泌性
		5) その他
	3. 混合性	1) 糖尿病
		2) 腎不全
		3) 泌尿器科的疾患
		4) 外傷および手術
		5) 加齢
		6) そのほか
	4. その他	薬物・脳幹機能障害など

（インポテンス研究会，1985年）

表2　EDの診断

問　診	
問診票	国際勃起機能スコア（International Index of Erectile Function：IIEF）
	国際勃起機能スコア5（International Index of Erectile Function 5：IIEF5）
	勃起の硬さスケール（Erection Hardness Score：EHS）
検尿・血液検査	血糖値，テストステロンなどホルモン値
勃起機能検査	夜間陰茎勃起現象 nocturnal penile tumescence（NPT）
	視聴覚性的刺激 audiovisual sexual stimulation（AVSS）
血管系検査	血管作動薬（塩酸パパベリン，PGE1）陰茎海綿体注射
	超音波ドップラー検査
	CT angio，動脈造影
	海綿体造影
神経系検査	陰茎振動覚測定
	陰茎背神経伝導速度測定など

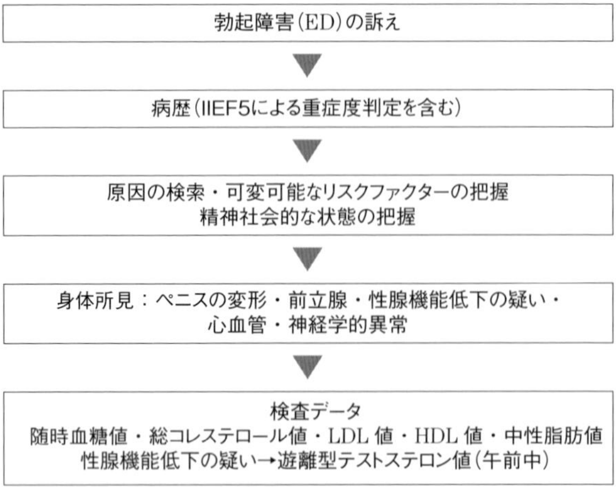

```
勃起障害(ED)の訴え
        ▼
病歴(IIEF5による重症度判定を含む)
        ▼
原因の検索・可変可能なリスクファクターの把握
      精神社会的な状態の把握
        ▼
身体所見：ペニスの変形・前立腺・性腺機能低下の疑い・
        心血管・神経学的異常
        ▼
検査データ
随時血糖値・総コレステロール値・LDL値・HDL値・中性脂肪値
性腺機能低下の疑い→遊離型テストステロン値(午前中)
```

図1　ED診断のフローチャート

オプション検査・特殊検査（専門医による）
精神医学的評価，夜間勃起現象評価，海綿体注射[注]，ドプラ，海綿体内圧・造影，陰茎動脈造影・CTアンジオグラフィー，内分泌特殊検査，など．

注）労働災害によるEDの認定には，リジスキャンによる夜間勃起現象の評価とプロスタグランディンE1 (PGE1)海綿体注射による血管系の評価が必須とされている．（ED診療ガイドライン，2008年）

■ 問診票

A. International Index of Erectile Function (IIEF)

　　IIEFはEDの重症度や治療効果の判定に用いられる問診票で，15問の質問で構成される．簡易版であるIIEF5が多用される[2]．日本人の場合は性交の機会がない場合も多いので，"0"「性交の機会なし」の回答を含んだ，Sexual Health Inventory for Men (SHIM) が利用される（**表3**）．合計点で重症度の判定を行う．

表3　Sexual Health Inventory for Men (SHIM), IIEF-5

この6ヶ月に，		
1. 勃起してそれを維持する自信はどの程度ありましたか	1点	非常に低い
	2点	低い
	3点	中くらい
	4点	高い
	5点	5 非常に高い
2. 性的刺激によって勃起した時，どれくらいの頻度で挿入可能な硬さになりましたか	0点	性的刺激はなかった
	1点	ほとんど，又は全くならなかった
	2点	たまになった（半分よりかなり低い頻度）
	3点	時々なった（ほぼ半分の頻度）
	4点	しばしばなった（半分よりかなり高い頻度）
	5点	ほぼいつも，又はいつもなった

3. 性交の際，挿入後にどれくらいの頻度で勃起を維持できましたか	0点	性交を試みなかった
	1点	ほとんど，又は全く維持できなかった
	2点	たまに維持できた（半分よりかなり低い頻度）
	3点	時々維持できた（ほぼ半分の頻度）
	4点	しばしば維持できた（半分よりかなり高い頻度）
	5点	ほぼいつも，又はいつも維持できた
4. 性交の際，性交を終了するまで勃起を維持するのはどれくらい困難でしたか	0点	性交を試みなかった
	1点	極めて困難だった
	2点	とても困難だった
	3点	困難だった
	4点	やや困難だった
	5点	困難でなかった
5. 性交を試みた時，どれくらいの頻度で性交に満足できましたか	0点	性交を試みなかった
	1点	ほとんど，又は全く満足できなかった
	2点	たまに満足できた（半分よりかなり低い頻度）
	3点	時々満足できた（ほぼ半分の頻度）
	4点	しばしば満足できた（半分よりかなり高い頻度）
	5点	ほぼいつも，又はいつも満足できた

重症度分類	合計点
重症	1～7点
中等症	8～11点
軽症～中等症	12～16点
軽症	17～21点
ED なし	22～25点

日本語の validation されたもので，日本性機能学会より公表されている．（日本性機能学会，2010年）

B. 勃起の堅さスケール（Erection Hardness Score：EHS）（表4）

IIEF と強い相関を示し，より容易に勃起機能を評価できる問診票である．

表4　勃起の硬さスケール（日本語版 Erection Hardness Score：EHS）

あなたは自分の勃起硬度をどのように評価しますか？

Grade 0：陰茎は大きくならない．
Grade 1：陰茎は大きくなるが，硬くはない．
Grade 2：陰茎は硬いが，挿入に十分なほどではない．
Grade 3：陰茎は挿入には十分硬いが，完全には硬くはない．
Grade 4：陰茎は完全に硬く，硬直している．

日本語の validation されたもので，日本性機能学会より公表されている．（日本性機能学会，2010年）

■ 睡眠時勃起現象（nocturnal penile tumescense：NPT）

NPT は REM 睡眠に伴って周期的におきる生理的な勃起である．通常，睡眠時に勃起は4～5回起きる．幼少時より認める．NPT は心理的

な影響を受けにくいため，ED患者でNPTに異常を認めた場合には器質的障害が示唆される．異常を認めない場合は機能的障害が示唆される．通常2～3晩測定する．抑うつ状態や睡眠障害などではNPTに悪影響を与え，睡眠時の勃起現象と覚醒時の勃起は必ずしも一致しない．

1. NPT測定法（図2）

スタンプテスト

睡眠時に帯状の郵便切手（一円切手を縦列に5枚）を陰茎に巻き付けて，切断されるかどうかでNPTの有無を判定する．2～3晩行い1回でも切れれば陽性とする．評価基準が一定でないが，スクリーニングに適す．

Snap-Gauge band

勃起時に陰茎に巻き付けたベルトにかかる張力を3段階（10，15，20オンス）に評価する半定量的な陰茎硬度測定法である[3]．陰茎勃起の強さが増すにつれてベルトを連結している3種類の紐状のフィルムが順番に切断される．

エレクトメータ・Jex Meter（日本製），Erectiometer（Water Koss社）

ベルトとスライディングカラーからなり，スライディングカラーを通して陰茎に巻き付けたベルトが勃起とともにずれるのを利用して陰茎周径の増大度を測定する．陰茎硬度は測定できない．エレクトメータはスライディングカラーの抵抗を250gとしている．3晩連続して測定し，陰茎周径増大の最大値が20mm以上をNPT正常，10mm以下は陰性と判定する．

RigiScan（RIGISCAN Plus）[4,5]

NPTの陰茎硬度・陰茎周径・勃起回数・勃起持続時間を記録できるように設計された装置である．NPTのパラメータの標準値は，一晩の勃起回数が4～5回，勃起の持続時間は平均30分以上，陰茎周径は陰茎根部で3cm以上・冠状溝部で2cm以上の増大，陰茎硬度は陰茎根部・冠状溝部ともに70％以上となっている．陰茎先端（冠状溝部）および陰茎根部とも硬度70％以上あるいは最低60％以上あれば腟内挿入可能である．Rigiscanは，陰茎に巻くリングの圧縮・増大率を測定することにより陰茎の横断面で中心から周囲に向かう方向への硬度増大度を測定するため，腟挿入に必要な長軸方向の硬度は測定できない．

12 性機能検査 51

RigiScan

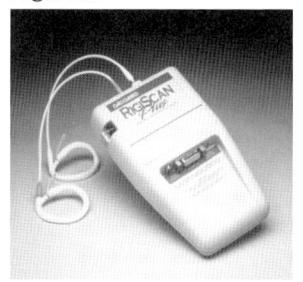

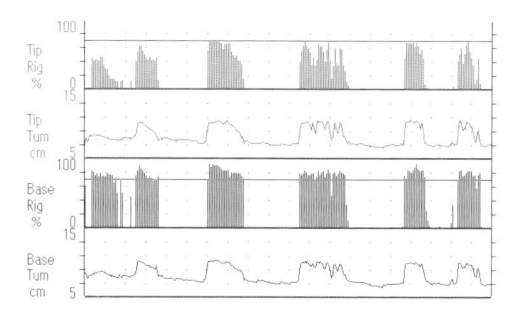

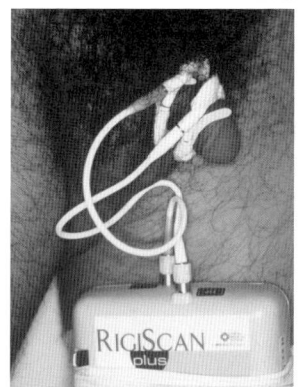

エレクトメータ（Jexmeter）

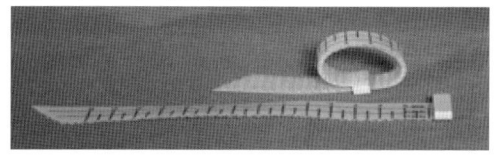

Snap-Gauge band

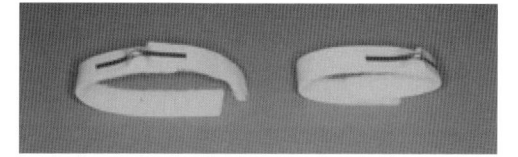

図2 NPTテスト

■視聴覚的性刺激試験

（audio-visual sexual stimulation：AVSS, visual sexual stimulation：VSS）[6]

　ポルノビデオやポルノ写真などを見せて性的刺激（VSS）を与えて生じる勃起の有無やその程度を観察する検査である．性的刺激に対して勃起が誘発されれば心因性勃起障害あるいは勃起機能正常と判定できるが，十分な勃起が得られない場合は器質性勃起障害とは診断できず判定を保留する．外来でできる簡便な検査であり，EDのスクリーニングとして有用である．RigiScanを用いて陰茎周径と硬度をリアルタイムでモニタリングすることで客観的にまた定量的に評価できる．

■血管作動薬負荷試験

　勃起に関係する血管系の検査でプロスタグランジンE1を10〜20μg海

綿体内に注入する．これのみで十分な反応が得られなかった症例でも性的刺激を同時にあたえると勃起が得られる場合も多い．RigiScanや簡易型NPT試験に用いられる器具を使って定量化できる．血管作動薬を注入すると，血管系（動脈・陰茎海綿体組織・静脈）が正常であれば2〜5分後には勃起が発現し，完全勃起に至る．反応は以下の5段階（Response 0〜Ⅳ）に分類される．

　Response 0：反応なし．
　Response Ⅰ：腫脹はするが硬度・持続ともに不十分．
　Response Ⅱ：硬度は十分であるが持続しない．
　Response Ⅲ：硬度・持続ともに十分．
　Response Ⅳ：勃起が遷延する（持続勃起）．
　ドップラーエコーにて血流の状態を同時に評価することもできる[7]．

■ 陰茎硬度計（digital inflection rigidometer：DIR）[8]

　生理的または非生理的勃起時の軸性硬度（陰茎の長軸方向の硬度）を測定する．横断面での硬度を測定するRigiScanの測定値が正常でも，DIRで十分な硬度が得られない場合もあるため，病態の評価に重要である．

　以上，性機能検査の各項目について簡単に述べた．PDE5阻害剤がED治療の第一選択となった現在では，まずPDE5阻害剤での治療を行ってみることが検査の意味も持つと考えられる．しかしながら，治療に反応しない症例も一定数存在するため，上記の検査を組み合わせて診断を行っていることは今日も重要であると考えられる．

参考文献
1) 小宮顕,伊藤晴夫：【バイアグラの正しい知識】バイアグラ投与前に必要な検査法　勃起機能検査法. Modern Physician 19: 1131-1134,1999.
2) 水野一郎,岩崎雅志,布施秀樹：IIEF-5を用いた男性不妊症患者の勃起機能の検討. 日本性機能学会雑誌 16: 279-284,2001.
3) Mizuno I, Fuse H and Fujiuchi Y: Snap-Gauge band compared to RigiScan Plus in a nocturnal penile tumescence study for evaluation of erectile dysfunction. Urol Int 71: 96-99,2003.
4) 水野一郎,渡部明彦,布施秀樹：RigiScan Plusによる夜間陰茎勃起現象の検討　TAU及びRAUの有用性. IMPOTENCE 14: 295-301,1999.
5) 渡部明彦,今村朋理,森井章裕,小宮顕,布施秀樹：血管塞栓術後にNPT testにより勃起能の回復を確認し得た流入過剰型持続勃起症の3例. 日本性機能学会雑誌 25: 51-56,2010.

6) Mizuno I, Fuse H, Fujiuchi Y, Nakagawa O and Akashi T: Comparative study between audiovisualsexual stimulation test and nocturnal penile tumescence test using RigiScan Plus in the evaluation of erectile dysfunction. Urol Int 72: 221-224,2004.
7) Mizuno I, Fuse H, Fujiuchi Y, Nagakawa O and Akashi T: Relationship between penile hemodynamic parameters assessed by color Doppler ultrasonography and penile rigidity recorded by the RigiScan Plus. Urol Int 73: 310-312,2004.
8) Mizuno I, Komiya A, Watanabe A and Fuse H: Importance of axial penile rigidity in objective evaluation of erection quality in patients with erectile dysfunction--comparison with radial rigidity. Urol Int 84: 194-197,2010.

(小宮 顕)

⑬ 遺伝子学検査

■ 概念

疾患の発症機構やその病態，治療感受性などを遺伝子や分子機構の側面から理解することは，今日の医療において必要不可欠である．遺伝子情報の基となる DNA は蛋白や RNA などに比べて非常に安定性が高いこと，ごく微量でもさまざまな手法で検出が可能であるという特性をもち，遺伝子学的解析から得られた情報が実臨床の診断や治療にもさまざまなレベル（通常行われている検査から研究開発途上まで）で応用されつつある．

■ 診断および手順

泌尿器関連での遺伝子的検査の実際としては，
　①感染症領域
　②内分泌疾患領域
　③悪性腫瘍の診断
　④遺伝性疾患の遺伝子診断
　⑤泌尿生殖器系の先天奇形の診断
などがあげられる．表1に各領域の実際例，表2に主な検出法を概説する．

■ その他

遺伝性疾患や先天奇形の診断に際しては，遺伝子変異が固定されていること，血縁者内で変異を共有している可能性があること，次世代に変異が受け継がれる可能性があることなど種々の倫理的問題が含まれるので，各種ガイドラインを参考にするとともに，専門的知識を持つカウンセラーによる遺伝カウンセリングの実施と並行しながらこれを進めていくことが重要である[1]．

13 遺伝子学検査

表 1 泌尿器科領域での遺伝子的検査の実際

領域	疾患	検出対象、遺伝子など		検出法
感染症	尿道炎	淋菌、クラミジア・トラコマチス		PCR法、リアルタイムPCR法、インベーダー法などによる細菌、ウイルス由来の外来ゲノムの検出
	性器ヘルペス	単純ヘルペスウイルス (HSV1, 2)		
	尖圭コンジローマ	ヒトパピローマウイルス (HPV) 群		
	尿路性器結核	結核菌		
	薬剤耐性菌の解析	メチシリン耐性黄色ブドウ球菌 (MRSA)	mecA 遺伝子獲得	
		バンコマイシン耐性腸球菌 (VRE)	vanA, vanB, vanD 遺伝子獲得	
		多剤耐性緑膿菌 (MDRP)	aac, blaIMP 遺伝子の獲得、gyrA, parC の変異	
		その他に多数の薬剤耐性遺伝子あり		
	感染症、結核	感染菌の遺伝子型別検査		RFLP法、PFGE法
内分泌領域	不妊症、半陰陽、性腺低形成、二次性徴遅延など	クラインフェルター症候群、ターナー症候群、男性不妊症など		染色体分染、FISH法、SKY法
悪性腫瘍	膀胱癌	染色体3, 7番特異的プローブ、p53, p16 遺伝子		FISHによる染色体や遺伝子コピー数変化の検出
	前立腺癌	HER2, AR, c-myc 遺伝子		
遺伝性疾患の診断	遺伝性腎腫瘍症候群	VHL, MET, FH, BHD 遺伝子		DNAシークエンシングなどによる生殖細胞変異の検出 (*microsatellite instability による検出も可能)
	結節性硬化症	TSC1, 2 遺伝子		
	多発性嚢胞腎	PKD1, 2 遺伝子		
	遺伝性の褐色細胞腫	RET (多発性内分泌腺腫症II型、MEN2)、NF1 (神経線維腫症I型)、SDHB, SDHD 遺伝子		
	遺伝性の腎盂尿管癌	MLH1, MSH2, MSH6, PMS2 遺伝子 (遺伝性非ポリポーシス大腸癌、HNPCC) *		
泌尿器系先天奇形の診断		Alport症候群、常染色体劣性多発性嚢胞腎 (ARPKD)、Ehlers-Danlos症候群など		疾患原因遺伝子の変異検出

表2 検出法の説明

検出法	説明
RFLP (制限酵素断片長多型：restriction fragment length polymorphism)	制限酵素により遺伝子 DNA を消化切断後，アガロースゲル内で電気泳動，ナイロン膜などに DNA 断片を固定後，目的のプローブでサザンハイブリダイゼーションを行い，切断バンドの長さの違いとして検出する．
PFGE (パルスフィールドゲル電気泳動：pulsed-field gel electorophoresis)	ゲルの電場の向きを周期的に変化させることで通常の電気泳動法では分離できないような 30kb～6Mb という大きな DNA 断片の分離を行う．DNA の消化切断にはレアカッターと呼ばれる特別な制限酵素を用いる．
リアルタイム PCR	TaqMan probe や蛍光色素を用いて増幅サイクルごとの PCR 産物量を検出する方法で，テンプレートとなる核酸量を2倍未満の感度で定量検出できる．
FISH (fluorescence in situ hybridazation) 法	蛍光色素 (Cy3, Cy5 など) で標識した DNA 断片や抗体などをプローブに用い，組織切片や染色体の構造が保たれた状態のままでハイブリダイズを行い，蛍光顕微鏡下に目的とする DNA, mRNA, 蛋白を観察する．
SKY (spectral karyotyping) 法	ヒトの24種類の染色体を蛍光色素によって異なる色調に染め分ける方法で，通常の分染法では判別できないような複雑な構造異常の解析が可能である．

Side Memo

一塩基多型 (SNP) 解析

ヒトのゲノムでは一塩基の違いが 1,000bp に1～3ヵ所程度存在することが明らかとなり，これを一塩基多型 (single nucleotide polymorphism：SNP) とよぶ．SNP は全ゲノム内にまんべんなく存在しており，300万～1,000万ヵ所以上と膨大な数が推定されている．一塩基の差異であり単独では情報量が少ないが，隣接する複数個がまとまった集団 (いわゆるハプロタイプ) をつくるので，これを用いることで，生活習慣病，精神神経疾患や悪性腫瘍などの多因子疾患の易罹患性，薬物の感受性・副作用との関連性等を明らかにし，個別化医療を目指す研究が現在進行中である[2]．実際に薬物動態関連遺伝子である *CYP2C9, CYP2C19, MDR1, NAT2, UGT1A1* 遺伝子などの SNP 解析が臨床検査ベースでも利用可能となっている．

参考文献

1) 遺伝医療関連10学会 編「遺伝学的検査に関するガイドライン」2003年8月,
   http://www.congre.co.jp/gene/11guideline.pdf
2) SNP database network in Japan Home Page.
   http://snp.ims.u-tokyo.ac.jp/index_ja.html

(矢尾 正祐)

14 内分泌検査

　内分泌疾患はホルモン欠乏と過剰をきたす病態に大別されるが，さらに内分泌組織病変であっても症状を示さない非機能腫瘍などの非機能性内分泌疾患に分類される．これらの診断には臨床症状や一般検査所見から異常が疑われるホルモンおよびその代謝産物の測定が行われ，さらに確定診断のため負荷試験が行われる．測定されたホルモン値の判定には日内変動やさまざまな要因による変動に留意する（**表1**）．泌尿器科領域で取り扱う代表的なホルモンの基礎値を**表2**に列挙した．以下，内分泌生理学および負荷試験について概説する．なお，疾患の詳細は各論を参照されたい．

表1　ホルモン基礎値を変動させる要因

日内変動	ACTH，コルチゾール，テストステロン
ストレス	ACTH，コルチゾール，（ノル）アドレナリン，LH，FSH
加齢	LH，FSH，テストステロン，エストラジオールプロゲステロン
体位	レニン，アルドステロン
水分・塩分摂取	レニン，アルドステロン，ADH
薬剤	ACTH，テストステロン，エストラジオール，レニン

表2　ホルモン基礎値

項　目	測定法	基　準
下垂体－性腺系（男性）		
LH	CLEIA	1.7～11.2mIU/ml
FSH	CLEIA	2.1～18.6mIU/ml
テストステロン	CLEIA	2.7～10.7ng/ml
遊離テストステロン	RIA	13.1～43.9pg/ml（*20歳代）
エストラジオール	RIA	20～60 pg/ml
プロゲステロン	RIA	0.4 ng/ml 以下
下垂体－副腎皮質系・R-A-A系		
ACTH	ECLIA	60pg/ml 以下
コルチゾール	CLEIA	4.5～24.0mg/dl
尿コルチゾール	RIA	10～100μg/day
アルドステロン	RIA	36～240pg/ml（随時）
レニン活性（PRA）	RIA	0.2～2.7ng/ml/h
副腎髄質系		
総カテコールアミン	HPLC	0.15～0.74ng/ml
分画　アドレナリン	HPLC	0.17ng/ml 以下
ノルアドレナリン	HPLC	0.15～0.57ng/ml
尿 HVA	HPLC	1.6～5.5mg/day
尿 VMA	HPLC	1.4～4.9mg/day

（大阪大学医学部附属病院臨床検査部　2010年11月現在）

※男性更年期診断基準は各論参照
CLEIA（化学発光酵素免疫測定法）・RIA（放射免疫測定法）
ECLIA 法（電気化学発光免疫測定法）・HLPC（高速液体クロマトグラフィー）

■ 視床下部－下垂体－性腺系

　視床下部から性腺刺激ホルモン放出ホルモン（gonadtropin-releasing hormone：GnRH）が，下垂体門脈を介して下垂体前葉に送られ，そこで黄体化ホルモン（luteinizing hormone：LH）と卵胞刺激ホルモン（follicle stimulating hormone：FSH）の分泌が促進される．LHは精巣間質のライディッヒ細胞に働き男性ホルモン（テストステロン）を分泌させ，FSHは精細管内のセルトリ細胞に働き造精機能を促進する．GnRHは極微量に間欠的に視床下部－下垂体局所に分泌されるため，血中濃度測定は困難であり，視床下部機能評価には負荷試験が必要である．

1. **クロミフェン試験**：クロミフェンは視床下部に対するエストラジオールのネガティブフィードバックを遮断し，GnRHの分泌を促進する．クロミフェン50mgを一週間連日経口投与し，投与前後でLHが2倍以上，FSHが1.5倍以上上昇で正常と判定．視床下部障害では無反応となる．
2. **GnRH負荷試験（LH-RH負荷試験）**：GnRH（LH-RH）100μgを静注後，15，30，60，90，120分後にLH/FSHを測定．下垂体機能障害で低反応．
3. **hCG負荷試験**：hCG4000IUを4日間，連日，筋注し，テストステロンを測定．前値の2倍以上で正常．原発性性腺機能障害で低～無反応を呈する．

■ 視床下部－下垂体－副腎皮質系

　視床下部から下垂体門脈に分泌された副腎皮質刺激ホルモン放出ホルモン（corticotropin-releasing hormone：CRH）が，下垂体前葉に送られ，そこで副腎皮質刺激ホルモン（adrenocorticotropic hormone：ACTH）の合成，分泌が促進される．血液中に分泌されたACTHは標的臓器である副腎皮質を刺激し，3種類の副腎皮質ホルモンの分泌を促進する．副腎皮質は，外側から球状層，束状層，網状層の3層からなり，それぞれ主に膠質コルチコイド（アルドステロン），糖質コルチコイド（コルチゾール），副腎アンドロゲンを合成する．アルドステロンはACTHの他，生理的にレニン－アンギオテンシン系によっても調整され，コルチ

ゾールは negative feedback 機構により CRH, ACTH の分泌を抑制する.
1. **CRH 負荷試験**：30 分安静後，CRH100μg を静注し，30，60，90，120 分後に ACTH/コルチゾールを測定．ACTH ピーク 30pg/ml，コルチゾール 15μg 以上で正常．下垂体腺腫による ACTH の過剰分泌による Cushing 病ではほぼ全例で ACTH が前値の 1.5 倍以上に増加するが，副腎性 Cushing 症候群では ACTH は抑制されたままとなる．
2. **デキサメタゾン抑制試験（Liddle 法）**：副腎皮質でのコルチゾール産生抑制をみる．Cushing 病ではデキサメタゾンの 2mg 投与（0.5mg，1 日 4 回/2 日）では抑制されないが，8mg 投与（2mg，1 日 4 回/2 日）では抑制される．他の Cushing 症候群では 8mg でも抑制されない．

■ 副腎髄質系

副腎髄質腫瘍のほとんどは褐色細胞腫で，ノルアドレナリン(NA)，アドレナリン(A)等のカテコラミンが過剰分泌となり，2 次性高血圧をきたす．褐色細胞腫に対するクロニジン負荷試験以外のグルカゴン・メトクロプラミドおよびレジチン負荷試験はそれぞれ血圧の急激な増減をきたすため，最近ではほとんど行われない．

1. **クロニジン試験**：中枢神経の α2 受容体刺激剤クロニジン（0.15～0.3mg）を経口投与し，血中 NA 濃度が 50％抑制される場合が正常．

■ レニン - アンギオテンシン - アルドステロン系（R-A-A 系）

腎臓から分泌されたレニンにより，血中アンギオテンシノーゲンがアンギオテンシン I(AngI) に，さらに肺血管床や血漿中に存在する Ang 変換酵素(ACE) により生理活性のある AngII へ変換され，血管平滑筋収縮作用ならびに副腎皮質からのアルドステロン分泌を促進する．R-A-A 系は腎血管性高血圧などで亢進し，原発性アルドステロン症などでは抑制される．

1. **カプトプリル負荷試験**：ACE 阻害剤カプトプリル 50mg を経口投与し，前後のアルドステロン(PAC) およびレニン活性(PRA) を測定．R-A-A 系亢進状態では PRA が過大反応し，抑制状態では PAC/PRA 比が 20 以上となる．

（宮川 康）

第3章
副腎

- ⑮ 原発性アルドステロン症
- ⑯ クッシング症候群
- ⑰ 褐色細胞腫
- ⑱ 副腎性器症候群（先天性副腎過形成）
- ⑲ 副腎偶発腫瘍, 神経芽腫
- ⑳ 副腎癌

15 原発性アルドステロン症

■ 概念・病因

　アルドステロンが片側もしくは両側副腎より過剰分泌される病態を原発性アルドステロン症（primary aldosteronism：PA）とよび，これは高血圧を生ずるとともに種々の臓器障害の原因ともなる．全高血圧患者の5～10%はPAが原因とされている．

■ 診断

　高血圧患者の中からPA患者がスクリーニングされてくる．日本内分泌学会がガイドラインを発表している[1]（http://square.umin.ac.jp/endocrine/rinsho juyo/index.html）．一般的な血液学的検査に加えて，血漿アルドステロン濃度（ng/dl）/血漿レニン活性（ng/ml/hr）の比（A/R比）を測定する（図1）．この比が20以上あれば原発性アルドステロン症を疑い，専門的な内分泌学的精査と副腎CT検査を行う（表1）．手術を考慮する場合には事前の副腎静脈サンプリングが推奨される．

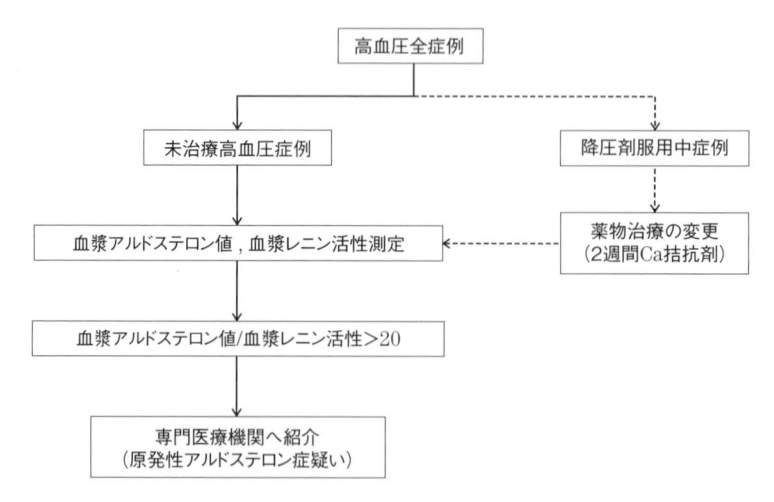

図1　原発性アルドステロン症：診断のフローチャート

表1 血液，内分泌学的検査項目

スクリーニング検査（一般内科医，泌尿器科医）
・血清カリウム値 ・血漿アルドステロン濃度（ng/dl）・血漿レニン活性（ng/ml/hr）・ACTH 濃度 ・尿中アルドステロン排泄量
専門的な内分泌学的精査（内分泌専門医）
・カプトプリル負荷試験 ・フロセミド立位負荷試験 ・生理食塩水負荷試験
局在診断の検査
・副腎 CT ・副腎静脈サンプリング

■ 鑑別診断

副腎に腫瘍が存在する場合は，クッシング症候群/サブクリニカルクッシング症候群，褐色細胞腫，非機能性腫瘍が鑑別にあがる．PA の場合，その主な病型分類を表2に記す．

表2 原発性アルドステロン症の病型分類

病型	局在
・アルドステロン産生腺腫	片側性/両側性
・アルドステロン産生微小腺腫	片側性/両側性
・特発性アルドステロン症 　（idiopathic hyperaldosteronism：IHA）	両側性

■ 治療

PA の治療法の原則は，片側性であれば腹腔鏡手術，両側性であれば薬物療法である（図2）．腹腔鏡手術の場合には，経腹的アプローチと後腹膜アプローチとが存在する．いずれの場合でも患側副腎は全摘する[2]．薬物療法では，近年登場した選択的アルドステロンブロッカー（エプレレノン）がよく用いられる．

Side Memo
内分泌性高血圧
　50歳前の高血圧患者は特に PA を疑い，スクリーニングを行う．PA の腺腫であれば悪性の可能性は極めて低い．

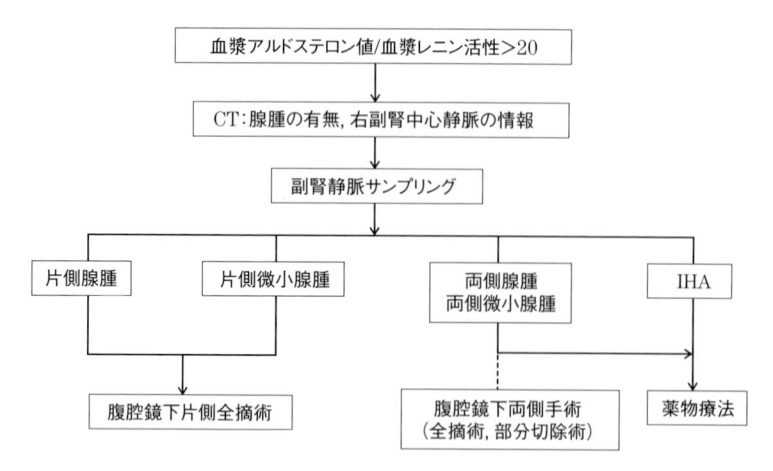

図2 原発性アルドステロン症：治療のフローチャート

参考文献
1) 原発性アルドステロン症の診断治療のガイドライン -2009-. 日本内分泌学会誌. Vol.86 supple：1-19, 2010.
2) 副腎腫瘍に対する腹腔鏡下副腎摘除術のガイドライン. Jpn J Endourol.ESWL；21（1），4-14, 2008.

（石戸谷 滋人）

16 クッシング症候群

■ 概念, 病態

副腎皮質束状層より分泌される糖質コルチコイドであるコルチゾールの慢性過剰により引き起こされる病態である．Cushing 症候群（広義）には，間脳・下垂体系の異常により ACTH が過剰に分泌されて起こる Cushing 病と，副腎皮質原発の異常あるいは異所性 ACTH 産生腫瘍などによって起こる狭義の Cushing 症候群がある．

■ 好発年齢

発病年齢は 40～50 歳代で，女性が男性より約 4～5 倍多い．

■ 頻度, 疫学

1988 年～1992 年の 5 年間で 153 症例の Cushing 症候群が報告されている[1]．またわが国では副腎腺腫による Cushing 症候群が 47.1% と最も多く，Cushing 病は 35.8% で，異所性 ACTH 症候群は 3.6% と少ない[2]．

■ 症状

発現頻度の多い順に，満月様顔貌，高血圧，中心性肥満，水牛様脂肪沈着，月経異常，伸展性皮膚線条，浮腫，筋肉低下，骨粗鬆症，糖尿病，皮下溢血，にきび，多毛，色素沈着などがある．

■ 診断

Cushing 症候群の診断フローチャートを図 1 に示した．

1. 一般検査

白血球増多と白血球分画の左方移動，好酸球の減少，低蛋白血症，低ガンマグロブリン血症，高ナトリウム血症，低カリウム血症，血糖上昇がみられる場合には本症の疑いがある．

```
                    特有の臨床症状，一般検査所見
                              │
                    ┌─────────┴─────────┐
                    │ 血漿ACTH，コルチゾールの測定 │
                    └─────────┬─────────┘
        ともに正常         ともに高値         ACTH低値
                                            コルチゾール高値
        ┌──────┐                          ┌──────────┐
        │本症否定│                          │副腎腫瘍，過形成│
        └──────┘                          └──────────┘
                    ┌─────────┴─────────┐
                    │  デキサメサゾン抑制試験  │
                    └─────────┬─────────┘
   2mgでACTH          8mgで              8mgでACTH
   コルチゾール         コルチゾール抑制       コルチゾール
   ともに抑制                              ともに抑制なし
   ┌──────┐       ┌────────┐       ┌──────────┐
   │本症否定│       │Cushing病│       │異所性ACTH，CRH│
   └──────┘       └────────┘       │産生腫瘍      │
                                      └──────────┘
```

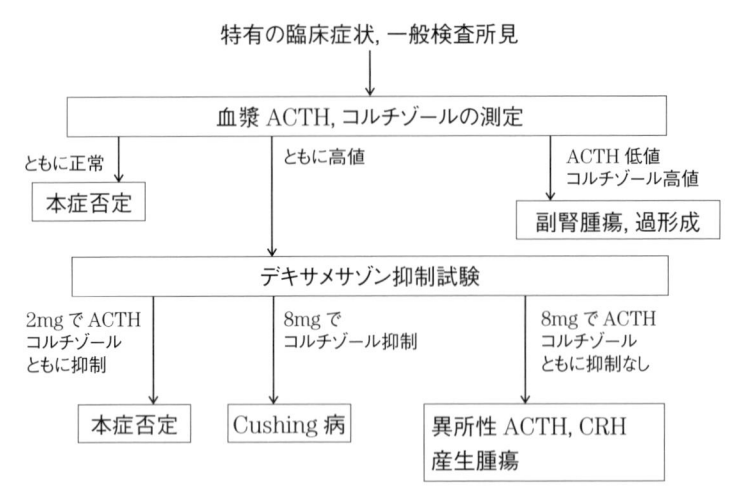

図1　Cushing 症候群の診断フローチャート

2. 血漿 ACTH およびコルチゾール測定

　コルチゾール値から Cushing 症候群の程度の軽重が，ACTH 値から ACTH 依存性か否かを窺い知ることができる．また日内変動の消失も診断に重要である．

3. デキサメサゾン抑制試験

　最も簡便で信頼性が高いのはデキサメタゾン 1mg 抑制試験である．デキサメタゾン 0.5mg を 1 日に 4 回計 2mg を 2 日間投与（小量法）の変法で，信頼性が高く，外来で施行可能である．具体的には，午前 8 時に ACTH，コルチゾールを測定する．午後 11 時にデキサメタゾン 1mg を内服し，翌日の午前 8 時に空腹で採血する．コルチゾールが 5μg/dl を下回るものは正常か偽性 Cushing 症候群である可能性が高い．

4.Cushing 病の検査

　デキサメタゾン 8mg 抑制試験に加えて，CRH 負荷試験，下垂体 MRI 検査が含まれる．CRH 負荷試験ではヒト CRH 100μg が静注され，その前，30，60，90 分後に ACTH およびコルチゾールが測定される．ACTH が前値の 1.5 倍以上になるものが陽性とされる．下垂体腺腫は微小なものが多く，dynamic study を併用しても腺腫の検出率は 60％ 前後といわれている．確定診断が困難な場合，選択的静脈血サ

ンプリングが有用である．下垂体近傍の静脈（C）と末梢静脈（P）で同時に採血を行い，ACTH 値の比（C/P）を測定するものである．C/P 比 2.0 前後がカットオフとして有用と考えられている．

5. 異所性 ACTH 産生腫瘍の検索

異所性 ACTH 産生腫瘍には肺小細胞癌や肺，胸腺，消化管，膵臓，卵巣などに発生するカルチノイドがある．CT あるいは内視鏡検査を駆使した検索が必要となる．

6. 副腎性 Cushing 症候群の検査

副腎腫瘍の局在診断には腹部 CT，MRI が有効である．^{131}I adosterol シンチグラフィは病変の部位決定に有用で，腺腫の場合には患部に強い取込みがみられる．血清 DHEA や尿中 17-KS の測定は副腎皮質癌との鑑別に時として有用で，高値を示す場合には癌が示唆される．

■ 治療

1. Cushing 病の治療

下垂体腺腫に対しては経蝶形骨洞法による下垂体腺腫摘除（Hardy 法）が第一選択となる．手術不能例あるいは，手術不成功例の second line の治療として放射線療法が行われている．ガンマナイフは微小領域に選択的に，短時間に大量の照射が可能で，腫瘍の局在が明らかなものに対しては有効と考えられている．

2. 異所性 ACTH 産生腫瘍の治療

原発巣の摘出が可能であれば外科治療が第一選択である．しかし肺小細胞癌であれば，化学療法と放射線療法が主体となる．悪性カルチノイドや神経内分泌腫瘍では化学療法を行う．ソマトスタチンレセプター 2 型を持つ腫瘍ではオクトレオチドが ACTH 分泌抑制に有効であるとされている．

3. 副腎性 Cushing 症候群の治療

副腎腺腫，限局性副腎皮質癌には副腎摘除術を行う．腺腫に対しては内視鏡下副腎摘除術が標準術式となっている．術後，健側副腎皮質機能が回復するまでステロイドホルモンの補充を行う必要がある．具体的な補充療法の一例を**表 2** に示す．経時的な ACTH，コルチゾールの基礎値測定を行い，慎重にホルモン補充中止を決定する．

表2　術後ステロイドホルモン補充療法

術後日数	薬剤	投与方法		
術当日	hydrocorton (iv)	術中 100mg	帰室後 50mg × 2	
1日目		朝 50mg	昼 50mg	夕 50mg
2日目		50mg	25mg	25mg
3日目		25mg	25mg	25mg
4日目	cortril (po)	25mg	25mg	25mg
5日目		20mg	20mg	10mg
6日目		20mg	20mg	10mg
7日目		20mg		20mg
8日目		20mg		20mg
9日目		20mg		20mg
10日目以降		20mg		10mg

参考文献

1) 入江 実（班長）：厚生省特定疾患「間脳下垂体機能障害」調査研究班　平成5年度報告書 p237, 1994.
2) 名和田 新（班長）：厚生省特定疾患「副腎ホルモン産生異常症」調査研究班　平成10年度報告書. p11, 1999.

（宮嶋 哲）

17 褐色細胞腫

■ 概念

褐色細胞腫（pheochromocytoma）は副腎髄質または副腎外傍神経節のクロム親和性細胞に由来するカテコールアミン産生性の神経内分泌腫瘍である．頭痛，発汗，動悸，高血圧などを呈する．診断時年齢は20〜50歳までが80％を占めるが，小児例や高齢者も認められる．多発例，両側副腎例，副腎外例，小児例，悪性例，家族例などの頻度が約10％前後になることから，10％diseaseともいわれる．

■ 診断

生化学的診断として，尿中および血中カテコールアミン濃度（アドレナリン，ノルアドレナリン），尿中総メタネフリン分画（ノルメタネフリン，メタネフリン），尿中バニリルマンデル酸（VMA）の増加が有用である．画像診断としては，MRI（図1）および^{131}I-metaiodobenzylguanidine（MIBG）シンチグラフィ（図2）が有用である．ヨード造影剤は原則禁忌となっているため，注意が必要である．

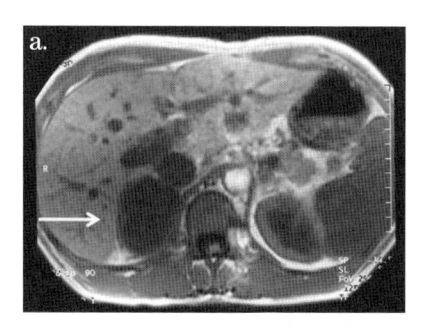

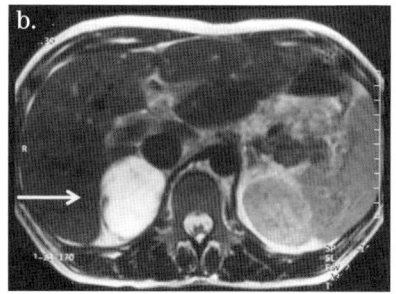

図1 褐色細胞腫の典型的画像所見（MRI）
a.T1強調MRI：右副腎に低信号の腫瘤を認める（→）
b.T2強調MRI：腫瘤は高信号を呈する（→）

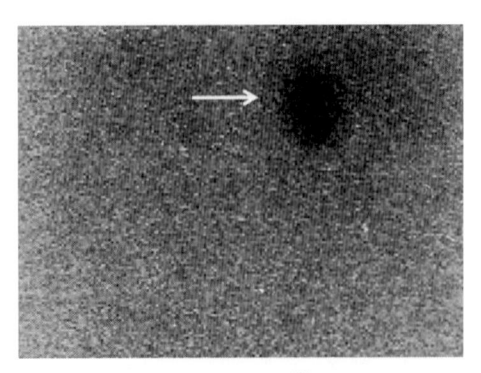

図2 褐色細胞腫の典型的画像所見（^{131}I-MIBGシンチグラフィ）
右副腎部に著明な高集積が認められる（→）

■ 鑑別診断

鑑別疾患としてクッシング症候群や原発性アルドステロン症などの副腎皮質腺腫，副腎癌，副腎転移などがあげられるが，MRIおよび^{131}I-MIBGシンチグラフィで鑑別は可能である．一方で，画像検査で良悪性の鑑別は困難である．

■ 治療

手術療法による腫瘍摘除が第一選択である．術前管理として，血圧，心拍数のコントロール，不整脈治療，減少した循環血漿流量の正常化，心血管系合併症の防止を目的とした，交感神経受容体遮断薬による薬物療法を必要とする．実際には，まずα遮断薬から開始し，数日毎に漸増する（**表1**）．α遮断薬投与後は，循環血漿量の是正を目的に，食塩摂取量を増加する．頻脈，不整脈あるいはα遮断薬では降圧不十分な場合はβ遮断薬，α・β遮断薬，Ca拮抗薬なども併用する．β遮断薬の先行投与は禁忌である．また，術前に糖代謝異常，脂質代謝異常，心血管系合併症の精査も必要である．手術は開腹または腹腔鏡手術が用いられる．

Side Memo

高血圧クリーゼに注意

種々の誘因により高血圧クリーゼが惹起されることから，早期診断と治療が必要である．

表 1 褐色細胞腫の術前薬物治療（処方例）

・可能な限り血圧は正常化させ，少なくとも術前には 160/90mmHg 以下に降圧する．
・初回投与時起立性低血圧をきたすことがあるので，就寝前から投与を開始する．
・心不全を合併していない症例では，循環血漿量の是正のため，α遮断薬投薬開始 3 日後から血圧に注意し，正ないし高食塩食とする．

1. α遮断薬：2, 3 週間かけて漸増する
　　1) ドキサゾシン（カルデナリン®）2mg → 16mg/日　分 2 〜 3
　　2) プラゾシン（ミニプレス®）4mg → 20mg/日　分 3 〜 4

2. β遮断薬：頻脈，不整脈合併時，治療 1 を開始 3 日〜 1 週間後に併用
　　1) アテノロール（テノーミン®）25mg〜50mg/日　分 1
　　2) カルベジロール（アーチスト®）10mg〜20mg/日　分 1 〜 2

参考文献

褐色細胞腫診療マニュアル　成瀬光栄，平田結喜緒，編．診断と治療社，2008.
褐色細胞腫診療指針 2010. 厚生労働省難治性疾患克服研究事業，「褐色細胞腫の実態調査と診療指針の作成」研究班，2010.

（木村 高弘）

18 副腎性器症候群（先天性副腎過形成）

■ 概念・病因

副腎性器症候群（adrenogenital syndrome）は副腎皮質由来のアンドロゲンの過剰分泌によって，性器の形態や性機能に異常をきたす症候群であり，先天性と後天性に大別される．

大部分が先天性で，副腎皮質ステロイドホルモンの合成経路に関与する酵素が欠損あるいは低下し，先天性副腎過形成をきたす．わが国では21-水酸化酵素（ヒドロキシラーゼ）欠損症が約90％と最も多く認められる（表1）．この項では先天性の副腎性器症候群（先天性副腎過形成）を中心に述べる．

表1 副腎性器症候群の分類と特徴

1. 先天性（副腎過形成）
    a. 21-水酸化酵素欠損症
        先天性副腎過形成の約90％を占める．男性化，塩喪失型
        新生児スクリーニング検査の対象
    b. 11β-水酸化酵素欠損症
        高血圧，単純男性化型
    c. 3β-水酸化ステロイド脱水素酵素欠損症
        男性化，塩喪失型
    d. 17α-水酸化酵素欠損症
        高血圧，性腺機能低下
    e. リポイド副腎過形成（Prader症候群）
        すべてのステロイドホルモンの産生なし．致死的，外陰部女性型
2. 後天性（副腎腫瘍）
    副腎腺腫または副腎癌がアンドロゲンを産生

■ 診断

欠損する酵素の種類や程度よって症状は異なるが（表1），定型例ではACTHが高値，副腎は過形成で，女性外性器の男性化で発見されることが多い．男児では生まれつき陰茎が大きく，女児では陰核肥大や陰唇癒合

が認められ男児と間違えられることもある．血中 ACTH 高値に伴う陰部の色素沈着も認められる．また，出世時から，嘔吐，脱水，哺乳力の低下，電解質異常（塩の喪失），ショックにより致死的になることもある．したがって，早い時期から低ナトリウムや高カリウム血症などの電解質の異常の有無を確認し，塩喪失型か単純男性化型かを鑑別する必要がある．日本では，21-水酸化酵素欠損症に対する新生児スクリーニング検査が施行されており，17-OHP（17-ヒドロキシプロゲステロン）の高値が確認されれば，確定診断となる（表2）．

表2 副腎性器症候群（先天性副腎過形成）の診断の手順

症状
a. 外性器の男性化，陰部の色素沈着
b. 哺乳力の低下，嘔吐，体重増加不良
c. 脱水，ショック→ NICU 管理

検査
a. 電解質異常（低ナトリウム，高カリウム）の確認
b. 血中 ACTH の上昇
c. 17-OHP（17-ヒドロキシプロゲステロン）高値を確認
　→新生児マススクリーニングで施行

画像診断
CT，MRI などで副腎過形成の確認する
稀に副腎腫瘍を認める

■ 鑑別診断

1. 副腎癌
2. クッシング症候群

　後天性のアンドロゲン産生副腎腫瘍（副腎癌や腺腫）を認める場合は副腎腫瘍摘除術を施行する．

■ 治療

1. 救急処置

　新生児期から，哺乳力の低下，嘔吐，脱水，電解質異常（低ナトリウム，高カリウム），ショックなどを認める場合は，専門施設に移送

後，生理食塩水の持続点滴，ヒドロコルチゾンを急速静注し，陽イオン交換樹脂の注腸などの速やかな治療が必要である．

2. ステロイド補充療法

出生直後の可能な限り早期に副腎皮質ホルモン剤（コルチゾール）を投与する．男性化にはヒドロコルチゾン（コートリル）やデキサメサゾン（デカドロン）を，塩喪失型にはヒドロコルチゾン（コートリル）と酢酸フルオロヒドロコルチゾン（フロリネフ）を併用する[1]．

3. 形成外科的処置

女児において陰核肥大の程度が著しいものや陰唇癒合がみられる場合，小児期に専門施設で陰核形成手術などを行い，思春期に腟形成術を行うことが多い．

■ 予後

1. 先天性副腎過形成の塩喪失型で脱水，電解質異常，栄養失調を伴うものは，治療を加えない限り，感染または急性副腎皮質機能不全で死亡するものが多い．
2. 出生時よりステロイド補充などの適切な治療を受ければ予後は良好で，正常な成長・性成熟も可能となる．
3. 塩類の喪失や急性副腎皮質機能不全を合併しないものは成人に達する．

Side Memo

治療にあたっての心得

副腎性器症候群の症状は多岐にわたり，性のアイデンティティなどのデリケートな問題も含んでいる．治療は可能な限り専門施設で行い，泌尿器科のみならず，小児科，内科，産婦人科，形成外科，精神科等と連携し，本人，家族と十分時間をかけて話し合い，治療を進めていくことが重要である．

参考文献

1) 楢原久司：婦人科疾患の診断・治療・管理　内分泌疾患（解説）．日本産科婦人科学会雑誌 62，N-3-N-8，2010．

（福森 知治）

19 副腎偶発腫瘍，神経芽腫

副腎偶発腫瘍

■ 概念・病因

　副腎偶発腫瘍（adrenal incidentaloma）は，健康診断，あるいは副腎疾患とは関係のない臨床的適応において行われた超音波検査や CT などの画像検査で偶然発見される副腎腫瘍の総称である．わが国における病因の内訳は**図1**に示される通りで，ホルモン非産生腺腫が約半数で最も多い．その他の疫学的背景を**表1**に示す[1]．

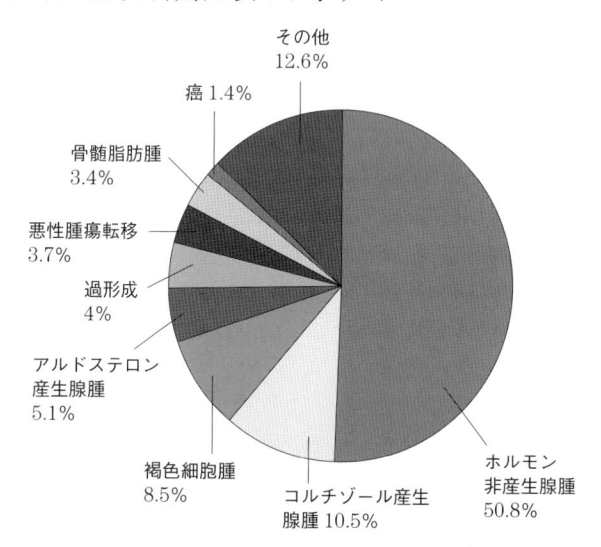

図1　副腎偶発腫瘍の病因内訳[1]

表1　わが国での副腎偶発腫瘍の疫学調査報告[1]

症例数	3,678 例
調査期間	1999 年〜 2004 年
性差　男：女	51.9％：48.1 ％
平均年齢	58.0 ± 13.0 歳
腫瘍側　左：右：両側	48.9 ％：44.0 ％：7.1 ％
平均腫瘍径	3.0 ± 2.2 cm
診断法	超音波（26.3％）：CT（70.0％）：MRI（3.7％）

■ 診断

　最終的には手術適応の判断が重要である．治療法選択の流れを**図2**に示す．まずは内分泌学的検査を行い（主な検査項目を**表2**にあげる），異常を認めれば確定診断の諸検査へ進み，診断後副腎摘除術を考慮する．内分泌学的に異常がなければ，画像所見と腫瘍径から手術適応を決定するが，この場合特に悪性腫瘍との鑑別が重要である．一般に腫瘍径6cm以上では悪性腫瘍の頻度が高くなり，手術治療を積極的に考慮する．腫瘍径4cm未満での悪性腫瘍の頻度は低いため，半年ごとの画像・ホルモン検査等で経過観察する．4～6cmの場合は注意深い観察あるいは即時の副腎摘除を画像所見や全身状態，合併症などを考慮の上で判断する[2]．

表2　内分泌活性判定に必要な検査

● 外来で実施可能なスクリーニング検査
血漿アルドステロン濃度／血漿レニン活性比（PAC/PRA） 血中コルチゾール 血清 ACTH 血中カテコールアミン 3 分画 血清 DHEA-S
● 入院で実施する内分泌学的検査
24 時間尿中遊離コルチゾール オーバーナイト デキサメタゾン 1 mg 抑制試験 24 時間尿中メタネフリン，ノルメタネフリン

■ 鑑別診断

　腫瘍としては副腎近傍の腹腔内または後腹膜腫瘍性病変が鑑別にあげられる．病因の鑑別は各種内分泌学的検査および画像検査による．

■ 治療

　手術適応と判断された症例は，術式として腹腔鏡下副腎摘除術が標準的に選択される．安全に施行可能であるが，腫瘍径の大きな症例，画像所見で周囲への浸潤が予測される症例では開腹手術も考慮される．

■ 予後

　内分泌活性腫瘍を含む良性腫瘍は腫瘍に関する生命予後は良好である

が，疾患の種類によっては高血圧，糖尿病など合併症のコントロール状況により予後が影響される．悪性腫瘍の場合は一般に予後不良である．また，偶発腫瘍としてみつかる悪性褐色細胞腫は稀であるが，特に多発転移，再発したものの予後は不良である．

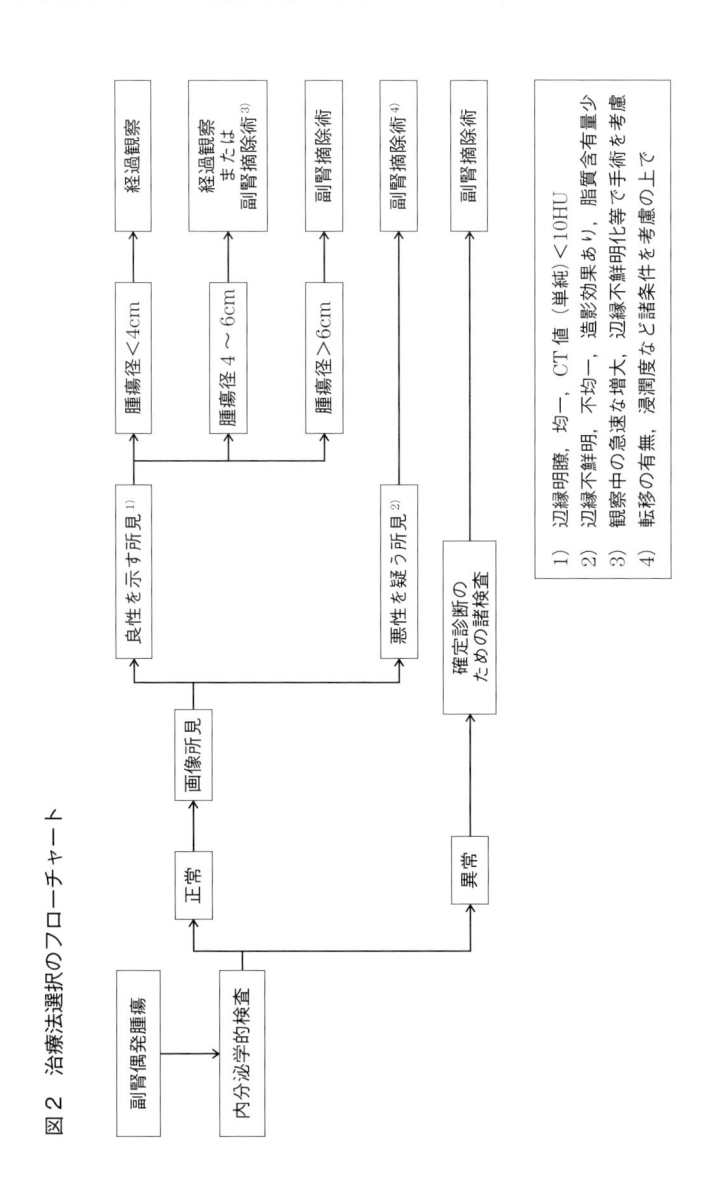

図2 治療法選択のフローチャート

副腎偶発腫瘍 → 内分泌学的検査

- 正常 → 画像所見
  - 良性を示す所見 [1]
    - 腫瘍径 <4cm → 経過観察
    - 腫瘍径 4〜6cm → 経過観察または副腎摘除術 [3]
    - 腫瘍径 >6cm → 副腎摘除術
  - 悪性を疑う所見 [2] → 副腎摘除術
- 異常 → 確定診断のための諸検査 → 副腎摘除術 [4]

1) 辺縁明瞭，均一，不均一，CT値（単純＜10HU）
2) 辺縁不鮮明，不均一，造影効果あり，脂質含有量少
3) 観察中の急速な増大，辺縁不鮮明化等で手術を考慮
4) 転移の有無，浸潤度など諸条件を考慮の上で

神経芽腫

■概念・病因

神経芽腫（neuroblastoma）は神経堤細胞より交感神経節細胞が分化してくる過程で交感神経母細胞，または交感神経芽細胞が腫瘍化して生じる．乳幼児期に好発し，小児悪性腫瘍の中では白血病に次いで多い．診断時年齢は出生時〜1歳までで25％，2歳までが40％，10歳までに90％以上となっており，男児にやや多い．

■診断

腫瘍の約70％は腹部発生で，腹部腫瘤を形成するが，その約半数は副腎髄質原発である．臨床症状は腫瘍の発生部位や進展度などによって異なるが，腹部腫瘤の場合，硬く無痛性腫瘤として認められる．しばしば腫瘍内出血を伴い，このため貧血を呈することもある．90％以上で尿中にカテコールアミン代謝産物であるVMA，HVAが増加する．マススクリーニングではこの両者を測定するが，1歳未満では腫瘍が自然消退する場合もあり，現在スクリーニングの有用性に関しての結論は出ていない．単純X線上，30％で腫瘍石灰化を認める．超音波検査，CT，MRI，^{131}I-MIBGシンチは画像診断に有用．手術または生検による国際病理分類，骨髄検査による転移の確認も必要である．病期分類の概略を表3に示す．

表3 神経芽腫の病期分類

Stage 1	：肉眼的に完全切除された腫瘍
Stage 2A	：不完全切除された腫瘍で腫瘍に接しない同側リンパ節転移なし
Stage 2B	：不完全切除された腫瘍で腫瘍に接しない同側リンパ節転移あり
Stage 3	：正中線を越え切除不能，または対側あるいは両側リンパ節転移あり
Stage 4	：遠隔リンパ節転移，または他臓器転移（Stage 4Sは除く）
Stage 4S	：1歳未満の発症で，原発巣はStage 1,2だが骨髄，肝，皮膚のみに転移があるもの

■鑑別診断

腫瘍としてはWilms腫瘍，肝腫瘍など副腎近傍の腹腔内または後腹膜腫瘍性病変が鑑別にあげられる．最終的な鑑別診断は各種内分泌学的検査，画像検査および組織検査による．

■治療

5つの予後因子（**表4**）によるリスク分類に基づいて治療方針が決定される．早期に発見された限局腫瘍では，腫瘍摘出術を行う．根治手術不能な進行例では，シスプラチン，シクロフォスファミド等を中心とした導入多剤併用化学療法およびその後の外科切除や，造血幹細胞移植併用化学療法も行われる．

表4　神経芽腫の予後因子

臨床病期
年齢
腫瘍細胞内のMYCN遺伝子のコピー数
国際病理分類
腫瘍細胞内の染色体の数（DNA index）

■予後

3年生存率は，低リスク群;90％以上，中間リスク群;60〜80％，高リスク群;約30％と推定されている．

参考文献

1) 上芝 元 他：副腎偶発腫瘍の全国調査：副腎ホルモン産生異常に関する調査研究．平成17年度総括・分担研究報告書．P113-118, 2006.
2) 泌尿器腹腔鏡手術ガイドライン．日本Endourology ESWL学会編　2008.
3) McHugh K, Renal and adrenal tumors in children, Cancer Imaging 7：41-51, 2007.
4) 福島 敬 他．小児がん治療の最近の進歩 神経芽腫 難治希少疾患への挑戦．癌と化学療法　34：167-174, 2007.

（井川 掌）

20 副腎癌

■ 概念
　副腎癌は稀な疾患と考えられている．多くの症例は症状が乏しく，診断時には進行しており，予後が不良である．

■ 疫学
　男女比は2:3で女性に多い．好発年齢は5歳以下と40〜50歳代の2峰性である．小児の場合は男性ホルモン産生腫瘍が多く，成人の癌より比較的予後がよい傾向がある．

■ 病態・症状
　内分泌活性によって分類できる．内分泌活性癌が全体の約80%を占め，最も多いのはグルココルチコイドを産生し，クッシング症候群を呈する癌で，40〜50%にあたる．次いで男性ホルモン産生腫瘍が多い．男性ホルモン産生腫瘍の小児において，男子は陰茎肥大，女子では陰核肥大，外陰部色素沈着，陰毛発育などの性早熟がみられる．クッシング症候群と男性化の症状を併せもつ副腎癌も認めることがある．アルドステロン症を呈する癌は稀である．内分泌非活性癌は特異的症状に乏しい．副腎癌で診断時に限局しているのは約30%程度であり，病期が進行した段階でみつかることが多い．

■ 診断
1. 内分泌検査
　　特異的血中・尿中の腫瘍マーカーはないが，血中DHEA-A，24時間尿中17-KSの上昇時には悪性を疑う．
2. 画像所見
　1) CT画像所見：①典型的には中心部に壊死を示す低濃度領域を伴っている（図1）．②腫瘍径が6cm以上の場合は悪性を疑う．

2) MRI 画像所見：T1 強調画像で低信号，T2 強調画像では不均一高信号を呈する．（図2）CT および MRI にて周囲との浸潤や転移の有無を判断することは重要である．表1には副腎皮質癌の病期分類を示す．

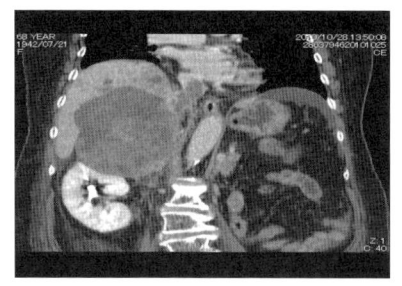

CT：冠状断像　　　　　　　　CT：横断像

図1　副腎癌 CT 画像

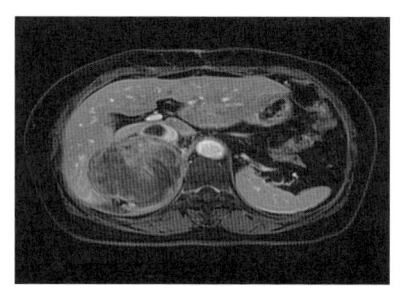

MRI：Gd 造影 T1 横断像　　　　MRI：T2強調横断像

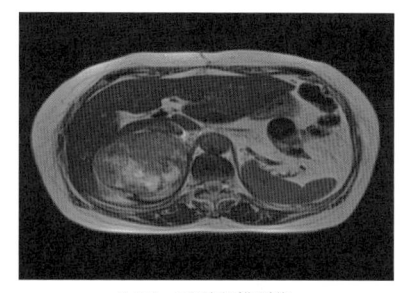

図2　副腎癌 MRI 画像

表1　副腎癌の病期分類と生存率

病期	診断時の病期の割合	5年生存率
Stage 1：腫瘍径 5cm 以下	3～21%	30～45%
Stage 2：腫瘍径 5cm を超えるが周囲への浸潤がない	20～29%	12.5～57%
Stage 3：周囲への浸潤がある	19～20%	5～18%
Stage 4：隣接臓器への浸潤または遠隔転移がある	39～49%	0%

■ 治療

　手術と薬物療法がある．Stage 1 の場合は可能な限り周囲脂肪組織とともに切除することが必要である．腹腔鏡下手術は可能であるが標準治療としての手技かについて検討中である．Stage 2 も同様に可能な限り周囲脂肪組織とともに切除すべきである．Stage 3 では転移がない場合は周囲に浸潤があっても外科的切除が有効であり，完全切除できれば予後がよく，5 年生存率が 36 ～ 58％との報告もある．切除できない場合は化学療法を検討すべきである．Stage 4 においても切除可能であれば切除することが予後を改善する．手術適応とならない症例では，腫瘍の局所コントロールとしてミトタンを併用しながら TAE8（transcatheter arterial embolization：腫瘍塞栓）を施行することがある．ミトタン（オペプリム）投与は 1 日最大 10 ～ 12g で約 80％はホルモン産生に起因する症状の緩和がみられる．長期投与は消化器症状や神経毒性などが起こる場合がある．ミトタン以外にはシスプラチンベースのレジメンを用いた化学療法の報告がある．Berruti らはシスプラチン，エトポシド，ドキソルビシンの併用で 48.6％の症例に効果を認め，さらに 72 例中 10 例が外科的切除が可能となったと報告している．また，パクリタキセルとカルボプラチンによる併用療法が著効した報告例もある．

参考文献
1) 土田孝之，武田正之．副腎皮質癌の診断と治療．66-70．Urology View, Vol.6.2008
2) 戸澤啓一，郡健二郎．副腎癌に対する化学療法．71-74．Urology View, Vol.6.2008
3) Berruti A, et al. Etoposide, dexorubcin and cisplatin plus mitotane in the treatment of advanced adrenocortical carcinoma: a large prospect phase II trial. Endocr Relat Cancer 12:657-666, 2005

（桶川 隆嗣）

第4章
後腹膜

21 後腹膜疾患・膀胱後腔疾患

21 後腹膜疾患・膀胱後腔疾患

後腹膜線維症

■概念・成因

後腹膜線維症（retroperitoneal fibrosis：RPF）は，典型的には後腹膜にリンパ球や形質細胞主体の炎症細胞浸潤と線維組織の増殖をきたし，その約70％は原因不明とされている．腹部大動脈の分岐部から総腸骨動脈レベルにかけての大動脈周囲に好発し，尿管の外因性狭窄をきたすことが多い．特発性と他の疾患に起因して起きる二次性とに分類される．以前は特発性が約70％といわれていたが，最近，IgG4関連硬化性疾患（systemic IgG4-related plasmacytic syndrome：SIPS）の概念が確立され，また，RPFとさまざまな自己免疫疾患が併発することから，RPFは免疫関連疾患であると考えられる．また，薬剤性RPFの報告として，βブロッカー，メチルドパ，アンフェタミン，フェナセチン，コカインなどがあげられるが，その病態生理はよくわかっていない．

■発症頻度・性差・発症年齢

RPFの発症頻度は20万人に1人といわれる．40～60歳が好発年齢とされており，女性の罹患は男性の2～3倍といわれているが，悪性腫瘍から起こる二次性RPFには性差がない．一方で，IgG4関連RPFでは，90％以上が高齢者男性と報告されている．

■臨床症状

初期には症状を呈さないが進行すると尿路閉塞と腎機能障害に臨床症状が現れる．

■検査所見

1. **血液生化学的所見**：貧血，高窒素血症，血沈亢進，白血球増加，膿尿などがあるが，特異的なものがない．

2. 排泄性尿路造影：尿管の進展と内側偏位.
3. CT, MRI：RPF の広がりを描写するのに有用（図1）.

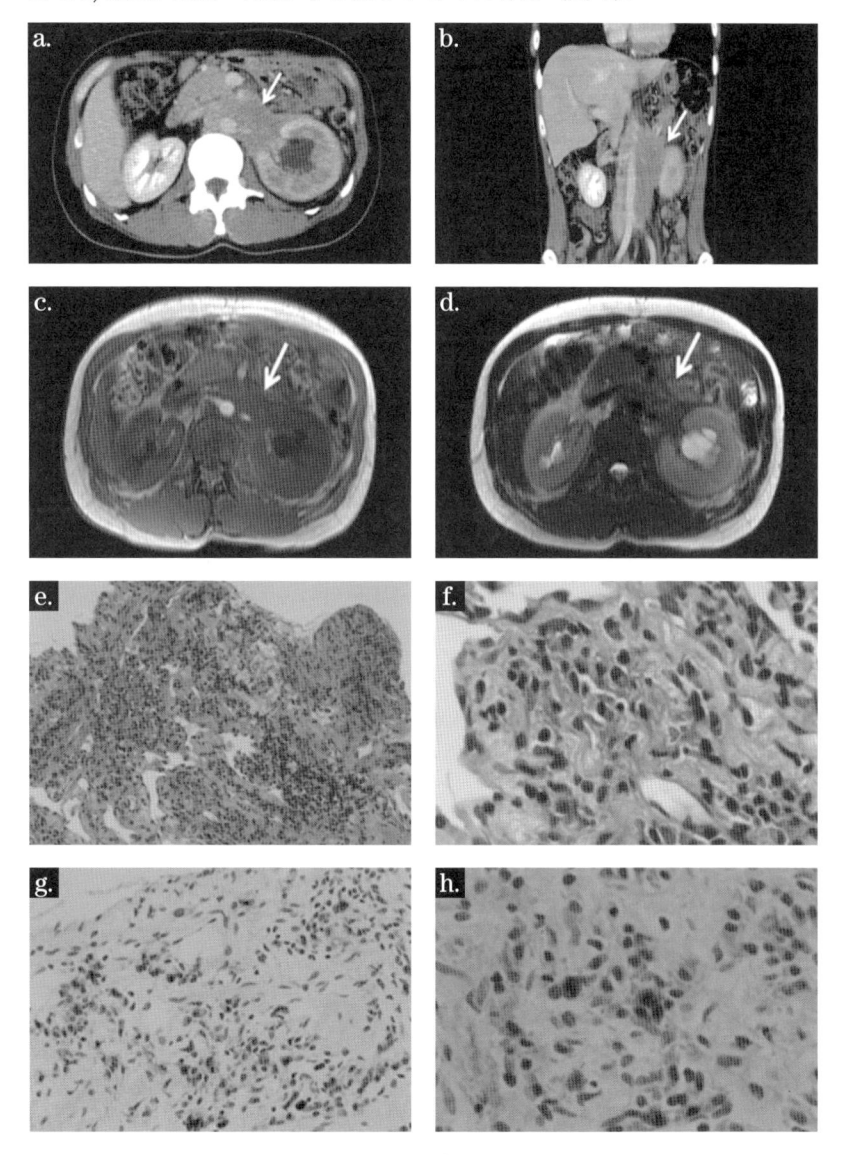

図1 IgG4 関連後腹膜線維症の画像および病理所見

腹部造影 CT では左腎門部を中心に腹腔動脈分岐部から総腸骨動脈分岐部レベルにかけて大動脈周囲に軟部腫瘤陰影と左水腎症を認めた（a, b）．MRI では，T1 および T2 強調画像ともに低信号を示す腫瘤であった（c, d）．病理学的所見では，リンパ球および形質細胞の浸潤を伴う線維性結合組織の増生を認めた（e, g）．免疫組織化学染色では，炎症性細胞中に IgG 陽性細胞の出現を認め，その一部は IgG4 陽性の像を示した（f, h）．

■ 鑑別診断

後腹膜膿瘍，大動脈周囲血腫，骨盤部手術・放射線療法後，アミロイドーシスなどがあげられるが，RPFと同様な放射線所見は，腹部大動脈瘤，悪性リンパ腫，カルチノイド，多発性骨髄腫，膵癌，転移癌でも認められる．

■ 治療

1. **薬剤誘発性**：薬剤の中止
   ステロイド投与
2. **免疫抑制剤**：アザチオプリン，サイクロホスファミド，タモキシフェン
3. **尿管ステント挿入**：他の尿管閉塞疾患と比較して容易とされているが，根治性はない．
4. **尿管剥離術**（ureterlysis）

■ 予後

後腹膜に悪性腫瘍が転移した結果起こる悪性RPFでは3～6ヵ月の余命しか見込めないことが多い．特発性RPFでは，腎機能障害が深刻にならない限り，予後は悪くない．

後腹膜腫瘍

■ 概念

尿路系臓器以外から発生する後腹膜腔内の腫瘍で全腫瘍の0.16%を占める．中胚葉由来の軟部組織から発生するものが多く，80%が悪性腫瘍であり，脂肪肉腫，平滑筋肉腫，悪性線維性組織球腫などが多い．良性腫瘍には平滑筋種，横紋筋腫，脂肪腫，血管腫，神経鞘腫，リンパ管腫，奇形腫などがある．

■ 症状

1. **無症候性腫瘤触知**
   腫瘍の増大に伴う症状：消化器症状，水腎症，下大静脈圧迫による下肢浮腫，神経圧迫による下肢麻痺や歩行障害など．

■ 診断

CT, MRI などが行われるが，腫瘍の質的鑑別診断はしばしば困難である．徴的な所見に乏しいことから，超音波または CT ガイド下生検が行われることがある．

■ 治療

早期発見による早期外科的切除が望まれ，補助療法として化学療法や放射線療法が有効であったとの報告もあるが，現在特異的な治療法はない．

以下，代表的な脂肪肉腫，平滑筋肉腫について述べる．

1. 脂肪肉腫

後腹膜軟部組織腫瘍の 15〜40％ を占める．

好発年齢は 40〜70 歳代で，性差はほとんどない．

WHO 分類では以下のように分類される．

　　①分化型：43.2%　　④多形型：3.7%
　　②脱分化型：34.6%　⑤混合型：8.6%
　　③粘液型：9.9%

A. 治療

外科的切除が第一選択だが，局所再発率が 30〜80％（図2）．

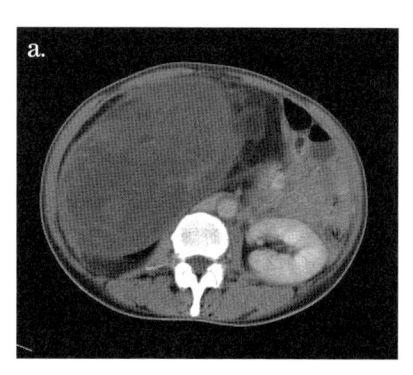

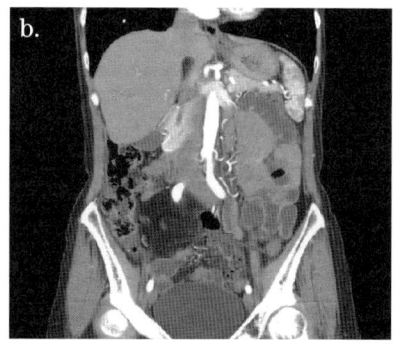

図2　右後腹膜脂肪肉腫の CT 画像

a. 右後腹膜腫瘍に対し，腫瘍摘出術，右腎摘出術施行．
　病理組織診断：dedifferentiated liposarcoma
b. 6年後に再発．後腹膜腫瘍切除術，回盲部切除，回腸結腸吻合術施行．
　病理組織診断：well differentiated liposarcoma

B. 予後

5年生存率.
- ①分化型：85%
- ②脱分化型：20%
- ③粘液型：77%
- ④多形型：21%

2. 平滑筋肉腫

後腹膜腫瘍の約10〜35%を占めるが，平滑筋肉腫の後腹膜発生は2%と稀である．

A. 画像所見

- CT：比較的明瞭な境界，軟部組織と同程度のCT値，不均一な造影増強効果がみられる．
- MRI：T1WI，T2WIともに低信号，不均一な造影増強効果がみられる（図3）．

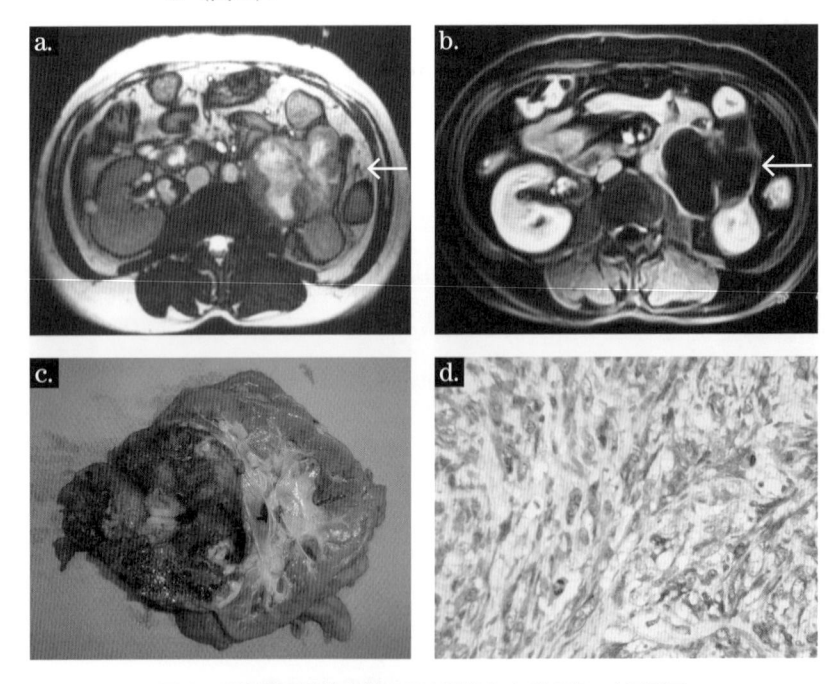

図3 後腹膜平滑筋肉腫のMR画像および手術・病理所見

腹部造影MRIでは，左腎盂，尿管部にT1でlow，T2（a.）で内部が一部high，T1Gd造影（b.）で辺縁のみenhanceされる腫瘤を認める．左腎および腫瘍合併切除術の手術検体（c.）で，腫瘍は9.0×6.2×6.3cm大であり，白色調で内部に出血，壊死を伴っており，尿管を全周性に取り囲み，腸間膜への浸潤傾向も認めた．病理組織学的には大小不同を伴う異型腫瘍大核を有する紡錘形腫瘍細胞が，不規則充実性に浸潤増生する像を認め，免疫組織学的に，αSMA（d.）およびvimentinに陽性で，その他の免疫染色では陰性であり平滑筋肉腫と診断された．

B. 治療

外科的切除が第一選択で，多臓器合併切除が60〜70%．
CYVADIC療法の有効性が報告されている．

C. 予後

5年生存率：20〜30%（完全切除で50〜60%，不完全切除では10%以下）

局所再発率：30〜60%

遠隔転移率：20〜40%（肝，肺，腹膜，骨，軟部組織，皮膚）

参考文献

1) 湊のり子，高山仁志，向井雅俊，ほか：IgG4関連硬化性疾患と考えられた後腹膜線維症の1例．泌尿紀要56:371-375, 2010.
2) 高橋俊行，加藤京一，中澤康夫：後腹膜領域CT．日本放射線技術学会雑誌62:321-328, 2006.
3) 城武卓，住友誠，朝隈純一ほか：尿管原発平滑筋肉腫の1例．泌尿紀要51:41-45, 2006.

（住友 誠）

第5章
腎

- ㉒ 腎の先天異常
- ㉓ 腎結石
- ㉔ 腎の外傷
- ㉕ 腎の炎症性疾患
- ㉖ 特発性腎出血
- ㉗ 腎腫瘍
- ㉘ 腎性高血圧症

22 腎の先天異常

■ 腎の発生異常

1. 無形成腎（renal agenesis）
　後腎の無発生によるものである（図1）．対側腎が正常であれば治療の対象とならない．

2. 低形成腎（hypoplastic kidney）
　尿管芽と後腎の相互作用の異常が原因で起こる．形態的にはサイズが小さいこと以外，正常腎と同様である（図2）．無症状のものは治療の対象とならない．同側の尿管異所開口や膀胱尿管逆流による尿失禁や尿路感染を合併する場合は，腎（尿管）摘除を行う．

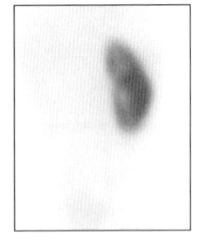

図1　右無形成腎
(^{99m}Tc-DMSA シンチ)

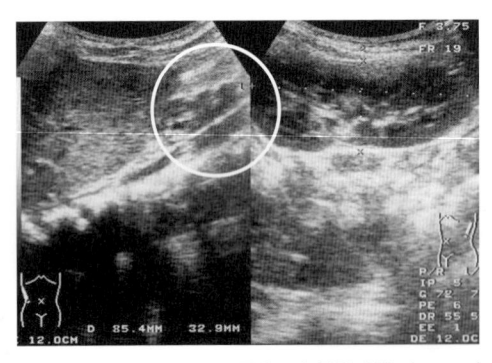

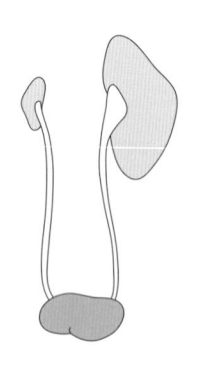

図2　右低形成腎（エコー）

3. 多嚢胞性異形成腎（multicystic dysplastic kidney：MCDK）
　尿管芽と後腎の相互作用の欠如が原因とされている．大小不同の嚢胞が多発し，正常の腎組織はみられず，尿管は近位で閉塞している（図3）．偶然，あるいは表面不整な腹部腫瘤で発見される．ウィルムス腫瘍発生の報告もあり，定期的にエコーでの経過観察を行うが，自然に消退すれば以後の経過観察は不要である．

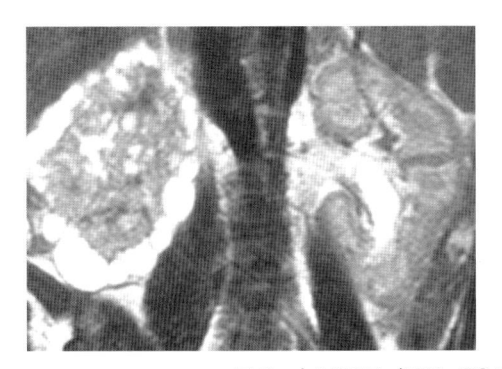

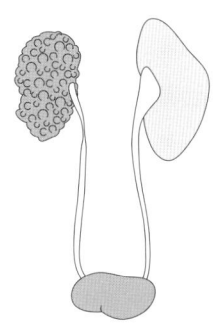

図3 右MCDK (MRI, T2-WI)

> **Side Memo**
> **腎の発生異常**
> 1. 合併奇形に留意する.
> 2. "単腎"であることを告知した上で，日常生活やスポーツにおける注意事項を指導し，血圧や腎機能について定期的経過観察を行う．

■ 腎の位置異常と融合

1. 骨盤腎（pelvic kidney）

後腎が上行せずに骨盤内にとどまったために起こる（図4）．しばしば低形成であり，見逃されやすい．視覚化の点では ^{99m}Tc-DMSA シンチやCT が有用である．

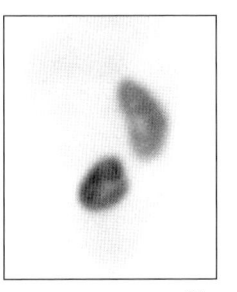

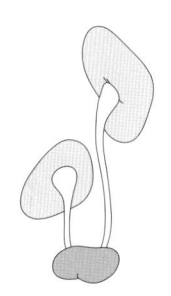

図4 右骨盤腎（^{99m}Tc-DMSA シンチ）

2. 馬蹄腎（horseshoe kidney）

2つの後腎が融合したために起こる．両腎の下極同士が融合したものが多い（図5）．尿管は峡部を越えて腎の腹側面を下行するため，尿が停滞しやすく，結石形成や尿路感染の原因となる．腎盂尿

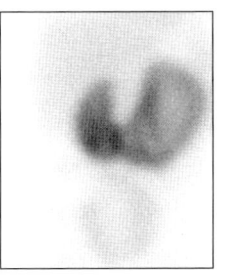

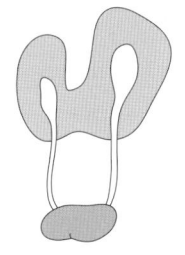

図5 馬蹄腎（^{99m}Tc-DMSA シンチ）

管移行部狭窄による水腎症に対しては，経腹膜的到達法による腎盂形成術や半腎切除術を考慮する．峡部離断術は利点に乏しい．

3. 交叉性偏位腎（crossed renal ectopia）

後腎が正中を超えて対側に上行したために起こる．正常側の腎下極と偏位腎の上極が融合しているものが多い（図6）．

Side Memo
腎の位置異常と融合
1. 合併奇形に留意する．
2. 水腎症，膀胱尿管逆流，尿路結石，尿路感染症などの合併症に対して治療を行う．
3. 血管系は正常と異なっており，外科的治療の際には注意を要する．

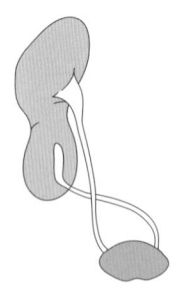

図6　交叉性偏位腎

■ 嚢胞性腎疾患 cystic kidney disease

1. 単純性腎嚢胞（simple renal cyst）

無症状で偶然発見されるものが多い（図7）．大部分は加齢による後天性のものと考えられている．有症状のもの，尿路通過障害の原因となっているものに対して，経皮的嚢胞穿刺吸引，ミノサイクリンや無水エタノールによる硬化療法を行う．硬化療法が無効，あるいは穿刺困難な場合には，腹腔鏡下腎嚢胞開窓術などの外科的処置を考慮する．

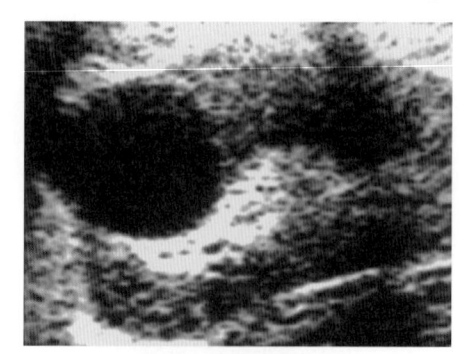

図7　右腎単純性腎嚢胞（エコー）

2. 常染色体劣性多発性嚢胞腎

（autosomal recessive polycystic kidney disease：ARPKD）

PKHD1 遺伝子異常により，両腎に無数の微小嚢胞が発生する遺伝性疾患である（図8）．腹部腫瘤，腎不全や呼吸不全で発見される．肝

線維症などの肝障害も合併する．多くは新生児期に死亡する．軽症の長期生存例では腎移植も考慮する．

3. 常染色体優性多発性嚢胞腎
(autosomal dominant polycystic kidney disease：ADPKD)

PKD1, *PKD2* 遺伝子変異により，両腎に多数の嚢胞が進行性に発生し増大する遺伝性疾患である（**図9**）．MRAなどによる脳動脈瘤のスクリーニングを要する．高血圧に対しては，腎機能障害や頭蓋内出血の予防のため，130/80mmHg未満（左室肥大がある場合は収縮期血圧120 mmHg未満）を目標に降圧療法を行う．嚢胞感染には，薬剤移行性のよいニューキノロン系薬が起炎菌不明の場合の第一選択となる．末期腎不全に至った場合は，一般的な基準で，透析療法や腎移植を適用する．腎サイズ縮小や出血のコントロールなどを目的とした，嚢胞穿刺・開窓術，選択的腎動脈塞栓術や腎摘除術は，患者個々の状況に応じて検討する．

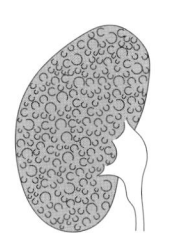

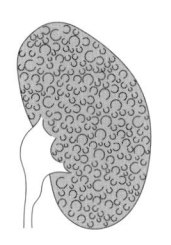

図8　ARPKD

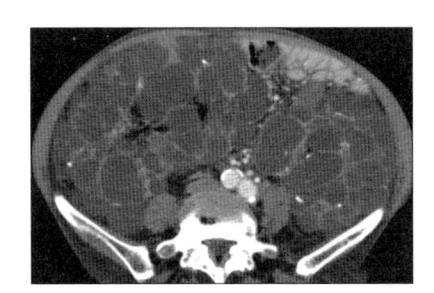

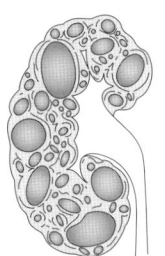

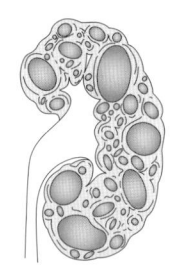

図9　ADPKD（造影CT）

4. 髄質海綿腎（medullary sponge kidney）

両腎の腎錐体において集合管の嚢胞状拡張が多発する疾患である．拡張部での尿停滞に起因する結石や尿路感染などの合併症に対する治療が主となる．結石形成例では，KUBで腎乳頭に相当する部位に花束状に多数の石灰化像がみられる（**図10**）．十分な水分摂取，高カルシウム尿でのサイアザイド系利尿剤投与などにより，結石の形成・増大抑制を図る．

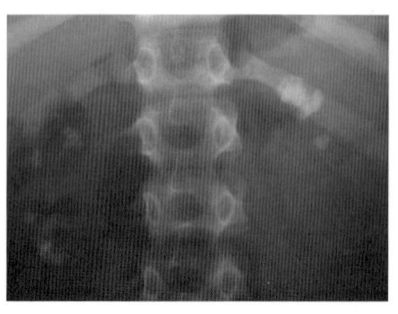

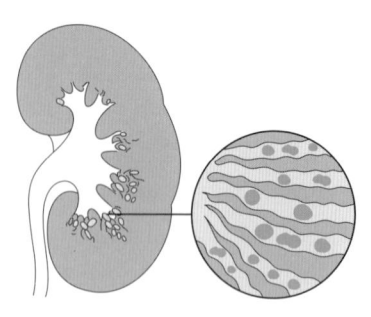

図10 髄質海綿腎（KUB）

Side Memo

腎の嚢胞性病変

a.
b.
c.
d.
e.
f.
g.
h.
i.
j.

- a. 単純性腎嚢胞 simple renal cyst
- b. 傍腎盂嚢胞 parapelvic cyst
- c. 腎周囲偽嚢胞 perirenal pseudocyst
- d. 常染色体優性多発性嚢胞腎 ADPKD
- e. 常染色体劣性多発性嚢胞腎 ARPKD
- f. 多嚢胞性異形成 multicystic dysplasia
- g. 多胞性嚢腫 multilocular cyst
- h. 後天性嚢胞腎 ACKD
- i. 水腎症 hydronephrosis
- j. 腎杯憩室 calyceal diverticulnm

Side Memo
Bosniak 分類

	CT 所見	方針
カテゴリーⅠ	嚢胞壁が非常に薄く，内部に隔壁，石灰化，充実成分を伴わない単純性嚢胞	放置
カテゴリーⅡ	隔壁数が少なく，隔壁や嚢胞壁が薄く，造影効果が見られない嚢胞，嚢胞壁や隔壁に軽度の石灰化を伴う嚢胞，あるいは3cm 未満の高濃度嚢胞	放置
カテゴリーⅡF	多数の隔壁を伴った嚢胞，明らかな造影効果を伴わないが，肥厚した嚢胞壁もしくは隔壁を伴った嚢胞，3cm 以上の造影効果を伴わない高濃度嚢胞	経過観察
カテゴリーⅢ	造影効果を伴う肥厚した不整な嚢胞壁や隔壁を持つ嚢胞性腫瘤	手術
カテゴリーⅣ	造形効果を伴う充実性部分を伴う嚢胞性腫瘤	手術

(文献 4) より引用し，一部改変)

参考文献

1) Thomas DFM : Congenital disease of the upper urinary tract. In Weiss RM, George NJR, O'Reilly PH: Comprehensive Urology. pp185-201, Mosby Int Ltd, England, 2001.
2) Psooy K : Sports and the solitary kidney : what parents of a young child with a solitary kidney should know. Can Urol Assoc J, 3 : 67-68, 2009.
3) 常染色体優性多発性嚢胞腎（ADPKD）．エビデンスに基づく CKD 診療ガイドライン 2009，141-147，日本腎臓学会編，2009
4) 腹部 CT 診断 100 ステップ P213-216，1990．荒木力．中外医学社．
5) Israel GM, Hindman N, Bosniak MA : Evaluation of cystic renal masses : comparison of CT and MR imaging by using the Bosniak classification system. Radiology, 231 : 365-371, 2004.

(西山 賢龍)

23 腎結石

■ 概念・病因

　腎結石とは下図の腎尿管区分の中でR1〜3までの部位に存在する尿路結石のことである．そのため腎盂尿管移行部結石（R3）は腎結石として扱われるが、疼痛，閉塞を起こすなど尿管結石と似たような特徴を有するため、治療については別項を参照して頂きたい．再発の多い疾患であるため生活指導も含めた管理がとても重要である．腎機能低下につながる場合は積極的な治療が必要であるが，そうでない場合も疼痛が見られれば，その処置も必要である．図1に腎尿管区分と部位による結石の呼称を示す．

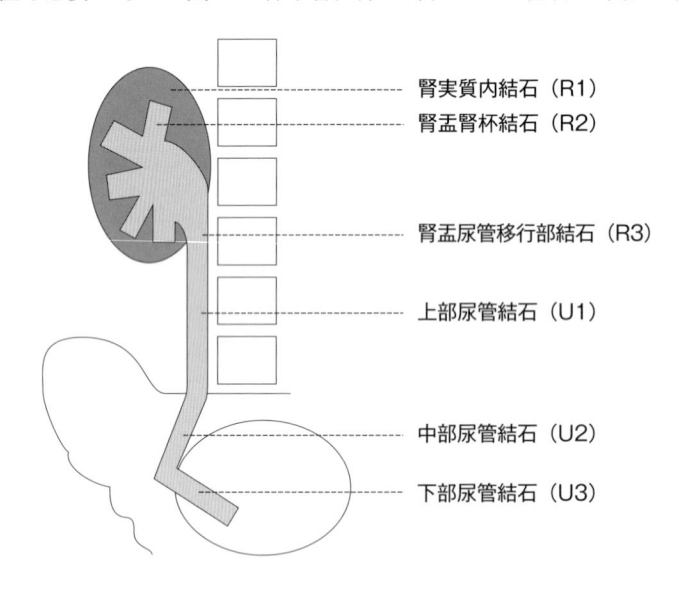

腎実質内結石（R1）
腎盂腎杯結石（R2）
腎盂尿管移行部結石（R3）
上部尿管結石（U1）
中部尿管結石（U2）
下部尿管結石（U3）

図1　腎尿管区分と部位による結石

　結石による尿路閉塞の持続は，腎機能に不可逆性の変化を与え，疝痛発作を生じるため治療を要する．自然排石の可能性の低い結石，水腎症を有する患者には，低侵襲な治療から順に選択する．尿路結石症は再発頻度

が高く，代謝疾患に起因することもあるため結石素因の解明が必須であり，病因に対する治療は再発予防の意味からも重要である．

病因としては尿路感染，過尿酸尿，過蓚酸尿，過カルシウム尿，低クエン酸尿などが考えられ，そのため慢性消化管疾患，尿路感染症，痛風，骨疾患，慢性脱水状態，偏った食生活（カルシウム，肉類，蓚酸，ビタミンC，ビタミンDなどの過剰摂取），副甲状腺疾患，アルコール過剰摂取，長期臥床などが危険因子としてあげられる．

■ 診断

病歴，診察，尿検査，末梢血液検査，CRP，血液生化学（クレアチニン，尿酸，カルシウム，リン）検査，腹部超音波断層法，腎尿管膀胱部単純X線撮影（KUB）を行う．
特に結石の性状と閉塞の状況を評価することが重要であり，超音波断層法，排泄性尿路造影，CTを用い診断する．

1. **超音波断層法**：上部尿路の閉塞による水腎・水尿管を判断するのに侵襲も少なく簡便な検査であり，最初に行うべき画像検査である．
2. **排泄性尿路造影**：上部尿路の通過障害・尿路奇形などの診断のために行う．造影剤アレルギー，重篤な甲状腺疾患のある患者に対しては使用禁忌である．CTが簡便に撮影されるようになった現在は撮影頻度が以前に比べ減少している．
3. **CT**：放射線陰性結石や微小結石の診断および腎実質の評価にも有用である．

■ 鑑別診断

静脈石，胆石，腸間膜リンパ節の石灰化，腸骨動脈の石灰化，膵臓の石灰化，腹部大動脈瘤の石灰化，虫垂の貯留した造影剤，精管・精嚢の石灰化，卵巣・卵巣嚢腫・子宮の石灰化，などがある．

■ 治療

尿路結石で疼痛を訴える患者に対しては，速やかに疼痛に対する処置を行う．非ステロイド性消炎鎮痛薬（NSAIDs）の坐剤をよく使用するが，無効の場合はペンタゾシン筋注を行う．軽度の疼痛や鎮痛の維持には

鎮痛鎮痙剤が，持続する疼痛には持続硬膜外麻酔が，高度な疼痛には麻薬（アヘンアルカロイド）が有効なことがある．

腎結石の治療はその大きさや性状に応じて3つに分類することができる．
1) 長径5mm以下の結石は，飲水，運動などの日常生活指導のみで自然排出を期待できるので，無治療で経過を観察することも可能である．
2) 長径20mm以下の腎結石に関する治療方針を下図に示す（図2）．
3) 長径20mm以上の腎結石・珊瑚状結石・複数個腎結石については積極的治療を行う．尿路感染症があれば，治療前に適切な抗生剤投与を行う．PNLとESWLの併用療法が推奨され，ESWL単独治療や開放手術は第1選択にはならない．

珊瑚状結石に対してはAUAガイドラインでも以下のように，一般的に推奨されている．
・PNLが最初に考慮される治療である．
・もしESWLとPNLの併用療法を選択するのであれば，PNLを最後に行う治療とすべきである．
・ESWLの単独療法は勧められない．
・開腹手術は勧められない．

長径20mm以下の腎結石で積極的治療の適応の場合の治療方針を図2に示す．

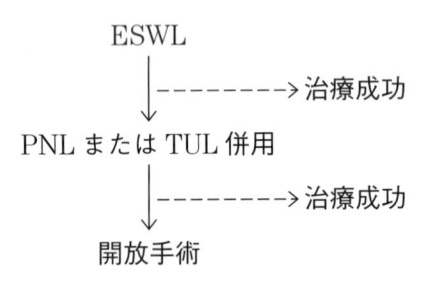

```
        ESWL
         │--------→ 治療成功
         ↓
    PNLまたはTUL併用
         │--------→ 治療成功
         ↓
       開放手術
```

図2　長径20mm以下の腎結石で積極的治療の適応の場合の治療方針

■再発予防

結石成分分析，問診（家族歴，既往歴，現病歴）を行い診断する．

1. 一般的な再発に対する指導

食事以外に1日2,000ml以上の飲水を指導する．バランスのとれた

食事をとるように食事指導を行う．さらに3食の平均化や夕食から就寝までの時間間隔を空けるようにも指導する．

2. 尿路結石の種類に特化した薬物療法

尿酸結石

尿pHが6.0未満であれば尿アルカリ化剤の投与を，高尿酸血症であればアロプリノールの投与を，高尿酸尿であればアロプリノールと尿アルカリ化剤の投与を考慮する．

シスチン結石

尿アルカリ化剤の投与やチオプロニンの投与を考慮する．小児では飲水指導が中心となるが，尿アルカリ化剤やチオプロニンの投与を行うこともある．

感染結石（リン酸マグネシウムアンモニウム，カーボネートアパタイト）

起因菌を同定し，適切な抗生剤・抗菌薬の投与を行う．

蓚酸カルシウム結石，リン酸カルシウム結石

高カルシウム尿（症）ではサイアザイド系薬剤やクエン酸製剤の投与，高尿酸尿ではアロプリノールやクエン酸製剤の投与，高蓚酸尿（症）ではクエン酸製剤やカルシウム製剤の投与，低クエン酸尿でクエン酸製剤の投与を考慮する．

─ Side Memo ─

トピックスと ESWL 破砕効率

最近のトピックスとしては尿路結石の排石促進に α-blocker の投与や flexible TUL を PNL に併用することが同時に行える手術体位（修正 valdivia 体位）などがあげられる．

ESWL の破砕効率

a. 衝撃波の発射頻度

発射頻度は低いほうが破砕効果がよい．

b. 破砕装置

衝撃波発生方式には，圧電方式，水中放電方式，電磁変換方式などがあるが破砕効率は破砕装置によって異なる．

c. 結石成分

シスチン結石は明らかに割れにくく，尿酸結石は割れやすい．
形成から長期間経過している結石は割れにくいことが多い．

d. 結石の形状
　Ca 性尿路結石では X 線にて結石辺縁が不整あるいは不明瞭である場合は一水化物よりも二水化物の可能性が高く，こういった結石は割れやすいことが多い．

e. 患者体型
　肥満体型の方は割れにくい．これは，体表面から結石までの到達距離が長く，焦点合わせの際にずれやすいからだと考えられる．

f. 十分な破砕力の確保
　結石破砕には予定したパワーで予定発射数をあてることが重要である．疼痛でパワーをあげられない場合，治療を継続できない場合は充分な治療効果は得らない．
　したがって疼痛の強い場合には十分な鎮痛薬を使用する，体位を変える，平常時より衝撃波のパワーをゆっくり上げる，衝撃波の頻度を下げてゆっくり治療するなどの工夫が必要である．

g. その他
　周囲に水（尿）がみられるほうの結石辺縁から破砕を行うと割れやすいことが多い．

参考文献

1) AUA Clinical Guidelines
   Staghorn Calculi
   Report on the Management of Staghorn Calculi (2005) (Reviewed and validity confirmed 2009.)
   Chapter 1: AUA Guideline on the Management of Staghorn Calculi: Diagnosis and Treatment Recommendations
2) 厚生科学研究班編 / 医療・GL（04 年）/ ガイドライン
   尿路結石症

（和田 孝浩）

24 腎の外傷

■ 概念・病因

わが国における腎外傷の受傷機転は，交通事故，転落そして転倒による鈍的外傷がほとんどで刺創・切創そして銃創はわずか数％である．腎外傷では頭部外傷，胸部損傷，大血管損傷，腹腔内臓器損傷そして骨盤骨折などの重篤な合併損傷を伴うことが多く，腎外傷では救命，腎機能の温存そして合併症に対する適切な対応が治療の目標となる．

■ 診断

診断の手順を表1に示す．患者の受診および搬送時に，はじめに受傷機転を問診で確認し，腰背部および腹部の打撲痕，挫傷の有無および腹部の圧痛と肉眼的血尿を認めれば腎外傷の可能性を考える．外傷患者の最初の評価として，腹部超音波検査はベッドサイドで簡単に行うことができ，腹腔内出血，肝臓，脾臓および腎臓などの実質臓器の損傷の有無など初期診断では有用な検査である．腎臓を含む臓器損傷が疑われた場合は造影CT検査を行う．造影CT検査では腎実質損傷の程度，腎茎部血管損傷の有無，出血（腎周囲の血腫）の程度，尿溢流の有無の評価を行う．

表1　診断の手順

①問診：受傷機転の確認（本人，同行者，救急隊員）
　↓
②理学的所見，バイタルサイン：腹部〜腰部の打撲痕・挫傷，腹部の膨隆・
　　　　　　　　　　　　　　　圧痛および腹膜刺激症状の有無，ショックバイタルの有無
　↓
③検査所見：肉眼的または顕微鏡的血尿の有無，貧血や腎機能の評価
　↓
④腹部超音波検査：腎周囲の血腫，腹腔内出血の有無
　↓
⑤造影CT検査：腎周囲の血腫，腎実質損傷，尿の溢流，多臓器損傷，腹腔内出血の評価

■ 腎外傷の分類

腎外傷の分類は米国外傷学会（AAST）の分類と日本外傷学会（JAST）

による分類があるが，本章ではJASTの腎損傷分類2008を**表2**および**図1**に示す．

表2 腎損傷分類（日本外傷学会，2008）

I型		被膜下損傷	subcapsular injury
	a.	被膜下血腫	subcapsular hematoma
	b.	実質内血腫	intraparenchymal hematoma
II型		表在性損傷	superficial injury
III型		深在性損傷	deep injury
	a.	単純深在性損傷	simple deep injury
	b.	複雑深在性損傷	complex deep injury

appendix		
PV	腎茎部血管損傷	
H1	血腫の広がりがGerota筋膜内	
H2	血腫の広がりがGerota筋膜外	
U1	尿漏がGerota筋膜内	
U2	尿漏がGerota筋膜外	

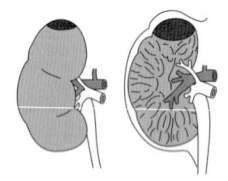

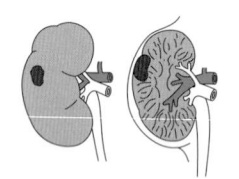

Ia型 被膜下血腫 Ia(rU)　　Ib型 実質内血腫 Ib(rM)　　II型 表在性損傷 II(rU)H1

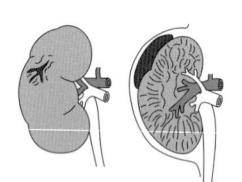

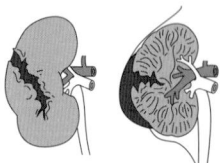

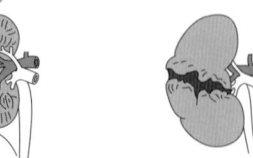

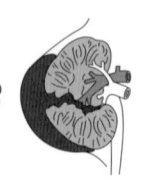

IIIa型 単純深在性損傷 IIIa(rM)H1, U1　　IIIb型 複雑深在性損傷 IIIb(rM)H1, U1

図1 腎損傷分類（日本外傷学会，2008）

I型：被膜下損傷は腎被膜の連続性が保たれていて，血液の被膜外への漏出がない損傷形態をいう．

II型：表在性損傷は腎皮質に留まると思われる損傷があり，腎被膜の連

続性が保たれていない場合（腎外への出血を認める場合）をいう．
　III 型：深在性損傷は損傷が腎実質の 1/2 以上の深さにおよぶ場合をいう．おおむね腎髄質に達する場合をいう．離断，粉砕があれば III b とする．

　appendix として腎茎部血管損傷（PV）の有無，血腫の広がりの程度（H），尿漏の広がりの程度（U）が付記されている．

　損傷部位の記載方法として右腎は r，左腎は l とし，また腎を三分し上部は（U），中部は（M），下部は（L）と記載する．

■ 治療

　腎外傷における治療方針は患者の全身状態，出血と尿溢流そして腎外傷の程度によって決定される．全身状態が安定し出血や尿溢流がおさまっていれば，安静のみの保存的治療とする．急性期で特に重要なのが出血に対する対応で，Gerota 筋膜が保たれておれば，筋膜内でのタンポナーデ効果で止血することが多いが，Gerota 筋膜が破れて腹腔内へ出血を認める場合や尿路への持続的な出血を認める場合は経カテーテル的動脈塞栓術（transcatheter arterial embolization: TAE）での対応または手術の適応（腎摘出または損傷部位の修復）となる．多くの場合は TAE での対応でよいが，生命を脅かすような腹腔内出血を伴う場合や腎茎部損傷では緊急手術の適応となる．

　尿溢流についてはドレナージ術が必要でドレーンの先端は Gerota 筋膜内に留置する．
合併症として腎損傷部位に形成された仮性動脈瘤の破裂で後出血が起こることがあるが，その際にも TAE による止血を行う．

　わが国においては確立された治療ガイドラインはないが，いくつかの文献等を参考にして図 2 に示すような腎外傷の治療方針を提案する．

■ 予後（合併症）

　早期合併症：後出血，尿貯留腫
　晩期合併症：高血圧症，尿管狭窄・水腎症

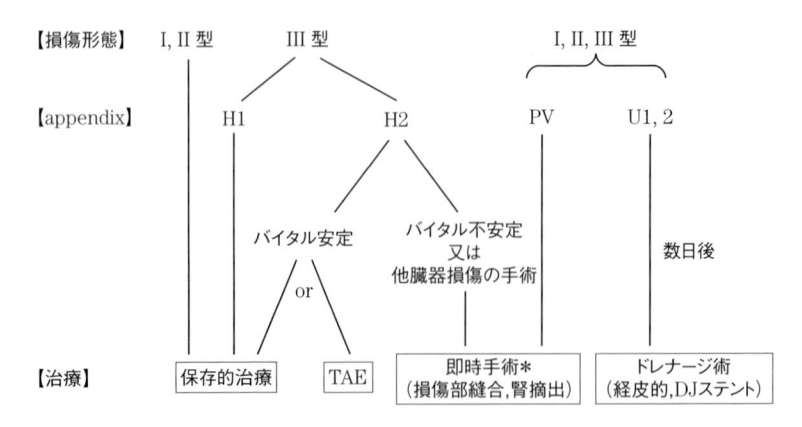

```
【損傷形態】  I, II 型    III 型              I, II, III 型
【appendix】      H1    H2           PV      U1, 2

                バイタル安定  バイタル不安定
                   or       又は              数日後
                         他臓器損傷の手術

【治療】        保存的治療  TAE   即時手術*      ドレナージ術
                                (損傷部縫合,腎摘出) (経皮的,DJステント)
```

*開腹時に損傷腎からの活動性の出血(expanding or pulsatile perirenal hematoma)を認めない場合は,そのまま閉腹してCTでの慎重な経過観察を併用した保存的治療を行う.

図2 腎外傷の治療方針

Side Memo

腎の温存
　腎外傷に対しては,保存的治療(安静,輸液,抗生剤の投与)およびTAEによって腎温存が可能であったとする報告が増えている.

参考文献

1) 日本外傷学会臓器損傷分類2008(日本外傷学会). 日外傷会誌22 (2): 265, 2008.
2) Moore EE, Shackford SR, Pachter HL, McAninch JW, Browner BD, Champion HR, Flint LM, Gennarelli TA, Malangoni MA, Ramenofsky ML, et al.Organ injury scaling: spleen, liver, and kidney.J Trauma. 29: 1664-1666 1989.
3) Djakovic N, Plas E, Martínez-Piñeiro L, Lynch Th, Mor Y, Santucci RA, Serafetinidis E, Turkeri LN, Hohenfellner M : Guidelines on Urological. Trauma. P6-31, 2009.
   http://www.uroweb.org/fileadmin/user_upload/Guidlines/urotrauma.pdf
4) 新垣義孝:泌尿器外傷　腎外傷,尿管損傷. Urology View 4: 18-25, 2006.
5) 中島洋介:腎外傷の病態と治療. 日本医事新報4441: 60-64, 2009.
6) Nash PA, Bruce JE, McAnince JW. Nephrectomy for traumatic renal injuries. J Urol 153: 609-611, 1995.
7) Dinkel HP, Danuser H, Triller J : Blunt renal trauma: minimally invasive: management with microcatheter embolization-experience in nine patients. Radiology 223: 723-730, 2002.
8) Altman AL, Haas C, Dinchman KH, Spirnak JP: Selective nonoperative management of blunt grade 5 renal injury. J Urol 164: 27-31, 2000.

(大城 吉則)

25 腎の炎症性疾患

■ はじめに

　腎の炎症性疾患の代表は単純性の急性腎盂腎炎であり，概して適切な抗菌薬治療で治癒する．しかし，腎の炎症性疾患には菌血症や敗血症へ進展する重篤な疾患も存在し，正確な診断と適切な治療が必要となる．しかし，いずれも初期の臨床所見は発熱，腰背部痛，叩打痛，膿尿，などであり，検尿と理学所見のみでは急性腎盂腎炎と鑑別困難なことが多い．重症例では，重症度の判定（**表1，2**），エコー・CTなど画像学的診断，血液・尿培養検査に基づく適切な抗菌薬治療に加えて，時機を逸することのないドレナージ，腎摘出術など外科的治療（治療介入）が必要であることを常に念頭において診断，治療すべきである．

表1　重症感染症と考える指標

WBC > 12,000/μl または < 4,000/μl，CRP > 10mg/dl，血清Cr値 > 2mg/dl，水腎症，腎または腎周囲膿瘍，腎実質の破壊，ガス産生，血液培養陽性

表2　入院加療を検討する指標

高齢，高熱，脱水，腎実質の高度の感染，腎機能障害，コントロール不良の糖尿病

■ 急性腎盂腎炎

　腎盂や腎実質が尿路上行性，血行性，リンパ行性に細菌感染した状態である．尿所見では膿尿，細菌尿を認め，起因菌は大腸菌，肺炎桿菌のことが多い．CTでは腎腫大，腎周囲脂肪織の乱れ，腎実質内の造影欠損像が認められる．治療は，抗菌薬使用のガイドライン[1]を遵守した治療が推奨され，重症例は入院加療とする（**表2**）．単純性の場合，経口ニューキノロン系薬剤3～14日間や新経口セフェム薬14日間，または注射第一，二世代セフェム系薬，注射ニューキノロン系薬での治療を行い，解熱

後に経口薬へ切り替えて計 14 日間治療する[1]．複雑性の場合，第二，三世代セフェム系，β-ラクタマーゼ阻害薬配合ペニシリン系薬を選択し，寛解後に経口薬へ切り替えて計 14 日間治療する[1]．

■ 腎膿瘍

　腎実質が尿路上行性，血行性に細菌感染し，腎実質に膿瘍が形成された状態である．臨床所見は腎盂腎炎と同様か，より重症である．CT では，細菌感染が腎実質へと進展すれば，腎腫大や造影効果の乏しい局所的で円形の低吸収域としての膿瘍が認められる．治療は，3cm 未満では抗菌薬治療が推奨され，血行性感染が考えられる場合は MRSA を含めたブドウ球菌属などのグラム陽性菌を考えてセフェム系やカルバペネム系が，MRSA が疑われる場合は抗 MRSA 薬が推奨される．3cm 以上では経皮的ドレナージを検討すべきで，ドレナージの場合は内容物の穿刺吸引のみよりも，持続的ドレナージがより効果的である．

■ 膿腎症

　尿路閉塞による水腎症に感染が伴い，白血球成分の貯留をきたした状況である．腎盂内圧の上昇により菌血症や敗血症と進展しやすいため，早急な治療介入が必要となる．臨床所見は腎膿瘍と同様である．CT では，罹患側の尿管の閉塞（水腎症）と，水腎症中の腎盂や腎杯が尿よりやや濃度が高くなっている所見が得られる．炎症の程度により，水腎内の濃度が異なり，堆積物が増加するにつれて濃度が上昇する．治療は，抗菌薬治療と早急なドレナージである．抗菌薬の選択は腎膿瘍と同様である．ドレナージには，尿管ステントと経皮的腎瘻造設がある．前者が可能な場合はステントで構わないが，挿入不可能な場合は後者が必要である．寛解後は，膿腎症の原因となった尿管の閉塞の原因精査，治療が必要である．

■ 腎周囲膿瘍

　腎盂や腎実質の炎症の腎周囲組織への進展や，皮膚などの感染巣からの血行性感染により，腎周囲に膿瘍が形成された状態である．臨床症状は腎膿瘍と同様である．CT では，腎筋膜内の膿瘍の貯留と腸腰筋や腰筋などへの感染の波及を認める．治療は，初期では広域スペクトルの第 4 世

代セフェム系やカルバペネム系薬，または広域ペニシリン系とアミノグリコシド系薬の併用などが推奨される．実際は無効なことが多く，エコー・CT監視下や開腹手術によるドレナージ，腎摘出術を早急に検討すべきである．

■ 気腫性腎盂腎炎

　腎盂の炎症が腎実質や腎周囲組織へ波及し，細菌により産生されたガス像が腎実質内や周囲に認められる状態である．起炎菌はグラム陰性桿菌で，E.coliが大半で，嫌気性菌は少ない．ガスの成分は，菌が組織中のグルコースやラクテートを発酵して産生した二酸化炭素や水素である．診断，治療が遅れると致命的で，死亡率は11〜42%と高い．治療は，腎摘出術，ドレナージなど外科的治療が第一選択と考えられていたが，近年では抗菌薬治療を中心とする保存的治療のみでの救命例も散見される．

参考文献
1) 日本感染症学会，日本化学療法学会．"泌尿器科感染症"．抗菌薬使用のガイドライン．協和企画：186-192，2005．

（梶原 充）

26 特発性腎出血

■ 概念・病因

　特発性腎出血とは，通常の内科的および泌尿器科的な検査で明らかな原因がつかめない腎性の出血と定義されている．一般に片側性の肉眼的血尿が間欠的あるいは数時間～数日持続する．多くは無症候性であるが，血尿の程度が強い場合には，凝固塊が腎盂尿管を閉塞させ側腹部痛をきたすことがある．頻度は血尿患者の5～10%と報告されており，20～50歳台に好発し，左側に多い[1]．病因として，腎乳頭や円蓋部における血管病変，腎静脈系のうっ滞・圧亢進・腎杯との交通，線溶系異常，アレルギー，腎低酸素状態，自律神経異常，感染や炎症などが推測されている．

■ 診断

　他の原因による肉眼的血尿を除外することが必要である．その為の具体的な検査としては，尿沈渣，尿細胞診，超音波，CT，MRI，静脈性腎盂造影（IVP），膀胱鏡，逆行性腎盂造影（RP）などの検査があり，また腎炎や出血性疾患に関する血液検査も必要で，腫瘍性病変や尿路結石症，腎炎，腎動静脈奇形などがないことを確認する．他に出血原因がなく，症状が持続する場合には，腎盂尿管鏡を行う．本症の腎乳頭や円蓋部における血管病変として，微小血管の破綻，血管腫，静脈瘤があり，その中では微小血管の破綻と血管腫が多く認められる[2]．腎盂尿管鏡にて明らかな原因が無い場合には，腎静脈造影も腎静脈系の異常の診断には有用である（表1）．

■ 鑑別診断

　膀胱炎などの尿路感染症，尿路結石症，膀胱癌・腎盂尿管癌・腎癌などの尿路悪性腫瘍，急性糸球体腎炎やIgA腎症などの糸球体病変，尿路異物，前立腺肥大症などの前立腺疾患，ナットクラッカー現象，腎動静脈奇形などが鑑別診断にあげられる．

表1 診断の手順

① 実際に赤色尿が肉眼的血尿であることの確認
　↓
② 膀胱鏡で出血部位が上部尿路であることの確認
　↓
③ 上部尿路の検索
　↓
④ 他の通常の泌尿器科的および内科的なすべての検査で明らかな原因がないことを確認（肉眼的血尿が持続の場合）
　↓
⑤ 腎盂尿管鏡
　↓
⑥ 腎静脈造影

■ 治療（表2）

　肉眼的血尿がみられる間は激しい運動は控えさせ，薬物療法としては止血薬を使用し，保存的方法を試みる．本症では血中・尿中プラスミン活性の亢進がみられることがあり，止血薬としては抗プラスミン薬（トランスアミン）が第一選択薬である．また，血管強化薬（アドナ）や漢方薬も用いられる（表3）．症状が持続する場合には，かつては尿管カテーテル法を用い 0.1〜0.5% 硝酸銀液の腎盂内注入も試みられた．硝酸銀で出血点である腎盂粘膜の毛細血管を凝固し，粘膜が再生してくる時に出血点も覆い尽くすことで止血されるという機序であるが，尿管狭窄，腎壊死，腎血管瘻，多臓器不全など重篤な合併症が多く報告され，あまり推奨できる治療ではなくなっている．現在では持続例や再発例に対して，腎盂尿管鏡による観察・止血が試みられている．近年軟性腎盂尿管鏡の細径性や可動性が向上し，上部尿路の観察や止血が容易となってきており[3]，腎乳頭や円蓋部からの出血が確認できれば，凝固止血を行う．凝固止血装置も種々のものが報告されている．レーザーは生理食塩水が灌流液として使えるのでTUR症候群などの合併症が少ないのが利点であり，凝固能は低いが周囲組織への影響が軽微なホルミウム YAG レーザーや，凝固能が高く広範囲の焼灼に適しているが，周囲組織への影響に注意を要するネオジウム YAG レーザーなどがある[4]．灌流液としてウロマチックが必要であるが，屈曲操作ができる ball tip electrode (Boston, Tokyo, Japan) も凝固能は高い．また，単に腎盂尿管鏡を行うだけで，止血できることも日頃多

く経験される．これは，腎盂尿管鏡を行う際の加圧で，内圧の上昇やそれに伴う炎症が起こり，微細な静脈性出血が止血されるためと報告されている[5]．さらに血管造影後にも血尿が消失することが経験されており，腎動脈に注入される造影剤が止血の機序と何らかの関係があることが示唆されている．これを応用し，自己血と造影剤の混和液の腎動脈内注入療法が奏功した報告もある[6]．

表2　特発性腎出血の治療方針

①安静
②薬物療法
③腎盂尿管鏡で腎乳頭や円蓋部を観察
④腎盂尿管鏡で観察時
　微小血管の破綻，血管腫，静脈瘤があれば，凝固止血術
⑤ 0.1～0.5% 硝酸銀液の腎盂内注入療法（推奨できない）

表3　特発性腎出血の治療薬

①抗プラスミン薬：トラネキサム酸（トランスアミン）
　750～2000mg/日　分3～4
②血管強化薬：カルバゾクロムスルホン酸ナトリウム（アドナ）
　30～90mg/日　分3
③漢方薬
　小柴胡湯，猪苓湯，柴苓湯，五苓散　　7.5g/日　分3

注意事項：抗プラスミンや血管強化薬は，血栓症のある患者には禁忌．柴胡剤は間質性肺炎・電解質異常の副作用に注意．

■ 予後

特発性腎出血では生命予後は良好で，一般に腎機能は正常であるので，他の疾患が除外できたら保存的治療による経過観察が可能である．肉眼的血尿も自然に消失することも多い．最近の報告では，肉眼的血尿が持続した症例の腎盂尿管鏡による処置の成績は良好で，手技はほぼ全例で成功し，合併症も軽微，再発率も3.3%とされている[7]．

Side Memo

ナットクラッカー現象（nutcracker phenomenon）
　大動脈と上腸間膜動脈との間が狭い場合に左腎静脈を圧排し，左腎内の静脈圧が上昇するため血尿をきたす状態をいう．ナットクラッカー現象による腎出血は，以前は特発性腎出血の病因とされたこともあったが，現在では含まれていない．

参考文献

1) 徳江章彦：特発性腎出血. 治療　増刊号　80: 588-598, 1998.
2) Kumon H et al : Endoscopic diagnosis and treatment of chronic unilateral hematuria of uncertain etiology. J Urol 143：554-558, 1990.
3) 奴田原紀久雄・他：尿管鏡および周辺機器の進歩. Jpn J Endourol ESWL 21：95-101, 2008.
4) Mugiya S et al : Ureteral evaluation and treatment of chronic unilateral hematuria. J Urol 178：517-520, 2007.
5) Bagley H et al : Flexible ureteropyeloscopy in the diagnosis of benign essential hematuria. J Urol 143：549-553, 1990.
6) 三谷尚：特発性腎出血に対する経動脈的治療. 日本医放会誌　53, 410-418, 1993.
7) 那須保友・他：腎出血に対する腎盂尿管鏡. Jpn J Endourol ESWL 20：199-203, 2007.

〔有馬 公伸〕

㉗ 腎腫瘍

■ 分類

　良性の腫瘍として腎血管筋脂肪腫，オンコサイトーマなどがあるが，その割合は日本では7〜8%といわれている．悪性腫瘍のほとんどが腎細胞癌である．腎細胞癌の約80%が淡明細胞癌であり，乳頭状腎癌は10%程度，嫌色素性腎癌が約5%である．

■ 症状

　古典的三徴は，肉眼的血尿，側腹部痛，腹部腫瘤であるが，現在発見される腎癌の約7割が無症状で検診などにより発見される腫瘍である．またparaneoplastic symdrome（発熱，食欲低下，倦怠感，体重減少）を呈する腫瘍はrapid growing typeのことがあり予後不良である．

■ 血液検査

　上述したrapid growing typeの腫瘍ではCRP上昇が見られることが多い．ALPは骨転移の指標として重要である．また転移性腎癌の予後因子として用いられるMSKCC risk分類では，ヘモグロビン，補正Ca，LDHを確認する．

Side Memo

memorial sloan-kettering cancer center（MSKCC）risk 分類
　転移性腎癌の予後を予測するための分類．5つの因子のうち，いくつの予後不良因子があるかで，favorable, intermediateおよびpoor riskの3つに分類する．元々はインターフェロン（IFN）αを使ったときの予後分類であるが，分子標的時代でも有効であるといわれている．ただし，日本人でも同様にあてはまるかどうかが最近議論になっている．

予後因子：
1. 転移治療開始時期：腎癌診断から1年以上
2. performance status：Karnofsky indexで80%未満
3. 貧血：男性13.5g/dl未満，女性11.0g/dl未満
4. LDH：正常上限の1.5倍以上
5. 補正Ca（血清Ca値 - 0.707×（アルブミン値 -3.4）：10mg/dl以上

予後不良因子数と IFN α 治療後の 50% 生存期間
　0個：　　favorable　　　29.6 ヶ月
　1, 2個：　intermediate　 13.8 ヶ月
　3個以上：poor　　　　　 4.9 ヶ月

■ 画像診断

腎癌の診断においては画像診断が最も診断的価値が高い.

1. **超音波検査**：検診で発見される腫瘍のほとんどは超音波検査で発見される. 被爆もなく最も簡便に行われる.
2. **computed tomography（CT）検査**：造影 CT 検査による診断精度が最も高い. 造影 CT における典型的なパターンは, 早期造影, 後半の washout, 腫瘍周囲偽被膜様構造である（図1）. mulit-detector CT による 3D 画像構築で腎血管の走行や冠状断像作成は診断や治療方針の確認のため有用である. 他臓器転移, とくに肺転移の確認のため胸部 CT は必ず行う.

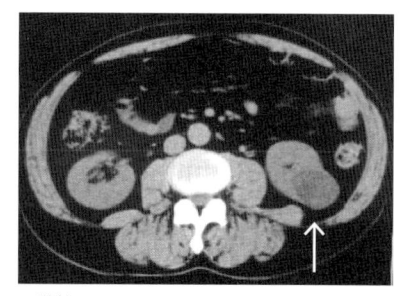

＜単純 CT＞
腎実質より低吸収域の腫瘍を左腎に認める

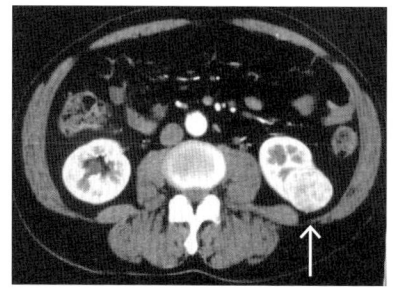

＜造影 CT 早期相＞
腫瘍は腎実質と同等に不均一に造影され, 偽被膜あり

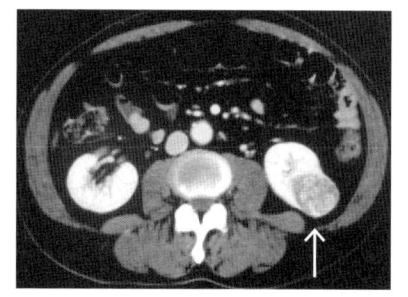

＜造影 CT 遅延相＞
腫瘍の造影効果は腎実質より低くなり wash out されている

図1　腎癌の造影 CT 所見（典型的例）

3. **magnetic resonance imaging（MRI）**：造影CTでも腎癌の確定診断がつかない場合や腎機能障害のため造影CTができない場合は，MRIを追加する．
4. **骨シンチ**：骨転移の潜在性転移の頻度が少ないことからガイドライン上は推奨されていない．しかしALPの上昇や骨痛があり，骨転移が疑われる場合は検査すべきである．
5. **経皮的生検**：欧米では小径腎癌に対して積極的な生検が行われているが，正診度や，腫瘍播種，出血などの合併症についても考慮する必要がある．

■ ステージング

ステージングはUICC TNM classification 2009により行われる（表1）．

表1　2009 UICC TNM 分類(1)

T 分類			
T1	7.0cm 以下で腎に限局		
T1a	4.0cm 以下		
T1b	4.1cm 〜 7.0cm		
T2	7.1cm 以上で腎に限局		
T2a	7.1cm 〜 10.0cm		
T2b	10.1cm 以上		
T3	大血管浸潤あるいは腎周囲脂肪織浸潤		
T3a	腎静脈内腫瘍塞栓あるいは腎周囲脂肪織浸潤		
T3b	横隔膜以下の下大静脈内腫瘍塞栓		
T3c	横隔膜上の下大静脈内腫瘍塞栓		
T4	Gerotaを越えた腫瘍浸潤または副腎直接浸潤		
N 分類			
N0	所属リンパ節転移なし		
N1	1個の所属リンパ節転移		
N2	2個以上の所属リンパ節転移		
M 分類			
M0	遠隔転移なし		
M1	遠隔転移あり（副腎転移を含む）		
Stage 分類			
1	T1	N0	M0
2	T2	N0	M0
3	T3	N0	M0
	T1〜3	N1	M0
4	T4	AnyN	M0
	AnyT	N2	M0
	AnyT	AnyN	M1

■限局性腎癌（ステージⅢまで）の治療

限局性腎癌の治療では外科的切除が最も有効である.

1. **根治的腎摘除**：腫瘍を片側の腎を含めて摘除する．T1b以上の大きな腫瘍では第一選択となる．鏡視下腎摘除は手術成績が開腹手術と比べて変わらないとされている．
2. **腎部分切除術**：腫瘍のみを切除し腎を温存する．T1aまでの小径腎癌では第一選択となるが，腫瘍の部位により根治的腎摘除を選択せざるを得ない場合もある．近年根治的腎摘除術後の慢性腎臓病（chronic kidney disease：CKD）の発症が注目されており，小径腎癌では癌特異生存率はかわらないにも関わらず全生存率が腎部分切除術に比べ低下する可能性が指摘されており，小径腎癌では可能な限り腎部分切除術を選択することが望まれる．鏡視下腎部分切除は合併症も多く経験の多い施設で行うことが望まれる．
3. **経過観察**：高齢で合併症の多い患者で3cm以下であれば選択肢なり得る．しかし若年者ではできるだけ手術を選択すべきである．

■進行腎癌の治療

1. **外科的治療**：下大静脈腫瘍塞栓例でも手術により長期生存が得られることがあり，積極的手術が勧められる．有転移症例では原発巣摘除（cytoreductive nephrectomy）を行うことが予後延長が期待できる．これはサイトカイン時代のエビデンスであるが，分子標的薬時代の現在でも意義があるかは議論がある．転移巣切除は，performance status（PS）が良好で完全切除が狙える場合は積極的に考慮するべきである．
2. **薬物療法**：有転移例で，多発性転移などで転移巣摘除が難しい症例では薬物療法が第一選択となる．現在，表2に示した薬剤が使用されており，欧米ではスニチニブが第一選択で使用されることが多いが，わが国では標準的な使用方法が確立していない．
3. **放射線治療**：脳転移に対してはガンマナイフが有効である．骨転移に対する外照射は疼痛の改善とQOLの改善が得られ有効である．
以上の診断から治療までの手順をフローチャートにまとめた（図2）．

表2 腎癌に用いられる薬物療法

サイトカイン		インターフェロンα（スミフェロン®，オーアイエフ®） インターロイキン2（イムネース®）
分子標的治療薬	VEGF受容体-tyrosine kinase inhibitor	ソラフェニブ（ネクサバール®） スニチニブ（スーテント®）
	mTOR阻害剤	エベロリムス（アフィニトール®） テムシロリムス（トーリセル®）
骨吸収抑制剤 （ビスホスホネート）		ゾレドロン酸（ゾメタ®）

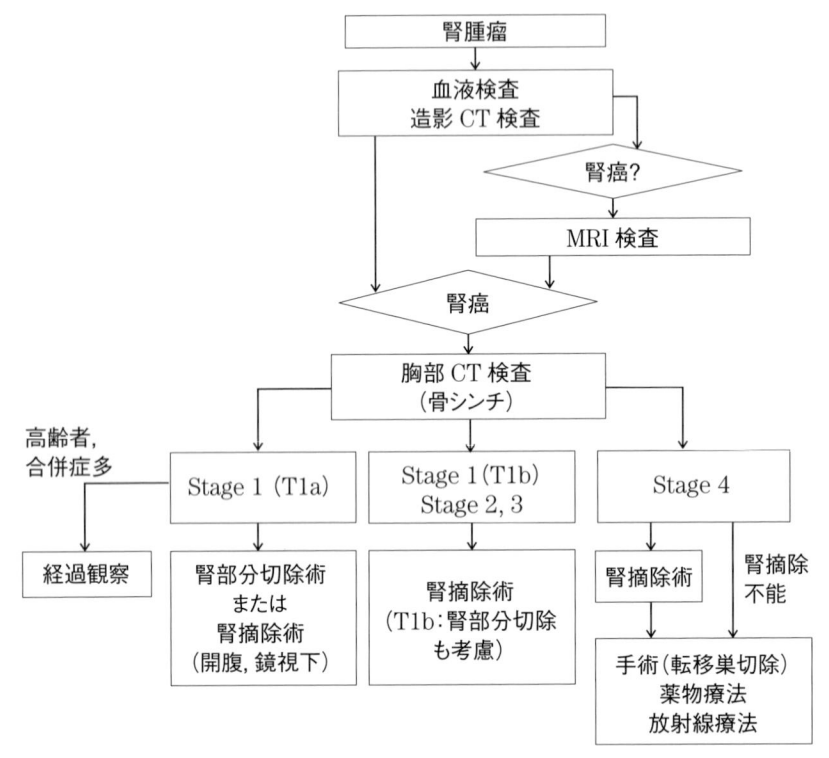

図2 腎腫瘍に対する治療方針

■予後

5年，10年癌特異的生存率はStage 1で98.5%，97.1%，Stage 2で91.5%，87.5%，Stage 3で76.6%，66.7%，Stage 4で20.3%，11.6%である（東京女子医大1480例）．

Side Memo

1. **腎オンコサイトーマ**（renal oncocytoma）：正常腎実質と比較的よく境界され円形の腫瘍で増殖形式として stellate（星状）パターンを呈し割面は褐色である．X線ではいわゆる spoke-wheel パターンを呈する．組織学的には細胞はミトコンドリアが豊富な oncocyte からなり顆粒状細胞を主型とする low-grade の腎癌との鑑別を要する．肉眼的所見は特徴的で割面は淡褐色調を呈し，出血・壊死はみられずしばしば中心瘢痕化を認める．良性腫瘍であるが術前確定診断が難しいため腎癌と同様に根治的腎摘除術が行われていることが多い．

2. **腎血管筋脂肪腫**（renal angiomyolipoma）：腎臓の良性腫瘍で男女比は1：4と女性に多い．その名のとおり血管，平滑筋および脂肪組織よりなり，これらが種々の割合で腫瘍を形成する．孤立性に発生することもあるが結節性硬化症（tuberous sclerosis）に合併し，両側性，多発性に発生することもある．無症状のことが多いが腫瘍が大きくなれば，血尿，側腹部腫瘤，疼痛などをきたす．良性腫瘍なので小さなものでは経過観察でよいが，出血をきたした例や腫瘍が大きいものでは腎動脈塞栓術，腎部分切除術時に腎摘除術が行われる．

3. **腎肉腫**（renal sarcoma）：悪性腎腫瘍の1～2％を占め，平滑筋肉腫，脂肪肉腫，骨格筋肉腫，原発性リンパ腫などがある．いずれも極めて稀で自覚症状に乏しく，発見時はかなり腫瘤が大きく周囲組織に浸潤していることが多い．患側腎摘出が行われるが，予後不良である．

4. **黄色肉芽腫性腎盂腎炎**（xanthogranulomatous pyelonephritis）：一側性に腎腫大をきたすため腎癌との鑑別を要する．通常，糖尿病，腎結石あるいは上部尿路感染症を伴う．割面は，灰白色で組織学的に脂質を含む貪食細胞と好中球，形質細胞などからなる．

5. **後天性嚢胞腎**（acquired cystic disease of kidney：ACDK）：透析腎（dialysis kidney）ともいう．透析期間が長期にわたると頻度は増加し，男性に優位に発症する．1～3％の患者に嚢胞壁より腎癌が発生する．嚢胞内出血との鑑別が困難である．

参考文献

1) Campbell-Walsh Urology 9th ed. 2007 Saunders.
2) European Association of Urology guidelines 2010
3) AUA Guideline for Management of the Clinical Stage 1 Renal Mass 2009
4) 腎癌診療ガイドライン．日本泌尿器科学会　2007　金原出版
5) Motzer RJ et al.：Interferon-alfa as a comparative treatment for clinical trials of new therapies against advanced renal cell carcinoma. J Clin Oncol. 20：289-96, 2002.
6) スタディメイト泌尿器科学．勝岡洋治編．金芳堂　2010．

（近藤 恒徳）

28 腎性高血圧症

■ 概念・病因

高血圧は本態性高血圧と二次性高血圧に分けられる．二次性高血圧のなかで，腎疾患（あるいは腎血管）に関連した高血圧が腎性高血圧であり，腎実質性高血圧と腎血管性高血圧に分類される（図1）．

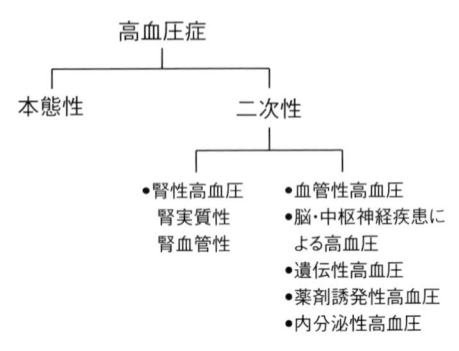

```
                高血圧症
              ┌────┴────┐
            本態性      二次性
                      ┌───┴───┐
              ・腎性高血圧    ・血管性高血圧
                腎実質性      ・脳・中枢神経疾患に
                腎血管性        よる高血圧
                              ・遺伝性高血圧
                              ・薬剤誘発性高血圧
                              ・内分泌性高血圧
```

図1 高血圧の分類

■ 診断

腎実質性高血圧をきたす代表的疾患は慢性糸球体腎炎，慢性腎盂腎炎，多発性嚢胞腎である．診断には血清免疫学的検査，腎超音波検査，CT，腎生検などが有用である．

腎血管性高血圧が疑われる場合は（表1），末梢血レニン活性（PRA）の上昇の有無を確認することが重要である．末梢血 PRA の上昇が認められた場合には腎（血管）の形態的，機能的診断を行い，確定診断には腎動脈造影や分腎動脈 PRA などが必要となる（図2）．

表1 腎血管性高血圧の診断の手がかり

- 30歳以下または50歳以上で発症の高血圧
- 高血圧の病歴が短い，あるいは最近増悪
- Ⅲ度高血圧，治療抵抗性高血圧
- 他の部位に血管疾患の症状または所見
- ACE 阻害薬または ARB 開始後の血清クレアチニン値の上昇（特に両側性）
- 腹部の血管雑音
- 腎サイズの左右差（10 mm 以上）
- 低 K 血症（二次性アルドステロン症による）
- 説明しがたい腎不全，うっ血性心不全，肺水腫

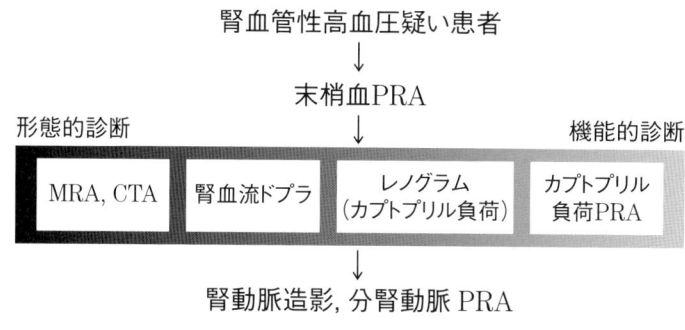

```
                    腎血管性高血圧疑い患者
                            ↓
                        末梢血PRA
   形態的診断                              機能的診断
┌─────────┬─────────┬──────────────┬──────────┐
│ MRA, CTA │ 腎血流ドプラ │  レノグラム    │ カプトプリル │
│         │         │ (カプトプリル負荷) │ 負荷PRA   │
└─────────┴─────────┴──────────────┴──────────┘
                            ↓
                   腎動脈造影, 分腎動脈 PRA
```

図2　腎血管性高血圧の確定診断のための検査

■ 治療

腎実質性高血圧では腎実質障害の根治的療法がない現在，RA系阻害薬を中心とする降圧療法を行う．

腎血管性高血圧では線維筋性異形成による腎動脈狭窄の場合，経皮的腎動脈形成術（percutaneous transluminal renal angioplasty：PTRA）の初期成功率は高く第一選択となることが多い．粥状動脈硬化性の腎動脈狭窄の場合，バルーン拡張のみのPTRAでは再狭窄率が高いとされているが，ステントの使用により治療成績は向上しつつある．

PTRAでの血行再建が困難な場合や薬物療法に抵抗性の場合は，バイパス手術や自家腎移植などの外科的再建を検討する．また，狭窄側の腎機能が廃絶している場合には腎摘出が有効である場合もある．

血行再建を行わない場合には降圧薬による治療を行う．RA系を抑制するβ遮断薬，ARBやACE阻害薬が効果的であるが，両側腎動脈狭窄の場合には原則禁忌である．

Side Memo

腎血管性高血圧の降圧療法のポイント

腎血管性高血圧の降圧療法時ARBやACE阻害薬を使用する際には過剰な降圧や高K血症，腎機能に注意しながら用量を調整することが肝要である．

参考文献

高血圧治療ガイドライン2009．日本高血圧学会，2009．ライフサイエンス出版

（土田　昌弘）

第6章
腎盂・尿管

- ㉙ 腎盂・尿管の奇形
- ㉚ 尿管結石
- ㉛ 腎盂・尿管腫瘍

29 腎盂・尿管の奇形

　上部尿路の奇形は，先天性水腎症や巨大尿管症などでは尿路拡張の自然改善も期待できるが，下大静脈後尿管や重複腎盂尿管に伴う尿管異所開口，尿管瘤，膀胱尿管逆流などで尿流通過障害を放置すると患側腎機能の不可逆性障害を惹起してしまう．いずれも尿路感染症や疼痛などの症候性症例や腎機能の進行性低下症例は外科的治療の適応となる．以下に，主な上部尿路の奇形を概説する．

■ 先天性水腎症

　腎盂尿管移行部狭窄が最も多い原因で，移行部の筋束や結合組織の異常による先天的通過障害により腎盂腎杯は拡張し腎実質は萎縮する．男児の左側に好発する．患側腹部腫瘤を触知する．尿路感染や尿路閉塞による患側腎機能不全を呈する．超音波検査，静脈性腎盂造影で水腎症を，利尿レノグラムで閉塞を確認する．胎児・新生児では発達による自然軽快が期待できる．症状発現や患側腎機能の程度より，移行部病変を切除し腎盂–尿管再吻合する腎盂形成術を行う．一旦腎盂尿管を切り離し再吻合するAnderson-Hynes法と腎盂尿管の連続性を保持したまま再吻合するFoly Y-V法がある．

■ 巨大尿管症

　尿管膀胱移行部狭窄が最多原因で，移行部の先天的機能的狭窄・閉塞により尿管が拡張する．男紆児の左側に好発する．多くは腎盂腎杯の拡張の程度は軽度で，腎機能も保持される．超音波検査，静脈性腎盂造影で水腎症を，利尿レノグラムで閉塞を確認する．胎児・新生児では発達による自然軽快が期待でき，症状発現や患側腎機能の程度より，移行部病変を切除し尿管縫縮後，膀胱の粘膜下や筋層内の尿管を延長する逆流防止尿管膀胱新吻合術を行う．

■下大静脈後尿管

下大静脈の発生異常により右尿管が下大静脈背側を迂回後再び腹側走行し膀胱に開口する．交叉部での圧迫により中枢側が水腎水尿管を呈し，尿路感染や尿路閉塞による患側腎機能不全を呈する．静脈性腎盂造影で特徴的な右尿管のS状走行を，CTで下大静脈－尿管の走行位置を確認する．症状発現や患側腎機能の程度より，尿管を切断後下大静脈腹側で尿管－尿管再吻合し尿管走行の正常化を図る．

■重複腎盂尿管

腎盂が腎上下極の2つに分かれ各々に尿管が連続する．2本の尿管が途中で1本となり膀胱に開口する不完全型と，2本の尿管が途中で交差して上極腎所属尿管は遠位に，下極腎所属尿管は正常位または近位に開口する完全型がある．完全型の上極腎所属尿管は尿管異所開口や尿管瘤を，下極腎所属尿管が近位に開口する場合は膀胱尿管逆流をよく合併する．不完全型は通常無症状である．静脈性腎盂造影で尿管走行を，排尿時膀胱造影で尿逆流を，内視鏡で異所開口や尿管瘤を確認する．利尿レノグラムやDMSA腎シンチグラムで分腎機能や腎瘢痕を評価する．本症に合併する尿管異所開口や尿管瘤，膀胱尿管逆流に準じた治療を行う．

■尿管異所開口

重複腎盂尿管が最多原因で，尿管が正常尿管口以外の部に開口している．女児に好発し，腟前庭，腟，尿道に開口し，男児では後部尿道，精管，精囊に開口する．尿道括約筋より近位に開口する場合は尿路感染や水腎症を呈する．尿道括約筋より遠位で，女児の腟前庭，腟，尿道に開口する場合は尿路感染症や尿失禁（尿管性尿失禁）を，男児の精管，精囊に開口する場合は精巣上体炎などを呈する．静脈性腎盂造影で尿管の走行，内視鏡で開口部の編位部位や開大形態を観察する．症状発現の頻度・程度や所属腎機能の程度より，膀胱尿管新吻合術が施行される．

■尿管瘤

重複腎盂尿管が最多原因で，膀胱壁内尿管が囊胞状に拡張し膀胱内，

膀胱頸部や尿道に突出する．特に女児に好発する．尿路感染や尿路閉塞による所属腎機能障害や排尿障害を呈する．超音波検査で膀胱内嚢胞状病変，静脈性腎盂造影で膀胱内蛇頭状欠損像を認め，内視鏡で診断確定する．症状発現や所属腎機能の程度より，瘤壁を開窓し減圧する経尿道的瘤壁切開術または膀胱尿管新吻合術が施行される．

■ 膀胱尿管逆流

尿管膀胱移行部における膀胱壁内尿管（逆流防止機構）の先天的構造異常により膀胱尿が上部尿路へ逆流する．完全型重複腎盂尿管の下極腎所属尿管が近位に開口する場合も尿逆流を生じる．反復性尿路感染，特に急性腎盂腎炎を頻発し患側腎機能障害も呈する．排尿時膀胱造影にて尿逆流を，超音波検査や静脈性腎盂造影で水腎症を確認する．利尿レノグラムやDMSA腎シンチグラムで分腎機能や腎瘢痕を評価する．また内視鏡で開口部の偏位部位や開大形態を観察する．胎児・新生児では発達による自然軽快が期待できる．初期治療は抗菌薬投与で，症状発現や患側腎機能の程度より，膀胱の粘膜下や筋層内の尿管を延長する逆流防止尿管膀胱新吻合術を行う．

参考文献

1) Carr MC: Anomalies and Surgery of the Ureteropelvic Junction in Chaldren. In Walsh PC (chief), Retik AB, Vaughan ED, Wein AJ, et al eds.: Campbell-Walsh Urology, Saunders Elsevier, Philadelphia, 1995-2004, 2002.
2) 島田憲次，松本富美：【腎・泌尿器疾患診療マニュアル　小児から成人まで】腎尿路の形成異常　水腎症（腎盂尿管移行部狭窄）．日本医師会雑誌 136（特別2）：S142-S143，2007.
3) 坂井清英，椿井成彦，山室拓，佐竹洋平：小児泌尿器科医療の現状　知って得する小児泌尿器科の臨床　子供の水腎症，膀胱尿管逆流症に出会ってすべきことは？　泌尿器外科 20（臨増）：515-517，2007.
4) Atala A, Keating MA: Vesicoureteral Reflux and Megaureter. In Walsh PC (chief), Retik AB, Vaughan ED, Wein AJ, et al eds.: Campbell-Walsh Urology, Saunders Elsevier, Philadelphia, 2053-2094, 2002.
5) Schlussel RN, Retik AB: Ectopic Ureter, Ureterocele, and Other Anomalies of the Ureter. In Walsh PC (chief), Retik AB, Vaughan ED, Wein AJ, et al eds.: Campbell-Walsh Urology, Saunders Elsevier, Philadelphia, 2007-2043, 2002.
6) 大橋正和：【腎・泌尿器疾患診療マニュアル　小児から成人まで】腎尿路の形成異常　重複尿管，尿管異所開口，尿管瘤．日本医師会雑誌 136（特別2）：S146-S147，2007.

（井上 啓史）

㉚ 尿管結石

■ 症状
　腎結石が尿管内に嵌入すると，肋骨脊柱角（costovertebral angle：CVA）から側腹部に激しい疼痛が出現する．痛みは側腹部，下腹部から鼠径部に放散する．疼痛の多くは悪心，嘔吐，冷汗，腹部膨満，顔面蒼白，呼吸促進などの自律神経反射による症状を伴う．結石が下降し膀胱に近づくと，頻尿や排尿時痛などの膀胱刺激症状が出現する．血尿は肉眼的血尿から顕微鏡的血尿までほとんどの例でみられるがそうでないこともある．

■ 診断
1. 尿検査
　血尿を認める．尿路感染症の合併をみるため膿尿の有無を確認．
2. 画像検査
1）KUB
　胆石，膵臓石灰化，肋軟骨石灰化，腹部大動脈石灰化，腸管膜リンパ節の石灰化，子宮・卵巣石灰化，静脈石などと誤りやすい．X線陰性結石に注意する．
2）CT
　結石の同定，腎実質の厚さ，水腎症の程度を診断，および他疾患との鑑別．造影剤の使用で尿路の確認．
3）超音波検査
　水腎症の診断．尿管結石は描出困難．
3. 鑑別診断
　腹痛，腰痛，血尿，膀胱刺激症状，自律神経症状，微熱，乏尿，尿混濁を主症状とするあらゆる疾患が鑑別すべき疾患である（表1）．

表1　尿管結石と鑑別すべき疾患

腎癌　腎盂・尿管癌　腎梗塞
尿管狭窄　尿路結核　腎盂腎炎　膀胱炎
胆嚢炎　胆石症　膵炎　急性虫垂炎
消化管潰瘍　消化管穿孔　腸閉塞　大腸憩室炎
腸管膜動脈閉塞症　解離性大動脈瘤
子宮外妊娠　卵巣茎捻転　子宮内膜症
腰部筋肉痛　神経痛　椎間板ヘルニア　脊柱管狭窄症

■治療

1. 保存的治療

　結石は小さいほど自然排石しやすく，5mm以下の結石は自然排石の可能性が高い．結石の存在による患側腎機能の障害程度を観察しながら，まず保存的治療を試みる．

1) 疝痛発作に対する処置

　鎮痙・鎮痛効果を有する副交感神経遮断薬（臭化ブチルスコポラミンなど）を使用する．無効時には非ステロイド系消炎鎮痛薬（ジクロフェナクなど），非麻薬性鎮痛薬（ペンタゾシンなど）を使用する．持続する疼痛には持続硬膜外麻酔が有効．

2) 自然排石促進

　尿管の蠕動を高めることにより結石の下降を促進させる．運動と十分な尿量の確保が必要．

3) 溶解療法

　尿酸結石やシスチン結石などはアルカリ尿で溶解性が高まるため，重炭酸ナトリウム（重曹）やクエン酸塩を内服させ尿 pH を高める．

2. 外科的治療

　外科的治療の適応および治療法を表2，表3に示す．

　上部尿管結石の第一選択は ESWL である．効果が不十分の場合，PNL，TUL などの内視鏡手術が併用される．中部および下部尿管については ESWL または TUL が第一選択である．

　腎後性腎不全，腎盂腎炎または膿腎症を合併するような場合は尿路閉塞の解除を目的に，尿管カテーテル留置または経皮的腎瘻造設を行う．

表2 外科的治療の適応

絶対的適応
①高度の水腎症,腎機能悪化
②腎盂腎炎・膿腎症の合併
③繰り返す疝痛発作
④6mm以上の結石

相対的適応
①尿路通過障害の合併
②パイロットなど職業的社会的要因

表3 外科的治療法

体外衝撃波砕石術（extracorporeal shock wave lithotripsy：ESWL）
Endourology
　経皮的腎砕石術（percutaneous nephrolithotripsy：PNL）
　経尿道的尿管砕石術（transurethral ureterolithotripsy：TUL）
尿管切石術

参考文献

尿路結石症診療ガイドライン．日本泌尿器科学会，日本Endourology・ESWL学会，日本尿路結石症学会編．金原出版2002．

（牧角 和彦）

31 腎盂・尿管腫瘍

■ 概念・病因

通常，腎盂あるいは尿管に発症する悪性腫瘍の総称で，上部尿路腫瘍と称されることもある．尿路上皮癌が90％以上と大部分を占めるが，他の組織型としては扁平上皮癌の頻度が高い．また，喫煙，化学発癌物質，慢性炎症などが，因果関係が比較的明らかな病因としてあげられる．

■ 診断

腎盂・尿管腫瘍の正確な診断は困難な場合が少なくなく，以下の点に留意して診断を進める．必須の検査項目としては，IVP（排泄性腎盂造影），RP（逆行性腎盂造影）およびCTがあげられる．これらの諸検査で腫瘍性病変の存在を画像上で確認出来ても，それのみでは確定診断としては不十分であり，必ずRPの際に分腎カテーテル尿を採取して尿細胞診にて組織学的診断を行う必要がある．また，画像上腫瘍性病変が存在しても尿細胞診で陽性所見が得られなければ，確定診断のために生検を含めた尿管鏡検査が必要となる（図1）．

■ 鑑別診断

尿路結石，尿管ポリープ，尿管狭窄，尿路結核および他臓器由来の悪性腫瘍の浸潤あるいは転移などとの鑑別が問題となることがある．

■ 治療

1. **腎尿管全摘除術**：転移や周辺臓器へ高度の浸潤を認めない限局性の腎盂・尿管腫瘍に対しては，腎尿管全摘除術が選択される．下部尿管の処理に関してはさまざまな方法があるが，いずれにしても尿管を全長に渡って完全切除することが肝要である．また，癌の局在部位ごとの所属リンパ節郭清が勧められているが，エビデンスレベルの高い研究は施行されておらず，その是非に関するコンセンサスは得られていない．

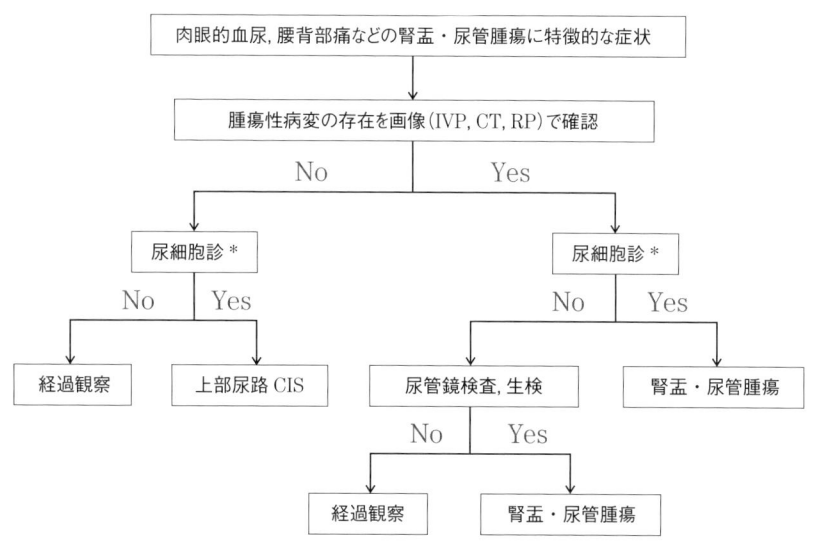

```
                ┌─────────────────────────────────────┐
                │肉眼的血尿,腰背部痛などの腎盂・尿管腫瘍に特徴的な症状│
                └─────────────────┬───────────────────┘
                                  ↓
                ┌─────────────────────────────────────┐
                │腫瘍性病変の存在を画像(IVP, CT, RP)で確認│
                └─────────────────────────────────────┘
                       No              Yes
                   ┌───────┐         ┌───────┐
                   │尿細胞診*│         │尿細胞診*│
                   └───────┘         └───────┘
                  No    Yes         No    Yes
                ┌────┐ ┌───────┐ ┌──────────┐ ┌──────────┐
                │経過観察│ │上部尿路CIS│ │尿管鏡検査,生検│ │腎盂・尿管腫瘍│
                └────┘ └───────┘ └──────────┘ └──────────┘
                                   No    Yes
                                 ┌────┐ ┌──────────┐
                                 │経過観察│ │腎盂・尿管腫瘍│
                                 └────┘ └──────────┘
```

*RPの際に採取する分腎カテーテル尿

図1 腎盂・尿管腫瘍診断の手順

2. **尿管部分切除術**：単腎などの理由により腎機能温存が必要で，局在した非浸潤癌症例に対して，選択されることがある．部分切除する尿管の部位により，尿管尿管吻合術あるいは尿管膀胱新吻合術により尿管再建を施行する．
3. **内視鏡治療**：腎機能温存を要する場合や腎尿管全摘除術の施行が困難な症例に対して選択されることがあるが，比較的侵襲の高い尿管鏡検査を術後頻回に施行する必要があり，現時点で確立された治療ではない．
4. **BCG（bacillus Calmette-Guérin）還流療法**：腎盂あるいは尿管にCIS（carcinoma in situ）のみが存在し，隆起性病変を認めない症例が適応となる．最近の報告では，ダブルJカテーテルを留置して施行することが多い．
5. **化学療法**：転移を有する症例に対しては，多剤併用化学療法が第一選択となる．膀胱癌と同様に，M-VACあるいはGC療法等のシスプラチンをベースにしたレジメンが選択されることが多い．
6. **放射線療法**：癌治療としての意義は少ないが，局所浸潤あるいは転移性病変に疼痛などの症状緩和を目的に施行されることがある．

■予後

　腎盂・尿管腫瘍は膀胱癌に比し浸潤癌の占める割合が高く，全体的な予後は不良である．しかし，腎尿管全摘除術を施行し得た限局癌症例の予後は比較的良好であるが，膀胱内再発は高頻度であり厳重な経過観察を要する．また，有転移症例の予後は極めて不良であり，多剤併用化学療法に一旦は奏効しても，早期に再発をきたすことが多い．

Side Memo

腎実質浸潤性腎盂腫瘍に注意！
　比較的稀な腫瘍ではあるが，腎実質に腫瘤を形成する極めて高悪性度の腎実質浸潤型の腎盂腫瘍が存在する．腎実質に造影効果の低い辺縁不整な腫瘤を認めるが，腎の輪郭は保たれていることが多い（図2）．RPなどの画像診断で典型的な所見を呈さないため，乏血管性の腎細胞癌との鑑別に注意を要する．

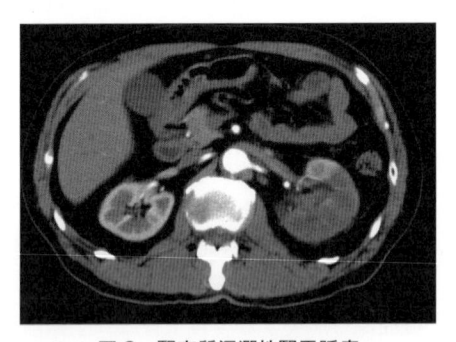

図2　腎実質浸潤性腎盂腫瘍
左腎実質に浸潤傾向を示す造影効果の低い腫瘤を認める．

参考文献

三宅秀明編，若い医師のための泌尿器科学，ベクトル・コア 2009．

（三宅 秀明）

第7章
膀 胱

- ㉜ 膀胱奇形・膀胱瘤
- ㉝ 膀胱結石，膀胱の外傷，異物
- ㉞ 膀胱炎
- ㉟ 膀胱腫瘍
- ㊱ 神経因性膀胱
- ㊲ 過活動膀胱
- ㊳ 間質性膀胱炎

32 膀胱奇形・膀胱瘤

　先天性膀胱奇形には，重複膀胱，巨大膀胱症，膀胱憩室，膀胱外反・総排泄腔外反などがある．表1にその概念・病因をまとめた．また，小児期には，尿道弁などの下部尿路閉塞によって生じる膀胱変形や，脊椎破裂（二分脊椎）・仙骨形成不全にみられる髄膜瘤・髄膜脊髄瘤・仙骨部腫瘍・脊髄腫瘍などに伴う神経因性膀胱による膀胱変形がみられることもある．

　一方成人においては，前立腺肥大症などの下部尿路閉塞，神経因性膀胱尿道機能障害に起因する膀胱変形，膀胱憩室がみられる．また，中高齢女性には，骨盤臓器脱のひとつである膀胱瘤がみられる．ここでは日常診療で比較的多く経験する膀胱憩室と膀胱瘤につき概説する．

表1　先天性膀胱奇形

先天性膀胱奇形	概念・病因
重複膀胱	完全重複膀胱：完全に膀胱が二分したもの．それぞれの膀胱は正常の尿管，尿道をもつ．不完全重複膀胱：二分した膀胱がひとつの尿道に接続する．
巨大膀胱症	先天的に膀胱三角部が成人並の大きさで，膀胱容量が大きく，1日排尿回数が極端に少ない．VURを伴う．
膀胱憩室	先天性のものは排尿障害がなく変形のみられない膀胱に発生する．尿管口・膀胱頸部近傍に通常1個みられることが多い．神経因性膀胱に続発するものと比較して大きい傾向がある．
総排泄腔外反	膀胱形成時の先天異常．恥骨結合離開，腹直筋形成不全，尿生殖隔膜未完成，後腸の総排泄腔からの離脱が未完であるため総排泄腔自体が腹部に翻転露出する．したがって膀胱・両側尿管口・結腸が露出していることになる．
膀胱外反	膀胱形成時の先天異常．恥骨結合離開，腹直筋形成不全，尿生殖隔膜が未完成であるが，総排泄腔外反と異なり，後腸の総排泄腔からの離脱が完成しているため，膀胱と両側尿管口が腹壁に翻転露出する．

膀胱憩室

■概念・病因

　膀胱憩室は，膀胱尿路上皮の膀胱壁筋層からのヘルニアである．男性

に多い．大きさはさまざまで，組織学的には粘膜，粘膜固有層，散見される筋線維と漿膜からなる薄い壁を有する．憩室自体に収縮力はないので，排尿時に憩室内の尿が排出されることはなく，残尿になる．先天性のものと後天的に発生するものがある．それぞれの特徴を表2にまとめた．

表2 先天性・後天性膀胱憩室の特徴

	先天性	後天性
成因	尿管膀胱移行部の先天的脆弱性	下部尿路閉塞，神経因性膀胱尿道機能障害
好発年齢	10歳未満	60歳以上
男女差	男児に多い	男性に多い
個数	1つ	複数
膀胱の状態	変化なし	膀胱変形，壁肥厚・肉柱形成あり
好発部位	尿管口の後側方	尿管口後側方が多いがどの部位にも発生する

■診断

1. **症状**：非特異的な症状（尿路感染，下腹部痛，血尿など）が多い．ただし，大きな膀胱憩室は，尿管の通過障害，膀胱頸部や尿道を圧迫し排尿障害，尿閉をきたす．
2. **画像**：膀胱憩室を診断するには排尿時膀胱尿道造影が最も良い．憩室の大きさ，位置，数，VURの有無，膀胱変形の有無を確認することができる．憩室内腫瘍や結石，憩室の圧迫による水腎水尿管の検索にはCTやMRI，尿管の変位の検索にはIVPも有用である．
3. **内視鏡**：憩室の頸部の位置，大きさを確認する．特に尿管口，膀胱頸部との相対的位置関係を把握する．次いで憩室内の観察を十分に行い，結石，腫瘍の有無を確認する．これには軟性鏡が適している．上皮に異常がみられる場合，憩室内尿の細胞診あるいは粘膜生検（穿孔に注意）を行う．
4. **尿流動態検査**：下部尿路閉塞，低コンプライアンス膀胱，神経因性膀胱の存在を把握し，これを治療しておくことは膀胱憩室治療の成否を左右する．検査中，膀胱内圧は膀胱から憩室に尿が移行するために上昇しないことが多く，ビデオウロダイナミクス検査が必要である．

■ 鑑別診断

不完全重複膀胱との鑑別.

prune-belly 症候群や後部尿道弁などにより膀胱頂部に発生した憩室の場合，尿膜管憩室との鑑別.

■ 治療

1. **保存的治療**：積極的治療ができない症例，排尿機能の廃絶した症例には，清潔間欠的（自己）導尿を導入する．ただし膀胱鏡検査と尿細胞診による定期的監視が必要である．
2. **内視鏡的治療**：小さな憩室，全身状態が悪く観血的治療適応外の症例に行う．通常の TUR に使用する切除鏡を用い，憩室頸部を切開あるいは切除する．憩室内上皮層の電気焼却も行えば，憩室の消滅あるいは縮小が期待できる．
3. **観血的治療**：通常経膀胱的膀胱憩室摘出術を行う．膀胱内に到達し，憩室粘膜を把持牽引し，頸部から全周性に剥離して摘出する．尿管損傷に注意する．周囲との癒着が強いときには偽被膜（筋線維と漿膜）を残してもよい．切除部の膀胱壁を吸収糸で2層に縫合する．尿管の変位・癒着が強い場合には，膀胱外操作も併用する．

■ 予後

外科的治療，下部尿路機能障害の治療によりほぼ完治する．

Side Memo

膀胱憩室診断・治療の留意点
- 膀胱憩室内腫瘍に注意.
- 複数の膀胱憩室が認められた場合，機能的・解剖学的な膀胱の異常の有無を精査.
- 下部尿路機能障害の治療も併せて行う.
- 外科的治療は尿路感染のコントロールをしてから行う.

膀胱瘤

■ 概念・病因

骨盤臓器脱のひとつである．膀胱支持機構の破綻（**図1**）により前腟壁ごと膀胱が腟口から脱出する．通常さまざまな程度の子宮脱，直腸瘤，腟脱や腹圧性尿失禁を合併する．

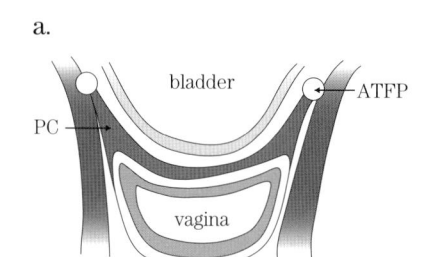

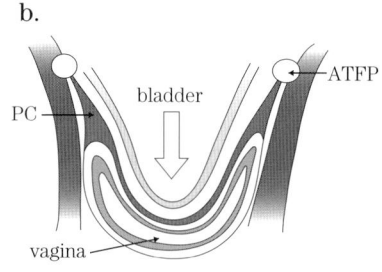

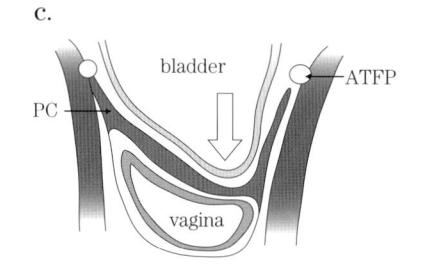

図1　膀胱支持組織の破綻様式

a. 正常の膀胱支持組織．b. central defect；前腟壁中央部の支持の脆弱化．c. lateral（paravaginal）defect；前腟壁側方の支持の破綻．b, c が合併していることもある．ATFP：骨盤筋膜腱弓，PC：傍腟結合織．

■ 診断

1. **骨盤底の診察**：後腟壁を押し下げた状態で腹圧をかけてもらい，前腟壁の下垂の程度を観察する．その他後腟壁・尖部・会陰部すべてに行い，評価には POP-Q system[1] を用いる（**図2，表3**）．
2. **画像**：立位怒責時の chain cystogram により膀胱下垂の程度，尿道との位置関係が明らかになる（**図3**）．MRI も有用．
3. **尿流動態検査**：膀胱尿道機能が悪化している症例が多いので，少なくとも尿流曲線・残尿測定は必ず行い，異常のある場合，尿失禁が認められる場合には膀胱内圧測定，pressure/flow study，ALPP や UPP による評価が勧められる．

138　第7章・膀胱

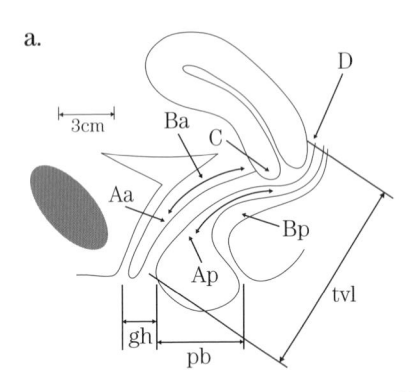

anterior wall Aa	anterior wall Ba	cervix or cuff C
genital hiatus gh	perineal body pb	total vaginal length tvl
posterior wall Ap	posterior wall Bp	posterior fornix D

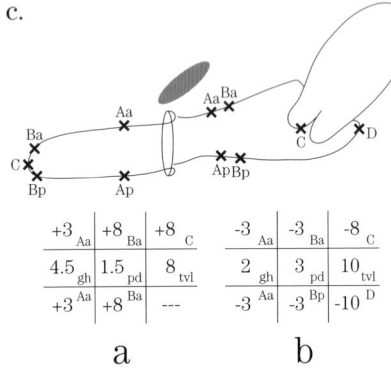

図2　pelvic organ prolapsed quantitative description (POP-Q) system[1]

a. 6ヵ所の測定点（Aa, Ba, C, D, Ap, Bp），生殖裂孔（gh），会陰体（pb），腟長（tvl）．Aaは外尿道口，その他は処女膜輪からの距離を，近位側はマイナス，遠位側はプラス表示する．b. 骨盤臓器支持状況を定量的に記載する3×3の格子．c.POP-Q式記載例．a完全脱，b正常．

表3　POP-Q Staging

Stage 0	骨盤臓器脱なし
Stage 1	脱の遠位端が処女膜より1cm以上上方にある
Stage 2	脱の遠位端が処女膜より上下1cm以内にある
Stage 3	脱の遠位端が処女膜より1cm以上下方にあるが，脱出は腟全長より2cm以上短い
Stage 4	腟が完全に外反している　完全脱

■ 鑑別診断

　子宮脱，直腸瘤，腟脱，小腸瘤など他の骨盤臓器脱との鑑別が必要である．

■ 治療

1. **保存的治療**：腟内リングを挿入して膀胱瘤を押し上げる．長期留置による腟壁の炎症，膀胱腟瘻，膀胱直腸瘻に注意．その他会陰部を圧迫して膀胱瘤の脱出を抑えるフェミクッション，ライフケアベルトなどの装具もある．

2. 外科的治療：POP-Q Stage 2 以上の膀胱瘤を対象とするが，膀胱瘤の局所症状のないものには行わない．経腹・経腟 paravaginal repair 術，前腟壁縫縮術，腟閉鎖術，メッシュを用いた骨盤底再建術（tension free vaginal mesh：TVM）などがある．

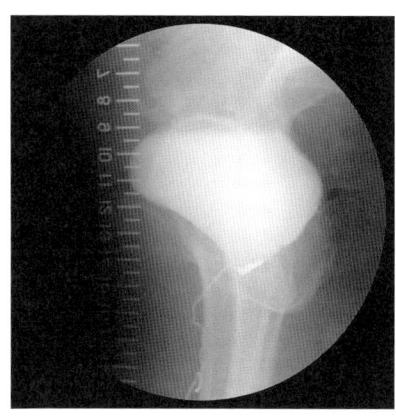

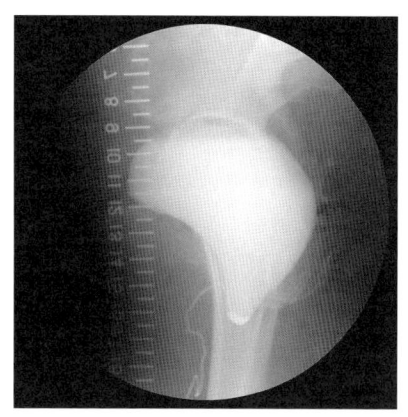

A. 立位安静　　　　　　　　　　　　B. 立位怒責

図3　膀胱瘤患者の Chain cystogram
79歳女性，子宮脱合併例．POP-Q Stage 4.

■ 予後

長期成績はまだ出ていないが，TVM では良好な結果が得られている．

Side Memo

膀胱瘤診断・治療の留意点
・膀胱瘤の治療の際には下部尿路・消化器症状，性機能障害，脱出による局所症状の評価を併せて行う．
・治療に際しては潜在性あるいは masked 腹圧性尿失禁の存在，低活動膀胱の存在，OAB 症状の有無にも注意する．
・高齢者では高度の膀胱瘤により水腎症，腎後性腎不全を合併していることもある．
・膀胱瘤修復だけでなく骨盤底全体の再建を目標にする．

参考文献
1) Bump RC, Mattiasson A, Bo K, et al., The standardization of terminology of female pelvic organ prolapsed and pelvic floor dysfunction. Am J Obstet Gynecol 175：10-7, 1996.

（宍戸 啓一）

33 膀胱結石，膀胱の外傷，異物

■ 概念・病因

1. **膀胱結石**：腎・尿管結石が膀胱に下降したものと膀胱内で形成されたものがあるが，いずれも前立腺肥大症や神経因性膀胱などの排尿機能障害を伴っていることが多い．
2. **膀胱の外傷**：交通事故や転落による鈍的外傷によるものが多く，ときに経尿道的手術や産婦人科手術などによる医原性損傷もみられる．膀胱破裂は，腹膜外破裂，腹膜内破裂，腹膜内外破裂に分類するのが臨床的に重要である（表1）．
3. **膀胱異物**：主に自慰の目的で使用した物が誤って経尿道的に挿入されたものであるが，外科手術に使用された絹糸やメッシュの貫通，迷入によるものもみられる．

表1　膀胱破裂の分類

破裂様式	腹膜外破裂	腹膜内破裂
頻度	約60%	約30%
発症機序	骨盤骨折に伴うことが多く，骨盤輪を歪める外力あるいは骨折片によって膀胱壁が損傷される．	膀胱充満時の鈍的外傷により膀胱内圧が上昇し，抵抗の小さな膀胱頂部の腹膜付着部が破裂する．
症状	血尿，下腹部痛．	血尿，高度の下腹部痛，腹膜刺激症状，排尿困難（尿道カテーテルから尿がでない）．
血液検査		腹膜からの尿吸収により高Cl性代謝性アシドーシス，高窒素血症．
膀胱造影所見	涙滴（tear drop）像	火炎状陰影（腸管壁のレリーフ像）
治療	尿道カテーテル留置．高度の血尿，骨折片の陥入，合併損傷による開腹術などの場合は破裂部位の縫合閉鎖．	緊急手術．膀胱2層，腹膜1層の3層で縫合閉鎖し，ダグラス窩にドレーン留置．

■ 診断

1. **膀胱結石／異物**：血尿，排尿時痛，膀胱刺激症状，排尿困難などの症状がみられる．超音波断層法や KUB で本疾患が疑われる場合には，CT や膀胱鏡検査で確認する．膀胱結石では，**表2** に示す基礎疾患，とくに尿路通過障害の有無についても同時に検索する必要がある．

表2 膀胱結石の基礎疾患

尿路通過障害
前立腺肥大症
神経因性膀胱
尿道狭窄
膀胱憩室
尿路感染
尿路通過障害
膀胱留置カテーテル
異物
代用膀胱
代謝異常
尿酸結石：尿酸代謝異常，酸性尿
蓚酸カルシウム結石：高蓚酸尿，高カルシウム尿など
シスチン結石：シスチン尿症

2. **膀胱の外傷**：膀胱造影による膀胱破裂の正診率は 85～100% とされているが，少なくとも 350ml の造影剤で膀胱を充満させることが重要であり，前後像，斜位像，さらに造影剤排出後の撮影も必須である．CT 膀胱造影は，2% 造影剤 350ml で施行されれば，膀胱造影の代用となる．

■ 鑑別診断

膀胱結石，とりわけ感染結石では膀胱腫瘍を合併していることがあり，注意が必要である．

■ 治療

1. **膀胱結石／異物**：膀胱切石術と経尿道的膀胱砕石術があるが，今日では，ほとんどの症例が後者によって治療される．小さな膀胱結石や異

物は，ヤング異物鉗子や腎盂鏡の結石把持鉗子で摘出する．7〜8mm以上の膀胱結石は，経尿道的にホルミウム・レーザーや圧搾空気砕石装置（リソクラスト）などで砕石し，砕石片はエリック吸引器で洗い出す．
2. **膀胱の外傷**：表1のごとく破裂様式や合併損傷に対する手術の有無などにより手術適応を検討する．

■ 予後

1. **膀胱結石**：基礎疾患が放置されたままでは高率に再発がみられるため，尿路通過障害や尿路感染などに対する治療が必要である．
2. **膀胱の外傷**：腹膜内破裂が診断できずに治療が遅れると予後不良である．

Side Memo

骨盤骨折
　骨盤骨折では約9%に膀胱損傷を伴うとされており，尿路の精査は必須である．また，過半数で骨折部位の反対側に膀胱損傷がみられるため診断時に注意が必要である．

膀胱破裂修復術
　膀胱破裂の修復術では，著しい血腫により破裂部位が膀胱外から同定できない場合，膀胱高位切開をおき，内腔から破裂部を確認し，縫合閉鎖するとよい．

参考文献

Lynch TH, Martinez-Pineiro L, Plas E, et al: EAU Guidelines on Urological Trauma. Eur Urol 47 : 1-15, 2005.

（柑本 康夫）

34 膀胱炎

■ 概念・病因

　尿路に基礎疾患を有さず発症する単純性膀胱炎と，尿路の器質的，機能的な異常を原因とする複雑性膀胱炎に分けられる．複雑性膀胱炎の基礎疾患として，前立腺肥大症，前立腺癌，膀胱腫瘍，尿道狭窄，神経因性膀胱，長期尿道カテーテル留置などがあげられる．通常単純性の場合は急性，複雑性では慢性の臨床経過をとる．

　急性単純性膀胱炎は女性に高い頻度で発症するものと考えられ，多くは20歳代を中心に性的活動期にピークが見られる．また，閉経前後の中高年期に，もう一つのピークがあるのが特徴である．膀胱炎症状の持続は平均約6日とされている．起因菌として大腸菌が約80%を占める．その他 staphylococcus saprophyticus，プロテウス・ミラビリス，肺炎桿菌，表皮ブドウ球菌などの細菌が分離される．

　複雑性膀胱炎では大腸菌，腸球菌，緑膿菌が3大原因菌であるが，グラム陰性桿菌，表皮ブドウ球菌，MRSAなども少なからず分離される．

　なお，膀胱の非特異的な慢性炎症を伴い，頻尿・尿意亢進・尿意切迫感・膀胱痛などの症状を呈する，間質性膀胱炎に関しては別項（第7章）を参照のこと．

■ 診断

　具体的な手順を**表1**に示す．

■ 治療（表2）

　急性単純性膀胱炎においては，抗菌剤に対する反応は良好である．経口ニューキノロン系剤の3日間投与や新経口セフェム系剤の7日間投与法が勧められる．約半数は1年以内に再発するとされている．再発予防を含め，患者さんへ向けた日常生活の注意点を**表3**に示す．

　複雑性膀胱炎は，基礎疾患の治療を念頭に置く．抗菌剤としてはニューキノロン系剤，新経口セフェム系剤の7〜14日間投与法が勧められる．

表1　膀胱炎の診断の流れ

1. 症状の把握
   頻尿，排尿痛，尿混濁，残尿感，肉眼的血尿，下腹部不快感など
   基礎疾患の有無を確認

   ▼

2. 検尿，尿沈査
   白血球数 ≥ 5 WBCs/HPF　（沈査法）
   または ≥ 10 WBCs /mm^3　（chamber method）の膿尿を確認

   ▼

3. 尿培養
   ≥ 10^3 cfu/ml の細菌尿を確認

表2　膀胱炎の初期治療

疾患		選択薬剤	投与期間
急性単純性膀胱炎		経口ニューキノロン系剤	3日間
		新経口セフェム系剤	7日間
	妊婦の場合	新経口セフェム系剤	3日間
	高齢者の場合	経口ニューキノロン系剤	3〜7日間
複雑性膀胱炎		経口ニューキノロン系剤	7〜14日間
		新経口セフェム系剤	7〜14日間

■予後

急性単純性膀胱炎の場合，薬剤投与終了7日後に治療効果を判定する．また4〜6週間後の検査で再発の有無を検討する．

Side Memo

膀胱炎診療の注意点
- 検査の際は，清浄中間尿が正しく採取できるように充分指導し採尿を行う．尿所見に疑問がある場合にはカテーテル導尿で再検査する．
- 単純性膀胱炎は発熱，全身倦怠感などの全身感染症状がなく，白血球増多，血沈亢進，CRP高値等の炎症所見も認めない．これらがみられた場合は腎盂腎炎との合併を疑う．
- ニューキノロン系剤使用の際は光線過敏症，消化器症状などの副作用に注意し，またフェニル酢酸系またはプロピオン酸系非ステロイド性抗炎症剤，テオフィリンなどとの併用禁忌，注意を確認する．

表3 当院での膀胱炎に対する日常生活の注意点（患者向け）

　膀胱炎は女性がかかりやすく，冷え・疲れなどによって再発することが多い病気です．日常生活に注意することで，予防することができます．
　もし徴候が現れたら安易に薬を飲むのではなく，十分に水分を取り，体を暖め，休息をとる事が大切です．

1. 水分はできるだけ多く摂取してください．一日の尿量は 1500〜2000cc が目安です．お茶・お湯・牛乳・ジュースなど，アルコール類以外のものにしてください．膀胱・尿道の中を薄い尿で洗い流すことになり，膀胱炎の予防に大きな役割を果たします．

2. 睡眠中を除いて，2〜3時間ごとに排尿するように心がけましょう．膀胱内の細菌繁殖を防ぐために必要です．

3. 排尿の姿勢は前かがみで，排尿が終わるころ下腹部を手で押し，力を入れて尿を出しきるようにしてください．尿を全て出しきることは，膀胱内の細菌繁殖を防ぐために必要です．

4. 排便の際にトイレットペーパーで拭くときは前方から後方に拭くようにしてください．感染予防に重要なことです．

5. 入浴は全身が暖まるのでお勧めします．ただし，血尿・微熱などがあるときはやめてください．

6. 夏でも下半身を冷やさない工夫をしましょう．

7. 下着は毎日交換して，常に清潔にしてください．特に妊娠中の方や，生理時は注意してください．

8. 刺激物は摂取しないようにして下さい．例えば濃いコーヒー・酒類等は飲まないようにし，からし・わさび・胡椒などの香辛料は控えてください．

9. 病院で薬を処方されている場合は症状が落ち着いても医師の指示に従って内服を続けてください．

参考文献

抗菌薬使用の手引き，日本感染症学会　日本化学療法学会，協和企画，2001．
抗菌薬使用のガイドライン，日本感染症学会　日本化学療法学会，協和企画，2005．

（菊地 栄次）

35 膀胱腫瘍

■ 概念・病因

　膀胱に発生した良性の腫瘍として乳頭腫があるが，通常，悪性腫瘍である尿路上皮癌が問題となる．また，原発性あるいは随伴性の上皮内癌にも注意が必要である．病因として喫煙，化学物質，放射線などが指摘されている．扁平上皮癌の発生においては，結石や長期カテーテル留置に伴う慢性炎症が関わる．

■ 診断

　症状として，無症候性血尿や膀胱刺激症状（排尿痛，頻尿，排尿困難）があげられる．難治性の膀胱炎や前立腺炎をみた場合，膀胱腫瘍（特に上皮内癌）を念頭におく．血尿を認める際には，超音波検査，尿細胞診や膀胱内視鏡を積極的に行う．また，膀胱腫瘍発見時には，上部尿路の腫瘍の有無も検索する．膀胱壁や周囲臓器への浸潤や転移の検索はCTやMRIにて行う．

■ 鑑別診断

　血尿や膀胱刺激症状をきたす疾患として，結石や膀胱炎，前立腺炎，前立腺癌などが鑑別にあげられる．

■ 治療

　膀胱腫瘍に対しては，まず経尿道的切除術を行い，良悪性の診断，異型度や進達度を確認する．CTやMRI，骨シンチなどによる臨床病期の確認も行う．
　T分類（深達度），N分類（所属リンパ節），M分類（遠隔転移）（**表1**，**表2**）にしたがい，**表3**のような流れで治療を進める．最近膀胱癌治療ガイドライン[1]が作成され，診断，治療のポイントでの解説が記載されている．

表1 膀胱癌TNM分類

T分類（深達度）
　Ta：非浸潤性，乳頭状で尿路上皮のみの深さ
　Tis：上皮内癌
　T1：尿路上皮下の結合組織までの深さ
　T2：膀胱筋層に浸潤
　T3：膀胱周囲の脂肪に浸潤
　T4：隣接臓器
　　T4a：前立腺，子宮，腟に浸潤
　　T4b：骨盤壁，腹壁に浸潤

N分類（所属リンパ節）
　N0：所属リンパ節転移なし
　N1, N2, N3：所属リンパ節転移あり

M分類（遠隔転移）
　M0：遠隔転移なし
　M1：遠隔転移あり

表2 TNM臨床病期分類

臨床病期	T分類	N分類	M分類
Stage 0	Ta, Tis	N0	M0
Stage 1	T1	N0	M0
Stage 2	T2	N0	M0
Stage 3	T3, T4a	N0	M0
Stage 4	T4b	N0	M0
	すべてのT	N1, N2, N3	M0
	すべてのT	すべてのN	M1

表3 膀胱癌の診断・治療

外来：　検尿，膀胱鏡，尿細胞診，
　　　　画像評価（経静脈性腎盂造影（IVP），CT，MRI）

入院：　経尿道的膀胱腫瘍切除術（＋手術直後に抗癌剤の注入）
　　　　→病理結果（異型度，深達度），転移の有無により方針検討

　　　　再度経尿道的切除または抗癌剤，BCG膀胱内注入または膀胱全摘
　　　　除術＋尿路変向術
　　　　有転移例では全身化学療法

　Stage 0，1はいわゆる表在性膀胱癌の段階である．経尿道的切除術ののち，尿細胞診や切除した検体の病理結果を踏まえ，膀胱内に抗癌剤やBCGの注入を行うかどうか検討する．最近は術直後に抗癌剤を注入する考え方も出てきた．
　EAUガイドラインでは，腫瘍数，腫瘍サイズ，再発歴，T因子，併発

CIS，異型度を用いてスコア化し，これら膀胱癌に対する再発，進展のリスクを分類することが提唱[2]された（**表4**）．さらに再発リスク，進展リスクに基づき，勧められる治療が述べられている（**表5**）．

表4　EAUガイドラインの筋層非浸潤性膀胱癌のスコアとリスク分類

因子		再発スコア	進展スコア
腫瘍数	単発	0	0
	2〜7個	3	3
	8個以上	6	3
腫瘍サイズ	＜3cm	0	0
	≧3cm	3	3
再発歴	初発	0	0
	≦1再発／年	2	2
	≧1再発／年	4	2
T因子	Ta	0	0
	T1	1	4
併発CIS	なし	0	0
	あり	1	6
異型度	G1	0	0
	G2	1	0
	G3	2	5
合計スコア		0〜17	0〜23

再発リスク	スコア値0	低リスク
	スコア値1〜9	中リスク
	スコア値10〜17	高リスク
進展リスク	スコア値0	低リスク
	スコア値2〜6	中リスク
	スコア値7〜23	高リスク値

表5　EAUガイドラインにおける筋層非浸潤性膀胱癌に対するリスク別治療

低再発リスク群／低進展リスク群
　　抗癌剤を術後24時間以内に膀胱内に一度だけ投与する

中〜高再発リスク群／中進展リスク群
　　24時間以内に抗癌剤を注入したのちも抗癌剤注入を6ヵ月〜12ヵ月間
　　続けるか，あるいはBCG膀胱内注入を少なくとも1年間行う

高進展リスク群
　　少なくとも1年間のBCG膀胱内注入あるいは膀胱全摘除術

Stage 2, 3 では浸潤性膀胱癌として, 膀胱全摘除術＋尿路変向術が必要になる. 患者の全身状況や合併症によっては, 放射線と化学療法を組み合わせ, 膀胱温存治療を検討する施設もある. 術前に化学療法を2～3コース行ってから膀胱全摘除術をすると予後が改善する, という報告が出てきた. また, 膀胱全摘除術時に多くのリンパ節を郭清すると予後がよい, そして陽性リンパ節数の割合が少ない方が予後がよい, といった報告が散見される.

 Stage 4 では多くの例で化学療法が必要になるが, 初発時からこのステージにあった症例で膀胱全摘除術を施行する場合, 化学療法と膀胱全摘除術のどちらを先に行うかは患者さんの状況, 病状などを考慮したうえで検討される. また尿路閉塞による腎機能低下例や尿路感染が改善しない例では, 腎瘻造設や皮膚瘻造設など尿路変向を要する. 骨転移が認められる症例では, ビスホスホネート製剤の投与や放射線治療を行う.

 全身化学療法としてMVAC（メソトレキセート, ビンブラスチン, ドキソルビシン, シスプラチン）療法が行われてきたが, 最近 GC（ジェムシタビン, シスプラチン）療法が同等の効果で副作用が少ないとして, わが国でも施行されるようになった. 患者の年齢, パフォーマンスステータス（PS）, 腎機能, 肝機能などを考慮し, 投与薬剤の種類や量の調整が必要になることがある. 副作用として, 悪心・嘔吐, 骨髄抑制, 腎機能障害, 肝機能障害, しびれなどがあり, 対策を講じる必要がある.

参考文献

1) 日本泌尿器科学会編. 2009 年版膀胱癌治療ガイドライン.
2) Babjuk M, et.al. EAU Guidelines on Non-Muscle-Invasive Urothelial Carcinoma of the Bladder. Eur. Urol.54. 2008, 303-314.

（佐澤 陽）

36 神経因性膀胱

■ 概念

　下部尿路（膀胱・尿道・括約筋）機能を司る神経系の障害により発症する下部尿路機能（蓄尿および排尿機能）障害の総称である．原因疾患として，脳血管障害，脊髄疾患，神経変性疾患，骨盤内手術ならびに薬剤性などがある．本病態の原因となり得る代表的疾患を**表1**に示す．

表1　神経因性膀胱の原因疾患

中枢神経疾患		
	Ⅰ. 脳疾患	脳血管障害
		脳腫瘍
		脳外傷
	Ⅱ. 脊髄疾患	脊髄損傷
		脊髄腫瘍
		脊髄炎
		HTLV1関連脊髄症（HAM）
		二分脊椎症
		脊髄係留症候群（tethered cord syndrome）
		脊髄血管障害
		多発性硬化症
	Ⅲ. 変性・脱髄疾患	パーキンソン病
		認知症
		多発性萎縮症
末梢神経疾患		
	Ⅰ. 感染性疾患	帯状疱疹
		ギラン・バレー症候群
	Ⅱ. 代謝性疾患	糖尿病
		ビタミン欠乏症
		アルコール性
	Ⅲ. 医原性	広汎性子宮摘出術
		直腸切除術
		骨盤内臓器郭清術
	Ⅳ. その他	腰椎ヘルニア
		腰部脊柱管狭窄症
		二分脊椎・脊髄係留症候群
薬剤性		

■ 病態

下部尿路機能障害は，蓄尿（尿をためる）障害と排出（尿を出す）障害に大別される．蓄尿期に不随意膀胱収縮を認める排尿筋過活動や，尿道活動の低下した不全尿道には，頻尿や尿意切迫感，尿失禁（切迫性・腹圧性）などの症状を伴う（**表2a**）．尿勢低下や尿線途絶，尿閉などの症状は，排出期における膀胱収縮力の低下（排尿筋低活動）や尿道括約筋の弛緩不全（尿道過活動，排尿筋尿道括約筋協調不全）に伴う（**表2b**）．

表2a 蓄尿障害の病態と原因

	診断・病態	原因	症状
膀胱の異常	過活動膀胱	脳血管障害，神経変性疾患，パーキンソン病，脊髄損傷，他	尿意切迫感 頻尿 尿失禁（切迫性）
	低コンプライアンス膀胱	二分脊椎症，萎縮膀胱	頻尿 尿失禁（混合性）
尿道の異常	不全尿道	骨盤内手術	尿失禁（腹圧性）

表2b 排出障害の病態と原因

	診断・病態	原因	症状
膀胱の異常	過活動膀胱	糖尿病，骨盤内手術 二分脊椎症，他	尿勢低下 尿線途絶 残尿増加，尿閉 尿失禁（溢流性）
尿道の異常	尿道過活動，排尿筋括約筋協調不全	脊髄疾患，二分脊椎症，他	

■ 診断

病歴や神経学的異常所見の検索とともに，下部尿路症状についての問診を行う．排尿日誌による排尿状態の客観的評価と，ウロダイナミックス検査（残尿・尿流量測定，膀胱内圧測定，尿道括約筋筋電図測定）により下部尿路機能障害のタイプや程度を判定する．

■ 治療

原因疾患の治療とともに，基本的に低圧蓄尿，低圧排尿に誘導する治療法（排尿管理法）を選択し，高圧膀胱や膀胱の過伸展を避ける．特に，重症例では腎機能障害や再発性尿路感染症，膀胱尿管逆流症などの合併症

のコントロールが極めて重要である．仙髄より上位の脊髄損傷（核上型）では，自律神経過反射に十分注意する．病態に応じた治療法を**表3**にまとめて示す．

表3　神経因性膀胱の病態に応じた治療

	種類	内容
A　蓄尿障害		
1. 排尿筋過活動		
行動療法	生活指導	水分やカフェインの摂取抑制，トイレの位置確認や環境の整備
	膀胱訓練	排尿間隔の延長を指導
	理学療法	骨盤底筋訓練とバイオフィードバック療法
薬物療法	抗コリン薬	オキシブチニン，プロピベリン，トルテロジン，ソリフェナシン，イミダフェナシン
	平滑筋弛緩薬	フラボキサート
	抗うつ薬	イミプラミン，アミトリプチリン，クロミプラミンなど
neuromodulation	電気刺激療法	表面あるいは埋め込み電極より骨盤的を刺激（保険未収載）
	干渉低周波療法	中周波により発生する干渉波で骨盤底を刺激（保険適応）
	磁気刺激療法	磁気により神経を興奮させ骨盤底筋を収縮（保険未収載）
手術療法	膀胱拡大術	合併症のコントロール不良例に適応 腸管利用拡大術や膀胱筋層切開術など
2. 不全尿道		
手術療法	尿道コラーゲン注入	内視鏡的に尿道粘膜下にコラーゲンを注入し尿道密着性を増強
	尿道スリング	腹直筋筋膜や人工材料にて膀胱頸部〜尿道を支持する方法で，腹圧性尿失禁に有効
	人工括約筋埋め込み術	難治性の内因性括約筋不全（前立腺癌術後，二分脊椎）に適応
薬物療法	α1作動薬	エフェドリン
	β2作動薬	クレンブテロール

B 排出障害

1. 排尿筋低活動		
排尿誘導	バルサルバ法	力みにより腹圧を上昇させて排尿を促す（腹圧排尿）
	クレーデ法	下腹部〜恥骨上部を手で圧迫して排尿を促す（手圧排尿）
	トリガー排尿	下腹部や大腿内側を刺激（叩打，擦る）して排尿反射を誘発
薬物療法	コリン作動薬	ベタネコール
	コリンエステラーゼ阻害薬	ジスチグミン，ネオスチグミンなど
清浄間欠導尿	カテーテル導尿	排出障害が強く残尿が多い場合に適応．尿量に応じて導尿回数を調節
2. 尿道過活動		
薬物療法	骨格筋弛緩薬	ダントロレン，リオレサールなど
	$\alpha 1$遮断薬	ウラピジル
手術治療	尿道ステント挿入	金属製のステントを前立腺部〜外尿道括約筋部に留置し尿道抵抗を軽減
	外尿道括約筋切開術	内視鏡的に括約筋を切開し尿道抵抗を減弱

1. 蓄尿障害の治療

1) 排尿筋過活動に対しては，行動療法や薬物療法，neuromodulation，手術療法などがある．このうち薬物療法は治療の根幹をなすものである．また行動療法は低侵襲で，薬物療法との併用はより効果的である．

2) 不全尿道では腹圧性尿失禁のコントロールが重要であるが，保存治療の効果は低く，外科的治療（スリング手術，尿道コラーゲン注入，人口括約筋埋め込み術）が適応される場合がある．

2. 排出障害の治療

1) 排尿筋低活動に対しては，排尿効率を高めるため腹圧・手圧排尿を指導するが，排尿時の尿道抵抗が高く，高圧排尿となる症例には行うべきでない．薬物療法としては，膀胱収縮を高めるコリン作動薬と尿道抵抗を低下させる$\alpha 1$遮断薬を併用することが多い．排出障害が強く，常に残尿が多い（100ml以上）場合は，清浄間欠導尿の適応となる．

2) 尿道過活動に対しては，尿道括約筋を弛緩させる薬物や手術療法が適応される．

3. その他
1) 難治療の排尿筋過活動には，カプサイシンやレジニフェラトキシンの膀胱内注入や，ボツリヌス毒素の局所注入が試みられる．
2) 高度の尿失禁に対しては，オムツや吸収パッドが有用である．また男性ではコンドーム型集尿器も有効である．
3) 尿道留置カテーテルや膀胱瘻造設は排尿管理の最終手段として利用される．

Side Memo

蓄尿障害に排出障害が合併する場合には

排出障害に蓄尿障害（排尿筋過活動）を合併する症例では，抗コリン薬で排尿筋過活動をコントロールし，排出障害は間欠導尿を併用する方法が有用である．

参考文献

排尿障害治療薬の現状と問題点．関 成人，日薬理誌 129：368-373, 2007.
過活動膀胱診療ガイドライン，日本排尿機能学会編，Blackwell Publishing. 2005.

（関 成人）

37 過活動膀胱

■概念

　過活動膀胱（overactive bladder：OAB）は「尿意切迫感を必須とした症状症候群であり，通常は頻尿と夜間頻尿を伴う」と定義される．その診断には膀胱炎などの膀胱疾患，前立腺癌，糖尿病などの全身疾患，行動・身体機能異常，アルコール摂取などの生活習慣，薬剤の副作用などの多彩な病態が除外の対象とされる．ただし，厳密な除外ではなくその医療施設でできる範囲の検査で原因のあきらかでない尿意切迫感に（気軽に？）つけられる診断名と解釈されている．よってOABと診断した後の精査で他疾患が判明して訂正することも可能な診断名でもある．

　尿意切迫感は「急に起こる，抑えられないような強い尿意で我慢が困難なもの」で，切迫性尿失禁は「尿意切迫感と同時・直後に尿がもれるという愁訴」である．また，尿漏れ合併は重症とされ，切迫性尿失禁の有無でOAB wetとOAB dryに分ける場合がある．

■検査と診断

　必須項目は問診，検尿・尿沈渣，残尿測定である．必要に応じて尿細胞診，尿流測定，可能な画像診断を追加する．多尿などの病態把握で排尿日誌の有用性は高い．OABが疑われたら総合的評価のためわが国ではOABSS（表1）が推奨されている．

■治療

1. 行動療法

　生活指導：排尿日誌による摂取水分量適正化．食餌指導．トイレ環境整備など．
　膀胱訓練：排尿間隔延長により膀胱容量を増加する．
　理学療法：骨盤底筋訓練，バイオフィードバック．
　排泄介助：時間排尿誘導，パターン排尿誘導．

表1　過活動膀胱症状質問票（Overactive Bladder Symptom Score：OABSS）

以下の症状が，どれくらいの頻度でありましたか．あなたの状態にもっとも近いものを，ひとつ選んで，点数の数字を○で囲んで下さい．

質問	症状	点数	頻度
1	朝起きた時から寝る時までに何回くらい尿をしましたか？	0	7回以下
		1	8回〜15回
		2	15回以上
2	夜寝てから朝起きるまでに，何回くらい尿をするために起きましたか？	0	0回
		1	1回
		2	2回
		3	3回以上
3	急に尿がしたくなり，我慢が難しいことがありましたか？	0	なし
		1	週に1回より少ない
		2	週に1回以上
		3	1日1回くらい
		4	1日2〜4回
		5	1日5回以上
4	急に尿がしたくなり我慢できずに尿を漏らすことがありましたか？	0	なし
		1	週に1回より少ない
		2	週に1回以上
		3	1日1回くらい
		4	1日2〜4回
		5	1日5回以上
	合計点数		点

OAB診断基準は，「質問3が2点以上で合計点数が3点以上」が推奨されている．合計スコアが5点以下は「軽症」，6〜11点は「中等症」，12点以上は「重症」とされる．

2. 薬物療法

行動療法併用が効果的であるが抗コリン薬を中心に薬物（表2）が多用される．

Side Memo

抗コリン剤使用にあたって

副作用（口渇，便秘など）は高齢者に重大問題となる可能性があり少量から開始し必要に応じての漸増が望ましい．また，閉塞隅角緑内障は禁忌だが緑内障の1部で眼科医への使用の可否の確認が重要．

3. neuromodulation

電気刺激療法（干渉低周波療法），磁気刺激療法，体内埋め込み式 neuromodulation.

4. その他

前立腺肥大症 BPH 合併 OAB の治療

先ず，BPH 治療薬のα1 受容体遮断薬等が第一選択となる．これに行動療法併用でも尿意切迫（OAB）が残存したら抗コリン薬併用を考慮する．この際，残尿増加確認は必須で 50ml を越えなければ併用可能である．また，BPH に対する外科療法が有用な場合もある．

表2　過活動膀胱治療薬

	一般名	本邦商品名	推奨グレード
抗コリン薬	oxybutynin hydrochloride	ポラキス®他	A
	propiverine hydrochloride	バップフォー®他	A
	tolterodine tartrate	デトルシトール®	A
	solifenacin succinate	ベシケア®	A
	imidafenacin	ステーブラ®，ウリトス®	A
	propantheline bromide	プロ・バンサイン®	B
	flavoxate hydrochloride	ブラダロン®	C
抗うつ薬	imipramine hydrochloride	トフラニール®他	C
	amitriptyline hydrochloride	トリプタノール®他	C
	clomipramine hydrochloride	アナフラニール®他	C
バニロイド	resiniferatoxin（RTX）	未発売	C
	capsaicin	未発売	C
	botulinum toxin type A	ボトックス®（適応外）	C
β3受容体刺激薬		未発売	

参考文献

1) 過活動膀胱診療ガイドライン　日本排尿機能学会編集　Blackwell Publishing　2005.
2) 過活動膀胱診療ガイドライン　改訂ダイジェスト版　日本排尿機能学会編集　Blackwell Publishing 2008.
3) 本間之夫他，下部尿路機能に関する用語基準：国際禁制学会標準化部会報告，日本排尿機能学会誌，第14巻，2号　p278-289　2003.

（鈴木　康之）

38 間質性膀胱炎

■ 概念・症状

　間質性膀胱炎は頻尿，尿意亢進，尿意切迫感，膀胱不快感，膀胱痛などの症状症候群を呈する，原因不明で難治性の疾患である．最も特徴的な症状は膀胱痛であるが必須ではない．有用な問診スコアを表1にあげる．

表1　間質性膀胱炎の症状と問題に関する質問

下の質問は，あなたが間質性膀胱炎かどうか参考にするためのものです．
最もあてはまる回答の数字に○を付け，その数字の合計を一番下に書いて下さい．

間質性膀胱炎　症状スコア	間質性膀胱炎　問題スコア
この1ヵ月の間についてお答え下さい	この1ヵ月の間では，以下のことでどれくらい困っていますか
質問1．急に我慢できなくなって尿をすることが，どれくらいの割合でありましたか	質問1．起きている間に何度も尿をすること
0　全くない 1　5回に1回の割合より少ない 2　2回に1回の割合より少ない 3　2回に1回の割合くらい 4　2回に1回の割合より多い 5　ほとんどいつも	0　困っていない 1　ほんの少し困っている 2　少し困っている 3　困っている 4　ひどく困っている
質問2．尿をしてから2時間以内に，もう一度しなくてはならないことがありましたか	質問2．尿をするために夜起きること
0　全くない 1　5回に1回の割合より少ない 2　2回に1回の割合より少ない 3　2回に1回の割合くらい 4　2回に1回の割合より多い 5　ほとんどいつも	0　困っていない 1　ほんの少し困っている 2　少し困っている 3　困っている 4　ひどく困っている
質問3．夜寝てから朝起きるまでに，ふつう何回，尿をするために起きましたか	質問3．急に尿を我慢できなくなること
0　0回 1　1回 2　2回 3　3回 4　4回 5　5回かそれ以上	0　困っていない 1　ほんの少し困っている 2　少し困っている 3　困っている 4　ひどく困っている
質問4．膀胱や尿道に痛みや焼けるような感じがありましたか	質問4．膀胱や尿道の焼けるような感じ，痛み，不快な感じ，押される感じ
0　全くない 2　たまたま 3　しばしば 4　だいたいいつも 5　ほとんど常に	0　困っていない 1　ほんの少し困っている 2　少し困っている 3　困っている 4　ひどく困っている
○を付けた数字の合計点：＿＿＿＿＿	○を付けた数字の合計点：＿＿＿＿＿

■ 検査

1. **除外診断の諸検査**：表2にあげた疾患を除外する．
2. **膀胱鏡**：最大膀胱容量の低下，血管の増生，ハンナー潰瘍（膀胱上皮の欠損に伴って生じる潰瘍で赤いビロード状所見），瘢痕，膀胱充満後の点状出血が特徴的である．
3. **麻酔下膀胱水圧拡張検査**：膀胱を強制的に拡張させるので所見を認めやすい．拡張とともに出血は点状のほか，五月雨状，滝状になることや，潰瘍や瘢痕部分は亀裂をきたすこともある．生検をする場合は拡張後に施行する．

表2 除外診断

膀胱疾患	前立腺・尿道疾患	尿路性器感染症	婦人科疾患	その他
過活動膀胱 神経因性膀胱 膀胱癌 膀胱結石 放射線性膀胱炎	前立腺肥大症 前立腺癌 尿道憩室 尿道狭窄	細菌性膀胱炎 膀胱結核 尿道炎 前立腺炎	子宮内膜症 子宮筋腫 腟炎 更年期障害	神経性頻尿 多尿

■ 診断

わが国の診療ガイドラインの診断基準を表3に示すが，まだ広く合意の得られているものはない．

表3 わが国診療ガイドラインの診断基準

下記の3項目すべてが満たされれば，間質性膀胱炎と臨床的に診断する
・頻尿・尿意亢進・尿意切迫感・膀胱不快感・膀胱痛などの症状がある
・膀胱内にハンナー潰瘍または膀胱水圧拡張後の出血を認める
・上記の症状や所見を説明できるほかの疾患や状態がない

■ 治療

まだ決定的治療は確立されておらず，対症的・経験的である．難治性，再発性も多い．表4に治療例を示す．

表4　治療

膀胱水圧拡張術	診断と治療を兼ねており，第一選択治療である．生食を80cm水柱で膀胱内に注入し，膀胱内が充満したところで，2〜5分放置して排液する．
内服薬治療	三環系抗うつ薬：トリプタノール® 10〜75mg（分1眠前）少量より開始 抗ヒスタミン薬：アタラックスP® 25〜75mg（分1眠前〜分2）少量より開始 抗アレルギー薬：アイピーディ® 300mg（分3）
膀胱内注入療法	50% DMSO（dimethyl sulfoxide）50mlを10〜20分1/週 ヘパリン10,000単位/10ml生食　連日から3〜4/週
外科的治療	経尿道的手術：潰瘍型に適応あり
行動・食事療法など	定時排尿，飲水コントロール，骨盤底筋訓練，膀胱訓練，ストレスの回避など 酸性飲料，コーヒー，香料のきいた食品，アルコールなどの制限

Side Memo

症状の問診のコツと過活動膀胱との相違点

症状軽減のために自主的に早期排尿，飲水制限をしていることがあるので，排尿記録とともに排尿を我慢したときの症状の問診も重要である．本疾患は過活動膀胱の病態と一部重なるため相違は明確でないが，その目安を表5に示す．

表5　過活動膀胱との相違の目安

間質性膀胱炎	過活動膀胱
①抗コリン薬に3ヵ月以上反応しない ②尿意亢進（蓄尿早期から起こる尿意）がある ③尿意を我慢した時や蓄尿時に増強する膀胱痛や不快感がある	①抗コリン薬に反応する ②尿意亢進がなく尿意切迫のみ ③尿意を我慢した時に尿が漏れそうになる

参考文献

間質性膀胱炎診療ガイドライン．間質性膀胱炎研究会ガイドライン作成委員会編，2007，Blackwell Publishing

（野瀬 清孝）

第8章
尿 道

- ㊴ 尿道奇形
- ㊵ 尿道結石，尿道の外傷，尿道異物
- ㊶ 尿道炎，尿道周囲炎
- ㊷ 尿道狭窄
- ㊸ 尿道腫瘍，尿道憩室

39 尿道奇形

■ 尿道無形成（urethral agenesis）
- きわめて稀な奇形.
- 心臓や腎臓の重篤な奇形を合併していることが多く，死産や生後すぐに死亡する.

■ 尿道閉鎖（urethral atresia）
- きわめて稀な奇形.
- 尿道の一部が閉鎖しており，予後不良であるが，直腸との間に瘻孔が形成されている場合は生存例も報告されている.

■ 重複尿道（urethral duplication）
- 稀な奇形.
- さまざまなタイプが存在する.
- 背側と腹側に尿道を認めるタイプが多い（左右に尿道を認めるタイプは少ない）.
- 正常な外尿道口を認める場合には背側の亀頭部，冠状溝，陰茎に存在する.
- 包皮は不完全な形で背側に認める.
- 膀胱までつながっている完全な重複尿道は稀であり，重複尿道が盲端で終わっていることが多い.

1. 症状
1) **尿失禁**：膀胱との交通が存在する場合に認められる.
2) **感染**：盲端に終わる重複尿道において，感染による排膿で発見されることがある.

2. 治療
1) 症状や奇形の程度によるが，尿失禁や尿路感染を認めない場合には治療は不要である.

2) 尿失禁，感染を認める場合には摘除する．
　①完全重複尿道において尿道括約筋を通らずに尿失禁を認める場合には異常尿道を摘除する．
　②感染を認める場合には，副尿道の焼灼や，薬剤注入などを行い，無効であれば摘除する．

Type I　　　　　　　Type II-A-1

Type II-A-2　　　Type II-B　　　Y-duplication

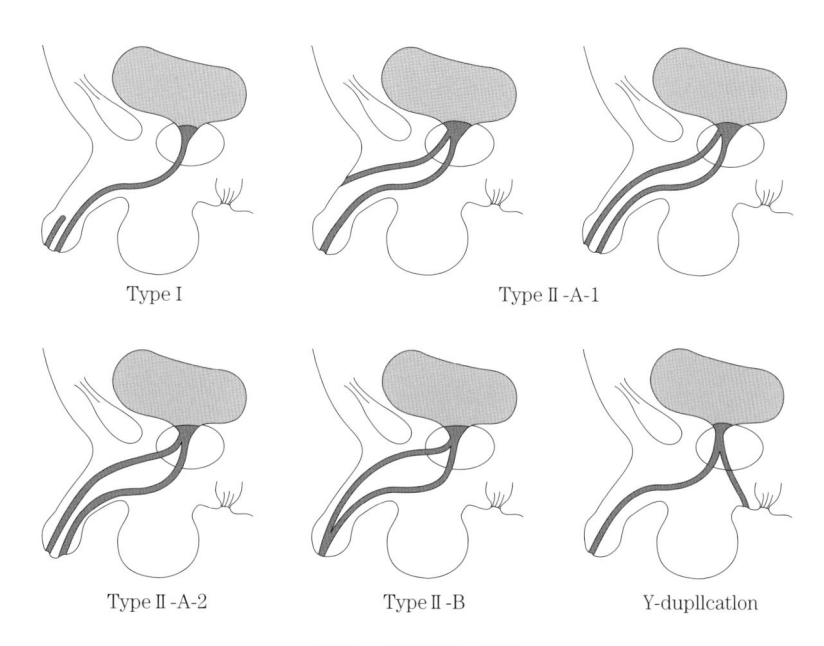

図1　重複尿道の分類

■ 後部尿道弁 (posterior urethral valve)

・男児において最も典型的な尿道通過障害をきたす疾患．
・高度の尿道弁においては，下部尿路通過障害のみならず，二次的に上部尿路通過障害を引き起こし，腎機能低下を認めることもある．
・妊娠中の胎児超音波検査により発見されることが多い．
・Young の分類に分けられる．
　1) **Type I**：精丘の遠位部より左右に伸びる弁状構造で，膜様部尿道の側壁で終わる．高度なものでは全周性になり，12時方向で左右の弁が融合し，隔膜状となる．後部尿道弁の中では最も多いタイプである．

2) Type II：精丘より膀胱頸部に伸びる弁状構造である．
3) Type III：精丘の位置とは関係なく，精丘の遠位あるいは近位に存在する隔膜様構造である．

1. 成因
1) 発生の途中におけるウォルフ管の開口部の移動に関係があるといわれている．

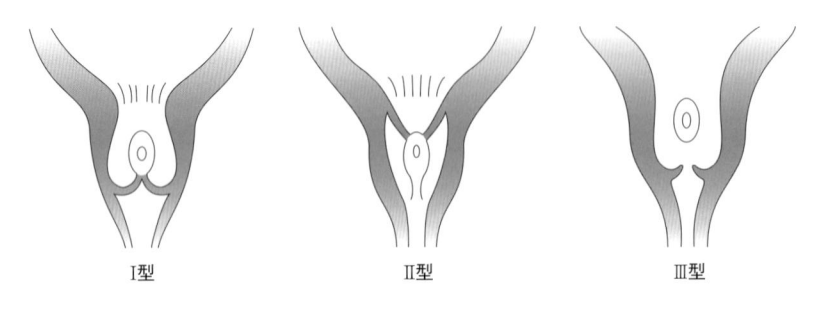

図2　後部尿道弁のYoung分類

2. 症状
a. 新生児
①排尿障害
②下腹部膨隆
③肺形成不全
④腎機能不全
⑤尿腹水

b. 年長児
①排尿障害
②尿路感染
③尿失禁

3. 検査
1) 排尿時膀胱尿道造影検査（VCUG）：側臥位で撮影する．
 a. 後部尿道の拡張．
 b. 精丘のすぐ遠位での尿道の狭小化．
 c. 膀胱の肉柱形成．
 d. 膀胱尿管逆流症が認められることもある．

2) **超音波検査**：両側水腎症，膀胱壁の肥厚．
3) **内視鏡検査**
- 妊娠中の羊水減少と拡大した膀胱を認めた場合，後部尿道弁を考慮するべきである

4. 治療
1) **膀胱ドレナージ**：膀胱にカテーテルを留置し，ドレナージを早急に行う．
2) **内視鏡下切開術**：膀胱のドレナージ後，病状が安定すれば，弁に対する処置を行う．切開後はカテーテル留置を行うことが望ましい．
3) **膀胱瘻造設**：安全に内視鏡を用いて弁切開を行うにはまだ小さい患児に対して，一時的に膀胱瘻を造設する．

■ 前部尿道弁（anterior urethral valve）

- 後部尿道弁に比べると稀な疾患．
- 発生部位は球部尿道，陰茎部尿道までであるが，陰茎陰嚢移行部の近くに認められることも多い．
- 腎機能低下，尿道通過障害・水腎症の程度は後部尿道弁に比べると軽度であることが多い．

1. 症状
1) 尿路感染
2) 排尿障害
3) 尿失禁
4) 尿線細小

2. 検査
1) **排尿時膀胱尿道造影検査（VCUG）**：側臥位にて撮影する．
 a. 前部尿道の狭小化．
 b. 狭小部位より近位の尿道の拡張．
2) **内視鏡検査**

3. 治療
1) 内視鏡下切開術

■ 前部尿道憩室（anterior urethral diverticulum）

- 局所的な尿道海綿体の欠損により生じるものと尿道弁に合併するものがある.

1. 症状
1) 小さな憩室の場合は無症状.
2) 排尿障害：大きな憩室の場合は排尿時に尿道海綿体の欠損部に尿が貯留する.
3) 尿路感染
4) 尿線細小

2. 治療
1) 憩室の摘除（尿道海綿体欠損部の補強も行う）.

■ 巨大尿道（megaurethra）

- 尿道海綿体や陰茎海綿体の発育不全により, 前部尿道が著明に拡張した病態.
- 前部尿道憩室の高度な病態.

1. 症状
1) 排尿時における海綿体欠損部位の尿道の拡張.
2) 尿線細小

■ 先天性尿道狭窄（congenital urethral stenosis）

- 尿道弁や尿道憩室に比べると, 強い通過障害は引き起こさない.
- 症状は狭窄の程度により多岐にわたる.

1. 症状
1) 尿路感染
2) 昼間遺尿
3) 夜尿

2. 検査
1) **排尿時膀胱尿道造影検査（VCUG）**：男児では側臥位, 女児では仰臥位にて撮影する.
   a. 尿道括約筋の遠位の狭窄.

b. 後部尿道の拡張.
4. 治療
   1) **内視鏡下切開術**：女児では腟前庭部からの切開手術が行われることもある.

■ 尿道ポリープ（urethral polyp）

- 男児の尿道において稀な奇形.
- 良性であるが，前立腺の横紋筋肉腫と区別がつかないこともある.
- 良性であれば単発に存在するが，横紋筋肉腫の場合には多発性であり，膀胱や前立腺まで腫瘍が認められる.

1. 症状
   1) 間欠的排尿
   2) 血尿
   3) 排尿困難（痛みを伴うこともある）.
2. 検査
   1) **排尿時膀胱尿道造影検査（VCUG）**：側臥位にて撮影する.
   2) **内視鏡検査**
3. 治療
   1) **内視鏡下切除術**

参考文献

Effman EL, Lebowitz RL, Colondy AH：Duplication of the urethra, Radiology 119：179, 1976.
Young HH, Frontz WA Baldwin JC：Congenital obstruction of the posterior urethra. J Urol 3：289-353, 1919.
Campbell-Walsh：Urology Nine edition. Saunders：p. 3583-3603.

（髙木 志寿子）

40 尿道結石，尿道の外傷，尿道異物

尿道結石

■概念・病因

上部尿路結石あるいは膀胱結石が尿道に嵌頓したものが大部分である．後部尿道に存在することが多い．尿道憩室，尿道狭窄，尿道異物に伴う原発性結石が稀に存在する．

■診断

1. **触診**：結石の触知（男性前部尿道）．
2. **金属ブジー**：ブジー挿入による結石感．
3. **X線検査**：単純写真での結石像と尿道造影での陰影欠損像．
4. **内視鏡検査**：尿道鏡による結石観察．

■鑑別疾患

前立腺結石．

■治療

前部尿道結石：結石鉗子での摘出（必要に応じて外尿道口を切開）．
後部尿道結石：金属ブジー，内視鏡で結石を膀胱内に戻し膀胱結石に準じて砕石・摘出．
　原発性結石では基礎疾患の治療行う．

■予後

基礎疾患がなければ良好である．

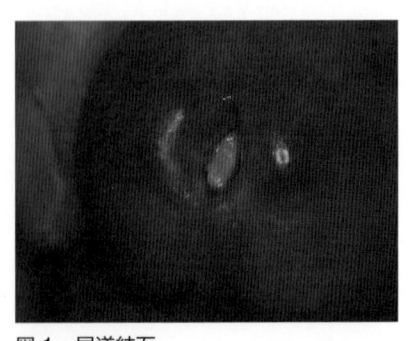

図1　尿道結石
外尿道口から観察した舟状窩に陥頓した尿道結石．

> **Side Memo**
> **結石摘出・誘導のポイント**
> 　結石の摘出およびプッシュバックにはリドカインゼリー 10ml 程度を外尿道口から注入すると結石がスムーズに移動しやすい．

尿道の外傷

■ 概念・病因

大部分が男性に発生する．

損傷の程度により挫傷，不完全断裂，完全断裂に分けられ治療法と予後が異なる．

前部尿道の受傷機転は騎乗損傷や会陰部打撲あるいはカテーテル留置・尿道ブジー・内視鏡操作などの医原性であり，前部尿道では骨盤骨折に伴うことが多い．

■ 診断

1. X 線検査
1) 単純写真：骨盤骨折，恥骨結合開離の有無を確認する．
2) 逆行性尿道造影：前部尿道損傷では海綿体・周囲静脈や組織への溢流を認める．後部尿道損傷では骨盤底・膀胱周囲・後腹膜への溢流を認める．膀胱が造影されない場合には完全断裂を疑う．

■ 治療

不完全断裂では尿道カテーテルの挿入を行う．

完全断裂ではまず膀胱瘻を造設し

図2　前部尿道損傷（球部）の逆行性尿道造影像
尿道球部での損傷と尿道周囲と静脈への造影剤溢流を認める．膀胱瘻が造設されている．

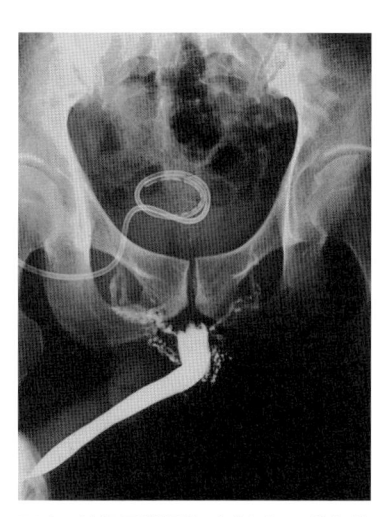

全身状態の回復と局所の炎症・浮腫が治まった3～4ヵ月後に再建術を行う．再建術には金属ブジー端々カテーテル誘導，尿道端々吻合，内視鏡的切開・レーザー照灼，尿道ステント留置，グラフト再建などがある．

■ 予後

尿道狭窄の他，尿失禁，勃起・射精障害を生じることがある．

> **Side Memo**
> **カテーテル挿入のポイント**
> 　尿道カテーテルの挿入により不完全断裂を完全断裂にする可能性があることに留意する．そのため透視下で行い，要に応じてガイドワイヤーなどを使用する．

尿道異物

■ 概念・病因

大多数が男性で経尿道的に挿入される．自慰や性戯行為目的によることが多い．異物として針，鉛筆，ビニール製品，ヘアピンなどがある．

■ 診断

問診が重要であるが事実を語らないこともある．
X線検査，内視鏡検査により異物を同定する．

■ 治療

用手あるいは経尿道的に異物鉗子などで摘出する．いったん膀胱内に押し込み摘出したり尿道切開や会陰切開を要することもある．

■ 予後

異物の種類や留置期間および感染や瘻孔形成の有無などにより異なる．また，異物摘出後の尿道狭窄などのリスクも伴う．

―Side Memo ―――――――――――――――――――――――――
患者背景の把握とケア
　異物除去後は精神医学的ケアを考慮する．

参考文献

Ho KLV, Segura JW : Lower urinary tract calculi. Campbell-Walsh Urology 2007, 9th edition Volume 3 : 2663-2673, Saunders Elsevier.
Morey AF, Rozanski TA : Genital and lower urinary tract trauma. Campbell-Walsh Urology 2007, 9th edition Volume 3 : 2649-2662, Saunders Elsevier.
宮内孝治：尿道・膀胱損傷への対応．泌尿器外科．21，139-145，2008．
van Ophoven A, deKernion JB. : Clinical management of foreign bodies of the genitourinary tract. J Urol. 164, 274-87, 2000.

〔宮澤　克人〕

41 尿道炎，尿道周囲炎

■概念・病因

　尿道炎は排尿痛と尿道分泌物を主訴とする症候群である．主に性感染症（sexually transmited infections：STI）として感染し，男性に発症する．古典的には淋菌（*Neisseria gonorrhoeae*）が分離されるものを淋菌性尿道炎（gonococcal urethritis），淋菌が分離されないものを非淋菌性尿道炎（non-gonococcal urethritis）とよぶ．さらに，非淋菌性尿道炎のうちクラミジア（*Chlamydia trachomatis*）が検出されるものをクラミジア性尿道炎（chlamydial urethritis），その他のものを非クラミジア性非淋菌性尿道炎（non-chlamydial non-gonococcal urethritis）と分類する（表1）．非クラミジア性非淋菌性尿道炎の原因と考えられている微生物は数多いが，その検査法，治療法がわが国の保険適用となっているものはトリコモナス感染（*Trichomonas vaginalis*）など数少ない．

表1　男性尿道炎の分類と起炎菌

尿道炎	起炎菌
淋菌性尿道炎（gonococcal urethritis） 非淋菌性尿道炎（non-gonococcal urethritis）	淋菌（*Neisseria gonorrhoeae*）
クラミジア性尿道炎 （chlamydial urethritis）	クラミジア（*Chlamydia trachomatis*）
非クラミジア性非淋菌性尿道炎 （non-chlamydial non-gonococcal urethritis）	*Trichomonas vaginalis* *Mycoplasma genitalium* 髄膜炎菌（*Neisseria meningitidis*） *Ureaplasma urealyticum* 単純ヘルペスウイルス（herpes simplex virus） アデノウイルス（adenovirus）など

　原因微生物をもった女性とのコンドームを使用しない性交により感染経路が一般的である．しかし，近年，オーラルセックスを介して感染する症例が急増している．同性愛男性とのオーラルセックス，肛門性交にても，同様に感染する．浴槽や衣類を介する感染は，一般的には起こらない．

尿道周囲炎は尿道の炎症が，その周囲に波及するもので，古典的には N.gonorrhoeae によるものが多い．カテーテル留置患者や泌尿器科内視鏡手技などの後にも起こり得る．炎症が重症化，遷延化すると，尿道周囲膿瘍，陰茎海綿体膿瘍を形成することがある．

■診断と鑑別

淋菌性とクラミジア性では，潜伏期間や臨床症状に差があり，大まかに鑑別する（表2）．淋菌性尿道炎の診断の基本は，尿道分泌物のグラム染色であり，グラム陰性の球菌（双球菌）を観察する（図1）．単染色でも診断は可能であるが，Staphylococcus saprophyticus などとの鑑別が必要である．染色法で診断をつけ，さらに，培養検査を行うことが望ましい．しかし，症状の軽い淋菌性尿道炎も多く，検鏡にて淋菌が検出されない場合には，核酸増幅法による N.gonorrhoeae，C.trachomatis の検査を行う（表3）．

T.vaginalis の診断は，尿沈渣にて波動性の原虫を観察する．

表2　淋菌性尿道炎とクラミジア性尿道炎の臨床経過の比較

	淋菌性	クラミジア性
潜伏期間	3～7日	1～3週間
発症	急激	比較的緩徐
排尿痛	強い	軽い
尿道分泌物	膿性	漿液性ないし粘液性
分泌物の量	中等量	少量～中等量

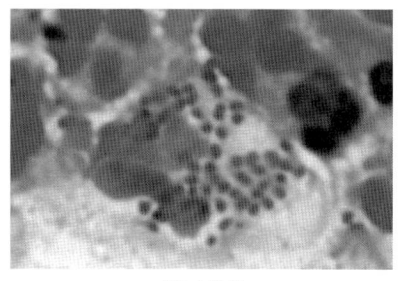

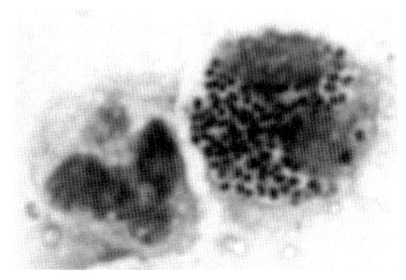

グラム染色　　　　　　　　単染色

図1　染色法による淋菌像

表3　わが国で使用できる淋菌，クラミジアに対する核酸増幅法

検査法	商品名
PCR（polymerase chain reaction）法 SDA（strand displacement amplification）法 TMA（transcription mediated amplification）法	AMPLICORE® STD-1 BD プローブテック™ クラミジア / ゴレノア アプティマ™ Combo 2 クラミジア / ゴレノア

■治療

尿道炎の初期治療は，分泌物の染色法により N.gonorrhoeae の有無を判断し，淋菌性，非淋菌性と区別して治療を開始するのが望ましい．わが国の N. gonorrhoeae は各種抗菌薬に対する耐性が進行しており，検査を行わずに単剤による N.gonorrhoeae, C.trachomatis の同時治療は難しい．N. gonorrhoeae に対する治療は，ceftriaxone を中心とした注射薬による単回治療が推奨される（**表4**）．キノロン系，テトラサイクリン系抗菌薬，経口セファロスポリン薬による治療は，薬剤感受性試験にて

表4　尿道炎に対する推奨治療法

尿道炎		治療法	推奨レベル（rank）
淋菌性尿道炎	第1選択	ceftriaxone（ロセフィン®）1g（点滴）静注 単回投与	A
	第2選択	cefodizime（ケニセフ®）1g（点滴）静注 単回投与	B
		spectinomycin（トロビシン®）2g 筋注 単回投与	B
非淋菌性尿道炎	第1選択	azithromycin（ジスロマック®）1g または 2g 経口　単回投与	A
		doxycycilne（ビブラマイシン®）200mg 経口　2回/日　7日間投与	B
		levofloxacin（クラビット®）500mg 経口　2回/日　7日間投与	B
		minocycline（ミノマイシン®）100mg 経口　2回/日　7日間投与	B
		clarithromycin（クラリス®）200mg 経口　2回/日　7日間投与	B
非クラミジア性非淋菌性尿道炎	第1選択	azithromycin（ジスロマック®）1g または 2g 経口　単回投与	
	（T.vaginalis が検出された場合）		
		metronidazole（フラジール®）250mg 経口 2回/日　10日間投与	

感受性があることを確認し，行うべきである．C.trachomatis に対しては，マクロライド系，テトラサイクリン系，キノロン系抗菌薬を使用する．非クラミジア性非淋菌性尿道炎に対しては，azithormycin の単回投与を行い，無効症例では個々の症例ごとに検討する．N. gonorrhoeae，C.trachomatis が合併感染している場合には，N.gonorrhoeae の治療を優先し，C.trachomatis の結果を待ち治療を開始する．

■ 治療判定

　淋菌性尿道炎に推奨治療薬が使用された場合，治療判定は必ずしも行わなくてよい．しかし，他の微生物の合併感染や他の部位の感染を考慮すると，治療終了後3日以上後に再診させて，臨床症状の有無を確認するほうが良い．クラミジア性尿道炎では治療終了後2～3週目に，再検査を行う．非クラミジア性非淋菌性尿道炎でも治療終了後2～3週目に臨床症状，尿沈渣中の白血球の消失を確認する．

参考文献

性感染症　診断・治療　ガイドライン　2008．日本感染症学会誌　19（1）supplement 2008．

（濱砂 良一）

42 尿道狭窄

■概念・病因

外尿道口，振子部尿道，球部尿道，後部（膜様部）尿道に狭窄病変が発生する（図1）．原因としては，特発性のほかに，先天性，外傷性，炎症性（尿道炎，lichen sclerosus など），尿道下裂術後，医原性（内視鏡操作，尿道留置カテーテルなど機械的操作），虚血性などが知られている．

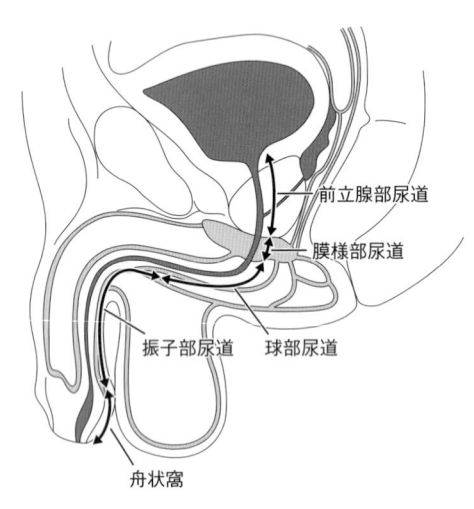

図1 男性の尿道

■診断

尿線狭小，尿勢低下などの下部尿路症状や既往歴（外傷，手術など）を慎重に聴取し，尿排出障害の存在が疑われた場合には尿流測定，残尿測定を行う．尿道狭窄では，特徴的な尿流曲線パターン（図2）を呈することが多い．尿道狭窄を疑った場合には，膀胱尿道内視鏡や逆行性膀胱尿道造影にて尿道狭窄を確定する．症状，尿流測定，残尿測定，膀胱変形，上部尿路への影響などを参考に治療の適応を判断する．治療方法を選択する

ためには，狭窄している部位を特定するとともにその数，長さ，閉塞の程度，spongiofibrosis（尿道海綿体の線維化）の有無や狭窄に関連した病変（結石，憩室形成など）の有無を診断する必要があり，逆行性および排尿時（順行性）膀胱尿道造影，膀胱尿道内視鏡，尿道超音波検査などによる評価を行う．

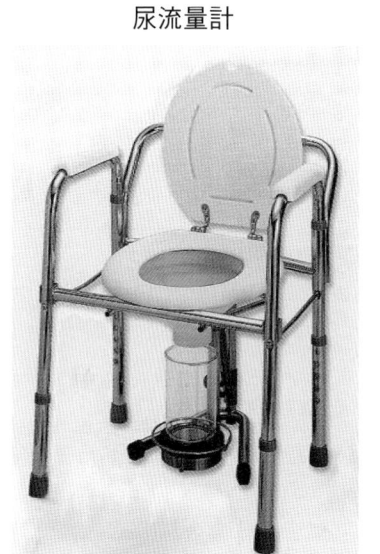

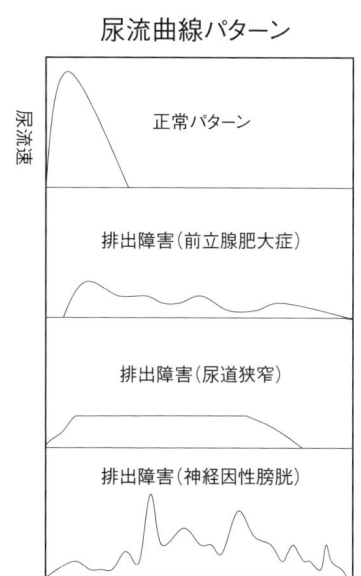

図2 尿流測定（尿流曲線のパターン）

尿道狭窄では，尿道内腔の口径に制限があるため，尿流速度が頭打ちになった台形のパターンをとる場合が多い．

■ 鑑別診断

前立腺肥大症，尿道結石，神経因性膀胱（排尿筋低活動），尿道憩室など尿排出障害をきたす疾患を鑑別する．これら疾患が同時に合併している場合には，尿排出障害の原因の鑑別には特に注意が必要である．神経因性膀胱の合併が疑われる場合，手術適応を判断するためには膀胱内圧測定やpressure-flow study（内圧・尿流測定）などによる評価が必要となる場合がある．

■ 治療

　軽微な1cm以下の尿道狭窄に対しては，尿道ブジー拡張術や内尿道切開術が行われる．最も汎用される治療法ではあるが，再発率は50％近いと報告されている．これらの処置（手術）を漫然と繰り返すと，瘢痕形成が助長され狭窄部位が延長して治療を難しくすることになる．1年以内に再発を繰り返す場合には，尿道端々吻合などの尿道形成術が必要である．主に狭窄の部位と長さによって手術法が選択される（表1）．球部尿道では，狭窄長が1～2cmでは尿道端々吻合術が適応であり，それ以上では有茎陰茎皮膚弁や遊離口腔粘膜を用いた1期的尿道形成術が行われる．さらに複雑な症例では2期的な修復術が必要となる場合がある．

表1．治療法の選択

狭窄部位	術式
舟状窩	尿道口切開術，尿道口形成術（有茎皮弁，遊離移植片のパッチ縫合）
振子部	尿道形成術（有茎皮弁，遊離移植片のパッチ縫合）
球部	
<1cm	内尿道切開術
1～2cm	尿道形成術（end-to-end anastomosis：端々吻合）
2～3cm	尿道形成術（anastomotic urethroplasty：有茎皮弁，遊離移植片を用いた尿道吻合）
3cm<	尿道形成術（onlay graft urethroplasty：有茎皮弁，遊離移植片のパッチ縫合）
膜様部	会陰式尿道形成術（端々吻合）

■ 予後

　単一の膜状の狭窄であれば，尿道ブジーや内尿道切開で治癒する可能性は50％程度である．1年以内に再発する症例や狭窄長が1cm以上の症例では，尿道形成術が適応となる．尿道形成術による治癒率は全般として良好であるが，狭窄の原因や部位・長さ・閉塞度により難易度は大きく異なっており，60～95％程度の治癒率が報告されている．

Side Memo

救急膀胱尿ドレナージ法

　救急現場において，尿道狭窄患者の膀胱尿ドレナージが必要な場合に取り得る処置としては下記のようなものがある.
①スタイレットを内腔に通した尿道留置カテーテルを経尿道的に設置する.
②尿道ブジー拡張術を行う.
③尿道内視鏡により尿道からガイドワイヤーを膀胱まで挿入した後，ガイドワイヤーに被せて先穴の尿道留置カテーテル（腎盂カテーテルなど）を経尿道的に設置する.
④経皮的恥骨上穿刺あるいは開放手術により膀胱瘻カテーテルを留置する.
　交通事故などによる後部尿道断裂症例では，通常は④による保存的な管理が行われるが，骨盤骨折などで開放手術が行われる場合には開放下に尿道留置カテーテルの挿入が試みられることがある.

参考文献

1) Barbagli G, Palminteri E, Lazzeri M, Guazzoni G. Anterior urethral strictures. BJU Int 2003 ; 92: 497-505.
2) Andrich DE, Mundy AR. What is the best technique for urethroplasty. Eur Urol 2008; 54 : 1031-1041.
3) Myers JB, McAninch JW. Management of posterior urethral disruption injuries. Nat Clin Rev 2009 ; 6 : 154-163.

（荒木 勇雄）

43 尿道腫瘍，尿道憩室

　尿道腫瘍，尿道憩室ともに比較的稀な疾患である．尿道腫瘍は尿路性器腫瘍で唯一女性に多い腫瘍である．尿道憩室はほとんど女性の疾患である．本項において男子尿道腫瘍，女子尿道腫瘍，尿道憩室の順に記載する．

男子尿道腫瘍

　解剖，組織，症状，診断，治療を表1に示す．

表1　男子尿道腫瘍

解剖，組織	前立腺部，膜様部，陰茎部（球部，振子部，舟状窩） 前立腺部，膜様部；移行上皮，球部，振子部；重層立方上皮 舟状窩；重層扁平上皮
癌組織型	扁平上皮癌＞＞移行上皮癌＞腺癌
臨床症状	排尿困難，腫瘤の触知，血尿，尿道痛，濃性分泌物
存在診断	視触診，尿道鏡（生検），尿道造影
病期診断	尿道鏡，CT，MRI　など．
治療	発生部位と病期を考慮して治療計画をたてる． 必要に応じリンパ節郭清，化学療法，放射線療法併用．
・表在癌	内視鏡手術や腫瘍切除などの保存的手術が主体．
・浸潤癌	前部尿道癌には陰茎部分切除の適応もあるが，後部尿道癌に対し陰茎，陰嚢，恥骨，膀胱前立腺を含めた拡大手術が必要な場合あり．

Side Memo

男子尿道（良性）腫瘍

　尿道尖圭コンジロームと前立腺上皮性ポリープはしばしば遭遇する良性腫瘍である．
- 尖圭コンジローム：外尿道口病変に併発が多い．80％は尿道口から3cm以内．
  症状：外尿道口腫瘍，尿道出血など．診断：尿道鏡，尿道造影．
  治療：TUR，切除，非観血的（ブレオマイシン，5FU軟膏，ベセルナクリーム）．
- 前立腺上皮性ポリープ：発生部位は前立腺部尿道が多い．
  症状：血尿，血精液症，排尿困難，尿道出血．
  診断：尿道鏡（乳頭状，絨毛状）．治療：経尿道的ポリープ切除術，TURP．

女子尿道腫瘍

解剖，組織，症状，診断，治療を表2に示す．

表2 女子尿道腫瘍

解剖，組織	遠位 1/3 を遠位部（前部），近位 2/3 を近位部（後部）尿道と呼ぶ． 遠位 2/3；扁平上皮　　近位 1/3；移行上皮
癌組織型	扁平上皮癌＞移行上皮癌≒腺癌（肉腫，悪性黒色腫）
臨床症状	尿道出血が 50％以上　頻尿，排尿痛，尿道痛，腫瘤触知など．
存在診断 病期診断	視触診（特に経腟的），尿道鏡（生検），経腟的穿刺細胞診，尿細胞診 尿道膀胱鏡，経腟超音波，CT，MRI など
治療	発生部位と病期を考慮して治療計画をたてる． 必要に応じリンパ節郭清，化学療法，放射線療法併用．
・表在癌	内視鏡手術や組織内照射などの保存的手術が主体． 外尿道口部の腫瘍には尿道部分切除も行われる．
・浸潤癌	尿道全摘（腟前壁合併切除）＋膀胱瘻，膀胱尿道全摘除術， 前方骨盤内臓全摘除術

尿道憩室

■概念，病因

尿道骨盤靱帯に存在し尿道との交通を有する嚢状腔形成を示すものと定義される．尿道周囲腺が後天的尿道憩室の起始部であろうと考えられている．

■形態

urethral diverticulum（尿道憩室），saddlebag UD（鞍袋尿道憩室），circumferential UD（全周性尿道憩室）の3形態が存在．

■頻度，年齢

成人女性の1～6％，好発年齢，20～60歳，平均40歳．

■症状

下部尿路症状（頻尿，排尿困難），会陰部痛，血尿，尿道周囲の腫瘤触知，腹圧性尿失禁．

■ 合併症

結石，癌（腺癌が多い）．

■ 診断

触診（柔らかい腫瘤），尿道造影，尿道鏡による憩室口の診断，CT，MRI（図1）など．

■ 治療

憩室口を含めた憩室全摘除術．到達方法；膣式憩室摘除術．

術後合併症（尿道膣瘻，憩室再発，腹圧性尿失禁，尿道狭窄）の可能性がある．

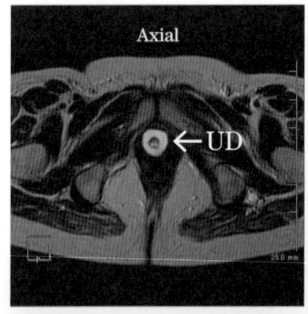

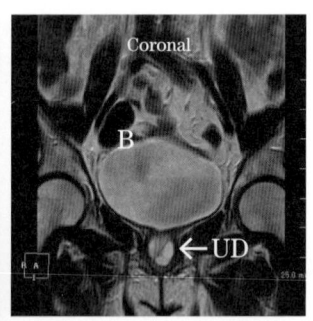

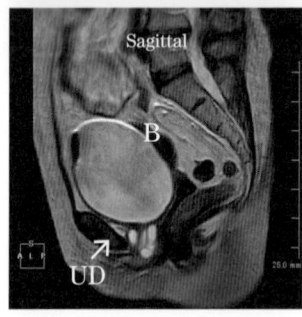

図1　尿道憩室（全周性）
MRI　T2（UD：尿道憩室，B：膀胱）

── Side Memo ──
術前検査のポイント
　術前にLUTSと腹圧性尿失禁の有無をウロダイナミックスタディも含め検索し，必要に応じ尿失禁に対する手術を追加すべきである．

（平方 仁）

第９章
前立腺

㊹ 前立腺炎
㊺ 前立腺肥大症
㊻ 前立腺癌
㊼ 前立腺癌診断の進め方

44 前立腺炎

■ 病態分類（表1）

National Institute of Health（NIH）の病型分類が広く普及している．特に，Ⅲ型は局所に明らかな細菌感染を認めないものと定義され，多彩な臨床症状を呈する疾患群（慢性前立腺炎/慢性骨盤疼痛症候群 chronic rostatitis/chronic pelvic pain syndrome：CP/CPPS）であり，その病態や病因の解明も不十分であり，治療法も確立されていない．

表1　NIM（National Institutes of Health）分類

病状分類	定義
Ⅰ．急性細菌性前立腺炎	急性細菌感染としての症状と所見のあるもの．
Ⅱ．慢性細菌性前立腺炎	慢性，再発性細菌感染としての症状と所見のあるもの．
Ⅲ．慢性非細菌性前立腺炎／前立腺関連疼痛症候群	明らかな細菌感染としての所見のないもの．
A　炎症性	精液，前立腺圧出液，ないしは前立腺マッサージ後の尿中に白血球を有意に認めるもの．
B　非炎症性	精液，前立腺圧出液，ないしは前立腺マッサージ後の尿中に白血球を認めないもの．
Ⅳ．無症候性・炎症性前立腺炎	無症候性・前立腺生検による偶発的な診断，あるいは他疾患の精査中に採取した前立腺液中に白血球を有意に認めるもの．

■ 診断と治療

1. 急性細菌性前立腺炎（Ⅰ型）

A. 診断
1) 症状：悪寒，戦慄を伴う発熱，頻尿，排尿痛などの膀胱刺激症状，排尿困難．比較的急激に発症する．
2) 直腸診：前立腺の有痛性腫脹．
3) 尿所見：膿尿，細菌尿を認める．本症から分離される細菌はグラム陰性桿菌，中でも *Escherichia coli* の分離頻度が高い．若年者の

場合，性行為感染症として起炎菌が淋菌，クラミジアが分離されることが多いので注意が必要である．

B. 治療

抗菌薬が劇的に奏功する．高熱を伴う場合は，抗菌薬の注射投与（βラクタム薬，アミノ配糖体薬）を行う．解熱し，炎症反応が正常化すれば経口フルオロキノロン薬に切り替える．中等症以下の場合は，最初からフルオロキノロン薬を2〜4週間経口投与する．

2. 慢性細菌性前立腺炎（II型）

A. 診断

1) 症状：下腹部から会陰，尿道など陰部を中心とした疼痛，不快感，頻尿，排尿時不快感，射精痛など多彩である．尿流動態の悪化を契機として急性増悪を示し，発熱や排尿痛などの急性症状が出現する．
2) 尿所見：急性増悪時以外は膿尿，細菌尿は認めない．
3) EPS（前立腺圧出液），前立腺マッサージ後尿（VB3）：白血球数 $\geq$ 10 WBCs/HPF，細菌数（桿菌 $\geq 10^3$ CFU/ml，球菌 $\geq 10^4$ CFU/ml）．

B. 治療

前立腺組織移行に優れるフルオロキノロン薬を選択し，4週間程度経口投与する．

3. 慢性前立腺炎/慢性骨盤疼痛症候群（CP/CPPS）（III型）

A. 診断

1) 症状：II型とほぼ同じ．CP/CPPSの臨床症状は多彩であり，症状の経過や治療効果を客観的に評価するためにNIH-chronic prostatitis symptom index（NIH-CPSI）が用いられる（表2）．NIH-CPSIは，疼痛ないし不快感についてその部位とそれらの頻度と程度に関する4項目と排尿刺激症状に関する2項目，症状が日常生活に与える影響に関する2項目ならびにQOLの1項目より構成されている．
2) EPS・VB3所見：EPS，VB3の所見で有意な細菌を認めないことからII型と鑑別する．
   ① IIIA型（炎症性）：白血球数（$\geq$ 10WBCs/HPF）かつ細菌数（桿菌 $< 10^3$ CFU/ml，球菌 $< 10^4$ CFU/ml）

表2 NIH-CPSI

痛みや不快感に関する症状記入用紙

記入日　　年　　月　　日　　お名前　　　　　　　　　様　　ご年齢　　　　

痛みあるいは不快感について

1. この一週間に，以下の部位に痛みや不快感を感じたことがありましたか？

	はい	いいえ
a. 陰嚢と肛門のあいだ（会陰部）	□1	□0
b. 精巣（こうがん）	□1	□0
c. ペニス（陰茎）の先（排尿に関係なく）	□1	□0
d. 下腹部，恥骨部ないし膀胱部	□1	□0

2. この一週間に，以下のことを感じたことがありましたか？

	はい	いいえ
a. 排尿中の痛みまたは灼熱感（焼けるように熱い感じ）	□1	□0
b. 射精時あるいはその後の痛みあるいは不快感	□1	□0

3. この一週間に，上記（1，2）のような痛みや不快感をどのくらいの頻度で感じましたか？
   - □0　全くない
   - □1　まれに
   - □2　ときどき
   - □3　しばしば
   - □4　だいたいいつも
   - □5　いつも

4. この一週間のあなたの痛みあるいは不快感の程度を，平均点で表すとしたら何点ですか？

　□　□　□　□　□　□　□　□　□　□　□
　0　1　2　3　4　5　6　7　8　9　10

　全く　　　　　　　　　　　　　　これ以上の
　痛くない　　　　　　　　　　　　痛みはない

排尿について

5. この一週間に，どのくらいの頻度で排尿後に尿がまだ残っていると感じましたか？
   - □0　全くない
   - □1　5回に1回より少ない
   - □2　2回に1回より少ない
   - □3　2回に1回くらい
   - □4　2回に1回より多い
   - □5　ほとんど毎回

6. この一週間に，どのくらいの頻度で排尿後2時間以内にもう一度排尿しなければならないことがありましたか？
   - □0　全くない
   - □1　5回に1回より少ない
   - □2　2回に1回より少ない
   - □3　2回に1回くらい
   - □4　2回に1回より多い
   - □5　ほとんど毎回

症状の影響

7. この一週間に，あなたの症状はどの程度，日常生活の妨げになりましたか？
   - □0　全くない
   - □1　ほんの少し
   - □2　ある程度
   - □3　すごく

8. この一週間に，症状のことをどのくらい考えましたか？
   - □0　全くない
   - □1　ほんの少し
   - □2　ある程度
   - □3　すごく

9. この一週間のあなたの状態が，今後一生続くとしたらどう感じますか？
   - □0　非常に満足
   - □1　満足
   - □2　ほぼ満足
   - □3　満足，不満どちらでもない
   - □4　やや不満
   - □5　不満
   - □6　全く我慢できない

各領域合計スコアー

痛み：項目 1a，1b，1c，2a，2b，3 および 4 の合計　　　　

排尿症状：項目 5 と 6 の合計　　　　

QOL：項目 7，8，および 9 との合計

② IIIB 型（非炎症性）：白血球数（< 10WBCs/HPF）かつ細菌数（桿菌< 10^3CFU/ml, 球菌< 10^4CFU/ml）

B. 病因

　病原微生物，前立腺管腔内への尿の逆流，潜在的な下部尿路閉塞，自己免疫疾患，骨盤内静脈うっ血や骨盤底筋の過緊張，精神的要因，内分泌系異常など，さまざまな病因が提唱されているが，いまだ充分に解明されていない．

C. 治療

　確立した治療法はないため，さまざまな治療法が試みられている．抗菌薬，セルニチンポーレンエキス（セルニルトン®），α1受容体遮断薬，精神安定剤，消炎鎮痛薬，筋弛緩薬，前立腺マッサージ，温熱療法，簡易精神療法などが行われている．

（渡邉 豊彦）

45 前立腺肥大症

■ 概念・病因

前立腺肥大症（benign prostatic hyperplasia：BPH）は中高年男性にみられる進行性の疾患である．典型的には，前立腺移行領域に発生する腺腫の増大により下部尿路閉塞が惹起され，これによる膀胱機能の変化ともあいまって，種々の下部尿路症状が出現する．加齢と，思春期にテストステロンを産生する機能的に正常な精巣の二つが重要な危険因子である．

■ 診断

男性下部尿路症状診療ガイドラインにしたがって，下部尿路症状の原因となる他疾患を除外する．直腸診や血清前立腺特異抗原（PSA）により前立腺癌が疑われる場合は針生検による組織学的診断を考慮する．検尿により血尿や膿尿が認められれば膀胱癌や尿路感染症なども疑って精査を進める．国際前立腺症状スコア（IPSS）とQOLスコアは，下部尿路症状の重症度の決定と治療効果の判定のために使用される（表1）．治療方法の選択の際には，前立腺肥大の程度や残尿量なども参考にする必要がある．

■ 鑑別診断

神経因性膀胱（中枢性，末梢性），膀胱癌や前立腺癌，膀胱炎や前立腺炎，下部尿管結石や膀胱結石など．

■ 治療

薬物療法と手術療法に大別される．手術療法は薬物療法に比較して，効果は優れるが，侵襲性は高い．

1. **薬物療法**：前立腺平滑筋を弛緩して機能的尿道閉塞を改善する薬剤（$\alpha 1$アドレナリン受容体遮断薬）と前立腺を縮小して機械的尿道閉塞を軽減する薬物（抗アンドロゲン薬）に大別される（表2，男性下部尿路症状診療ガイドラインより引用）．2009年に5α還元酵素阻害薬

であるデュタステリド（アボルブ®）がわが国において承認され，その使用頻度が増加している．現在，前立腺肥大症診療ガイドラインが改定中であり，それぞれの薬剤あるいはその組み合わせの根拠レベルおよび推奨レベルが変更されることが予測される．

2. 手術療法：経尿道的前立腺切除術（TURP）が標準である．大きな前立腺に対しては開腹による被膜下核出術も行われるが，最近では，ホルミウムレーザーを用いた核出術（HoLEP）が普及してきている．

表1　国際前立腺症状スコア（IPSS）とQOLスコア

どれくらいの割合で次のような症状がありましたか	全くない	5回に1回の割合より少ない	2回に1回の割合より少ない	2回に1回の割合くらい	2回に1回の割合より多い	ほとんどいつも
この1ヵ月の間に，尿をした後にまだ尿が残っている感じがありましたか	0	1	2	3	4	5
この1ヵ月の間に，尿をしてから2時間以内にもう一度しなくてはならないことがありましたか	0	1	2	3	4	5
この1ヵ月の間に，尿をしている間に尿が何度もとぎれることがありましたか	0	1	2	3	4	5
この1ヵ月の間に，尿を我慢するのが難しいことがありましたか	0	1	2	3	4	5
この1ヵ月の間に，尿の勢いが弱いことがありましたか	0	1	2	3	4	5
この1ヵ月の間に，尿をし始めるためにお腹に力を入れることがありましたか	0	1	2	3	4	5

	0回	1回	2回	3回	4回	5回以上
この1ヵ月の間に，夜寝てから朝起きるまでに，ふつう何回尿をするために起きましたか	0	1	2	3	4	5

IPSS＿＿＿＿＿＿＿＿点

	とても満足	満足	ほぼ満足	なんともいえない	やや不満	いやだ	とてもいやだ
現在の尿の状況がこのまま変わらずに続くとしたら，どう思いますか	0	1	2	3	4	5	6

QOLスコア＿＿＿＿＿＿＿＿点

IPSS重症度：軽症（0〜7点），中等症（8〜19点），重症（20〜35点）
QOL重症度：軽症（0, 1点），中等症（2, 3, 4点），重症（5, 6点）

表2 Male LUTS の薬物治療（泌尿器科専門医以外の医師向け）

治療方法	根拠レベル	推奨グレード[1]
α1アドレナリン受容体遮断薬（α1遮断薬）		
プラゾシン	A	c＋
テラゾシン，ウラピジル，タムスロシン，ナフトピジル	A	a
シロドシン	B	b
アルフゾシン	A	未承認
抗アンドロゲン薬		
クロルマジノン，アリルエストレノール	C	c＋
フィナステリド，デュタステリド	A	未承認
その他の内服薬		
パラプロスト，エビプロスタット，セルニルトン，漢方薬，フラボキサート	C〜E	c＋
三環系抗うつ薬	E	c−
抗コリン薬	A	保留[2]
コリン作動薬	E	保留[2]
シルデナフィル，タダラフィル	B	未承認
α1遮断薬との併用治療（ただし，検討されたのはα1遮断薬の一部である）		
クロルマジノンとの併用	C	c＋
フィナステリドとの併用	B	未承認
抗コリン薬との併用	A	保留[2]

根拠のレベル	
レベル	内容
A	2つ以上の大規模の RCT で結果が明らかな研究に裏付けられる
B	1つの大規模の RCT で結果が明らかな研究に裏付けられる
C	小規模の RCT で結果が明らかな研究を裏付けられる
D	無作為割付けによらない対照を有する研究に裏付けられる
E	無作為割付けによらない過去の対照を有する研究，対照のない症例集積研究，専門家の意見に裏付けられる

推奨のグレード	
グレード	内容
a	行うよう強く勧められる
b	行うように勧められる
c	行うよう勧めるだけの根拠が明確ではない
c＋	行ってもよい
c−	行うように勧められない
d	行わないよう勧められる

1) 推奨グレードは泌尿器科専門医以外の医師が行う場合を想定してつけた．
 尿道留置カテーテル，清潔間欠自己導尿は専門医の管理の下に行うべきと考えられるので記載していない．
2) この治療は泌尿器科専門医が行うことが望ましい．
 RCT：randomized controlled trial

■予後

繰り返す尿閉，腎後性腎不全，高度の残尿，コントロール不能な血尿，尿路感染症，膀胱結石の合併などの手術の絶対的適応症例を除き，薬物療法が第一選択となる．薬物療法によっても下部尿路症状の改善が得られなければ手術療法を考慮する．

> **Side Memo**
>
> **併用療法**
>
> 前立腺体積が大きな（30ml以上）前立腺肥大症においては，α_1アドレナリン受容体遮断薬と5α還元酵素阻害薬の併用が長期成績に最も優れることが最近の研究で示されている．また，尿意切迫感を主訴とする過活動膀胱（OAB）を合併する前立腺肥大症に対して，α_1アドレナリン受容体遮断薬と抗コリン薬併用の有用性と安全性を支持する結果が集積しつつある．

参考文献

男性下部尿路症状診療ガイドライン，日本排尿機能学会男性下部尿路症状診療ガイドライン作成委員会編，2008，Blackwell Publishing.

（舛森 直哉）

46 前立腺癌

■疫学

　前立腺癌（prostate cancer）は高齢男性で最も頻度の高い癌で，50歳未満では稀で60～70歳代に診断のピークがある．全世界での年齢調整罹患率は肺癌，胃癌に次いで3位であり，わが国では，胃癌，肺癌，結腸癌，肝臓癌，直腸癌に次いで6位である．今後，高齢化社会が進むにつれ，前立腺癌罹患数は増加の一途を辿ると考えられ，2020年には肺癌に次いで2位になると予測されている．一方，全世界での年齢調整死亡率は，肺癌，胃癌，肝癌，大腸・結腸癌に次いで5位，わが国では，肺癌，胃癌，肝癌，結腸癌，膵癌，食道癌，直腸癌に次いで8位である．

　前立腺癌罹患率は，米国黒人，米国白人，ハワイ在住日本人，日本人の順に多く，動物性脂肪を多く摂る食習慣と前立腺癌発生との因果関係が示唆されている．また，遺伝的要因も関連し，第1度近親者に1人，2人以上の前立腺癌患者がいた場合，前立腺癌罹患危険率は，それぞれ，2倍，5～11倍になる．

　癌発見の動機による分類を**表1**に示した．

表1　前立腺癌の癌発見の動機別分類

臨床癌	clinical carcinoma	臨床的に前立腺癌で，組織学的にも確認された場合．
偶発癌	incidental carcinoma	術前にPSA値が正常で，直腸診，画像的にも前立腺癌を全く疑わず，例えば前立腺肥大の手術をし，組織学的に癌が検出された場合．
オカルト癌	occult carcinoma	転移巣が認められるにもかかわらず，原発巣が不明で，その精査にて前立腺癌が発見された場合．
ラテント癌	latent carcinoma	生前，臨床的に前立腺癌の徴候が認められず，剖検により初めて前立腺癌が認められた場合．

■zonal anatomyと癌の発生率

　前立腺の解剖には，McNealの提唱したzonal anatomyを用いる．図1のごとく，辺縁領域（peripheral zone：PZ）が最も大きく，移行領域

(transition zone：TZ）は尿道，中心領域（central zone：CZ）は射精管を取り囲んだ領域である．古典的な外腺がPZ＋CZ，内腺がTZに相当する．前立腺癌の68％がPZ，24％がTZ，8％がCZから発生するとされている．TZが過形成を起こし，大きくなったものが前立腺肥大である．前立腺は，頭側から底部（base），中部（midgland），尖部（apex）とよぶ．

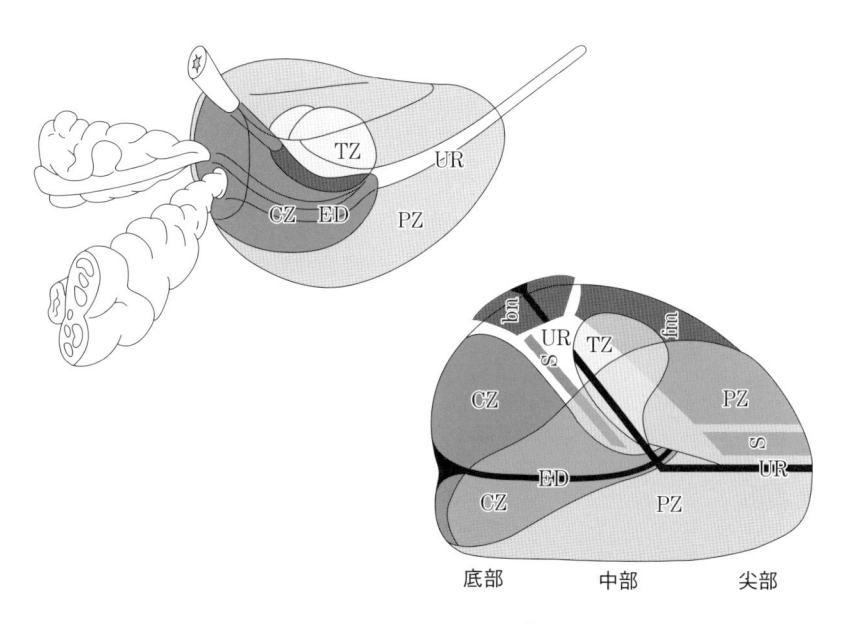

図1　zonal anatomy[2]

PZ：peripheral zone，TZ：transition zone，CZ：central zone，UR：urethra，ED：ejaculatory duct

■病理と悪性度の指標

　前立腺癌は，前立腺内の上皮細胞が悪性化したものであり，腺癌がほとんどで，その他には尿路上皮癌，扁平上皮癌，小細胞癌などがある．前立腺癌の組織学的悪性度の指標には，Gleason score（GS）を用いる．図2のように前立腺癌を組織学的形態と浸潤増殖様式から1〜5のパターンに分類したものをGleason patternとよぶ．GSは，基本的に，組織内で最も多いパターンを第1パターン，2番目に多いものを第2パターンとし，その合計をGSとする．例えば，第1パターンが3，第2パターンが4であれば，GS 3＋4＝7と表記する．ただし，パターン3，4，5が，

4>3>5の割合で混在するような，第3パターン（tertiary pattern）が第2パターンより悪性度が高い場合には，最も量的に多いパターンと，それを除いた最も悪性度が高いパターンの和とし，GS 4+5=9とする．

前癌病変として前立腺上皮内腫瘍（prostatic intraepithelial neoplasm：PIN）があり，また，小型な異型腺管の増殖からなるが，癌とするには不十分な微小病変を異型小型腺房増殖（atypical small acinar proliferation:ASAP）とよぶ．異型度の強いPIN（high grade PIN）やASAPはともに再生検を考慮すべき組織像である．

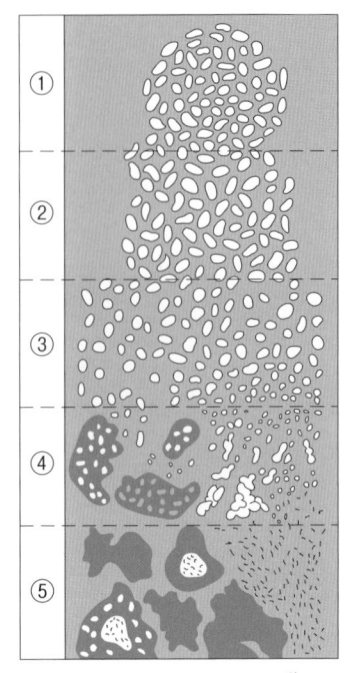

図2　Gleason pattern[3)]

■症状

早期前立腺癌に症状はない．合併する前立腺肥大の症状があるかもしれない．局所進行癌になると，排尿困難，肉眼的血尿，尿閉などがみられ，さらに膀胱内へ進展すると尿管閉塞による水腎症の症状が現れる．リンパ節転移が進行すると局所の疼痛，下肢等のリンパ浮腫がみられ，骨転移では，癌性骨痛，骨髄破壊による貧血，DIC，脊髄圧迫による対麻痺等が出現する．

■診断と臨床病期の決定（診断の流れの詳細は別項を参照．）

血清前立腺特異抗原（prostate specific antigen:PSA）の測定，直腸診（digital rectal examination:DRE），経直腸的超音波検査（transrectal ultrasound:TRUS）が前立腺癌診断の三種の神器である．これらの検査にて1つでも前立腺癌を疑う所見があれば前立腺生検を行う．なお，PSAの本体は，前立腺腺細胞が精漿に産生・分泌する蛋白分解酵素で，精液の液状化の役割を担っている．正常値は，4.0ng/ml以下である．50歳以上

では年1回の測定が望まれる.

前立腺生検により癌が検出された場合は, DRE, TRUS, MRI から局所病期を決定し, 次に転移診断を行う. 骨転移に対し骨シンチグラフィ, 骨盤内リンパ節転移に対し MRI, その他の臓器転移に対し CT を行い, TNM の分類 (表2), Jewett Staging System (表3) にしたがった病期を確定する. 骨転移がある場合は, その程度を Extent of disease on bone scan (EOD) 分類 (表4) で評価する.

表2　TNM 分類改訂版第7版 (2009年)

T		原発腫瘍
TX		原発腫瘍の評価が不可能
T0		原発腫瘍を認めない
T1		触知不能, または画像診断不可能な臨床的に明らかでない腫瘍
	T1a	組織学的に切除組織の5％以下の偶発的に発見される腫瘍
	T1b	組織学的に切除組織の5％を超える偶発的に発見される腫瘍
	T1c	PSAの上昇のため, 針生検により確認される腫瘍
T2		前立腺に限局する腫瘍
	T2a	片葉の1/2以内の進展
	T2b	片葉の1/2を超え広がるが, 両葉には及ばない
	T2c	両葉への進展
T3		前立腺被膜を超えて進展する腫瘍
	T3a	被膜外へ進展する腫瘍, 顕微鏡的な膀胱頸部浸潤を含む
	T3b	精囊に浸潤する腫瘍
T4		精囊以外の隣接臓器 (外括約筋, 直腸, 挙筋, および/または骨盤壁) に固定, または浸潤する腫瘍
N		所属リンパ節
NX		所属リンパ節転移の評価が不可能
N0		所属リンパ節転移なし
N1		所属リンパ節転移あり
M		遠隔転移
M0		遠隔転移なし
M1		遠隔転移あり
M1a		所属リンパ節以外のリンパ節転移
M1b		骨転移
M1c		リンパ節, 骨以外の転移

針生検により片葉, または両葉に発見されるが, 触知不能, また画像では診断できない腫瘍は T1c に分類される. 隣接臓器である膀胱頸部浸潤は T4 であるが, 顕微鏡的浸潤は T3a に分類される. 所属リンパ節は, 総腸骨動脈分岐以下の骨盤内リンパ節を指し, 内腸骨リンパ節, 外腸骨リンパ節, 閉鎖リンパ節が相当する. 鼠径リンパ節, 総腸骨リンパ節, 正中仙骨リンパ節, 大動脈傍リンパ節などは遠位リンパ節である.

表3 Jewett Staging System[4]

A		臨床的に前立腺癌と診断されず，良性前立腺手術において，たまたま組織学的に診断された前立腺に限局する癌（incidental carcinoma：偶発癌）
	A1	限局性の高分化型腺癌
	A2	中，あるいは低分化型腺癌，あるいは複数の病巣を前立腺内に認める
B		前立腺に限局する癌（限局癌）
	B0	触診では触れず，PSA高値にて精査され組織学的に診断
	B1	片葉内の単発腫瘍
	B2	片葉全体あるいは両葉に存在
C		前立腺周囲には留まっているが，前立腺被膜は超えているか，精嚢に浸潤するもの（局所進行癌）
	C1	臨床的に被膜外浸潤が診断されたもの
	C2	膀胱頸部あるいは尿管の閉塞をきたしたもの
D		転移を有するもの（転移癌）
	D0	臨床的には転移を認めないが，血清酸性ホスファターゼの持続的上昇を認める（転移の存在が強く疑われる）
	D1	所属リンパ節転移
	D2	所属リンパ節以外のリンパ節転移，骨その他臓器への転移
	D3	D2に対する適切な内分泌療法後の再燃

表4 Extent of disease on bone scan (EOD) 分類[5]

0	正常あるいは良性骨病変による異常
1	骨転移部位が6ヵ所未満．ただし，各々の転移部位のサイズは椎体半分以下とし，それ以上の大きさの転移では椎体半分のサイズを1単位として算定する．たとえば，1椎体分の大きさであれば2ヵ所に相当する．また，腸骨などに3椎体分に相当するサイズの転移があれば6ヵ所と算定する
2	骨転移部位が6～20ヵ所（病変数は上記に基づいて算定する）
3	骨転移部位が20ヵ所を超える場合．ただし，"super scan"ではないもの
4	super scanあるいはそれに相当する場合．すなわち，肋骨，椎骨，骨盤骨の75％を超えるもの

■リスク分類

　手術や放射線治療などの根治療法後，再発する危険性が低いものを低リスク（low risk），高いものを高リスク（high risk），その中間のものを中リスク（intermediate risk）とよぶ．一般的に，PSAが高いほど，GSが高いほど，病期が進行するほどリスクは高くなる．代表的なリスク分類である，**表5**にD'Amicoのリスク分類，**表6**にNCCNのリスク分類（Version 1. 2011）を示した．

表5 D'Amicoのリスク分類[6]

risk	PSA		GS		局所病期
low	≤10	and	≤6	and	T1c, T2a
intermediate	10<≤20	and/or	7	and/or	T2b
high	>20	or	≥8	or	T2c

表6 NCCNのリスク分類（Version 1. 2011）[7]

risk	PSA		GS		病期
very low	<10	and	≤6	and	T1c
	and fewer than 3 biopsy cores positive and ≤50% cancer in each core and PSA density<0.15 ng/ml/g					
low	<10	and	≤6	and	T1〜T2a
intermediate	10〜20	or	7	or	T2b〜T2c
high	>20	or	8〜10	or	T3a
locally advanced:very nigh					T3b〜4
metastatic					Any T, N1 Any T, Any N, M1

■ 治療

前立腺癌の治療には，待機療法，手術療法，放射線療法，内分泌療法がある．この他，終末期に行う治療法には，化学療法，緩和医療などがある．治療法の選択は，根治を目的とするのかtumor dormancyを目的とするのか，宿主・癌・治療の因子を考慮し，各治療法の長所と短所のバランスを考え決定する．宿主の因子としては，全身状態，合併症，期待余命，社会・経済環境，人生観などが，癌の因子としては，PSA値，GS，病期が，治療の因子としては，侵襲性，治療後の生活の質（quality of life：QOL）などがあげられる．

1. 待機療法（watchful waiting）

広義の待機療法（watchful waiting）は，治療が必要となるまで治療を延期することである．これには，2次治療として手術や放射線治療などの根治術を想定したPSA監視療法（active surveillance）と内分泌療法を想定した待機遅延内分泌療法がある．active surveillanceには，Stage A1症例や，低リスク症例がよい適応となる．2次治療は，PSA倍加時間の短い症例や，再生検にてGSが悪化した症例で考慮すべきである．

2. 手術療法（詳細は別項を参照.）

　手術療法には，恥骨後式（開腹術），会陰式，腹腔鏡下前立腺全摘除術がある．適応は，限局癌，一部の局所進行癌である．合併症は，術中では，出血，直腸損傷，閉鎖神経損傷などが，術後では，勃起不全（erectile dysfunction：ED），尿失禁（urinary incontinence），鼠径ヘルニアなどがあげられる．ED 対策には，癌が占拠していない側の勃起神経を温存する手術（nerve sparing surgery）が行われている．

3. 放射線療法

　放射線療法には，外照射，ヨウ素125を用いた密封小線源永久挿入治療（^{125}I brachytherapy）などがある．外照射には，通常のリニアック，三次元原体照射（three-dimensional conformal radiotherapy：3D-CRT），強度変調放射線治療（intensity modulated radiation therapy：IMRT）がある．外照射の適応は，限局癌，局所進行癌で，少なくとも総線量70 Gy 以上を1回1.8〜2.0Gy で分割照射する．中・高リスク症例では術前（neoadjuvant）〜術後（adjuvant）に内分泌療法を併用する．密封小線源療法の適応は低リスク患者で，処方線量144Gy が一般的である．外照射の合併症は，急性期（照射中から照射終了後3ヵ月以内）には，頻尿，排尿時痛，下痢が，晩期（照射終了後3ヵ月以降）には，直腸出血，ED がある．薬物治療抵抗性の直腸出血には，痔疾治療剤の投与，高圧酸素療法やアルゴンレーザー焼灼術を行う．密封小線源療法の合併症は，主として下部尿路症状で，頻尿，排尿時痛，尿意切迫感，排尿困難，尿閉などである．これらの症状は1年以内に改善することが多い．

4. 内分泌療法

　前立腺はアンドロゲン依存性臓器であり，前立腺癌の多くもアンドロゲン依存性である．前立腺癌における内分泌環境と治療薬の作用点を図3に示した．前立腺癌においては内分泌療法に勝る薬物療法はない．すべての病期で適応があり，ほとんどの症例で初期治療に奏功を示す．しかし，進行癌や GS が高い症例では，やがて治療抵抗性となる．

　内分泌療法には，LH-RH agonist（①）による内科的去勢（下垂体での LH 産生を抑制し，精巣のテストステロン産生を抑える），両側除精術による外科的去勢（②），アンドロゲンとその受容体との結合を競合

阻害する抗アンドロゲン剤（③）がある．抗アンドロゲン剤には，ステロイド系の酢酸クロルプロマジン，非ステロイド系のビカルタミド，フルタミドがある．この他，エストロゲン剤は視床下部～下垂体系のネガティブフィードバック及び前立腺癌への直接作用がある．さらに将来，副腎や前立腺癌内において，弱いアンドロゲンからテストステロンやDHTの合成する経路を阻害する薬剤（④）も使用可能となるであろう．

去勢術の副作用には，ほてり・発汗（hot flash），性欲減退，ED，女性化乳房，肥満，筋力低下，手指関節痛，精巣萎縮，貧血，血清コレステロール・中性脂肪の上昇，血糖上昇，骨粗鬆症がある．非ステロイド系抗アンドロゲン剤の副作用には，女性化乳房，勃起力減退，肝機能障害，下痢などがある．エストロゲン剤の副作用には，心血管系合併症，血栓症，ED，女性化乳房などがある．

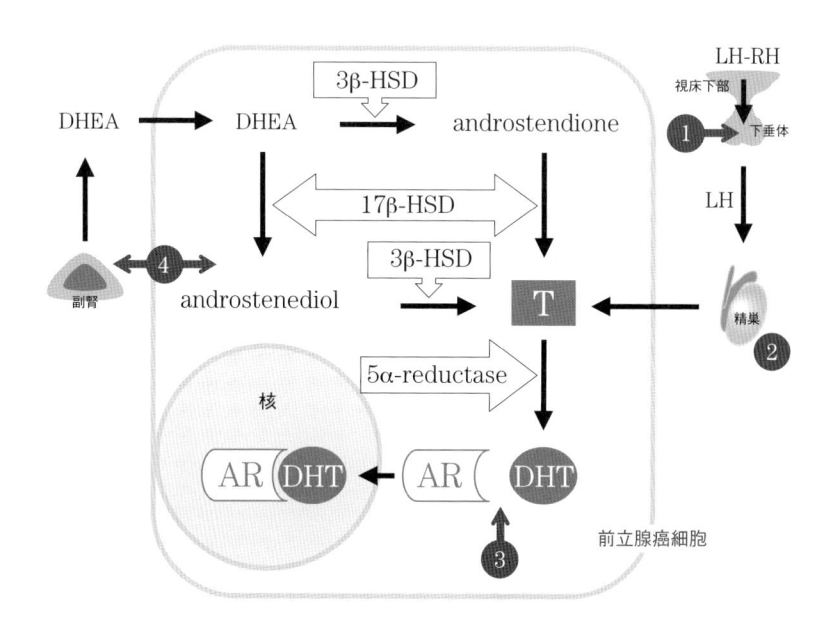

図3　前立腺癌における内分泌環境と治療戦略

副腎由来の弱いアンドロゲン作用を持つ dehydroepiandrosterone（DHEA），androstenedione は，前立腺内の酵素により，testosterone（T），dihydrotestosterone（DHT）に変換される．前立腺癌細胞中のアンドロゲンの40%は副腎由来．
3β-HSD：3-β-hydroxysteroid dehydrogenase，17β-HSD：17-β-hydroxysteroid dehydrogenase．

以下に内分泌療法に関連した特殊な用語を解説する．
1) 最大アンドロゲン阻止療法（maximal androgen blockade：MAB）：LHRH agonist または外科的去勢術と抗アンドロゲン剤の併用をさし，精巣及び副腎由来のアンドロゲンの両者とも抑制する方法．
2) flare up 現象：LHRH agonist の投与初期に一過性に血清アンドロゲンが上昇し，病状が悪化する現象．この予防には抗アンドロゲン剤を LHRH agonist 投与前後に併用する．
3) 抗アンドロゲン除去症候群（antiandrogen withdrawal syndrome）：抗アンドロゲン剤を使用中，PSA 上昇をきたし，抗アンドロゲンを中止することにより PSA が低下する現象を抗アンドロゲン除去症候群とよぶ．抗アンドロゲン剤を使用中，再燃が認められた場合は必ず確認する必要がある．
4) 抗アンドロゲン剤の交替療法：MAB 施行中，使用中の抗アンドロゲン剤が無効になった際，他の抗アンドロゲン剤に切り替えて治療を継続する方法．
5) 去勢抵抗性前立腺癌（castration resistant prostate cancer：CRPC）：外科的や薬物による去勢術に抵抗性となった状態．CRPC に対する治療法には，抗アンドロゲン剤の交代療法，エストロゲン剤，副腎皮質ステロイド，抗癌剤がある．

5. 化学療法

わが国で保険適応のある抗癌剤には，estramustine（ECT），docetaxel（TXT），cis-platinum（CDDP），ifosphamide（IFM），peplomysin（PEP），uracil/tegafur などがある．この中で，TXT のエビデンスレベルが最も高く，一般に使用されている．

■再発の定義

1. 手術

PSA を産生する臓器は前立腺しかないため，図4のごとく，術後の PSA は原則的に測定感度以下まで低下する．残存腫瘍がある場合は，その後，PSA は徐々に上昇する．PSA が 0.2（または 0.4）ng/ml を超えた時点を生化学的再発（PSA 再発）としている．その後，無治療で放置すると，骨転移などの画像で確認できるようになる．これが臨

床的再発である．PSA 再発から臨床的再発までの期間は約 8 年と報告されている．PSA 値がどの時点で，どの救済療法（外照射や内分泌療法）を行うべきか，現状でははっきりしていない．

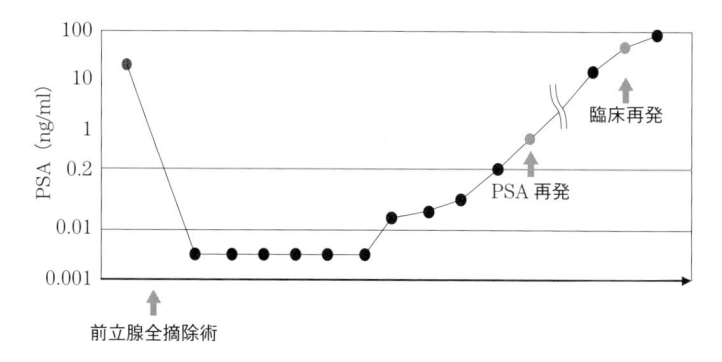

図4　手術後 PSA 再発と臨床的再発[8]

2. 放射線療法

放射線治療後の再発は，現在，照射後の PSA 最低値（PSA nadir）+2.0 ng/ml を超えた時点と定義されている（Phoenix 定義）．

3. 内分泌療法

内分泌療法後の PSA 進行は，PSA nadir から 25％以上の上昇かつその上昇幅が 2 ng/ml 以上であることが確認でき（**図5ポイント D**），さらにこの上昇傾向が D から 3 週以上間を空けた E で確かめられることが必要．PSA 進行日は D となる．

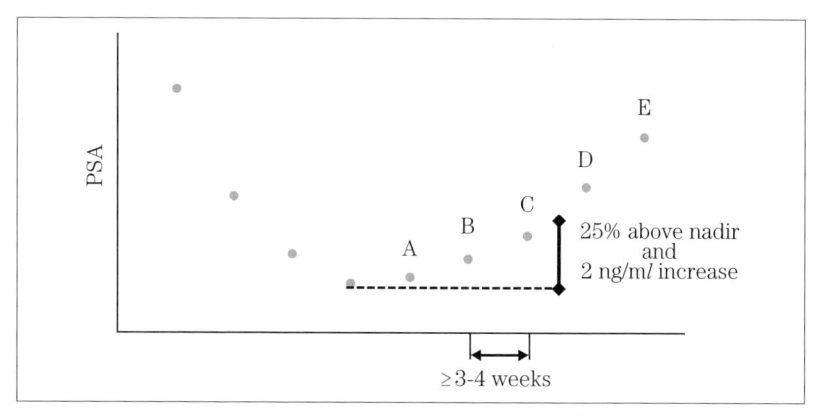

図5　内分泌療法後 PSA 進行の定義[9]

参考文献

1) 前立腺癌の癌発見の動機別分類　日本泌尿器科学会・日本病理学会・日本医学放射線学会編．泌尿器科・病理．放射線科前立腺癌取扱い規約第4版．2010年12月．金原出版，東京．表2．TNM分類改訂版第7版（2009年）　UICC日本委員会TNM委員会：TNM悪性腫瘍の分類日本語版第7版．金原出版．2010.
Sobin LH, Wittekind C, Gospodarowics MK : TNM classification of Malignant Tumours 7th edition. Wiley-Blackwell, 2009.
2) Zonal anatomy McNeal JE. Normal histology of the prostate. Am J Surg Pathol. 12 : 619-33, 1988.
3) Gleason pattern Epstein JI et al. The 2005 International Society of Urological Pathology（ISUP）Consensus Conference on Gleason Grading of Prostatic Carcinoma. Am J Surg Pathol : 29, 1228-1242, 2005.
4) Jewett Staging System Jewett HJ: The present status of radical prostatectomy for stage A and B prostatic cancer. Urol Clin North Am 2 : 105-124, 1975.
5) Extent of disease on bone scan（EOD）分類　Soloway MS et al. Stratification of patients with metastatic prostate cancer based on extent of disease on initial bone scan. Cancer 61 : 195-202, 1988.
6) D'Amicoのリスク分類　D'Amico AV et al. Biochemical Outcome After Radical Prostatectomy, External Beam Radiation Therapy, or Interstitial Radiation Therapy for Clinically Localized Prostate Cancer. JAMA 280 : 969-974, 1998.
7) NCCNのリスク分類（Version 1. 2011）　http://www.nccn.org/professionals/physician_gls/pdf/prostate.pdf
8) 手術後PSA再発と臨床的再発　Pound CR et al. Natural History of Progression After PSA Elevation Following Radical Prostatectomy. JAMA 281 : 1591-1597, 1999.
9) 内分泌療法後PSA進行の定義　Scher HI et al. Design and End Points of Clinical Trials for Patients With Progressive Prostate Cancer and Castrate Levels of Testosterone : Recommendations of the Prostate Cancer Clinical Trials Working Group. J Clin Oncol. ;26 : 1148-59, 2008.

（木村　剛）

47 前立腺癌診断の進め方

■ 概要

　前立腺癌診断手順は，無症状で住民検診や人間ドック検診を受けた場合と，何らかの排尿症状を有し泌尿器科外来を受診した場合で異なる．一般的に，前者ではシステム上のメリットの大きさからPSA検査単独の初期診断を行い，後者では前立腺癌診断の感度を高めるため，前立腺特異抗原検査（prostate specific antigen：PSA），直腸指診（digital rectal examination：DRE），経直腸的超音波検査（transrectal ultrasonography：TRUS）による初期診断を行う．

■ 診断手順

1) 無症状者が人間ドックや住民検診を受診した場合には，基本的にはPSA検査単独による初期診断を行うが，対象年齢・専門医受診の適応と適切な再検診間隔に関するフローチャートを図1に示す．
2) 何らかの排尿症状を有する場合，泌尿器科外来において前立腺癌と良性疾患の鑑別を行い，その後診断に応じた速やかな治療への移行が望ましい．基本的に図2に示す前立腺癌診断手順にしたがって前立腺生体検査の適応を決定する．PSA検査，DRE，TRUSの結果，癌の疑いがなく生検の適応にならなかった場合でも，微小癌の見逃しの可能性，また新規発生癌の早期診断のために，各検査所見により，適切な間隔をもって継続的に経過観察を行う．
3) 初期診断で前立腺癌が疑われた症例に対して，泌尿器科専門医はPSA関連マーカーを用いて，生検適応症例の絞り込みを行う場合，あるいは特に初回の癌疑いの場合には基本的に絞り込みを行わずに生検を勧める場合があり，日常診療では年齢や合併症などによって生検適応基準を専門医がそれぞれ設定していることが多い．現在，臨床応用が可能なPSA関連マーカーとしては，PSA density（PSAD），PSA density adjusted by transition zone volume（PSATZD），遊離型/

総 PSA 比（%f-PSA），PSA-α1-antichymotrypsin complex（PSA-ACT）があげられる．主な PSA 関連マーカーの感度，特異度，カットオフ値について，**表1**に示す．また，いくつかの診断因子を組み合わせたノモグラムを用いた癌診断危険性の予測ツールも臨床応用されており，欧州泌尿器科学会が公開している prostate risk indicator（URL; http://www.prostatecancer-riskcalculator.com/via.html）は，過去の検診受診歴・生検施行歴別に PSA 値・DRE 所見・TRUS 所見・前立腺体積を入力すれば癌の確率が予測できる（**表2**）．PSA 異常者に対して，これらの関連マーカーやノモグラムを用いてより正確に癌の可能性を示し，生検の必要性の程度を医師と患者が共有する事で，確定診断のための前立腺生検の施行を決定するのがよい．

4) 前立腺生検については，TRUS ガイド下の系統的経会陰的あるいは経直腸的生検が推奨されるが，具体的な生検方法や生検本数などの詳細は第2章検査法の生体検査を参照のこと．

■ 鑑別診断

前立腺肥大症，前立腺炎

```
┌─────────────┐      ┌─────────────┐
│  40～49歳    │      │   50歳以上   │
└──────┬──────┘      └──────┬──────┘
       ↓                    ↓
┌─────────────┐      ┌─────────────┐
│  人間ドック   │      │   住民検診   │
└──────┬──────┘      └──────┬──────┘
       └──────────┬─────────┘
                  ↓
         ┌─────────────────┐
         │    PSA測定       │
         └────────┬────────┘
                  ↓
    ┌─────────────────────────────┐
    │  PSA基準値：0.0-4.0ng/ml      │
    │         あるいは              │
    │    年齢階層別PSA基準値         │
    │ (50～64歳：0.0-3.0ng/ml,      │
    │  65～69歳：0.0-3.5ng/ml,      │
    │  70歳～：0.0-4.0ng/ml)        │
    └─────────────────────────────┘
```

- 基準値を超える → 経直腸的超音波ガイド下の前立腺生検が可能な泌尿器科専門医への紹介
- 基準値以内
  - PSA 1.0ng/ml以下 → 3年後の検診
  - PSA 1.1ng/ml～基準値上限 → 1年後の検診

PSA：前立腺特異抗原

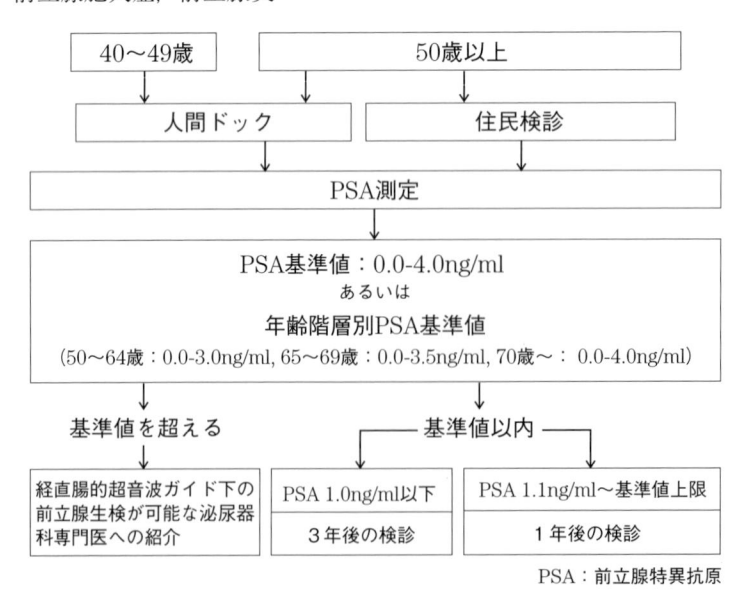

図1 住民検診・人間ドックにおける受診対象年齢と泌尿器科専門医紹介までの前立腺癌診断フローチャート

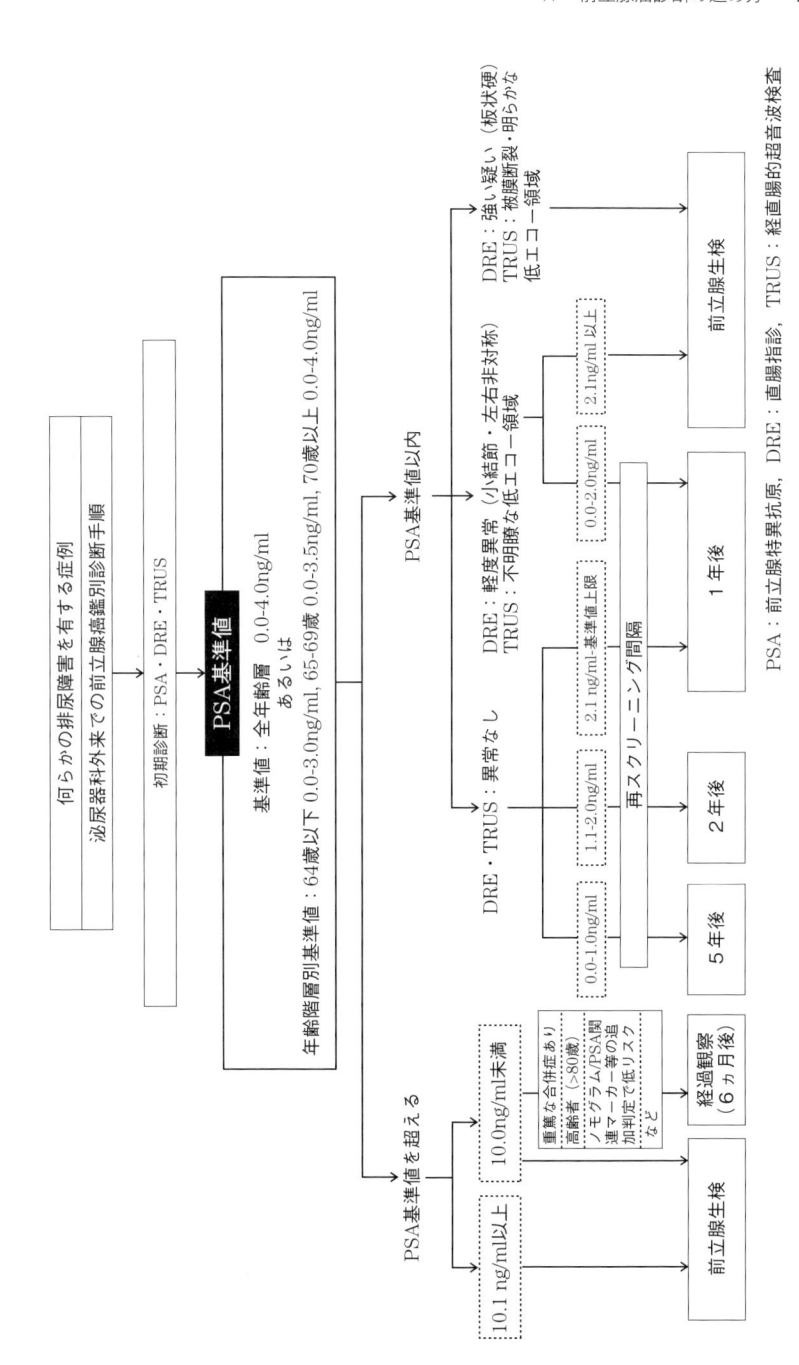

図2 何らかの排尿障害を有して泌尿器科外来を受診した場合の前立腺癌診断フローチャート

PSA：前立腺特異抗原，DRE：直腸指診，TRUS：経直腸的超音波検査

表1 主なPSA関連マーカーとカットオフ値・感度・特異度

PSA値	PSA関連マーカー	カットオフ値	感度	特異度
4.1～10ng/ml	遊離型/総PSA比 (%f-PSA)	20～25%	88～95%	26～50%
	PSA density (PSAD)	0.158	90%	47%
		0.198	67%	67%
	PSA density adjusted by transition zone volume (PSATZD)	0.215	100%	22%
		0.365	90%	58%
		0.436	73%	73%
3.0～6.0ng/ml	PSA-α1アンチキモトリプシン結合体 (PSA-ACT)	2.76ng/ml	90%	25%
		3.17ng/ml	80%	46%
2.5～6.0ng/ml		2.70ng/ml	90%	14%
		3.47ng/ml	80%	32%

表2 prostate risk indicatorを用いた前立腺癌診断確率予測

スクリーニング歴	生検陰性歴	PSA値	直腸指診 (DRE)	経直腸的超音波検査 (TRUS)	推定前立腺体積	前立腺癌診断確率
+	+	2.5ng/ml	+	+	20cc	19%
+	+	2.5ng/ml	+	+	20cc	56%
+	+	4.0ng/ml	+	+	30cc	18%
+	+	4.0ng/ml	+	+	30cc	37%
+	+	6.0ng/ml	+	+	50cc	11%
+	+	6.0ng/ml	+	+	50cc	16%
+	+	6.0ng/ml	+	+	20cc	84%
+	+	10.0ng/ml	+	+	80cc	7%
+	+	10.0ng/ml	+	+	30cc	52%
+	+	10.0ng/ml	+	+	20cc	93%

スクーニング歴・生検陰性歴：＋；あり，－；なし，DRE・TRUS：＋；陽性（癌疑いあり），－；陰性（癌疑い無し）

Side Memo

PSA測定のタイミングと注意点

血中PSA値にはDRE，TRUS，導尿・膀胱鏡などの経尿道的操作，射精などが影響することがある．急性尿閉時の測定は偽陽性となる事が多く診断的価値はない．また，前立腺肥大症に対する薬物療法の中で抗アンドロゲン剤あるいは5α還元酵素阻害薬，男性型脱毛症用薬（5α還元酵素阻害薬）はPSA値が低下するため，使用前にPSA値の測定を行い，前立腺癌の鑑別診断を行い，また内服中は生検適応の判断に用いる基準値を下げるなど注意が必要である．

参考文献

前立腺癌診療ガイドライン：2006年版．日本泌尿器科学会編，2006，金原出版．
前立腺がん検診ガイドライン：2010年増補版．日本泌尿器科学会編，2009，金原出版．
Ito K, et al. : The risk of rapid prostate specific antigen increase in men with baseline prostate specific antigen 2.0ng/ml or less. J Urol, 171 : 656-660, 2004.
Kikuchi E, et al. : Prostate specific antigen adjusted for transition zone volume: the most powerful method for detecting prostate carcinoma. Cancer. 89 : 842-829, 2000.

（伊藤 一人）

第10章
精囊

48 精囊疾患

48 精嚢疾患

表1に主な精嚢疾患とその取り扱いを，表2に精嚢腫瘍の分類をあげる．厳密には精嚢疾患ではないが，原因として精嚢疾患の頻度が高い血精液症について概説する．

表1 精嚢疾患

精嚢疾患	特徴と取り扱い
精嚢奇形	無発生，精嚢嚢胞（先天性，後天性）など．先天性精嚢嚢胞にはしばしば同側腎の無形性・低形成を合併する．
精嚢結石	積極的な治療が必要となることは稀．血精液症，疼痛，炎症が改善しない場合は手術を検討する．
精嚢炎	ほとんどが前立腺炎を合併している．抗菌薬投与で改善しない場合や精嚢膿瘍を形成している場合は穿刺・吸引が必要となる．
精嚢腫瘍（表2）	原発腫瘍は稀．多くは膀胱癌，前立腺癌，直腸癌などが浸潤したものである．

表2 精嚢腫瘍

良性	嚢腺腫，乳頭状腺，横紋筋腫，奇形腫，神経鞘腫，上皮性間質腫瘍など
悪性	腺癌　横紋筋肉腫，平滑筋肉腫，血管肉腫，カルチノイド，セミノーマ　転移・浸潤癌（膀胱癌，前立腺癌，直腸癌，リンパ腫など）

血精液症

■ 概念・病因

精液中に血液が混入するものである．表3に示すように種々の原因が考えられており，精路疾患のみでなく全身疾患の一症候として現れることがある．そのほとんどが良性疾患であるが，厳密には原因不明であることが多い．

表3 主な血精液症の原因

感染および炎症	前立腺炎，精嚢炎，尿道炎，精巣上体炎，精巣炎，尿路結核
精路の閉塞	精嚢嚢胞，射精管嚢胞，前立腺嚢胞，ミュラー管嚢胞
腫瘍性病変	前立腺肥大症，前立腺癌，精嚢腫瘍，精巣腫瘍
外傷性，医原性	会陰部・骨盤部外傷，前立腺生検，前立腺組織内照射，除睾術，精巣生検
全身疾患	高血圧，紫斑病，白血病，血友病，肝硬変

■ 鑑別診断

　診断および治療のアルゴリズムを図1に示す．前立腺炎，精嚢炎などの炎症性疾患，精嚢腫瘍，前立腺腫瘍，精嚢結石，前立腺結石，会陰部外傷，出血性素因，アレルギーなどを念頭において検索を進める．

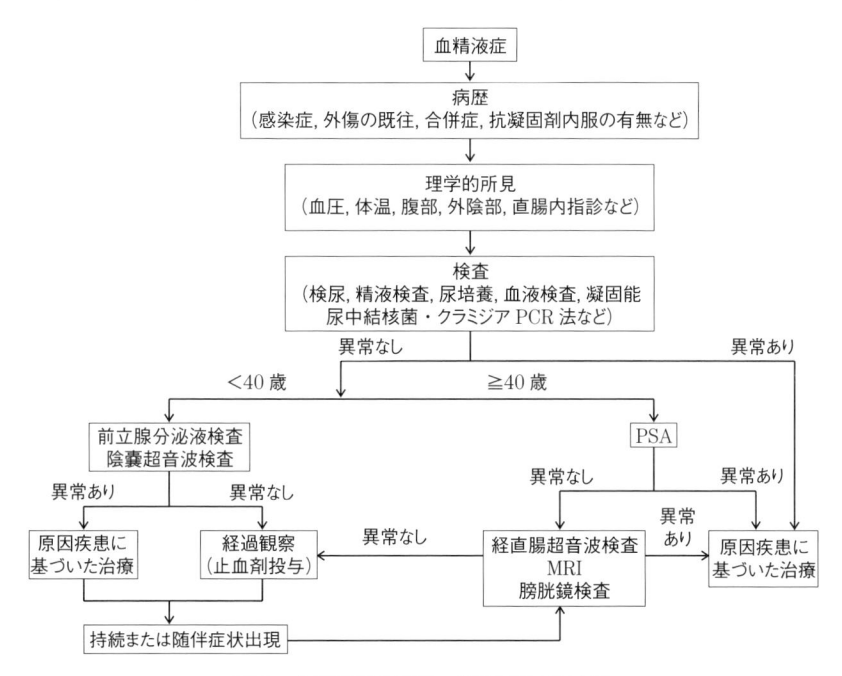

```
                    ┌──────────┐
                    │ 血精液症 │
                    └────┬─────┘
                    ┌────┴─────┐
                    │   病歴   │
                    │(感染症,外傷の既往,合併症,抗凝固剤内服の有無など)│
                    └────┬─────┘
                    ┌────┴─────┐
                    │ 理学的所見 │
                    │(血圧,体温,腹部,外陰部,直腸内指診など)│
                    └────┬─────┘
                    ┌────┴─────┐
                    │   検査   │
                    │(検尿,精液検査,尿培養,血液検査,凝固能 │
                    │ 尿中結核菌・クラミジアPCR法など)    │
                    └────┬─────┘
            異常なし ──┴── 異常あり
    <40歳 ──┴── ≧40歳
```

図1　血精液症の診断・治療アルゴリズム

■ 治療

　原因疾患が明らかとなった場合には，その疾患に応じて治療を行う．**表4**に処方例をあげる．

1. **炎症性疾患**：細菌感染の場合には抗菌薬，細菌感染が明らかでない場合には抗アレルギー薬を投与する．慢性前立腺炎が考えられる場合にはセルニルトン®を用いる．
2. **腫瘍性疾患**：前立腺癌の場合には病期診断を行い，治療方針を検討する．原発性精嚢腫瘍は稀であり，十分な検討を行ったうえで治療方針を決定する．

3. 特発性血精液症：原因疾患が不明の場合には，対症的に止血剤の投与を検討する．ただし，有効性に関するエビデンスはない．

表4　血精液症に対する処方例

抗菌薬	一般細菌感染症の場合	クラビット　500mg　1錠　分1
	クラミジア感染症の場合	ジスロマックSR　2g　分1
抗アレルギー剤		アレギサール（5mg）　3錠　分3 アレグラ（60mg）　2錠　分2 アイピーディ（100mg）　3cap 分3
前立腺炎治療薬		セルニルトン　6錠　分3
止血剤		アドナ（10mg）　3錠　分3 トランサミン（250mg）　3cap 分3

■ 予後

ほとんどが良性疾患であり，半数以上が1ヵ月以内に消失するとされている．

Side Memo

原因が特定できない場合の対処

悪性疾患は稀であるが，原因が特定しにくいことで患者が不安を訴えることが多いため，患者に安心感を与えることが重要である．また，持続する場合や反復する場合には重大な疾患が隠れている可能性があり，特に40歳以上の患者では積極的に原因検索を行うことが肝要である．

参考文献
1) Hemospermia Imuran Ahmad, Nalagatla Sarath Krishna J Urol（2007）177：1613-1618.

（加藤　智幸）

第11章
陰嚢および陰嚢内容

- **㊽** 精巣の病変，精巣上体の病変
- **㊾** 精索・精管の病変，精巣固有鞘膜および付属器の病変，陰嚢の病変
- **㊿** 精巣腫瘍

49 精巣の病変，精巣上体の病変

　精巣・精巣上体共に外傷，炎症性疾患，腫瘍，先天性疾患があり多彩である．精巣腫瘍，精索捻転および，停留精巣他の先天異常の詳細は別項（第11章，17章）を参照．

■ 精巣外傷（testis injury）

1. 症状
　局所の激しい疼痛に加えて鼠径部から腰背部への放散痛や悪心を伴うことが多い．血圧低下を認めることもある．

2. 診断
　他の急性陰嚢症との鑑別診断には，問診により受傷の状況を確認することが重要である．精巣は固く腫大し，自発痛および圧痛がある．鈍的外傷がほとんどであるが，解放損傷では両側損傷や多臓器損傷に留意する．

3. 画像診断
　超音波検査にて損傷の程度と精巣血流を評価する．精巣実質の粗像は壊死や血腫を示唆し，白膜辺縁の不整像は，白膜断裂と精細管の脱出を示唆する．MRIも有用であるが，他臓器損傷が疑われる場合は，CTを優先すべきである．

4. 治療
　解放損傷や白膜断裂が疑われる場合，あるいは精索捻転等，他の急性陰嚢症との鑑別が困難であれば，早期に試験切開を行う．精巣温存には受傷後3日以内の手術が勧められる．白膜断裂があれば脱出した精細管を含めて損傷部位を切除し，白膜を縫合閉鎖する．広範な精巣壊死を認める場合や，解放損傷で創汚染が激しい場合は摘出する．解放損傷では抗生剤の投与が必須である．

5. 経過観察
　思春期以降であれば術後の抗精子抗体の出現に注意する．

■ 精巣炎 (orchitis)

　精巣に限局する炎症性疾患として mumpus virus 感染によるものが古くから知られている．思春期以降の流行性耳下腺炎の約 20% に合併するとされ，耳下腺炎の発症後 4〜7 日に精巣の腫脹，疼痛をきたす．安静および消炎鎮痛薬の投与や局所の冷却など，対症療法を行う．両側性のものは不妊の原因となり得る．

■ 精巣上体炎 (epididymitis)

1. 病因
　細菌感染のほか，クラミジア感染，時に結核感染がある．通常，尿路の逆行性感染に伴い経精管的に発症する．

2. 診断
　急性精巣上体炎は高熱および局所の発赤および有痛性腫大が特徴的であり，精巣を腹側に挙上すると疼痛が軽減する（Prehn 兆候陽性）ことが多い．尿検査は必須である．明らかな尿路感染や発熱を伴わず，諸検査でも精索捻転症との鑑別が困難であれば，十分なインフォームドコンセントの上，試験切開を躊躇すべきでない．慢性精巣上体炎では発熱は稀であり，局所の硬結と圧痛を認める．

3. 治療
　急性発症では尿培養により起炎菌を特定するとともに適切な抗生剤を投与する．安静と保温に加えて，局所の冷却が有効なことがある．慢性炎症の場合は感染があれば抗生剤投与を行うが，感染が否定的であれば，消炎鎮痛薬等にて対症療法とする．

■ 精巣上体・精巣結核 (tuberculosis of the epididymis and testis)

1. 概念
　尿路における腎と同様に，性器の中で精巣上体は最初に結核感染が起こる部位である．血行性感染が主とされる．精巣結核は精巣上体より直接炎症が波及することによる．

2. 症状

精巣上体の有痛性腫大を認めるが，疼痛が軽度のこともある．約40％は精巣上体尾部に限局している．また，頻回の血精液症は本症を疑う必要がある．

3. 診断

症状は非特異的であることが多く，また，併発する尿路結核が無症候性であることが稀でないため，まず本症を疑うことが診断の第1歩である．70～80％は肺を首座とする一次感染病巣の既往がある．組織の病理診断，結核菌培養およびPCR検査にて診断を確定する．尿路結核の合併がないか，尿検査と各種画像診断は必須である．尿路結核は，尿の抗酸菌染色，結核培養，PCR検査にて確定診断する．

4. 治療

抗結核剤の内服治療を原則とする．診断目的，あるいは抗結核剤抵抗性の乾酪性肉芽腫や膿瘍では精巣上体摘除術を行うが，術後に精巣萎縮をきたすことがある．また，本症は男性不妊の原因となる．

（佐藤 文憲）

50 精索・精管の病変，精巣固有鞘膜 および付属器の病変，陰嚢の病変

精索・精管の病変

■ 精索捻転症

1. **概念・病因**：精巣導体付着異常などが原因．精巣挙筋反射を機に精巣が回転して精索が捻転し，精巣が急激に虚血に陥った状態．生後1年未満と思春期に多く，発症は明け方に多い．腹痛を訴えることが多く，必ず陰嚢の診察を行うこと（図1）．
2. **診断**：鼠径部に捻転精索腫大を認めることがある．陰嚢全体の激痛，浮腫，発赤，患側精巣はやや挙上．精巣挙筋反射は消失し，陰嚢を挙上しても痛みは改善しない．超音波カラードップラー法で血流の消失を確認する．
3. **鑑別診断**：鼠径ヘルニア嵌頓，精巣・精巣上体垂捻転，精巣炎，精巣上体炎，精索静脈瘤など（図1，図2）．

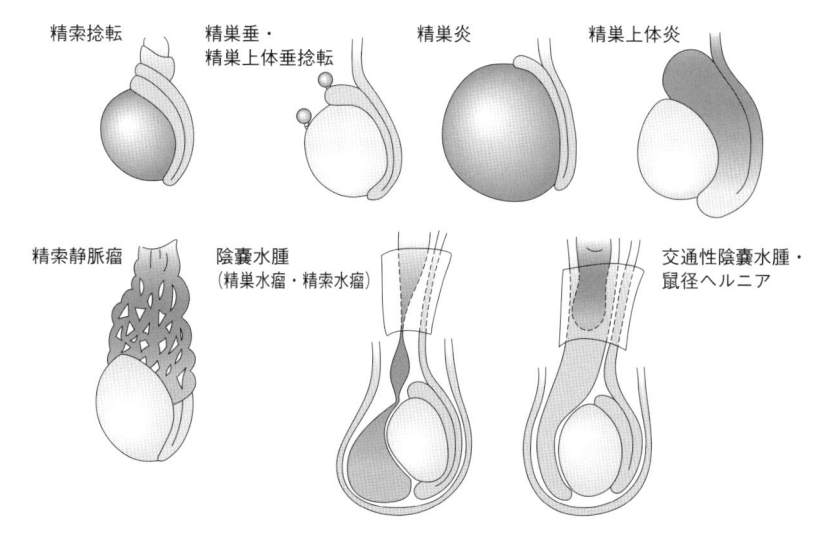

図1　精索・精管・精巣病変のschema

4. 治療：可及的速やかに（6時間以内）に外科的に整復する．
5. 予後：12～24時間で阻血により壊死をきたす．

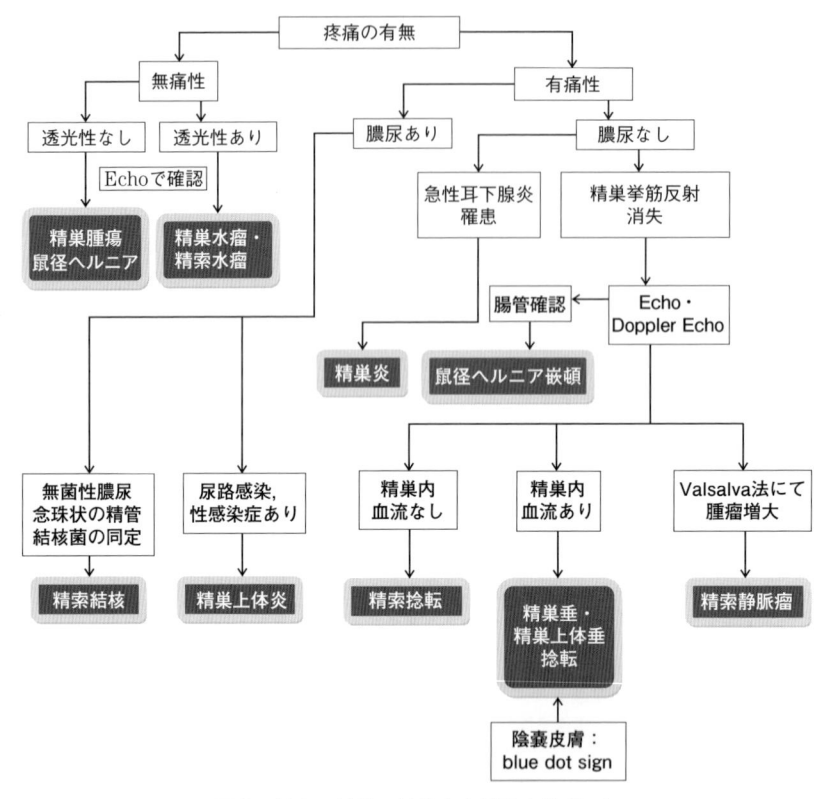

図2 精索・精管・精巣病変鑑別のポイント

■ 精索静脈瘤

1. 概念・病因：静脈弁の機能異常により，蔓状静脈叢がうっ滞した状態．15～30歳の左側に多い．陰嚢内温度が上昇し，男性不妊の一因となる．腎細胞癌などで続発性の発症もある．
2. 診断：Valsalva法を用い，触診にて腫瘤増大を確認する．カラードップラー超音波も有用である．
3. 鑑別診断：鼠径ヘルニア，精索水腫，精巣上体炎など（**図1，図2**）．
4. 治療：有痛性，挙児希望の場合，精巣静脈高位結紮術，腹腔鏡下内静脈結紮，顕微鏡下低位結紮術など行う．

■ 精管・精巣上体結核

1. **概念・病因**：肺初期感染巣から血行性に腎→尿路→リンパ行性に性路結核へと移行する．このため，尿路結核や前立腺結核を合併している．
2. **診断**：無菌性膿尿，抗酸菌培養，PCR法による結核菌の同定．捻珠状の精管を触知．
3. **鑑別診断**：鼠径ヘルニア嵌頓，精巣垂・精巣上体垂捻転，精巣炎，精巣上体炎，精索静脈瘤など（図1，図2）．
4. **治療**：抗結核薬．数ヵ月の薬物治療が奏功しない場合，精巣上体摘除術の適応．
5. **予後**：精巣結核に移行する可能性もある．

> **Side Memo**
> **腹痛の男児を診たら**
>   精索捻転は常に念頭に置くべき疾患．患側精巣の機能温存のため，疑わしい場合は誤診を恐れず，試験開腹し，確認すること．
>   精索腫瘍は脂肪種＞＞横紋筋肉腫，平滑筋肉腫，線維肉腫，脂肪肉腫の順に多い．横紋筋肉腫の場合，補助放射線・化学療法・後腹膜リンパ節郭清．

精巣固有鞘膜および付属器の病変

■ 陰嚢水腫（精巣水瘤・精索水瘤）

1. **概念・病因**
   1) **先天性**：腹膜鞘状突起が開存し腹腔と交通していれば，交通性陰嚢水腫，鼠径ヘルニアを生じ，腹膜鞘状突起の不完全閉塞により，精巣水腫，精索水腫を生じる．
   2) **続発性**：外傷，炎症，腫瘍などに起因し，固有鞘膜内に漿液成分が貯留する（図1）．
2. **診断**：透光性テスト，超音波検査，CT，MRIなど．
3. **鑑別診断**：鼠径ヘルニア，精巣上体平滑筋腫（図1，図2）．
4. **治療**：先天性は自然治癒が見込まれる．治癒しない場合や続発性は，穿刺は行わず，根治術を行う．

> **Side Memo**
> **精巣上体に発生する腫瘍**
> 　精巣上体腫瘍の発生は稀で，大抵は良性．腺腫様腫瘍に次いで多い平滑筋腫は，有痛性でしばしば精索水腫を合併する．良性は精巣上体摘除，悪性は高位精巣摘除．

陰嚢の病変

■停留精巣

1. **概念・病因**：精巣が陰嚢内に自然下降せず，精巣下降路の途中に留まった状態．
   新生児の約10%で下降していないが，多くは1歳までに下降する．
2. **診断**：精巣下降路，対側陰嚢内，陰茎根部，会陰部，大腿内側の触診を行う．停留精巣では陰嚢の発達が不良で非対称のことが多い．精巣挙筋反射を抑える工夫をし，複数回触診して移動精巣との鑑別をすること．腹部超音波，MRIで位置，大きさの確認を行う．
3. **鑑別診断**：腹腔内精巣，異所性精巣
4. **治療**：1歳までに下降しない場合，精巣固定術を行う．
5. **予後**：放置すると，精巣発育不全をきたし，妊孕性が低下し，発癌率が上昇する．

■Fournier's gangrene

1. **概念・病因**：外性器～会陰部にかけて発生する壊死性筋膜炎．糖尿病，アルコール中毒，抗癌剤治療，ステロイド内服などの低免疫状態をきたす基礎疾患を有することが多い．外陰部の不快感・掻痒感から，悪寒・発熱，局所の発赤，疼痛，陰嚢腫大，壊死に至る．
2. **診断**：視診，病歴，炎症反応，CTなど．
3. **鑑別診断**：陰嚢浮腫，接触性皮膚炎．
4. **治療**：迅速なデブリードメントと抗菌化学療法．
5. **予後**：DICやMOFに移行し，死亡率は10～20%．

Side Memo

その他の陰嚢病変

　二分陰嚢は高度の尿道下裂に随伴．陰嚢の一側に着色や雛襞形成がなければ真性半陰陽や混合性腺形成異常を疑う．

　陰嚢皮膚悪性腫瘍としては扁平上皮癌，悪性黒色腫，基底細胞癌，Kaposi 肉腫など．陰嚢内容物の摘除は不要．予後はリンパ節転移の有無に相関．

参考文献

新泌尿器科　第 4 版　南山堂　内藤誠二編　2001 年
腎・泌尿器疾患ビジュアルブック　Gakken　渋谷祐子　亀山周二　2010 年
小児泌尿器科外来　MEDICAL VIEW　川村猛　2003 年
17th Edition SMITH'S GENERAL UROLOGY LANGE EA Tanagho and JW McAninch

（徳田 雄治）

51 精巣腫瘍

■ 概念
　精巣腫瘍（testicular tumor）はそのほとんどが胚細胞から発生する胚細胞腫瘍（germ cell tumor）である．病理学的にはセミノーマと非セミノーマに大別され，非セミノーマ成分として卵黄嚢腫瘍，胎児性癌，奇形腫，絨毛癌がある．セミノーマ成分を含む混合性胚細胞腫瘍は非セミノーマに分類される．精巣腫瘍は転移があっても80％以上が治癒し得る疾患であるが，初期の不適切な診断や化学療法は症例の予後を悪化させるものであり，ガイドラインに沿って，適切な治療を行うことが肝要である．

■ 疫学
　精巣胚細胞腫瘍は比較的稀な疾患であり，本邦での発生率は人口10万人あたり1～2人とされる．
　好発年齢は青年期であり，20～35歳の青年期男性の癌としては最も発生頻度の高い悪性腫瘍である．

■ 危険因子
　発症リスクに関わる因子として停留精巣，家族歴（兄弟間，親子間），不妊症，精液検査異常といった造精機能障害との関連が指摘されている．

■ 診断
　精巣腫瘍の診断，治療の遅れは，予後の悪化に直結することから，迅速な診断と治療が要求される．
1. 症状：無痛性陰嚢内腫瘤（痛みを伴わない陰嚢内容の腫れやしこり）が典型的な症状である．腫瘍内出血や炎症を伴うことにより有痛性の腫瘤として自覚する場合もある．青年期男性が陰嚢内容腫大を訴えてきた場合には精巣胚細胞腫瘍の可能性を考える．また青年期男性が頸部，後腹膜リンパ節や肺などの転移巣による症状で受診した場合に

は，必ず精巣病変の検索を行う必要がある．特に性腺外胚細胞腫瘍が考えられる場合には AFP, hCG の測定とともに精巣における burn out 病変の検索が重要である．高齢者では胚細胞腫瘍は稀であり，精巣腫瘍が疑われる場合は悪性リンパ腫であることが多い．
2. **理学所見**：触診では硬く腫大した陰嚢内容を触れる．精巣腫瘍が疑われる場合は癌細胞播種の危険性があるため針生検は禁忌である．
3. **超音波検査**：精巣上体炎，精巣捻転，陰嚢水腫との鑑別に有用である．性腺外胚細胞腫瘍が疑われる場合には超音波による精巣における微小病変の検索が必須である．
4. **コンピュータ断層撮影（CT）**：胸部，腹部 CT は診断，経過をみる上で必須である．後腹膜リンパ節転移，縦隔リンパ節転移，転移巣による水腎症，下大静脈閉塞，静脈血栓症の有無を検索する．
5. **MRI**：脳転移および骨病変の検索に有用である．
6. **PET**：セミノーマにおいては化学療法後の残存腫瘍判定に有用とされる．
7. **腫瘍マーカー**：精巣腫瘍マーカーとして α 胎児性蛋白（alfa-fetoprotein：AFP）およびヒト絨毛性性腺刺激ホルモン（human chorionic gonadotropin：hCG）は胚細胞腫瘍の診断および治療効果判定に必須である．AFP の半減期は約5〜7日，hCG の半減期は24〜36時間である．転移のない場合，高位精巣摘除後におおむねこの半減期に沿って減衰する．
hCG については hCG および free β-hCG を同時に測定すること，および IGCC 分類では hCG の単位表記が mIU/ml であることに注意する．
乳酸脱水素酵素（lactic dehydrognenase：LDH）は，精巣腫瘍特異的ではないものの，IGCC 分類（後述）の項目に入っておりモニターすべきマーカーのひとつである．

■ 治療

治療のアルゴリズムは，表1に準じて決定する．非転移性の精巣腫瘍の場合，リスクを勘案して追加治療なしでサーベイランスが選択されるケースがあるが，この際には患者のコンプライアンスを考慮して定期的な外来でのフォローアップが厳格に遂行できることが条件となる．サーベイランスを行ったケースでの再発の多くは2年以内に起こるが，10年以上

経過したのちの再発もあるため精巣腫瘍では生涯を通じての外来経過観察が必要である．転移症例についてはIGCC分類によるリスク分類を行ったのちに，導入化学療法を開始する（**表2**）．導入化学療法の基本はBEPである．導入化学療法では減量を極力避けるとともに投与間隔を維持して投与することも重要である．再発，治療抵抗性精巣腫瘍では救済化学療法としてVIP，VeIP，TIPが考慮される．

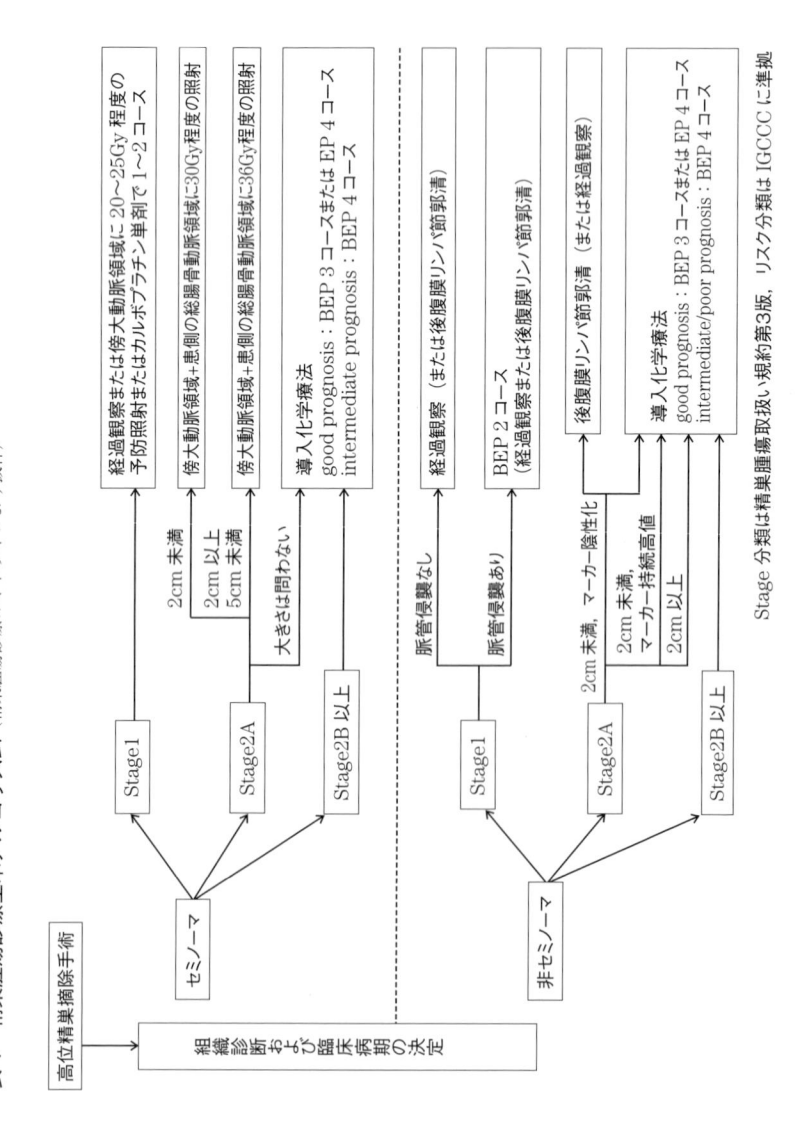

表1 精巣腫瘍診療基本アルゴリズム（精巣腫瘍診療ガイドラインより抜粋）

セミノーマ:
- Stage1: 経過観察または傍大動脈領域に20〜25Gy程度の予防照射またはカルボプラチン単剤で1〜2コース
- Stage2A:
  - 2cm未満: 傍大動脈領域＋患側の総腸骨動脈領域に30Gy程度の照射
  - 2cm以上5cm未満: 傍大動脈領域＋患側の総腸骨動脈領域に36Gy程度の照射
- Stage2B以上: 導入化学療法（大きさは問わない）
  - good prognosis：BEP 3コースまたはEP 4コース
  - intermediate prognosis：BEP 4コース

非セミノーマ:
- Stage1:
  - 脈管侵襲なし: 経過観察（または後腹膜リンパ節郭清）
  - 脈管侵襲あり: BEP 2コース（経過観察または後腹膜リンパ節郭清）
- Stage2A:
  - 2cm未満，マーカー陰性化: 後腹膜リンパ節郭清（または経過観察）
  - 2cm未満，マーカー持続高値: 導入化学療法
  - 2cm以上: 導入化学療法
- Stage2B以上: 導入化学療法
  - good prognosis：BEP 3コースまたはEP 4コース
  - intermediate/poor prognosis：BEP 4コース

高位精巣摘除手術 → 組織診断および臨床病期の決定 → セミノーマ／非セミノーマ

Stage分類は精巣腫瘍取扱い規約第3版，リスク分類はIGCCCに準拠

表2 進行性・難治性精巣腫瘍治療アルゴリズム（精巣腫瘍診療ガイドラインより抜粋）

導入化学療法
good prognosis：BEP 3コースまたはEP 4コース
intermediate/poor prognosis：BEP 4コース
（呼吸機能低下が危惧される場合はVIPでも可）

CR：完全奏効　PR：部分奏効　NC：不変　PD：進行

＊セミノーマと非セミノーマでは判断が異なる。

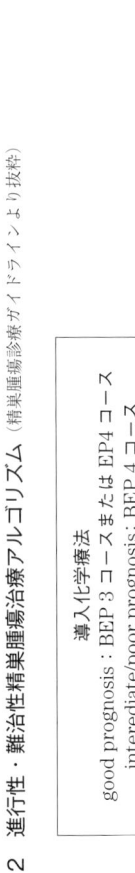

■精子保存について

　もともと造精機能が障害されている場合が多い精巣腫瘍患者では，化学療法を含めたインテンシブな治療により性腺機能不全となる可能性が高い．挙児を希望する患者に対しては，精子保存のインフォームドコンセントを行い，ガイドラインに沿って積極的に精子保存を行うことが推奨される．

Side Memo

化学療法レジメン
- BEP：ブレオマイシン，エトポシド，シスプラチン
- VIP：エトポシド，イフォスファミド，シスプラチン
- VelP：ビンブラスチン，イフォスファミド，シスプラチン
- TIP：パクリタキセル，イフォスファミド，シスプラチン

IGCC 分類

good prognosis	
非セミノーマ	セミノーマ
精巣または後腹膜原発で，肺以外の臓器転移を認めない．さらに腫瘍マーカーが，以下の条件をみたす．すなわち，AFP<1,000ng/ml で，hCG<5,000IU/l（1,000ng/ml）で，しかも，LDHK1.5×正常値である．	原発巣は問わないが，肺以外の臓器転移を認めない．さらに腫瘍マーカーが，以下の条件をみたす．すなわち，AFPは正常範囲内であるが，hCGおよびLDHに関しては問わない．

intermediate prognosis	
非セミノーマ	セミノーマ
精巣または後腹膜原発で，肺以外の臓器転移を認めない．さらに腫瘍マーカーが，以下の条件をみたす．すなわち，AFP≤1,000 ng/ml，または hCG≥5,000IU/l で ≤50,000IU/l，または，LDH≥1.5×正常上限値で ≤10×正常値である．	原発巣は問わないが，肺以外の臓器転移を認める．さらに，腫瘍マーカーが，以下の条件をみたす．すなわち，AFPは正常範囲内であるが，hCGおよびLDHに関しては問わない．

poor prognosis	
非セミノーマ	セミノーマ
縦隔原発で，または肺以外の臓器転移を認めるか，あるいは腫瘍マーカーが，以下の条件を満たす．すなわち，AFP<10,000ng/ml，または hCG>50,000IU/l（10,000ng/ml），または，LDH>10×正常上限値値である．	該当するものはない

International Germ Cell Consensus Classification（IGCCC）

参考文献

1) 精巣腫瘍診療ガイドライン，日本泌尿器科学会編　2009，金原出版
2) 精巣腫瘍の診断と治療 Update，ウロロジカルビュー　2009，Vol 7 No.3.
3) European consensus conference on diagnosis and treatment of germ cell cancer: a report of the second meeting of the European Germ Cell Cancer Consensus group（EGCCCG），Eur Urol 2008. Vol 53：478-513

（岡本 圭生）

第12章
陰茎

- **52** 陰茎の先天異常
- **53** 陰茎の外傷，異物，陰茎の炎症
- **54** 陰茎腫瘍

52 陰茎の先天異常

■ 概念・病因

　陰茎の先天異常は，それのみで生命予後にかかわる重篤なものは知られていない．非常に稀であるため，ほとんど遭遇する機会のないものもある．日常的にみられる頻度の高い疾患もあるが，異常であっても治療の対象とならないものも多く存在する．胎生期の異常が原因の疾患では，他の尿路・生殖器系の合併奇形を伴うことが多い．**表1**に陰茎の先天異常について列記した．この中で，日常診療で最も遭遇する機会の多い疾患は包茎であろうと思われる．その他，代表的疾患について記述した．

表1　陰茎の先天異常

1. 陰茎欠損症（penile agenesis）
2. 重複陰茎（penile duplication）
3. 矮小陰茎（micropenis）
4. 埋没陰茎（concealed/burried penis）
5. 翼状陰茎（webbed penis）
6. 包茎（phimosis）
7. 陰茎回転症（penile torsion）
8. 先天性陰茎彎曲症（congenital curvature of the penis）

■ 診断

　視触診により診断は容易である．矮小陰茎における陰茎長の計測は，必ず陰茎を引き伸ばした状態で行い，陰茎背部の根部から亀頭先端までの長さを測定することにより得られる．

1. 矮小陰茎（micropenis）

　陰茎長が年齢標準値から -2.5SD 以下のもの．一般に5歳で25mm以下，10歳で30mm以下であれば矮小陰茎である．内分泌系の異常による男性ホルモンの分泌不全や男性ホルモン不応症等が原因として考えられることが多いが，特発性のものもある．

A. 治療
　一般にテストステロンの全身投与が行われるが，テストステロン軟膏・5α-DHT軟膏の局所塗布が有効な例もある．男性ホルモン不応症の場合は，女性化手術が行われる場合もある．

2. 埋没陰茎（concealed / burried penis）
　肥満児においては恥骨部/大腿部内側の過剰な皮下脂肪により，陰茎が皮膚に埋没しているように見える場合がある．ほとんどの場合，陰茎の発達には異常がみられない．

A. 治療
　陰茎周囲の皮膚を牽引して陰茎が現れてくれば治療の必要はなく，減量することにより，あるいは成長とともに治癒する．

3. 包茎（phimosis）
　包茎には以下の種類がある．

a. 生理的包茎（physiologic phimosis）：幼児期に残る包皮と亀頭の部分的な癒着．しばしばみられる恥垢（smegma）は上皮が脱落した塊であり，無理に除去する必要はない．

b. 仮性包茎（false phimosis）：余剰包皮のため亀頭が常に露出していない状態であり，包皮は翻転が可能で亀頭は容易に露出される．

c. 真性包茎（true phimosis）：包皮口が狭小化し包皮の翻転が不可能で亀頭が露出されない状態．

d. 嵌頓包茎（paraphimosis）：包皮が翻転可能であっても，包皮輪が狭小であるため包皮が冠状溝で絞扼され浮腫をきたし，包皮が元に戻らなくなった状態．早期であれば用手的に修復が可能であるが，できなければ包皮輪の切開など観血的治療の対象となる．

A. 治療
　包茎に対する手術適応は，原則的に真性包茎に限られる．以下の場合積極的に手術を考慮する．

1) 排尿時に包皮が風船状に膨らむballooningや尿線狭小化のため，遺尿症やVURの増悪をきたす可能性がある場合．
2) 亀頭包皮炎を繰り返す場合や，尿路感染の既往を有する場合．しかし，上記のような症状がなければ手術を急ぐ必要はなく，陰茎の発達とともに自然に治癒する可能性も十分にある疾患であることを念頭においておく必要がある．

B. 手術方法
- 小児：外観上同年代の幼児と大きく異なってしまうことや，陰茎が発達した時に陰茎皮膚に余裕がなくなる可能性があり，包皮口を拡張するだけの背面切開術が選択されることが多い．
- 思春期以降や成人：通常完全に亀頭が露出された状態となる環状切除術が選択される．

4. 陰茎回転症 (penile torsion)

陰茎軸が陰茎縫線とともに，その長軸方向に沿って回転する先天異常である．反時計方向に回転する場合が多い．しばしば尿道下裂や陰茎索を伴う．

A. 治療

回転角度が 90°以下のものは通常治療の対象とはならず，さらに高度な回転異常を示すものも治療の目的は整容的なものであり，機能異常を示すことは通常はない．手術は陰茎を肉用膜の層で根部まで剝離するが，海綿体と恥骨の固定まで必要になる場合もある．

5. 先天性陰茎彎曲症 (congenital curvature of the penis)

左右の陰茎海面体の発育の不均衡により生じるとされている．勃起時のみに彎曲がみられることが多く，しばしば思春期以降に発症する．

A. 治療

陰茎の彎曲が原因で，勃起・性交障害を認める場合手術適応となる．手術法としては陰茎海綿体白膜を切除する Nesbit 法や，白膜を縦に切開し横に縫合する Nesbit 変法がある．最近では，白膜を縫縮するだけの plication 法なども用いられる．

〔青木 重之〕

53 陰茎の外傷，異物，陰茎の炎症

■ 陰茎折症 (penile fracture)

1. 概念および診断

勃起した陰茎に外力が加わり，陰茎海綿体白膜および陰茎海綿体が断裂した状態で，陰茎皮下に血腫を生じる．白膜が断裂する瞬間"ボキッ"と音がする．通常性交時に起こり，自慰や夜間勃起時に寝返りをした際に起こることは稀である．

2. 治療

手術治療が基本となる．包皮を切開し，断裂した陰茎海綿体白膜を縫合する．

■ 陰茎絞扼症 (penile strangulation)

1. 概念および診断

自慰の一環，もしくは性交時の勃起力増強を目的として，金属やプラスチックなどのリング状物を陰茎根部にはめ，陰茎の浮腫，うっ血をきたし自己抜去できなくなった状態で来院する．

2. 治療

異物の材質により，リングカッターや熱メス（人工血管成型用）などの道具を用いて異物を除去する（図1，2）．

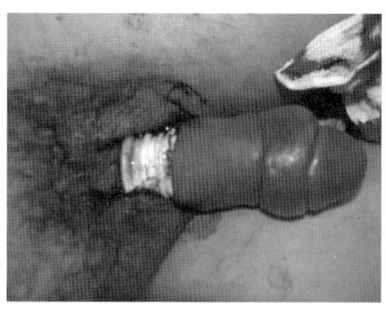

図1　ペットボトルネックによる陰茎絞扼症

図2　電池焼灼器（熱メス）で切断・除去されたペットボトルネック

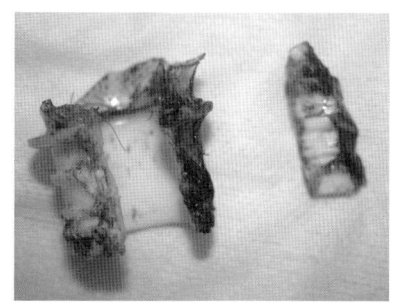

■陰茎異物（penile foreign body）

1. 概念および診断
　性交時にパートナーの快楽を増強させる目的で，陰茎皮下にプラスチックやシリコン製の小球が埋め込まれていることがあり，これに感染を合併した場合に治療対象となる．

2. 治療
　抗生剤投与や切開排膿等の保存的治療が奏効しない場合は，周辺の肉芽腫とともに異物を摘出する必要がある（図3，4）．

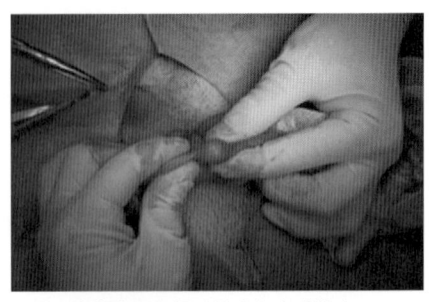

図3　陰茎皮下に埋め込まれた感染を繰り返す異物

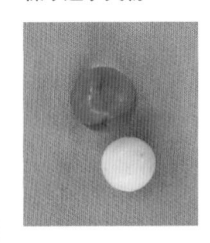

図4　摘出された異物

■亀頭包皮炎（balanoposthitis）

1. 概念および診断
　特に小児に多く認められ，包茎に合併することが多い．陰茎先端の発赤，腫脹，疼痛や排膿を主訴に来院するが，陰茎包皮全体が腫脹していることもある．黄色ブドウ球菌を起因菌とすることが多い．

2. 治療
　多くは局所の保清と抗生剤軟膏の塗布で軽快するが，包茎のため軟膏が患部にうまく塗布できない場合などは，内服抗生剤が有効である．

参考文献
1) Koifman L, et al. : Penile Fracture: Diagnosis, Treatment and Outcomes of 150 Patients. Urology. 2010 Aug 12.［Epub ahead of print］
2) Sathesh-Kumar T, et al:Genitalia strangulation--fireman to the rescue! Ann R Coll Surg Engl. 2009 May ; 91（4）: W15-6.
3) Pehlivanov G, et al : Foreign-body granuloma of the penis in sexually active individuals（penile paraffinoma）. J Eur Acad Dermatol Venereol. 2008 Jul ; 22（7）: 845-51.
4) 佐藤裕之，他：EBMに基づく包茎・亀頭包皮炎治療．臨床泌尿器科 2008．9 ; 62（10）: 779-784.

（阿部 英行）

54 陰茎腫瘍

■ 概念・病因

包皮内板・亀頭に発生する比較的稀な扁平上皮癌．包茎・不潔・喫煙がリスクファクターである．子宮頸癌と同様に，ヒトパピローマウイルス感染（特に HPV-16，18）との関係が示唆されている．

■ 診断

主病変の理学所見が最重要である．視診・触診にて病変の大きさ，場所，可動性の有無，海綿体浸潤の評価を行い，陰茎根部・陰嚢，鼠径リンパ節の触診も行う．

リンパ節が触知できない場合はエコーガイドでの fine needle aspiration biopsy を検討する．ダイナミックセンチネルリンパ節生検（色素・アイソトープ使用）が有用との報告もある．

鼠径リンパ節が腫脹している場合は骨盤 CT などの画像検査を行う．

擦過細胞診あるいは組織生検を行い確定診断とするが，理学所見で陰茎癌が確定的な場合は生検の必要はない（表1）．

表1　診断手順

病変	診断法			
		必須	推奨	オプション
原発腫瘍		理学所見	細胞診/組織診	MRI/超音波
リンパ節	触知不能リンパ節	理学所見・超音波	ダイナミックセンチネルリンパ節生検	
	触知可能リンパ節	超音波ガイド吸引	細胞診/組織診	
遠隔転移		骨盤 CT	腹部 CT 胸部 X 線	骨シンチ

■ 鑑別診断

包皮炎，尖形コンジローマ，Bowen 病，Kaposi 肉腫など．

■ 病期分類・診断

2002 年 UICC の TNM 分類に従う．表2にあげたものは 2008 年の修正案（UICC の承認待ち）である．

■ 病理

95％以上が扁平上皮癌（SCC）である．悪性黒色腫や基底細胞癌は稀．SCC の Grade 分類は Maiche らのスコアシステムによる．

表2　TNM 分類

T	原発腫瘍	
	TX	評価不能
	T0	原発腫瘍を認めない
	Tis	上皮内癌
	Ta	非浸潤性癌
	T1	皮下結合織浸潤
	T2	尿道海綿体浸潤
	T3	陰茎海綿体浸潤
	T4	隣接臓器浸潤（尿道・前立腺など）
N	リンパ節	
	NX	評価不能
	N0	リンパ節転移なし
	N1	片側鼠径リンパ節転移，可動性あり
	N2	両側鼠径リンパ節転移
	N3	可動性のない鼠径リンパ節転移あるいは骨盤リンパ節転移
M	遠隔転移	
	MX	評価不明
	M0	遠隔転移なし
	M1	遠隔転移あり

■ 治療

原発腫瘍の治療を**表3**，リンパ節転移の治療を**表4**に示す．

■ 予後

肺・骨・脳などへの遠隔転移は稀（10%未満）で，進行例では皮膚の壊死，大腿動静脈への浸潤による敗血症や出血が死因となる．

Side Memo

リンパ節転移の特徴

鼠径リンパ節に転移がなければ，腸骨リンパ節への転移は起こらない．したがって鼠径リンパ節転移のないケースでは骨盤 CT は必須ではない．

表3 原発腫瘍の治療

Tis, Ta	CO2, YAG レーザー治療
T1G1	保存的治療
	亀頭部の病変　　CO2 レーザー，包皮切除 包皮，冠状溝　　環状切除を含む広範切除
T1G2-3 亀頭部の T2	陰茎保存，レーザーによる広範切除 亀頭切除
陰茎海綿体の T2, T3	陰茎切断あるいは陰茎全切除 （陰茎海綿体先端部の場合：陰茎部分切断） 2cm の切除マージンが必要 （病理学的に確認できれば 1cm）
T4	症例により術前化学療法によるダウンステージを試みる 手術不能の場合は放射線療法 生命予後不良の場合は放射線治療のみも可
保存的治療後の局所再発	陰茎海綿体浸潤がなければ 2 度目の保存的治療 浸潤があれば陰茎切断，陰茎全切除

表4 リンパ節転移の治療

鼠径リンパ節触知不能	Tis, TaG1, T1G1　　経過観察 ＞T1G2　　　　　　センチネルリンパ節生検
鼠径リンパ節触知	超音波ガイド吸引細胞診 　陰性　　　　経過観察 　陽性　　　　片側鼠径リンパ節郭清
骨盤リンパ節腫脹	骨盤リンパ節郭清 　片側転移＋　　　　片側骨盤リンパ節郭清 　両側鼠径部転移＋　両側骨盤リンパ節郭清
補助化学療法	pN2, pN3 の場合 PF 療法（CDDP, 5-FU）2-3 コースが有効
可動性のないリンパ節転移	術前化学療法
鼠径リンパ節転移の再発	PF 療法にタキサンの追加が有効
放射線治療	亀頭部の 4cm 未満の原発腫瘍に有効

参考文献

Guidelines on Penile Cancer. European Association of Urology, 2009.

（吉村　一良）

第 13 章
泌尿器科手術

(55) 救急処置
(56) 周術期の管理
(57) 開放手術（1）腎摘除術ほか
(58) 開放手術（2）前立腺全摘除術
(59) 開放手術（3）副腎摘除術
(60) 開放手術（4）精巣摘除術ほか
(61) 開放手術（5）腎移植，内シャント設置術，腹膜灌流用カテーテル留置術
(62) 開放手術（6）失禁型尿路変向術
(63) 失禁型，禁制型尿路変向術
(64) 自然排尿型尿路変向術
(65) 経尿道的手術
(66) 経会陰式手術
—会陰式前立腺全摘除術（Young の術式）—
(67) 腹腔鏡手術（1）
(68) 腹腔鏡手術（2）腎，前立腺
(69) 腹腔鏡手術（3）
副腎腫瘍，精索静脈瘤，停留精巣
(70) 女性の尿失禁手術
(71) 泌尿器科手術の合併症

55 救急処置

■ 急性尿閉

1. 病因

排尿障害をきたす基礎疾患（前立腺肥大症や神経因性膀胱など）に，飲酒・感冒薬などの薬物・便秘・ＡＤＬの低下などの誘因が加わり尿閉に至ることが多い．その他，急性前立腺炎による尿閉や，稀に心因性尿閉（多くは女性）がある．

2. 診断

通常，患者は強い下腹部膨満感を訴えている．触診では尿が充満した膀胱を触知できることが多い．

超音波検査にて尿が充満した膀胱を認める．水腎症の有無の確認も必要である．また，膀胱結石の有無や前立腺肥大症の程度なども評価する．

3. 尿閉の処置

過伸展後の膀胱では排尿筋収縮力の低下を認めるため，導尿後から通常の排尿状態に戻ることは少ない．導尿しても再び尿閉になることが多いので，著者は尿道留置カテーテル（16Fr～18Fr）を3～7日間程度留置している．バルン抜去時には，膀胱に生理食塩水を最大尿意になるまで注水してから抜去し，排尿後残尿を測定している．残尿が少なければ（100ml程度以下）ならばカテーテルフリーとし，排尿困難が強ければ再び尿道留置カテーテルを施すか自己導尿で経過観察としている．男性の場合，数日前からα遮断薬を処方しておいてバルン抜去を試みることもある．

経尿道的にカテーテルが入らない原因として，①キシロカインゼリーの不足，②患者自身のいきみによる外括約筋収縮，③尿道狭窄，④医原性偽尿道などが多い．しばしば前立腺肥大症のためカテーテルが挿入出来ないとの相談を受けるが，前立腺は柔らかい組織なので挿入困難の原因になるとは考えていない．尿道狭窄が原因である場合を除き，挿入困難時にはカテーテルのサイズを下げるのではなく，逆に18Frなど太め

のカテーテルを用いた方がコシがあり挿入が容易である．

　上記の方法で挿入出来ない場合は，スタイレットを用いる．スタイレットの先端がカテーテルの先端開口部から飛び出さないようにカテーテルを固定してから，尿道壁12時方向に沿わせるように挿入する．

　スタイレットを用いても挿入困難な場合は，膀胱鏡や尿道膀胱造影が必要となる．軟性膀胱鏡にてガイドワイヤーを膀胱まで挿入し，先孔式の腎盂カテーテルを被せて膀胱内に留置する方法などがある．

4. 膀胱瘻造設

　経尿道的アプローチが困難な場合，超音波装置を用いながら膀胱瘻を造設する．

　尿閉解除後の留意点として①導尿直後の血圧低下，②高齢者の利尿による脱水などがあげられる．

■ 急性陰嚢症

1. 定義

　急性陰嚢症とは，陰嚢の急激な疼痛を伴う腫脹をきたす疾患の総称名である．

表1　急性陰嚢症の鑑別

	精索捻転	精巣上体炎	精巣付属器捻転
好発年齢	新生児・乳児期と思春期	乳幼児期，思春期，成人	学童期
症状	急激な陰嚢痛，下腹部痛，嘔吐	発熱・鈍痛	急激な陰嚢痛
局所所見	立位で精巣挙上，腫大	精巣上体の腫脹，圧痛，精巣上挙にて疼痛軽減(Prehn兆候)	精巣上極や精巣上体に限局した圧痛
精巣挙筋反射	欠如	存在	存在
カラードップラー	血流消失	血流増強	血流正常
尿所見	正常	膿尿±	正常

2. 診断

　一般に精索捻転の場合，12時間を超えると精巣壊死に至るため8時間以内の手術が必要である．診断に迷うことも多いので複数の泌尿器科医による診察が好ましいと考えているが，少なくとも同伴者（保護者）に説明しながら診察を行い，診断根拠を理解させることが重要である．

表1に急性陰嚢症をきたす3大疾患の鑑別をあげたが，あくまでも典型的所見である．好発年齢は鑑別の根拠にはならない．乳幼児の場合，下腹部痛で受診することもあり注意を要する．また，精巣上体炎は発症からの経過が長くなると精巣上体と精巣の区別が困難になることがあり，Prehn兆候の信頼性も低いとされている．間欠性捻転の可能性もあるが，精巣挙筋反射があれば精索捻転は否定できると考えている．カラードップラーは乳幼児の場合，健側精巣でも血流描出が難しく判断に苦慮することが多い．血流が健側精巣と同等であれば精索捻転を否定する根拠のひとつになる．精巣挙上，精巣挙筋反射の欠如，ドップラーで血流消失の所見などがあれば精索捻転を強く疑う．精索捻転が否定できない時は，ためらわず手術するべきである．

3. 治療

精索捻転，精巣付属器捻転の場合は外科的治療．精巣上体炎の場合は，抗生剤投与となる．精巣上体炎と診断しても，捻転の疑念が払拭できなければ1泊程度の観察入院も選択肢である．

■ 持続勃起症

1. 定義

性的刺激がなくても4時間以上勃起が持続する状態．原因は，①虚血性，②非虚血性がある．前者の場合，72時間以内に勃起軽減しないと陰茎海綿体線維化などによりEDになる可能性が大きい．

	虚血性持続勃起症	非虚血性持続勃起症
原因	薬剤性，鎌状赤血球貧血など．原因の特定ができない事も多い．	外傷の既往があることが多い．陰茎海綿体への流入血流量の増大が原因．
所見	勃起の程度は硬い疼痛が強い．陰茎海綿体血液ガス分析では静脈血に近似しており，肉眼的には暗赤色．	勃起の程度は軽度．疼痛も軽度．陰茎海綿体血液ガス分析では動脈血に近似しており，肉眼的には鮮赤色．
治療	Ⅰ）18G翼状針を陰茎海綿体に穿刺し，血液ガス用の採血を行う． Ⅱ）交感神経作動薬*を海綿体に注入する．繰り返し施行可能． Ⅲ）生理食塩水で洗浄する． Ⅳ）遠位側シャント作成**	Ⅰ）緊急性は無く，氷冷，弾性包帯で圧迫しながら経過観察．多くは自然寛解する． Ⅱ）内陰部動脈塞栓術など．

*交感神経作動薬：エホチール希釈液（生食9ml＋エホチール10mg）もしくはボスミン希釈液（生食100ml＋ボスミン1mg）を約2ml注入．
**Winter法：18Gの前立腺生検用針で亀頭の外尿道口背側から陰茎海綿体まで貫通穿刺する．両側陰茎海綿体に2本ずつ穿刺する．

（渡邊 健志）

56 周術期の管理

「周術」とは一般に手術に必要な3つの段階,術前・術中・術後を表し,この「周術期」は,入院・麻酔・手術・術後回復などの一連の期間の総称となる.

本項では,この周術期対応の実際として,感染予防を中心にガイドラインに沿って説明する.

■ 創分類

手術創の分類として,清潔手術,準清潔手術,汚染手術,不潔手術に大別され,その具体的な種類を表1-6に示す.

■ 創分類と手術の種類

表1 手術創の分類と各手術の種類

創分類	手術の種類
清潔手術	根治的腎摘除術,副腎開放手術ほか
準清潔手術	根治的前立腺摘除術,膀胱部分切除術,TUR-p,TUR-Bt,PNL,TUL ほか
汚染手術	腸管利用尿路変向術,感染結石に対する手術ほか
不潔または感染手術	尿路の開放性外傷,感染腎への手術ほか

■ 周術期感染投与方法について (泌尿器周術期感染予防ガイドラインに準拠)

1. 開腹手術における対応

表2 各手術における投与薬剤と投与期間

手術分類	手術名	投与薬剤	投与期間
清潔手術	外陰部手術 腎摘除術 後腹膜腫瘍摘除術,など	第1世代セファロスポリン系薬 ペニシリン系薬	単回又は24時間以内
準清潔手術	腎尿管摘除術 根治的前立腺摘除術 膀胱摘除術(尿管皮膚瘻),など	第1,2世代セファロスポリン系薬 βLI配合ペニシリン系薬	48〜72時間以内
汚染手術 (腸管利用手術) 膀胱拡大術	膀胱摘除術,など	第2世代セファロスポリン系薬 第2世代セファマインシン系薬 βLI配合ペニシリ	72〜96時間以内

βLI:βラクタマーゼ阻害剤

2. 腹腔鏡手術における対応

A. 清潔手術：腎摘出術，腎嚢胞縮小術，副腎摘出術，精巣摘出術，精巣静脈結紮術など．

B. 准清潔手術：腎部分切除術，腎盂形成術，腎（尿管）悪性腫瘍手術など．

表3 各手術における投与薬剤と投与期間

清潔手術	
抗菌薬	第1世代セファロスポリン系注射薬
	第2世代セファロスポリン系注射薬
投与期間	手術当日のみ
投与時期	術前30分前に単回投与
	長時間手術では3ないし4時間毎に追加投与
準清潔手術	
抗菌薬	第2世代セファロスポリン系注射薬
	β-ラクタマーゼ阻害剤配合ペニシリン系注射薬
投与期間	手術当日から手術後72時間までの投与
投与時期	術前30分前に単回投与，長時間手術では3ないし4時間毎に追加投与

3. 経尿道的膀胱腫瘍切除術（TUR-Bt）

表4 各手術における投与薬剤と投与期間

手術分類	準清潔手術
手術名	経尿道的膀胱腫瘍切除術
投与薬剤	ペニシリン系注射薬　第1,2世代セファロスポリン系注射薬　アミノグリコシド系注射薬
投与開始時間	手術開始30分前
投与期間	72時間を超えない

注：排尿障害者，DM，各種免疫不全状態，残存腫瘍がある場合等は72時間を超えない範囲で長めに使用する．それ以外の患者では単回あるいは24時間以内の使用を考慮してもよい．

4. 経尿道的前立腺切除術（TUR-P）

表5 各手術における投与薬剤と投与期間

尿路感染症	投与薬剤	投与開始時間	投与期間
あり	TUR-P施行前に抗菌薬投与で細菌尿陰性化し，かつ予防投与を行う．		
なし	第1または第2世代セファロスポリン系薬　広域ペニシリン系薬　アミノグリコシド系薬	30分前を目安に，検査開始前に投与．	術後72時間を超えない範囲で投与．

5. 上部尿路に対する経尿道的手術
表6 各手術における投与薬剤と投与期間

手術分類	準清潔手術
手術名	上部尿路に対する経尿道的検査および手術
投与薬剤	ペニシリン系注射薬　第1,2世代セファロスポリン系注射薬　経口ニューキノロン系薬 (注1)
投与開始時間	手術開始30分前
投与期間	72時間を超えない (注2)

注1:ニューキノロン系薬を使用する場合は可能な限り一回投与量を高用量とする事が推奨される.
注2:排尿障害患者,糖尿病,各種免疫不全状態,残存結石や腫瘍がある場合等は72時間を超えない範囲で長めに使用する.それ以外の患者では単回あるいは24時間以内の使用あるいは無投与を考慮してもよい.

Side Memo

周術期感染対応の今後

　周術期感染については,近年,手術部位感染(surgical site infection:SSI)という用語で認識されてきており,1999年に米国疾病対策センター(CDC)からSSI予防ガイドラインが発表された.しかしながら,同ガイドラインで推奨されたブラシによる手洗いや,術後創面への消毒などが,それぞれ皮膚を傷つけて細菌を繁殖させる点や,創傷治癒を障害する可能性が指摘され,現在では否定される意見が出てくるなど,過渡期ともいえる.

　このような流れの中で,手術時の手洗いについてはブラシを用いず,最後にアルコール製剤の磨り込みの実施や,創管理として術後48時間まで被覆材を使用する流れ,創部ドレーンの予防留置については,その必要性につき見直しが検討されており,今後の結論が待たれる点である.

参考文献

松本哲朗,山本新吾,荒川創一,ほか:泌尿器科領域における周術期感染予防ガイドライン　日本泌尿器科学会誌　97:np1-np2, 1-35, 2006.

(佐藤 威文)

57 開放手術（1）腎摘除術ほか

■泌尿器科開放手術の特色

　腹腔内臓器は大きな操作腔の中にあるため目標とする臓器に容易に到達することができるが，腎，膀胱，前立腺などの後腹膜臓器は膜に包まれているため術者は正しい剥離層に入り適切なランドマークを目安に術野を展開する必要がある．そのためには膜を含めた解剖を十分理解した上で手術の手順に習熟することが要求される．腎摘除術，男性の膀胱全摘除術について膜の理解という観点から述べる．

■腎摘除術

1. 腎への到達方法

　腎は腹腔内臓器を包む腹膜の背面にあり（図1）[1]その背側は肋骨弓に囲まれている（図2）．腎へ到達するには腹側よりアプローチする方法と背側よりアプローチをする方法がある（図1）．

A. 経腹的到達法

　腎へ腹側よりアプローチを行う場合には一度腹腔内に入ったのち腹膜の外に出る（図1a）．bのラインで腹膜と腎前面の間をはずすことで腹膜と腎筋膜前葉の間を分け大血管がある部に到達することができる．腹膜と腎筋膜は癒合しているため腹膜を腹側に適宜牽引をかけることで出血することなく癒合筋膜を開くことができる．

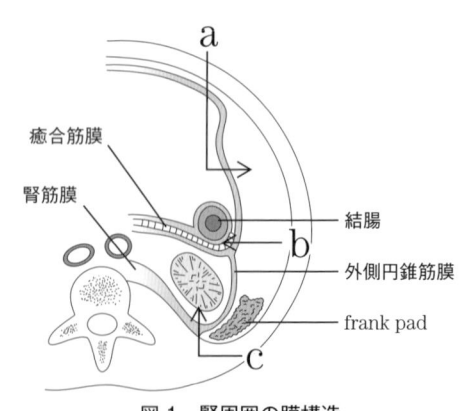

図1　腎周囲の膜構造

B. 後腹膜到達法

　腹腔内に入らないで図1cのラインで腎にアプローチするためには，腎は上半分が肋骨に覆われているため（図2），肋骨を外して側方より到達するのがよい．腎中央部が11肋骨に覆われているのでこれを切除した方がよい視野が得られるが，11肋骨には横隔膜および胸膜が付着しているため，胸膜損傷に注意する必要がある．外側円錐筋膜は腹膜に連続する固い膜であり，鋭的に切開すると（図1c）脂肪組織に包まれた腎が露出してくる．

2. 腎血管への到達方法

A. 腎の腹側から到達する場合

　腹膜と腎筋膜との剥離層を展開することで腎が露出されても大血管，腎門部の血管は血管鞘，リンパ管，脂肪組織により取り囲まれていて明らかではない．そのため見つけやすいランドマークを出発点として目指す腎血管に到達するのがよい．

　右腎（図3）：腎の足方で腹膜を正中へ寄せていくと性腺静脈，腸腰筋が露出されてくる．性腺静脈に沿って剥離を進めると下大静脈が露出されるので，そのまま肝下面の高さまで下大静脈前面を露出する．下大静脈の右側縁に沿って剥離を進めると，右腎静脈が立ち上がるのが認められる．右腎静脈の上下裏面付近には小静脈があるが注意しながらテーピングを行い，その背側にある右腎動脈を露出する．

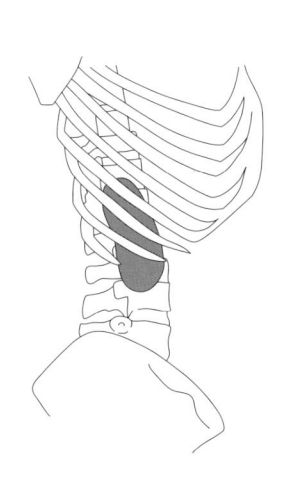

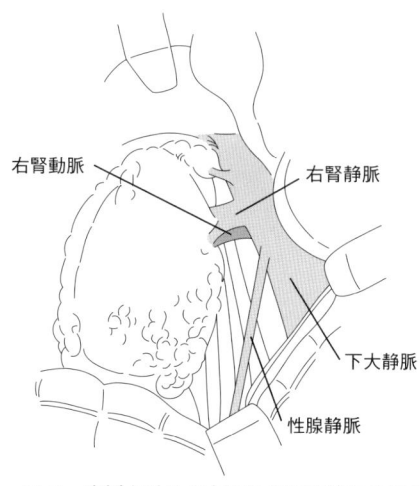

図2　腎と肋骨の位置関係　　図3　腹側よりみた右腎と周囲血管との関係

左腎（図4）：剥離層を展開すると左性腺静脈が露出されるため，これを頭側に剥離を行うと左腎静脈前面が明らかとなる．左腎静脈前面の剥離をさらに進めると頭側に向かう副腎静脈，背側に向かう腰静脈が明らかとなる．性腺静脈，腰静脈の左腎静脈への流入部を結紮切離すると腎静脈の裏にある左腎動脈が現れる．

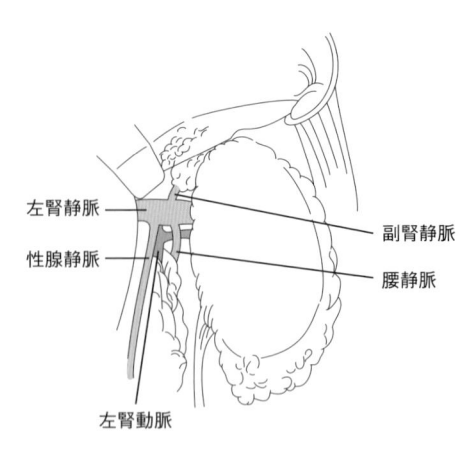

図4　腹側よりみた左腎と周囲血管の関係

B. 腎の背側から到達する場合（腎は正中方向に回転されている）（図5）[2]

　右腎：腎下極付近で下大静脈を見つけ，周囲脂肪組織を剥離して下大静脈の壁を露出する．露出面を頭側に剥離を進めていくと，下大静脈を横切る右腎動脈の拍動が見えてくる．これは右腎動脈の起始部ではないため複数の部位で腎動脈分枝が下大静脈を横切ることもあり得る．動脈の処理を行うと下大静脈から立ち上がる腎静脈，性腺静脈が露出される．

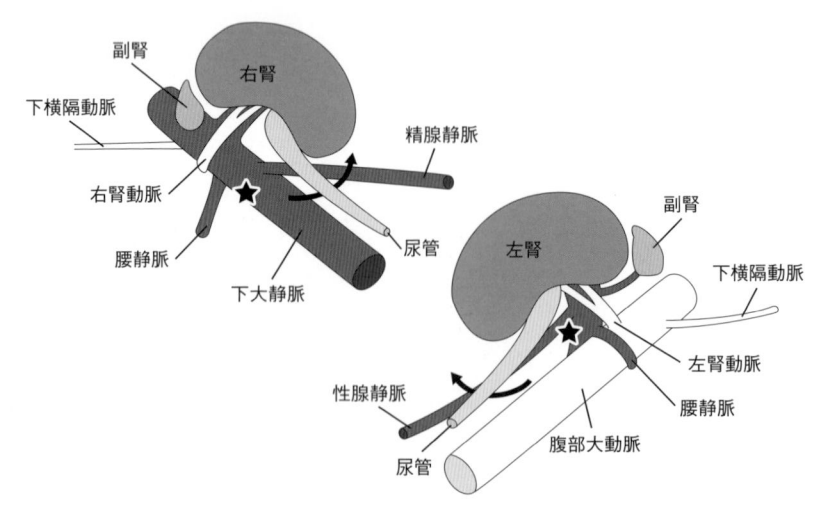

図5　背側よりみた腎と周囲血管の関係

左腎：下大静脈と異なり大動脈は周囲にリンパ組織，脂肪組織が多いため，すぐには露出できない．腎門部付近の腎動脈の拍動とその周辺の腰静脈とその分岐がまずランドマークになる．慎重にこれらの静脈を剥離すると腎動脈が現れ，腰静脈の中枢部に腎静脈が露出されてくる．

■ 膀胱全摘除術 (男性)

1. 膀胱前立腺と周囲の関係

膀胱前立腺は骨盤の最深部にあり，腹側はRetzius腔と呼ばれる疎な結合組織に面しているが，前立腺が内骨盤筋膜の続きであるlateral pelvic fasciaの膜に包まれていることにより骨盤にしっかり固定されている．さらに膀胱前立腺の背側には左右のvascular pedicleが存在する．膀胱全摘除術を行うには3方向からの解剖について十分理解しておく必要がある．

A. 前立腺を腹側よりみる（図6）[1]

前立腺の側方には骨盤の筋肉を覆う繊維性の内骨盤筋膜があり，その筋膜に連続するlateral pelvic fasciaが前立腺全体を覆っている．このlateral pelvic fasciaと前立腺被膜との間に深陰茎静脈（dorsal vein complex：DVC）

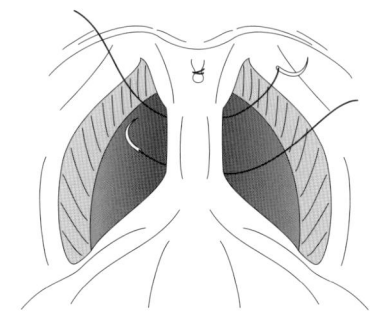

図6　DVCのバンチング

が腹側及び側方に存在し，後外側にneurovascular bundle（勃起神経および血管束）が存在する．図6に示すように前立腺外側で内骨盤筋膜を切開し，バンチングを行うことでDVCを束ねて処理することができる．

B. 前立腺膀胱を側方よりみる（図7）

膀胱全摘は腹腔内からの操作を行うことが多い．膀胱頂部に接した腹膜はつけたままの状態で膀胱後壁から直腸前壁にかけての腹膜を切開し（図7A）精嚢がある腔に入る．精嚢と前立腺の移行部に線維性のDenonvilliers筋膜がありこれを鋭的に切開すると（図7B）次の腔

に入ることが出来る．この前立腺直腸周囲脂肪との間は疎な空間で尿道後面まで指が容易に入る．

この操作のうちで重要なランドマークである精嚢をみつけるには浅い部分に容易に同定される精管を中枢側に追いかけていくとよい．精嚢の表面は光沢をもっておりこれを十分剥離しておくともう一つのランドマークであるDenonvilliers筋膜が露出されてくる．

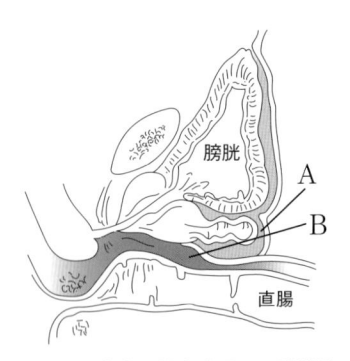

図7 膀胱・前立腺周囲の膜構造

C. 膀胱を頭側よりみる（図8）[1]

Denonvilliers筋膜を切開し前立腺後面のspaceが出来上がると膀胱前立腺に後側面から入ってくる血管束がよくわかる．これを適宜収束結紮にて切断する．特に精嚢の尾側には太い血管があるので確実に止血をすることが重要である．

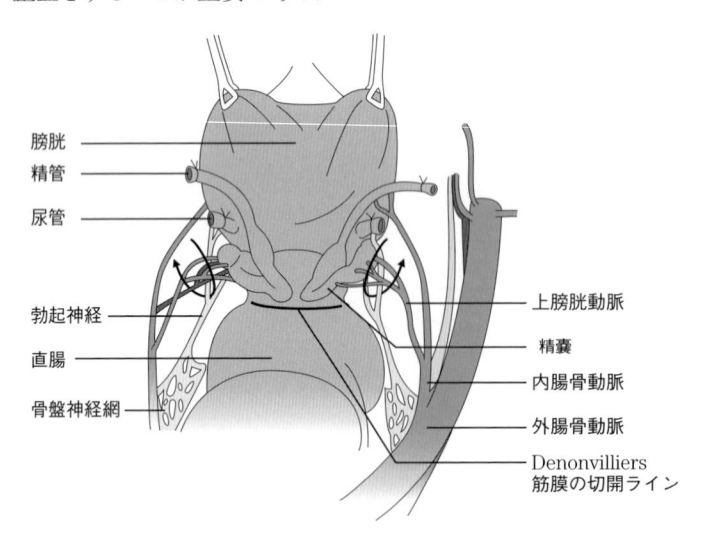

図8 膀胱・前立腺を持ち上げて裏よりDenonvilliers筋膜を切開

参考文献
1) 荒井陽一，松田公志 編：新泌尿器科手術のための解剖学．Medical view 2006．
2) 景山幸雄：解剖を実践に生かす 図解 泌尿器科手術．医学書院 2010．

（服部 良平）

58 開放手術（2）前立腺全摘除術

　前立腺癌患者が高齢者に多く，病期の進行が遅いため，年齢と組織の悪性度，術後のQOLを考慮に入れ，そして本人の意思などを含めて総合的に判断して，手術適応を決定することが重要である．一般的に平均余命10年以上（75歳以下）の限局性前立腺癌症例が適応となる．

1. 到達法

　尖部から膀胱頸部に行う逆行式と反対に膀胱頸部から前立腺尖部に向かう順行式がある．

2. 合併症

　術中出血，直腸損傷，術後の尿失禁，勃起障害，腹壁ヘルニアなどがある．

3. 術式

　本稿では逆行式を記す．

　1）膀胱前腔への到達

　　側方の腹膜を用手的に腹壁より剥離し，精管，精巣動静脈を結紮・切断する．レチウス腔は多量の脂肪織で覆われているので膀胱を対側および背側に圧排しながら脂肪を除去する．

　2）骨盤内リンパ節郭清

　　総腸骨動脈上方から大腿動脈起始部まで充分な視野をとり，近位端は総腸骨動脈より，遠位端は鼠径靱帯まで，外側は陰部大腿神経から内側は膀胱側壁まで郭清を行う．

　3）前立腺尖部および前立腺後面の処理

　　骨盤底筋膜を前立腺外縁に沿って切開し，筋膜内部から前立腺前面に拡がるDVCを筋膜で包み込むようにバンチング鉗子を用い近位部で集束結紮する．次にできるだけ遠位部で集束結紮を行い，両者の間をメーヨー鋏にて前立腺に切り込まないよう可及的に遠位部にて尿道を露出する（図1）．

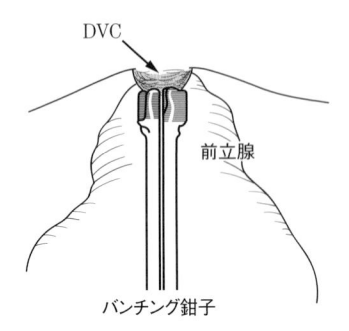

a. DVCをバンチング鉗子を用いて集簇する. 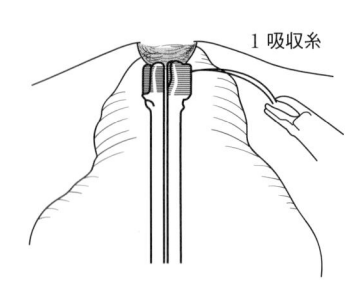　　b. DVCを集簇結紮すべく遠位にて運針する.

図1　DVCの処理

4）尿道の切断

　膜様部尿道を充分に露呈した後，尿道前面をメーヨー鋏にて切断する（図2）．尿道後面を切断後，尿道および尿道括約筋に連続するDenonviller筋膜を直腸前脂肪が露出するまで確実に切断する．尿道切断の時点で，外側から尿道括約筋と直腸前面の間隙を確認し，尿道をケリー鉗子にて把持し尿道を切断する（図3）．

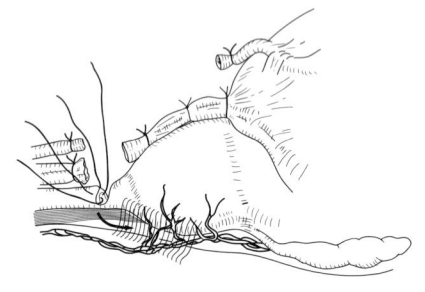

前立腺を牽引しながら，DVCおよび尿道前面を切断する．

図2　DVCの処理

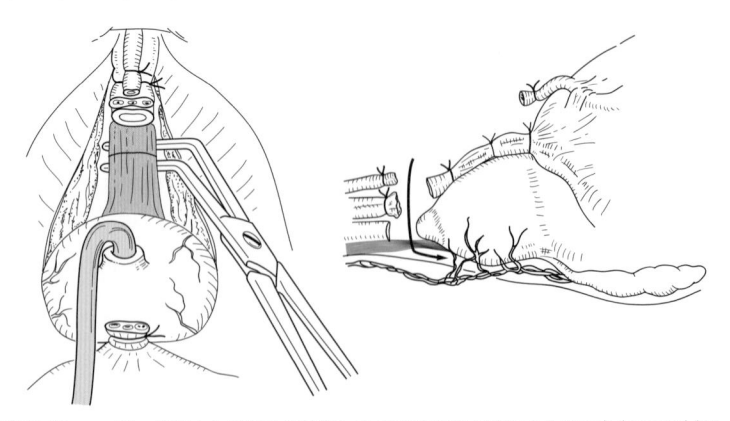

尿道前面（Denonviller筋膜から連続する筋膜）を直腸前脂肪が露出するまで完全に切断する．

図3　尿道の切断

5) 前立腺後面の処理

図4に示すごとく，側方靱帯（lateral pedicle）を形成する最外側の被膜を順次近位側に向かって切断すると，精嚢，精管および前立腺が露出される．

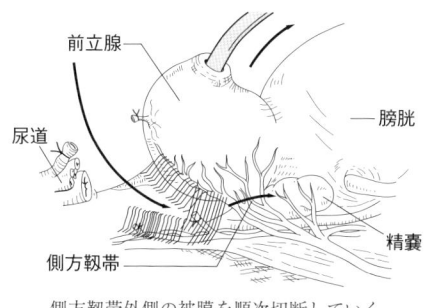

側方靱帯外側の被膜を順次切断していく．

図4 前立腺後面の剥離

6) 膀胱頸部切断および内尿道口の形成

膀胱頸部から残存腫瘍がないように前立腺を剥離し，径1cm程度（示指が入る位）の内尿道口を形成するべくラケット状に連続縫合する．最近では膀胱頸部を可及的に温存するよう全周性に剥離を行っている．その結果，内尿道口の新たな形成を必要としない．

7) 尿道膀胱端吻合

図5のように，それぞれの縫合糸に番号札を付け，尿道と膀胱を可及的に密着させるように吻合する．

8) 勃起神経温存手術

前立腺を上方に持ち上げつつ図6におけるラインBの切開線で前立腺被膜と筋膜の境界を順次結紮・切断する．

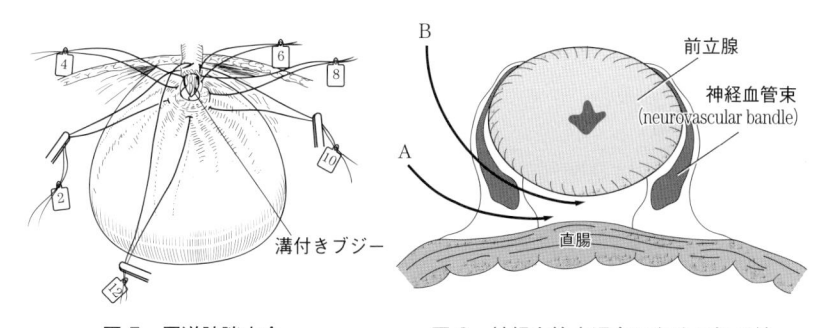

図5 尿道膀胱吻合

図6 神経血管束温存のための切開線

参考文献

1) Surgery of the prostate. Edited by M.I.Resnick.et al. Churchill Living stone. 1998.
2) Innovations in Urologic Surgery, Edited by R.Hohenfellner, et al. ISIS medical media. 1997.
3) スタディメイト泌尿器科学．勝岡洋治編．金芳堂　2010.

(稲元　輝生)

59 開放手術（3）副腎摘除術

■適応

　副腎癌および内分泌活性を有する良性腫瘍が手術適応となる．近年の画像診断の発達により，非機能性の偶発腫瘍が多く発見されるようになってきた．これらの内分泌活性を有しない腫瘍に対する手術適応はいまだ確立したものはない．一般的に4cm未満の非機能性腫瘍は経過観察でよいとされている．一方4～6cmで急速な増大を示すもの，あるいは6cm以上のものについては手術適応とされている．

　現在，副腎摘除術の大半は腹腔鏡手術で施行されている．副腎は躯幹の最深部にあるため，開放手術であれば到達するためには大きな切開が必要となる．一方副腎腫瘍に対する腹腔鏡手術は摘出臓器も小さいため最小の切開で施行可能である．開放手術と比較して手術侵襲度をかなり低減できるため腹腔鏡下副腎摘除術は年々増加している．しかし，癌を強く疑う場合や5～6cmを超えるような大きな腫瘍では腹腔鏡手術では技術的に困難な場合があり，開放手術のほうがより安全に施行できる場合がある．また，腹腔鏡手術を施行しているときにも術中の状況によってはためらわず開放手術に切り替えるべきであろう．手術方法は手術チームの経験や患者の状態・希望などを総合して慎重に決定しなくてはならない．

■手術の概略

　場合によっては副腎部分切除術を施行することもあるが，基本的には正常副腎を含めた全摘除術を行う．

　副腎は両側とも腎の内側上方にあり，右では下大静脈，左では大動脈のすぐ近傍に存在する（図1）．通常，副腎動脈は50本

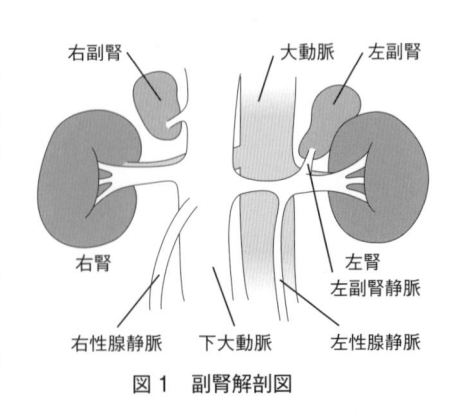

図1　副腎解剖図

以上存在するとされ，主に腎動脈・大動脈・横隔膜下動脈の分枝であるが，意識して個別に処理を要するようなものはない．実際の手術においては副腎静脈（中心静脈）の処理が重要となってくる．褐色細胞腫の摘除時には，術中操作でカテコールアミンが放出され血圧が上昇することがある．逆に副腎静脈を処理後に血圧が低下する危険性もある．十分な術前の準備の上，術中は麻酔科医との連携が必須である．

■手術手技

1. 開腹手術

後腹膜的，経腹腔的，経胸腹腔的到達法がある．腫瘍の位置や大きさ，周辺臓器との関係あるいは腫瘍血栓の有無などで決定する．血管の処理方法は腹腔鏡手術と同様であるため後述する．

2. 腹腔鏡手術

腹腔鏡手術においても，経腹膜的到達法と後腹膜的到達法がある．さらに前者は前方到達法，側方到達法の2種類があり，後者は側方到達法，後方到達法の2種類がある．それほど大きくない通常の副腎摘除では右側では経腹膜的前方到達法（図2）が，左側では経腹膜的側方到達法（図3）が選択されることが多いようだ．腹部手術の既往などで，腹腔内臓器の高度な癒着が予測されるような場合には後腹膜的到達法が選択される場合もある．

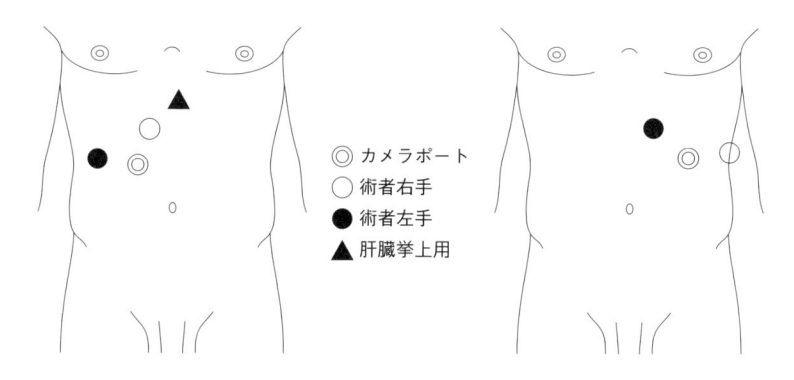

図2　腹腔鏡下右副腎摘除術
　　　（前方アプローチ）のポート位置

図3　腹腔鏡下左副腎摘除術
　　　（側方アプローチ）のポート位置

◎ カメラポート
○ 術者右手
● 術者左手
▲ 肝臓挙上用

右側前方到達法は左側臥位で手術を行う．肝結腸間膜を切開し，肝臓を頭側に挙上して副腎に到達する．右副腎静脈は短肝静脈のレベルで直接下大静脈に流入している．右副腎静脈は非常に短いため処理の際には特に慎重な操作が要求される．

　左側方到達法は右側臥位で施行する．下行結腸外側から脾臓の頭側を回るように大きく腹膜を切開する．そうすることで，脾臓の自重によって膵臓あるいは腸管を内側に脱転させることが可能となり，良好な術野を確保できる．Gerota筋膜内に入り，左副腎静脈を同定し処理する．左副腎静脈は通常，左腎静脈に流入する．そのため左腎静脈が左副腎静脈を見つけるためのランドマークになる．

　左右いずれも腹腔内臓器の損傷に細心の注意を払う必要がある．とくに左側方到達法では展開する範囲が広く，脾臓あるいは膵臓，十二指腸などの重要臓器の損傷は致命的になる．手術にあたってはそれらを取り巻く膜の十分な解剖学的理解が必須である．

Side Memo

副腎の手術における腹腔鏡手術のメリット

　本文中でも述べたが，副腎摘除術は腹腔鏡手術のメリットを最大限生かすことのできる手術の一つである．通常の副腎腫瘍はそれほど大きくないために，ポートの創を大きく広げることなく摘出可能である．さらに開腹手術では決して見ることのできない角度でカメラが入ることが可能で，明るく拡大された視野で緻密な操作が可能となる．

〈杉元 幹史〉

60 開放手術（4）精巣摘除術ほか

■ 高位精巣摘除術

1. 適応

　　精巣腫瘍，精巣上体腫瘍，精索悪性腫瘍など．

2. 麻酔

　　脊椎麻酔

3. 手術手技

　　鼠径靱帯直上で，平行に腫瘍の大きさに合わせ，約6～10cm皮膚切開を行う．浅腹壁動静脈が走行しているため結紮，切断して皮下組織も切開し精索と外鼠径輪を確認する．

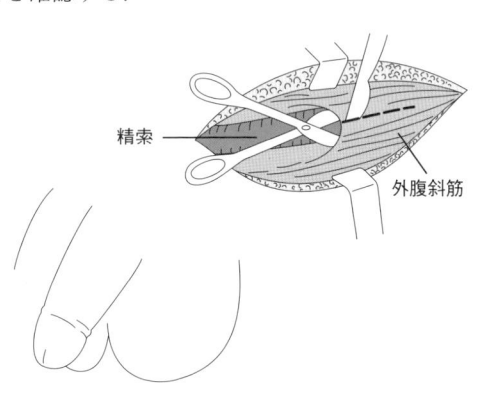

　　外鼠径輪から鼠径管の走行に沿って電気メスなどで切開し，鼠径管を開放する（図1）．精索を周囲組織から剥離し，血行性転移を防ぐ目的であらかじめネラトンカテーテルにて精索を結紮し，阻血する．内腹斜筋を筋鉤で鈍的に剥離を行うか，電気メスにて切開

図1　高位精巣摘除術

し，内鼠径輪まで剥離する．精索を遠位側に向けて剥離を進め，用手的に陰嚢底部から陰嚢内容を創外へ脱転する（図2）．白膜周囲の繊維組織を剥離する際，小出血を予防するため電気メスで切除していくとよい．精巣導帯は時に血管が走行していることがあり，3-0合成吸収糸で結紮し切除する．

　　精索はまず，内鼠径輪の位置で精管を剥離して1-0絹糸で結紮し切断する．精索は動静脈の損傷に留意しながら2～3の束に分け，3-0合

成吸収糸で二重結紮し切断，腫瘍を摘出する．
陰嚢内の小出血は根気よく凝固し，創部の出血がないことを確認後に内鼠径輪（内腹斜筋を切開した場合），鼠径管を3-0合成吸収糸で結節縫合し，閉創する．

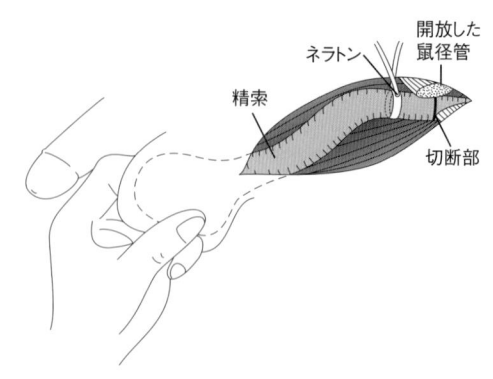

図2　精索の阻血と陰嚢内容の脱転（鼠径管開放後）

― Side Memo ―
本手術の留意点
　悪性腫瘍の手術であることを念頭に，精索の剥離，鼠径管の開放後，精巣からの血流を早急に遮断することを心がけるべきである．

■精巣摘除術

1. 適応
1) 前立腺癌患者に対する抗男性ホルモン療法．
2) 精巣良性疾患や炎症性疾患で保存的治療に反応しないもの．
3) 性同一性障害患者の性適合手術の一環．

2. 麻酔方法
　脊椎麻酔

3. 手術手技
　陰嚢皮膚を切開し，精巣固有鞘膜を切開し，精巣を露出する．可及的頭側で精管を剥離して1-0絹糸で結紮し切断する．精索は動静脈の損傷に留意しながら2～3の束に分け，3-0合成吸収糸で二重結紮し切断，精巣を摘出する．止血を確認後，肉様膜と皮膚をそれぞれ3-0合成吸収糸で縫合する．

■精巣上体摘出術

1. 適応
1) 難治性精巣上体炎.
2) 硬結が残存あるいは，膿瘍形成を認めるとき.
3) 瘻孔や皮下膿瘍を形成している結核性精巣上体.
4) 非特異性，特異性感染症（結核，フィラリアなど）.
5) 精巣上体腫瘍の鑑別.

2. 麻酔
局所浸潤麻酔，または脊椎麻酔.

3. 手術手技
皮膚切開は陰嚢部の皮切で十分であるが，結核性精巣上体炎など，精管を高位で摘除する場合は外鼠径輪直上に皮膚切開を行う．精巣固有鞘膜の層でガーゼ，もしくは電気メスにて剥離を行い，陰嚢から脱転させる．精巣固有鞘膜を切開し精索，精巣，精巣上体を確認する．ペアン鉗子などで精索から精管を剥離し，できるだけ上位で 1-0 絹糸を用い結紮，切断する．結核性精巣上体炎の場合は電気メスにて断端を焼灼する．

精巣上体の剥離では精巣の栄養血管を損傷しないように注意が必要である．まず，精巣との結合が最も疎である精巣上体洞（精巣上体体部）から鈍的に剥離し，ネラトンを通しておく．剥離は炎症による癒着の少ない方から行うとよい．メーヨー剪刀などを用いて鋭的に精巣上体側で剥離を進める．精巣上体洞のやや頭側で精索血管束が精巣と精巣上体へ分岐しているため（図3）精巣上体枝を 3-0 合成吸収糸で結紮し切断する．精巣上体尾部にも精巣動脈からの小血管の分岐があるため鋭的剥離

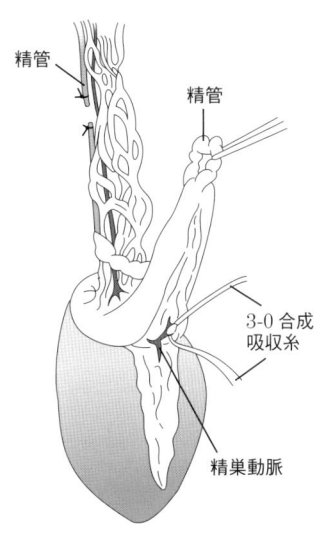

図3 精巣上体摘出

後に十分な止血が必要となる．頭部に存在する精巣上体管から精巣に入る輸出管は 4-0 合成吸収糸で結紮，切断する．

炎症が精巣実質内まで波及している場合は精巣上体との剥離が困難で，精巣の部分切除が必要となることもある．切除後，精巣白膜を 4-0 合成吸収糸で連続縫合する．

陰嚢内の止血を十分に行い，精索捻転がないことを確認して精巣固有鞘膜内に還納し，4-0 合成吸収糸で縫合するか，陰嚢水腫の術式に準じて漿膜を切除してもよい．

陰嚢内に還納し，肉様膜，皮膚を 3-0 合成吸収糸で縫合する．

■ 精巣固定術

1. 適応

1 歳前後～2 歳までの手術が望まれる（日本小児泌尿器科学会「停留精巣診療ガイドライン」を参照）．

2. 麻酔

全身麻酔

3. 手術手技

鼠径靱帯の中点上に約 2cm の横切開を行う．皮下組織，Camper 筋膜や Scarpa 筋膜を同様に切開する．外腹斜筋の腱膜は鼠径管の走行に沿って切開することが広く知られているが，筆者らは小児鼠径ヘルニアの手術と同様に横切開を行っている．内腹斜筋との間で神経鉤を用いて剥離していくと精索を傷つけることなく容易に同定できる．精索を丁寧に剥離し，ネラトンなどで保持しておく．遠位側を剥離していき精巣導帯を切断，中枢側も同様に精巣挙筋を電気メスで順次切断し，内鼠径輪で腹横筋と精索を神経鉤で剥離していく．腹膜鞘状突起は内前方に付着しており，開放したほうが剥離は容易であるため，ペアン鉗子などで腹膜鞘状突起を保持しメッツェンで切開する．

軽くカウンタートラクションをかけながらペアン鉗子などで鈍的に精管，精巣動静脈から剥離する．内鼠径輪の位置までツッペルなどで丁寧に剥離を進め，3-0 合成吸収糸で結紮し閉鎖する．精巣固有筋膜をメッツェンにて切開しておく．陰嚢の固定位置に小円刃で約 1cm 皮膚切開を行う．dartos pouch を作成し，陰嚢底部となる部分をペアン鉗

子にて保持しておく．鼠径部の創からペアン鉗子を陰嚢の皮切部に向けて挿入し，十分に精巣が通過する程度に肉様膜を電気メスにて切開し広げる．もう一本のペアン鉗子をかみ合わせ陰嚢創から鼠径部創へ挿入する．陰嚢から挿入したペアン鉗子で精巣鞘膜の臓側板ぎりぎりの部分を少しだけ保持して，ねじれがないように陰嚢内へ引き抜く．先に保持していた陰嚢底部と臓側板ぎりぎりの部位を 4-0 合成吸収糸で固定する．他に鞘膜と肉様膜で最低 1 針固定する．陰嚢皮膚を 4-0 バイクリルで結節縫合し，鼠径部創は外腹斜筋膜を 4-0 バイクリルで結節縫合し，皮下，皮膚は埋没縫合後にダーマボンドなどの接着材を塗布し終了する．

■ 陰嚢水腫根治術

1. 適応

小児の場合は 1〜2 歳までに自然治癒する場合があるため手術はそれ以降に考慮する．

成人の場合は日常生活に支障をきたす場合や穿刺吸引での再発例が適応となる．

2. 手術術式

1) 小児：腹膜鞘状突起の開存が原因のため（交通性陰嚢水腫），腹膜症状突起の閉鎖をする．
2) 成人：精巣鞘膜からの滲出液が原因のため，余剰の精巣鞘膜を切除する．

3. 麻酔

1) 小児：全身麻酔
2) 成人：脊椎麻酔

4. 手術手技

1) 交通性陰嚢水腫根治術：鼠径靭帯の中点上に約 2cm の横切開を行う．皮下組織，Camper 筋膜や Scarpa 筋膜を同様に切開する．外腹斜筋の腱膜は鼠径管の走行に沿って切開することが広く知られているが，筆者らは小児鼠径ヘルニアの手術と同様に横切開を行っている．内腹斜筋との間で神経鉤にて剝離していくと精索を傷つけることなく容易に同定できる．精索を丁寧に剝離し，ネラトンなどで

保持しておく．腹膜鞘状突起は内前方に付着しており，開放した方が剥離は容易であるため，ペアン鉗子などで腹膜鞘状突起を保持しメッツェンで切開し，腹腔との交通を外科ゾンデなどで確認する．腹膜鞘状突起に軽くカウンタートラクションをかけながらペアン鉗子などで鈍的に精管，精巣動静脈から剥離する．内鼠径輪の位置までツッペルなどで丁寧に剥離を進め，3-0合成吸収糸で結紮し閉鎖する．外腹斜筋膜を4-0バイクリルで結節縫合し，皮下，皮膚は埋没縫合し，ダーマボンドを塗布して終了する．

2) **非交通性陰嚢水腫**：皮膚切開は陰嚢前面に約4～5cm加え，同様に皮下，肉様膜，総鞘膜を切開していく．滲出液で充満した精巣固有鞘膜まで到達したら全周性に剥離を行う．剥離はガーゼでも容易に行うことができるが小出血をきたすため，ペアン鉗子で剥離し電気メスで凝固切開するとよい．精巣導帯も電気メスにて切断する．精巣，精巣上体を傷つけないように精巣固有鞘膜を針付きシリンジで穿刺し，内溶液を吸引する．ある程度吸引した後，穿刺部位近くを1対の鈎付きピンセットなどで保持しメッツェンで上下に切開する．余剰な精巣固有鞘膜を切除し後方に反転し，3-0合成吸収糸で連続縫合する．(Winkelmann法：図4) また，精巣固有鞘膜を精巣上体のより近傍で切除し，止血のため精巣固有鞘膜の断端を3-0合成吸収糸で連続縫合を行ってもよい．(Bergmann法：図5) 陰嚢内へ還納し，肉様膜，皮膚を3-0合成吸収糸で縫合する．

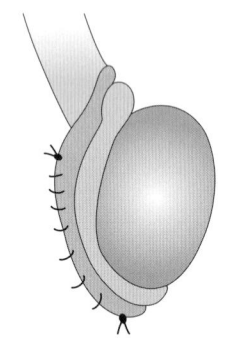

図4　Winkelmann法

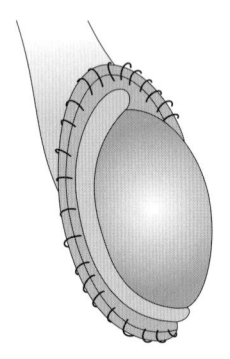

図5　Bergmann法

Side Memo

本手術の注意点
Winkelmann法は反転した固有鞘膜を精索の後面で縫合する際に緊縛しすぎないように注意する．

■ 精管結紮術

1. 適応
　男性避妊や管内性感染による精巣上体炎の予防の目的で行われる．男性避妊の際は配偶者の同意を得ることや，将来的に精路の可逆性に関して問題があることを十分に説明するべきである．

2. 麻酔
　局所麻酔（1％リドカインなど）

3. 手術手技
　まず，精索に沿って局所麻酔（精索ブロック）を行うと精管を引き出した際の痛みが少なくなる．陰嚢皮膚を介して精管を保持し，直上の皮膚に局所麻酔を追加する．皮膚に小切開を加え，皮下組織を精管の直上で少しずつ切開していく．精管周囲の組織が薄くなったら精管鉗子やアリス鉗子などの有鉤鉗子で精管を保持し，創外へ引き出した後左手の固定を解除する．精管を傷つけないように精索鞘膜，精管の被膜を剥離し，3〜4cm引出し，十分に露出させる．精管周囲には多くの血管が走行しているため出血させないように注意し，出血した場合はバイポーラなどで確実に止血する．

　露出した精管の中枢側と遠位側を1-0絹糸で結紮し，その間で約1cm以上の長さをとり，電気メスにて切断する．中枢側，遠位側共に断端を二重に折り曲げた状態でペアンにて保持し，1-0絹糸でさらに結紮する．

　十分に止血を確認したのち精管を創内に納め，肉様膜を3-0合成吸収糸で縫合し，皮膚も縫合する．

Side Memo

本手術のコツ
　精管を同定する際，左手の拇指と中指，薬指で精管をしっかりと保持し，示指を拇指から徐々に離し陰嚢皮膚に緊張をかけると精管の位置が確認しやすい（図6）．

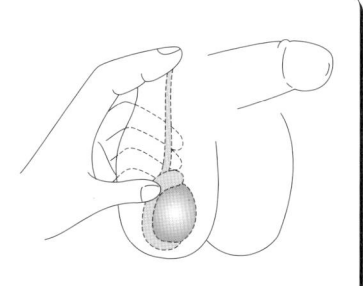

図6　精管結紮術

> **Side Memo**
> **患者への指導**
> 　精管結紮術後，精管膨大部における残存精子の生存期間は最長で20日間あり，射精回数からの検討では約7回の射精で精液中の精子が認められなくなる．安全性を考慮すれば，術後約2ヵ月間は他の避妊措置が必要であり，精液検査での確認が重要である．また，精管の自然再開率は1%以下である．

■ 包茎手術

1. 適応
1) 亀頭包皮炎，尿路感染症を繰り返すもの．
2) 排尿障害を有するもの．
3) 嵌頓包茎
4) 真性包茎を伴う埋没陰茎．
5) 患者，家族の強い希望．

　があげられる．小児では3歳までに包皮の癒着がなくなるため，それまでは経過観察が好ましい．

2. 手術術式
　包茎の手術術式は以下の2つに大別される．
1) **包皮口拡大術**：包皮口を広げ，環状溝まで抵抗なく翻転できるようにする手術．背面切開，Welsh法，Wahlin法など．
2) **環状切開術**：包皮口拡大と共に余剰包皮を切除し，常に亀頭が露出するようにする手術．主として思春期以降の包茎に対して行う．環状切除術，Föderl法など．

3. 麻酔
　学童期までは全身麻酔下に行い，思春期以降は陰茎根部の局所麻酔で行う．陰茎小帯近傍は麻酔効果が弱いことがあり，その場合は切開部に麻酔を追加する．

4. 手術手技
1) **背面切開（図7）**：背面12時方向を1.0～1.5cm切開し，包皮の翻転を試みながら不十分なときは少しずつ切開を追加し，容易に亀頭が露出するようにする．4-0もしくは5-0合成吸収糸にて結紮縫合する．

図7 背面切開

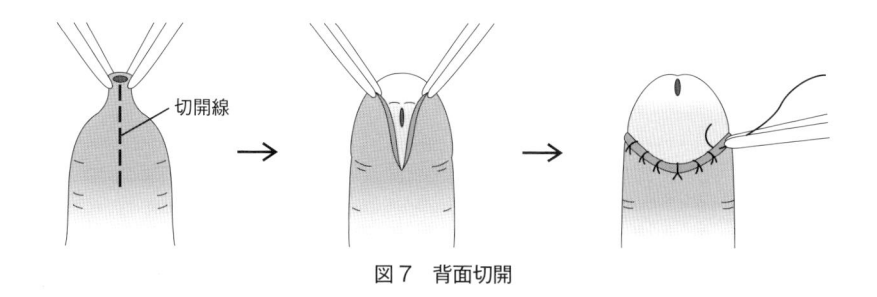

2) Welsh法（図8）：陰茎の包皮を根部方向に引きながら狭窄部を明確にし，外板の12時，4時，8時の方向を小円刃にて少しずつ切開を加える．皮膚に緊張がなく容易に翻転できるようにし，横縫合する．縫合末端がdogs earsにならないよう注意が必要である．

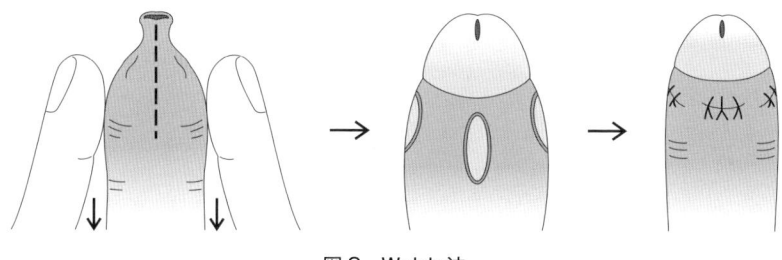

図8 Welsh法

3) Wahlin法：皮膚切開まではWelsh法と同様であるがdogs earsを防止する目的で，対角線上で皮膚縫合し，創縁を斜めにする．
4) 環状切除術（図9）：触診にて環状溝を確認し外板の切開ラインとする．背面切開を行い，包皮を翻転させ環状溝を確認する．内板はfine touch areaであり，性感を損ねないように可能な限り温存させるようにする．また，陰茎小帯を傷つけないように根部に向けて尖となるようにする．切除する包皮を牽引しながら緊張をもたせ，なるべくdartos筋膜などの皮下組織をなるべく残すように小円刃で余剰包皮を剥離する．この際，dartos筋膜の直上に浅陰茎背静脈が走行しているため処理してから切断する．小出血は十分に凝固止血し，4-0もしくは5-0合成吸収糸にて結節縫合する．

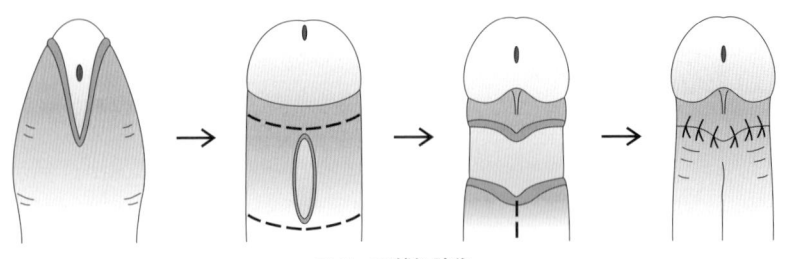

図9 環状切除術

5) Föderl法（図10）：外板の切開ラインは腹側を多めにした斜切開とし，内板はその創面と直角に交差するように切開ラインをおき，包皮を剥離していく．4-0もしくは5-0合成吸収糸にて同様に結節縫合を行う．

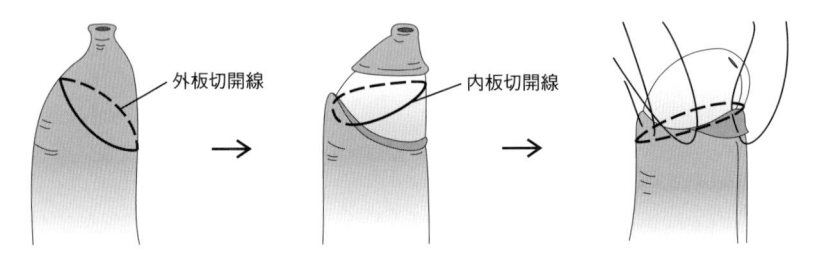

外板切開線　内板切開線

図10 Föderl法

Side Memo

嵌頓包茎

　嵌頓包茎は用手的に戻せない時に手術の適応となる．この際，背面切開を施行されることが多いが，包皮のバランスから浮腫が改善したのちの美容上の問題があるためWelsh法やWahlin法を行うこともある．

（本郷 祥子）

61 開放手術(5) 腎移植,内シャント設置術,腹膜灌流用カテーテル留置術

■腎移植

1. 特殊な準備物品等

1) 移植腎灌流用のユーロコリンズ液465ml×5本,50%ブドウ糖液500ml.
2) バックテーブル(移植腎プレパレーション用).
3) 細胞外液を凍結し清潔下に砕きスラッシュアイス状にしておく.
4) 移植腎冷却用:膿盆(大),ステンレスカップ,枝付きガーゼ.
5) 血管遮断時に使用する大小のブルドック鉗子,血管遮断鉗子(フォガティー鉗子など),ネラトンタニケット,血管テープなどを準備し血管の変化に柔軟に対応できるようにしておく.
6) 動脈に円形の孔をあけるためのパンチャー,静脈切開に使用するポッツ剪刀は,両者ともあれば便利である.
7) 5-0, 6-0, 7-0の針付きモノクリル糸(ネスピレン™糸,プローリン™糸,アスフレックス™糸など).
8) 術中に使用する免疫抑制薬(点滴用ステロイド,バシリキシマブなど).

2. 腎移植術

バックテーブルで移植する腎臓をスラッシュアイスで氷温下に冷却しながら,ユーロコリンズ液で1000~1500ml程度灌流したのち,腎同静脈のプレパレーションを行う.プレパレーション終了後は,スラッシュアイスで冷却されたユーロコリンズ液で満たされたステンレスカップに移植腎を冷却温存する.

レシピエントの右腸骨窩に腎を移植する場合,図1に示すように,臍の高さから上前腸骨棘の2横指内側を通り恥骨結合上縁の1横指上に至る位置に半弓上の切開を入れる(Gibson切開:図1).創の大きさは患者の体格や肥満度も考慮して十分な手術視野をとれるように配慮する.皮下組織,外腹斜筋,内腹斜筋,腹横筋を順に切開し,後腹膜腔に至る.下腹

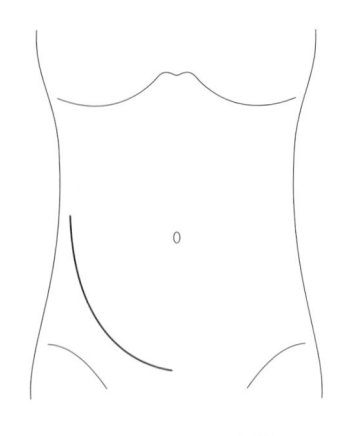

壁動静脈は可能であれば周囲から十分剥離して温存する．精索もしくは円靱帯も十分周囲と剥離すれば温存可能である．

　腹膜を愛護的に腹壁より剥離して上内方へ圧排して，創の上方で腹壁側に移植腎床を確保する．骨盤部の後腹膜腔にて外腸骨静脈と外腸骨動脈をそれぞれ露出し，血管テープで確保する．外腸骨動脈から近位に露出を進め，内腸骨動脈分岐部，総腸骨動脈も一部露出する．外腸骨動脈も遠位近位とも十

図1　Gibson の切開

部に剥離して，余裕をもってクランプと静脈縫合のできる距離を露出しておく．内腸骨動脈に移植腎動脈を縫合する場合は特に，内腸骨動脈の分枝を結紮切断し，2～3cm の十分な血管長を得る（**図2**）．外腸骨動脈に移植腎動脈を吻合する場合でも外腸骨動脈の可動域を確保するために，静脈吻合部に内腸骨動脈は結紮切断することが多い（**図3**）．

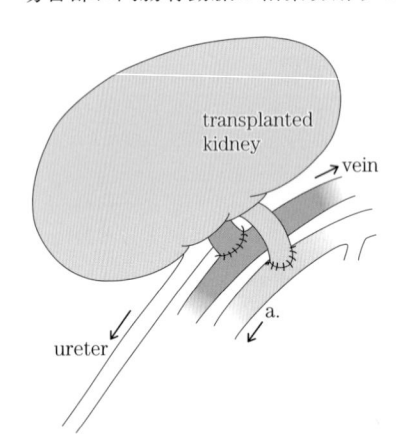

図2　移植腎動脈とレシピエントの　　　図3　移植腎動脈とレシピエントの
**　　　外腸骨動脈に端側吻合する場合　　　　　　内腸骨動脈を端々吻合する場合**

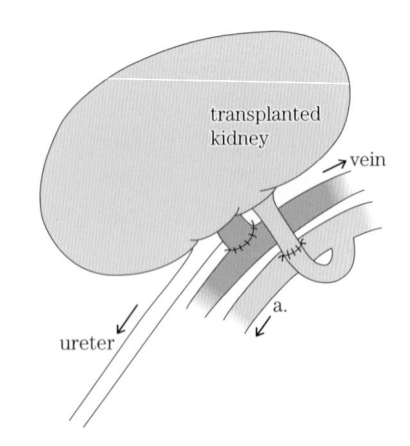

　移植する腎臓を実際に移植予定部においてみて動脈吻合，静脈吻合の予定位置をそれぞれ決める．まず動脈の吻合を行う場合，レシピエントの動

脈を前後でブルドッグ鉗子もしくはフォガティー鉗子などでクランプしてから各血管に尖刃メスで孔を開け，パンチャーで円形の孔を形成する．この孔は移植腎動脈外径程度とする．動脈縫合は6-0のモノクリル糸をまず近位遠位の両端の180°で孔と移植腎動脈のそれぞれの位置に通し，それぞれ結紮する（完成形で動静脈の捻転や屈曲をきたさないように注意する）．両結紮間を結紮した糸を利用して連続縫合する．移植腎動脈にクランプをかけ，レシピエントの動脈クランプを開放し縫合部よりの出血がないか確認する．出血があれば，必要に応じて追加縫合や圧迫止血を行う．移植腎静脈はレシピエントの外腸骨静脈に端側吻合する．外腸骨静脈をクランプしメスで小孔をあけ，移植腎静脈に見合った大きさまで孔の径をポッツ剪刀などで拡張する．縫合には6-0もしくは5-0のモノフィラメント糸を用い，両端180°の位置を吻合してから連続縫合する．縫合終了後移植腎静脈をクランプし外腸骨静脈のクランプを開放して，静脈吻合部からの出血がないかを確認する．吻合部からの出血などの問題があれば，軽度の出血であれば，軽い圧迫で止血し，強い出血の場合は6-0糸などを追加して掛けるなどして止血をする．状況に応じて動脈と静脈の吻合の順は逆にすることもある．

　縫合がすべて終了すれば，移植静脈クランプを開放してから，外腸骨動脈のクランプを開放し，灌流液の灌流により血色を失っていた移植腎の色調が全体的に均一に元に戻ること，動脈の拍動が問題なく移植腎に伝わっていることを確認する（もし問題があれば，術中ドップラーエコーなどを併用して原因の追求し改善をはかる）．血流再開の時間を記録しておいてもらう．移植腎の尿管から尿が出れば初尿確認時間としてこれも記録する．

　続いてレシピエントの膀胱を外側より確認し，電気メスで筋層を切開，創の尿道側を粘膜まで切開する．移植腎の尿管をレシピエントの膀胱に吻合するに適切な長さを残して切断し，尿管末端に切れ込みを入れる．また，尿管double-Jステント（14cm程度の短いもの）を留置する．膀胱粘膜の断端と移植腎尿管の粘膜を3-0吸収糸で2〜3点縫合し，その間を連続縫合する．さらに，膀胱筋層も移植腎尿管を包み込むように外側から吸収糸で縫合し移植腎尿管の粘膜下トンネルを作成し，移植腎にVURが生じないように配慮する（Lich-Grëgoir法）．膀胱にはバルーンカテーテルを留置しておく．

ドプラー超音波で腎血流を確認しつつ，腎実質を生検針（16-18G）で1時間生検を行う．

吻合部にドレナージチューブを留置し，筋層（筋膜），皮下組織，皮膚をそれぞれ縫合し手術を終了する．

Side Memo

バックテーブルでのプレパレーション

　献腎移植の場合など，腎動脈の本数が複数あるケースも時に認められる．このような場合，バックテーブルにおいて移植腎を氷冷しながらプレパレーションする．図4のように6-0もしくは7-0のモノクリル糸を用いて1本化して用いる．このような工夫をして，氷にて完全には冷却困難であるレシピエントの術野での縫合作業に時間をかけないように，バックテーブルにおいて工夫をする．血管の走行，本数，太さ，動脈硬化の程度など，レシピエント，ドナーともさまざまであるが，いずれにしても比較的短時間のうちに確実な吻合が行えること，移植後に吻合部や移植腎血管に屈曲や圧迫，無理な緊張がかからないように十分注意して，吻合する血管とその部位を選択する必要がある．

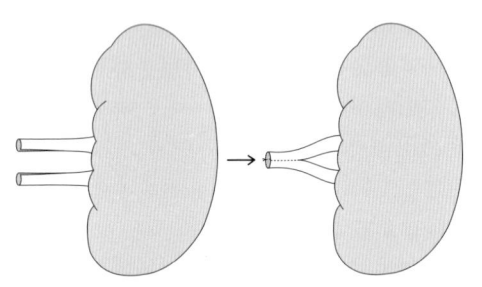

図4　裏面の縫合

Side Memo

生体腎移植腎の左右の選択について

　生体腎移植術においては，術前にドナーの血管を造影CTで，可能であれば3D-CTで確認する．ドナー腎機能に左右差がない場合は，血管吻合に有利な側を用いるが，ドナー腎動静脈の本数などにも左右差がない場合は，長い腎静脈を得ることができるため，ドナーの左腎を提供していただくことが多い．左右差が少々ある場合は，良い腎をドナーに残し，機能の劣る側を提供してもらう（極端な左右差の場合は，別のドナーからの移植に切りかえること）．従来は，腰部斜切開によるドナー腎摘を行っていたが，近年は体腔鏡の技術の進歩により，鏡視下腎採取術が行われるようになり，ドナー腎摘におけるドナーの負担はかなり軽減した．ただし，腎門部の血管が複雑な走行をしているなどの問題があれば開放手術の方が有利な場合もある．

■内シャント設置術

　初回であれば，利き腕でない側の前腕の抹消側で，手関節より3cm程度近位側で行う．将来，閉塞した場合，上方で再度内シャント造設を行うことも想定して，遠位から行うよう考慮する．状況によりタバコ窩で縫合を行う場合もあり得るが，比較的動静脈とも太い，前腕の遠位で初回手術を行うことが多い．ここでは，橈骨静脈と橈側皮静脈を吻合する標準的な内シャント設置手術について説明する．

1) まず皮静脈と橈骨動脈の走行と太さの確認を行い，血管吻合に適切な場所を選択し，マジックペンなどでマーキングを行う（利き腕を選択することもある）．
2) 皮膚切開予定部に局所麻酔を行う（ほぼ全症例で，局所麻酔下に可能である．また標準的な内シャント設置術ではカルボカインの場合10ml程度で十分麻酔可能である）．
3) メスで皮膚を切開する．動静脈の位置にもよるが，長さ2～3cm程度までの皮膚切開ですむことが多い．
4) 皮下組織からの微細な出血を電気凝固で止血しつつ，筋鉤を用いて創の内腔を拡大し，十分な術野を確保する．
5) 流出静脈として使用する皮静脈を周囲の結合織から剥離して，血管テープで確保する．
6) 確保した静脈周囲の結合織を剥離するとともに，流出路とならない分枝は結紮切断する．
7) 指先で橈骨動脈の拍動を触知し，位置を確認しつつ，筋鉤で動脈直上まで鈍的に剥離し，筋膜を一部切開し，橈骨動脈を血管テープで確保する．
8) 動脈周囲の結合織を血管外膜の外側に沿って剥離し，十分な長さの橈骨動脈を露出する．この際，微細な動脈分枝は電気凝固してから切断する．太めの分枝は結紮切断する．
9) 剥離静脈の遠位端を結紮切断する．結紮糸の流出静脈側は結紮糸を手術終盤まで切断せず，残しておく方が静脈の牽引に利用できて便利である．
10) 切断した静脈を橈骨動脈に実際に静脈を近づけ，静脈を切開する位

置を決める．静脈に尖刃メスで孔をあけ，円形にした場合の孔径が7mm程度の大きさになるように小剪刀で孔を血管に沿って拡大する．孔から生理食塩水を10ml程度のシリンジで流し，流出静脈に抵抗なく流れることを確認する（流出静脈に狭窄などの問題がある場合；拡張可能であれば拡張するが，困難であれば，別の静脈や別の手術部位を検討する必要がある）．

11) 動脈を切開予定部の前後にブルドッグ鉗子を掛けて橈骨動脈の血流を遮断し，尖刃メスで孔をあけ，小剪刀で静脈の孔と同じ大きさの孔とする．

12) 両端に7-0のモノフィラメント糸を通し両端もしくは遠位の片端を結紮吻合する．図5のように連続縫合する．結紮した針で裏面と前面を連続縫合する（図5，図6）．糸の結紮部が血管内にならないように注意する．血管壁の内膜外膜の両方に縫合糸をしっかり掛ける必要がある．ただし，あまり大きくかけ過ぎると縫合部の狭窄にもつながるため，注意深く縫合する必要がある．当然のことではあるが，血栓などのトラブルを避けるためにも可及的に短時間で縫合すべきである（最近ではナイロン以外の材質の糸やクリップなども一部で使用されている）．

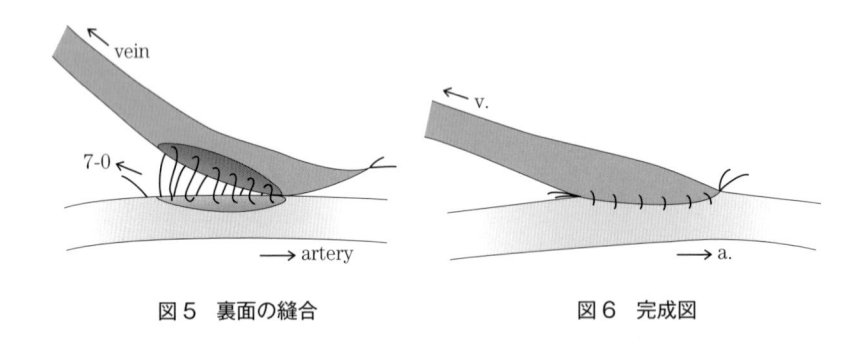

図5　裏面の縫合　　　　図6　完成図

13) 縫合が終了すれば，吻合部の様子をよくみながら，遠位の動脈のブルドッグ鉗子を外し，吻合部に強い出血などの問題がなければ，近位のブルドッグ鉗子も開放し，血流に問題のないことを確認する．吻合部からの出血は，微細なものは軽度の圧迫で止血するが，強い

出血がある場合は，7-0糸などで追加縫合して出血を止める（この際ブルドッグ鉗子を動脈にもう一度掛けてから追加縫合をする場合もある）．
14) 流出静脈の拍動，thrillを確認する．滅菌された聴診器で聴診し，シャント血流に問題がないこと確認してから，静脈の遠位端に余った静脈部分は，結紮切断する．血管テープを外す．
15) 皮膚を4-0ナイロン糸で水平マットレス縫合し，血流をもう一度確認し，手術を終了する．

―Side Memo―――――――――――――――――――――
人工血管移植術
　よい自己皮静脈がない場合は，人工血管を移植し，動静脈間をバイパスするように縫合する．この径5～6mm大の人工血管を皮下に通し人工血管部を穿刺し，血液透析時のアクセスとなるようにすることが多い．良い血管がない場合はドップラーエコーなどを使用して血管走行を確認してから手術に臨むとよい．

―Side Memo―――――――――――――――――――――
皮静脈の選択
　血管の吻合方法としては側々吻合，端側吻合など静脈の形態に合わせて工夫するが，流出路が，近位側に向かうように考慮する．手術前から将来の穿刺部位をある程度想定しておく．

―Side Memo―――――――――――――――――――――
シャント流出路の保護
　術後は，流出静脈を長時間圧迫することや，打撲するようなことがないように，患者によく説明しておく．

■腹膜灌流用カテーテル留置術

　持続携行式腹膜透析（以下，腹膜透析と略す）においては，腹膜灌流用のカテーテルの留置が必要である．その方法は，年齢や状況により使い分けられるが，安全に合併症をおこさず留置することが肝要である．また，5～8年間程度安定的に使用できる必要がある．
　カテーテルの出口部となる部分がベルトラインにかからず，また，本人

がケアしやすい位置を術前に確認しておく．挿入する腹膜灌流カテーテルは体格，年齢などにより選択するが，出口部を足側にする方が，出口部感染の危険性が低いとの考えから，スワンネック型のものを使用することが多い．図7の模式図のように腹膜腔内の膀胱直腸窩もしくはDouglas窩にカテーテルの先端がくるようにする．

以前は局所麻酔や下半身麻酔でも可能であることから，X線透視下にカテーテルの先端を確認していた．今回は，より安全施行可能な，腹腔鏡下に先端を確認する方法を説明する．

全身麻酔下に仰臥位として腹部と臍を十分にイソジン消毒する．

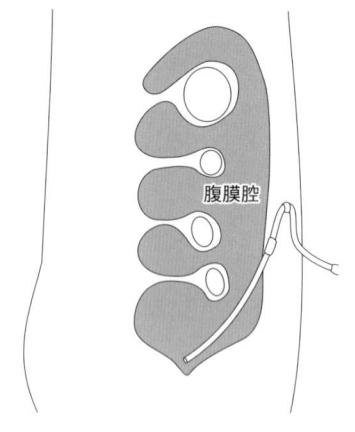

図7　腹膜腔のイメージ図（右側方から）

--- Side Memo ---
最も重要な2点
　この手術のポイントは，感染させないことと，液漏れをさせないことである．

清潔野において，使用するカテーテルのサイズを確認しつつ，第1カフ，第2カフ，出口部，カテーテル通過ラインを決め，皮膚にマジックペンでマーキングする．第2カフと出口部が5cm程度は離れるようにデザインする．カテーテルは第一カフの直下で腹直筋と腹膜を貫き腹膜腔内に入るように最終的に固定するが（図8，図11），まず，第2カフの位置で皮膚に2～3cm程度の横切開をメスで加えて，皮下を電気メスで切開する．筋鉤で上下に皮下組織を分け，腹直筋の外縁に近い部位の腹直筋前鞘を露出させ，これを2cm程度縦に切開する．さらに腹直筋を左右に分け，腹直筋後鞘を露出し，これを2本のケリー鉗子で把持し，つり上げた後，ケリーの間を鋭的に数mm切開する（この際，もし同時に腹膜が開くようであれば，腹膜をケリー鉗子で把持する）．腹直筋後鞘の孔を約1cmに拡大し，腹膜前脂肪織と腹膜を確認し，腹膜をケリー鉗子で把持する．この際，腸管を同時に把持しないように注意する．腹膜にメスもしくは鋏で小孔を開け，内部が腹腔であることを確認しつつ5mm大にまで開ける．2-0

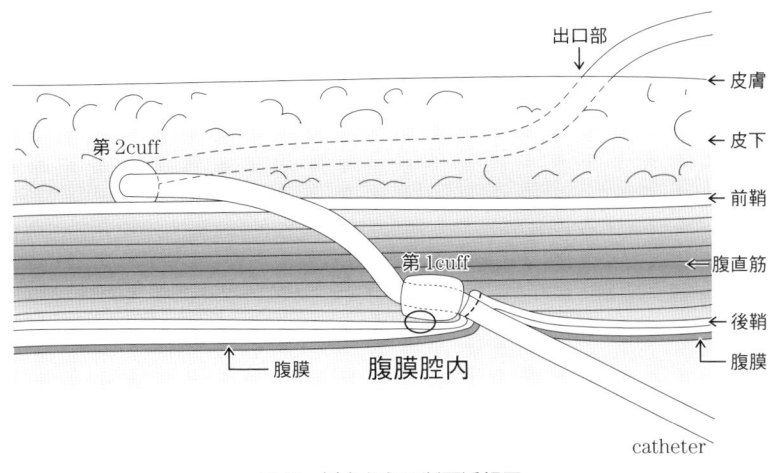

図8 側方からの断面透視図

（もしくは3-0）の吸収糸を孔の周囲の腹膜にタバコ縫合するように掛ける．この縫合糸のなかを通るように孔から腹腔鏡用のポートを腹膜腔内に挿入し，ポートから内視鏡を挿入し，同ポートより気腹する．鏡視下に，腹膜腔内に腹膜透析に障害となる著しい癒着などの問題がないことを確認する．

―Side Memo――
観察用のポートについて
　孔を最小にするため5mmポートを使用し，ポートからは硬性膀胱鏡（0°～15°）などの径の細い内視鏡を使用するとよい．

―Side Memo――
大網の切除
　腹膜直下に大網を認める場合など，特に年齢の若い患者の場合，大網を孔より腹膜外に損傷いないようにゆっくり牽引して出し，引き出せた部分の大網の近位端を数ヵ所に分け，吸収糸でしっかり結紮して切断し，引き出せた部分の大網を切除して大網の縮小をしておいた方が，大網巻絡によるカテーテルの位置異常や閉塞の予防になる．

次に，第一カフ予定の位置で皮膚を3～4cm程度縦にメスで切開する．腹直筋前鞘を切開，腹直筋を左右に分け，腹直筋後鞘を露出する．後

鞘と腹膜順にケリー鉗子で把持してこれを約5mm切開し孔を開ける．このとき先に挿入した内視鏡で確認しつつ行うが，気腹を行っているので腸管を損傷する可能性は極めて低い．液漏れの予防を確実にするため先に2-0もしくは3-0の吸収糸で腹膜（腹膜が脆弱であれば後鞘）にタバコ縫合を掛けておく．

スタイレットを腹膜留置カテーテルの内腔を生理食塩水で湿潤にしてから，カテーテル先端近くまでスタイレットをカテーテル内に挿入する．タバコ縫合の間を通すようにカテーテルを挿入し，内視鏡補助下にカテーテルの先端を目的位置まで誘導し，第一カフがタバコ縫合の直上まで入るように挿入する．位置が決まればスタイレットをゆっくりと抜去する．鏡視上の位置に問題なければ，気腹を終了する．生理食塩水でスムーズに洗浄可能であることを確かめ，腹膜のタバコ縫合をしっかり結紮する．後鞘にもカテーテルを取り巻くようにタバコ縫合をもう一周行い，より完全な液漏れ予防を行う．さらに腹直筋後鞘に第一カフを2-0吸収糸で固定する．腹直筋前鞘もしっかり縫合結紮する．この時点でも生理食塩水で洗浄することにより，カテーテルからの腹腔洗浄に問題がないことをもう一度確認する．

Side Memo

第一カフと弓状線
　腹直筋後鞘は弓状線より下方では認められないので，基本的には弓状線より上方で腹直筋後鞘をカテーテルが通過するように考慮している．

第二カフの位置のポートを抜去して，同部の腹膜，腹直筋後鞘，前鞘をそれぞれ2-0吸収糸でしっかり結節縫合し閉鎖する（腹膜透析開始時に液漏れのおこらないように留意）．

カテーテルの先端に金属タンネラーを1-0絹糸で固定し，腹直筋前鞘の表面の皮下を通るように第二カフの創まで誘導する（図9）．同部で露出されている腹直筋前鞘に第2カフを吸収糸で固定する．第1カフ，第2カフとも固定の時などカテーテルの本体を損傷しないよう最大限の注意を要す

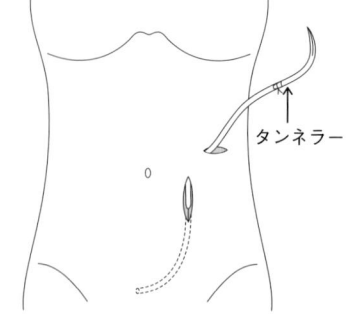

図9　皮下トンネルの形成

る．万一，カテーテル本体が損傷した場合は，新しいカテーテルにその場で入れ替える必要がある．

1. **SMAP法の場合**：出口部近くの皮下を通過し，恥骨上部の皮膚を貫くようにタンネラーを皮膚外に誘導し，固定した1-0絹糸を切断し，タンネラーを外す．さらに，カテーテル内にヘパリンを2cc程度注入し，末端を1-0絹糸で結紮し段端を皮下に埋没し，タンネラーを貫いた孔の皮膚をナイロン糸で縫合し閉創する（図10）（後日，腹膜透析導入直前に局所麻酔下に，出口部予定部から，カテーテルを導き出す出口部形成術を行う）．

2. **Spied法や従来法の場合**：出口部予定位置にタンネラーを誘導し，出口部予定位置より，カテーテルを出口部皮膚から皮膚外に出す（図11）．タンネラーを外し，100ml程度の生理食塩水で腹腔内洗浄に問題がないことを確認し，チタニウムアダプターや接続チューブなどを接続し，早期に使用できるように準備する．また，出口部の安定をはかるため，出口部から7～10mm程度下方の皮膚に糸を掛け，カテーテルを出口部近くで固定する．

第一カフ，第二カフ部の創を，皮下，皮膚の順に丁寧に縫合し閉創し，手術を終了する．

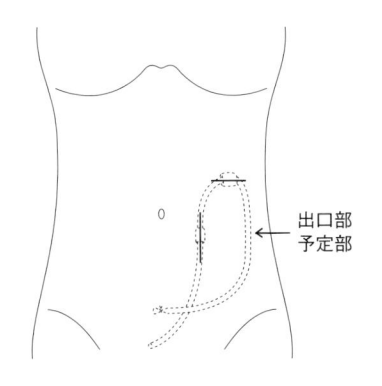

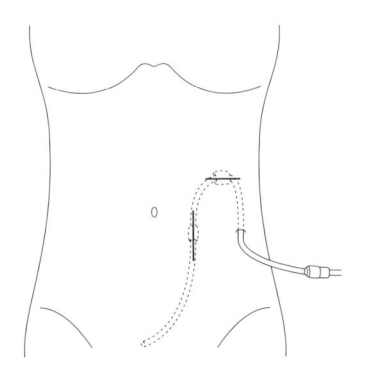

図10　SMAP法　　　　　　　図11　出口部形成後

（能見 勇人）

62 開放手術（6）失禁型尿路変向術

■ 尿管皮膚瘻造設術 (cutaneous ureterostomy)

　尿管を腹壁の皮膚に直接吻合し，ストーマを形成する方法である．以前はその簡便さと侵襲の少なさから，膀胱全摘除術後の尿路変更術として頻繁に施行されてきたが，近年では腸管を用いた尿路変更術（主に回腸導管造設術）が主流となり，その機会は減ってきているものの，適応においては有用な術式である．左右の尿管をそれぞれ別々に左右の腹壁に吻合する両側尿管皮膚瘻と，片側（通常は右側）にまとめて出す一側尿管皮膚瘻があるが，後者ではQOLが良好である．

1. 適応

　手術侵襲が少ないため，高齢者や合併症の多い患者，全身状態不良の患者，また予後が悪い患者に施行される．

2. 長所

　腸を切除する必要がないため，短時間で手術が終了し，手術侵襲が少ない．

3. 短所

　常に尿が出てくるので集尿袋が必要であり，また腎盂腎炎などの感染のリスクも高い．カテーテルを留置しない術式も考案されているが(tubeless ureterostomy)，尿管と皮膚の吻合部狭窄や，腹壁通過部位での狭窄を避けるために，実際ではカテーテルを留置する場合が多い．カテーテルを留置した場合には定期的な交換が不可欠となり，患者の負担，あるいは交換時の感染のリスクが増加する．

4. 術式

　周囲の血流を維持するため，周囲の脂肪組織をできるだけ付けたまま，尿管を愛護的に剥離する．一側尿管皮膚瘻を施行する場合は，ストーマ側と対側の尿管に対して，長い距離の剥離が必要になる．尿管の剥離は，無理のない尿管走行を確保するため，腎下極付近まで十分に施行する必要がある．術中の状況に合わせて緊張がかからない部位

を決定し，ストーマを形成する．ストーマ予定部位で筋層を，示指が楽に通るくらい十分に切開する．尿管を皮膚外に引き出し，筋層後面と尿管を2～3ヵ所固定した後，尿管と皮膚を縫合する．

代表的なストーマ形成法

1）単純乳頭反転法（図1） 2）豊田法（図2）

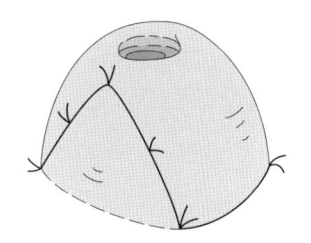

図1 単純乳頭反転法

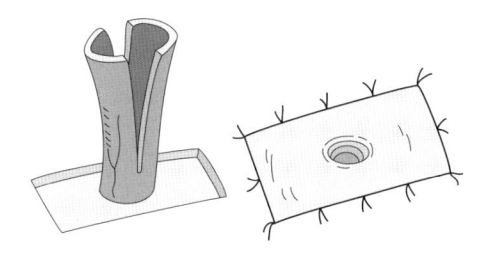

図2 豊田法

■ 腎瘻造設術（nephrostomy）

尿管が何らかの原因で外部あるいは内部から圧迫され，水腎症の状態となったときに，腎盂にカテーテルを挿入し，永久もしくは一時的に体外へ尿を排出させる方法である．排尿は自然排尿であり，集尿袋が必要である．

1. 適応

主に悪性腫瘍の拡がりやその転移などによる尿路閉塞に対し，逆行性に尿管ステント留置が不可能である場合や，その他に腎盂形成術，尿路感染，尿路結石などの治療の際に施行される．

2. 術式

腹臥位とし，局所麻酔下で手術を開始する．エコーガイド下に，第12肋骨下縁と腸骨稜の間で，できるだけ外側から下腎杯に向けて穿刺する（通常18G針あるいは22G針）．尿が穿刺針の遠位端から滴下し，造影剤注入にて確実に尿路に留置できていることを確認した後，ガイドワイヤーを留置する．適宜腎瘻を拡張し，腎盂内にカテーテルを留置する（図3）．

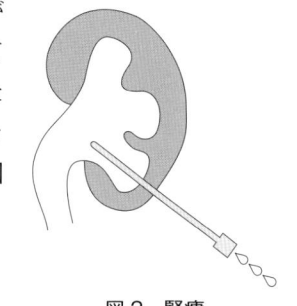

図3 腎瘻

■ 膀胱瘻造設術 (cystostomy)

　膀胱が正常な機能を果たさなくなった場合に，尿道を通さずに，直接腹壁を通して膀胱内にカテーテルを留置する方法である．永久膀胱瘻と，病態が改善した後に元に戻す一時的膀胱瘻がある．排尿は自然排尿であり，集尿袋が必要である．

1. 適応

　尿道損傷や尿道狭窄など，カテーテル留置が困難な場合に施行されることが多い．また長期にカテーテル留置を余儀なくされている男性患者において，尿道カテーテルよりも，膀胱までの距離が短いために，感染面を考慮して膀胱瘻が選択されることがある．

2. 術式

　局所麻酔下で恥骨上部の下腹部から腹壁を通して膀胱内にカテーテルを留置する．
　穿刺する際には，腸管穿刺，腹腔穿刺，膀胱後壁の誤穿刺に十分注意する（図4）．

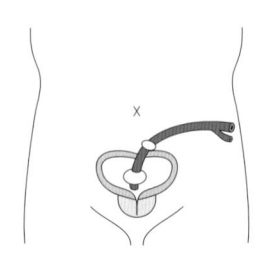

図4　膀胱瘻

■ 回腸導管造設術 (ileal conduit)

　本術式は1950年にBrickerがはじめて報告して以来，現在では最も標準的な尿路変更術として確立されたものとなっている．回腸の一部を10～20cm遊離させ，導管を形成してこれに尿管を吻合する．導管の肛門側をストーマとして右下腹部皮膚と吻合し，口側は縫合する．尿は回腸導管を通り，腸蠕動運動により排泄されるが，集尿袋の装着が必須である．

1. 適応

　主な適応は，膀胱癌に対して膀胱全摘除術が施行された後の，尿路変更術として行われるものである．その他に，直腸癌や子宮癌などの骨盤内悪性腫瘍において，膀胱を含む外科的摘除術の根治性が認められる場合，あるいは癌の浸潤のために根治手術が断念され，将来の排尿にまつわる症状緩和目的で，尿路変更のみを実施する場合にも適応となる．また，髄膜瘤や神経因性膀胱，下部尿路の先天性奇形などの良性疾患において，膀胱が本来の機能を維持できなくなった場合の尿路変更術として，本術式は適応となる．

2. 長所

集尿袋が必要であるが、体内へのカテーテル留置を必要とせず尿を流出させることが可能であり、多数の患者において腎機能は維持される。他の失禁型尿路変更術と比較し、腸の蠕動運動を利用して尿を排出させるため、腎盂腎炎などの感染のリスクは低い。術式が比較的簡便で、すでに十分な経験が蓄積されており、安定した成績が得られている。

3. 短所

常に尿が出てくるので集尿袋が必要である。また基本的には年齢制限はないが、腸管を利用しない他の失禁型尿路変更術と比較すると、リスクが大きいことは否めない。

4. 術式

1）ストーマの位置決め

術後の患者のQOLを左右する問題であるので、ストーマの位置決定は、最も重要な術前準備の一つである。一般的には右腹部で臍よりやや尾側、立位・座位にて皺のない部分を選ぶ。導管は腹壁内で腹直筋を貫通することが重要であり、ストーマの位置は腹直筋の外縁内側とする。既往手術などの理由で、左腹部にストーマを造設せざるを得ない場合がある。その場合は導管の口側がストーマとなり逆蠕動となるが、ストーマの位置を優先して問題はない（図5）。

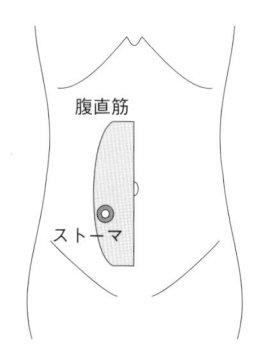

図5 ストーマの位置

2）回腸の遊離、回腸‐回腸吻合

遊離回腸は、回盲弁から口側20cm以上離れた部位で、腸間膜を無影灯にかざして血管の走行を確認し決定する。10～20cmの回腸を遊離すべく、それぞれの断端に対応する腸間膜を回腸の長軸にほぼ直角に切開する。遊離される回腸両断端の前後1～2cmに渡って、回腸からそ

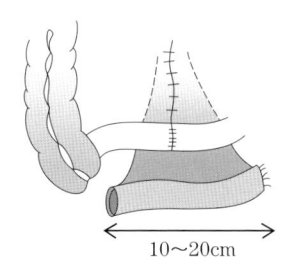

図6 回腸の遊離

れに付着する腸間膜を剥離したあと，回腸を切断する．回腸 - 回腸吻合を施行したあと，回腸導管内を十分に洗浄し，導管の口側端を閉鎖する（図6）．

3）尿管の転移，尿管の吻合

　　左側尿管をS状結腸腸間膜下を通して右側尿管と並列させる．導管と吻合する前に，吻合後に尿管が屈曲あるいはねじれたりしないように，あらかじめ尿管を自然な状態に位置させるとともに，その長さを適切に調節することが大切である．尿管導管吻合は，導管口側より約1～2cmで腸間膜の付着する側と反対側で，まず左尿管と導管を吸収性縫合糸にて4～6ヵ所，全層で結節縫合する．次に左側尿管と導管の吻合部より約1～2cm肛門側の腸間膜付着部対側で，左側と同様に右尿管導管吻合を行う（図7）．

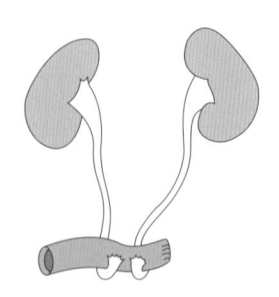

図7　尿管導管吻合

4）回腸導管の後腹膜固定

　　導管の後腹膜固定と尿管導管吻合部の後腹膜化のために，回腸導管近位部の導管壁と後腹膜を結節縫合する．

5）ストーマ形成

　　ストーマ予定位置に直径約2cmの皮膚欠損をつくり，皮下組織を筋鉤で分けて筋膜に達し，それを縦切開する．筋層を鈍的に上下左右に分け，腹膜および腹直筋筋膜後鞘を縦切開して腹腔内に至る．切開は導管が無理なく貫通できるように，おおよそ2指が楽に通る程度まで十分に広げる．腹腔内からストーマに向かって，絞扼や腸間膜の捻じれがないことを確認しながら導管を貫通させる．次いで筋膜と導管漿膜を4ヵ所で，腹膜と導管漿膜を2～3ヵ所で吸収性縫合糸にて結節縫合する．最後に導管を翻転させて，ストーマが約1～2cm高に突出するように，導管断端全層と皮膚を吸収性縫合糸にて6～8針結節縫合する（図8）．

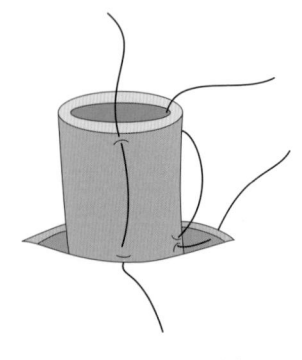

図8　ストーマ形成

（高原 健）

63 失禁型，禁制型尿路変向術

■ 概念

膀胱癌などにより膀胱を失った場合や，神経因性膀胱，放射線障害などにより膀胱機能が廃絶した場合に失禁型もしくは禁制型尿路変向術が検討される．

1. **失禁型尿路変向術**：尿を体内に貯留できないため採尿具の装着やカテーテルの留置を必要とする方法である．回腸導管法，結腸導管法，尿管皮膚瘻，腎瘻，膀胱瘻などが該当する．
2. **非失禁型尿路変向術**：尿を体内に一時的に貯留し，自排尿もしくは導尿で尿を排出する方法である．回腸新膀胱（Hautmann法，Studer法），S状結腸新膀胱，インディアナ・パウチ（Indiana pouch），マインツ・パウチ（Mainz pouch）などが該当する．

■ 尿路変向の選択基準

癌の制御，患者の社会的背景，医学的背景（合併症，performance statusなど）を考慮して尿路変向を選択する．

膀胱癌診療ガイドラインでは，回腸導管法が現時点でも標準的な尿路変向術と述べられているが，尿道に腫瘍性病変がない場合には自排尿型の腸管利用新膀胱造設術の可能性も追求すべきと述べられている．

■ 失禁型尿路変向術の利点と問題点

尿管皮膚瘻は短時間で施行でき，簡便である．腸管利用尿路変向術の施行に危険が伴う患者や合併症をもつ患者に適応となる．

回腸導管法は標準術式であり，根治的膀胱摘除術後のすべての患者に適応がある．早期の合併症は重篤なものは少ないが，その頻度は決して低くなく，晩期の合併症の出現内容も多岐にわたるため，長期の経過観察が必要である．

失禁型尿路変向術は，尿を体内に貯留できないため，採尿具の装着やカテーテルの留置が必要である．

■ 禁制型尿路変向術の利点と問題点

　禁制型尿路変向術には，尿道を利用する場合と利用しない場合がある．最近では前者が圧倒的に多い．尿道を利用する場合においては結腸を利用する場合もあるが，回腸新膀胱造設術が一般的であり，Hautmann法（図1），Studer法（図2）が代表的術式である．

　腹圧性尿失禁がある患者，腎機能低下がある患者（血清クレアチニン1.5mg/dl以上），クローン病などの消化器疾患，男性での前立腺部尿道の癌，女性では膀胱頸部の癌がある以外は術式の適応となる．

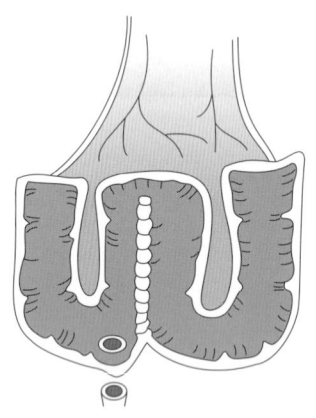

図1　Hautmann法
約60cm遊離した回腸を脱管腔化して新膀胱を作成し，尿道と吻合する．

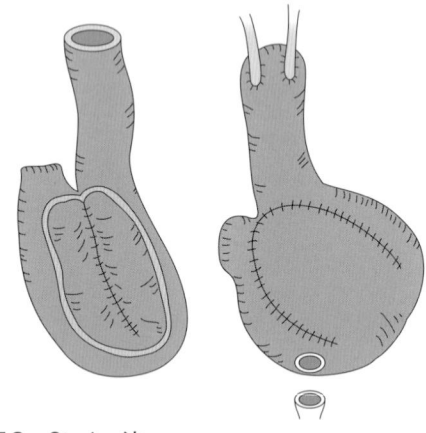

図2　Studer法
約40cm遊離した回腸を脱管腔化して新膀胱を作成し尿道と吻合するが，尿管は輸入脚の最上部に吻合する．

Side Memo

尿路変向法の選択

　一つの尿路変向術が他の術式より優れていることを示す比較試験については，研究の設定が難しい．そのため，癌の尿道再発，昼夜の尿の禁制，水腎症などの上部尿路への影響，代謝異常などの観点より，回腸新膀胱に代表される自排尿型尿路変向術が本当に患者の健康QOLの向上に寄与しているかは，現状では見解が異なっている．

参考文献

膀胱癌診療ガイドライン．日本泌尿器科学会編．2009．医学図書出版．

（石塚　修）

64 自然排尿型尿路変向術

■ 適応

自然排尿型尿路変向術は，主に筋層浸潤膀胱癌に対する尿路変向術の一つである．尿道が温存できる症例に適応となる．

■ 種類

小腸を用いて新膀胱を作成するハウトマン（Hautmann）法[1]やステューダー（Studer）法[2]が多くの施設で行われているが，小腸利用の場合，最終的な形状や容量は変わらず，どの方法で行っても変わらない[3,4]（図1）．

■ 作成法の実際

ここでは当科で施行している回腸新膀胱造設術について述べる．

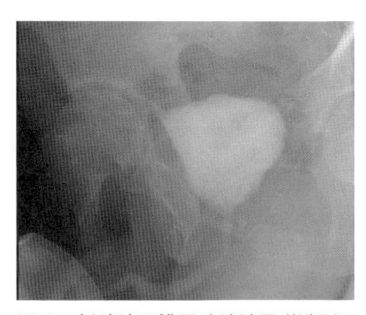

図1 新膀胱の排尿時膀胱尿道造影
通常の膀胱と同様に排尿可能である．

1. 回腸の遊離

回盲弁より約20cmの部位より，頭側に40cm遊離する．脱管腔化をするため，腸間膜付着部の反対側を切開する（図2）．

2. U字に腸管をおき，後壁を連続縫合する（図3）．

3. 尿管を吻合する（図4）．

4. 球状に前壁を縫合する（図5）．

図2 遊離回腸の切開
腸間膜付着部の反対側を，電気メスにて切開する．新尿道口作成予定部位は，若干内側を切開する．

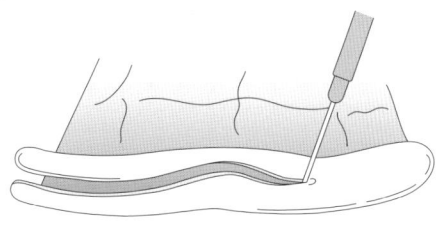

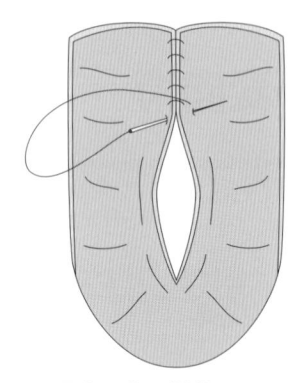

図3　uflap形式
腸管をU字におき後壁を連続縫合する．

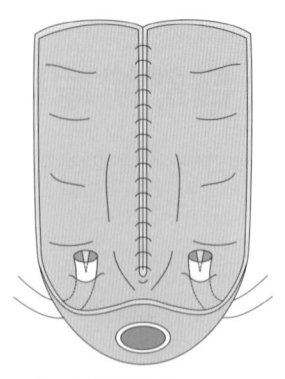

図4　尿管吻合
下約1/3の部位に尿管を吻合する．逆流防止術は行わない．

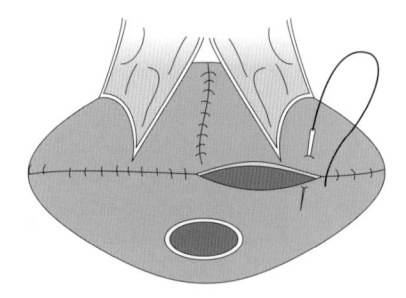

図5　前壁の縫合
腸管を球状に折りたたみ，前壁を連続縫合して新膀胱が完成する．

Side Memo

本術式を選択するにあたって

　患者の尿道が温存できる症例に施行するため，尿道再発等の問題から，腫瘍の位置や大きさ，上皮内癌合併の有無などを考慮し，慎重に適応を決める必要がある．
　また自排尿を獲得するにはある程度の訓練が必要であり，時に自己導尿を併用する可能性もあるため，自分の病気をきちんと認識できる患者に施行したほうがよい．

参考文献

1) Hautmann RE, et al. The ileal neobladder. J Urol 139 : 39-42, 1988.
2) Studer UE, et al. Bladder substitution with an ileal low-pressure reservoir. Eur Urol 14 : 36-40, 1988.
3) Koie T, et al. Experience and functional outcome of modified ileal neobladder in 95 patients. Int J Urol 13 : 1175-9, 2006.
4) Koie T, et al. Uterus-, fallopian tube-, ovary-, and vagina-sparing cystectomy followed by U-shaped ileal neobladder construction for female bladder cancer patients: oncological and functional outcomes. Urology 75 : 1499-503, 2010.

〈古家 琢也〉

65 経尿道的手術

経尿道手術はいくつかあるが，ここでは，比較的症例の多い3つの手術について述べる．

■ 経尿道的前立腺切除術（TUR-P）

1. 適応
薬物療法抵抗性の難治性尿閉や前立腺肥大症（BPH）に伴う重篤な合併症（持続性血尿，膀胱結石，再発性尿路感染症など）を有する症例，また，中等度から重症（IPSS ≧ 8）の下部尿路症状の症例（表1）．

2. 術前準備
- 尿路感染のある症例では，術前に適切な抗菌薬を投与し，極力炎症を抑制する．
- 必要に応じて（例えば，前立腺体積が40cc以上）自己血貯血（400ml程度）を行う．
- 高齢者や合併症のある症例については，麻酔科をはじめ，各科と連携をとり，術前に心肺機能等を十分にチェックしておく．

3. 必要物品
切除鏡については，著者らは，好んでオリンパス社製の24Frのレゼクトスコープを用いている．

また，切開装置として，現在は高周波焼灼装置（TURis）を使用している．したがって灌流液は，生理食塩水（2lパック）を用いている．
組織回収用のエバキュレーター．

4. 手術術式
麻酔は腰椎麻酔で行う．体位は砕石位．

切除法には，Nesbit法やBarnes法などがある．著者らは，膀胱内を観察し，尿管口の位置を確認，外尿道括約筋の位置を把握の上，膀胱頸部6時方向を薄く切除し，さらに12時方向を1bite程度，精阜のレベルまで切除した後，尿道内腔に突出してきた腺腫を順次切除している（図

1, 2). 最後に，膀胱頸部を三角部と尿道6時の断面が平行となるように切除し，止血を十分に行った後，18Fr 3wayカテーテルを留置し手術を終了する．

表1 BPH診療ガイドライン (2003年AUAで提唱)

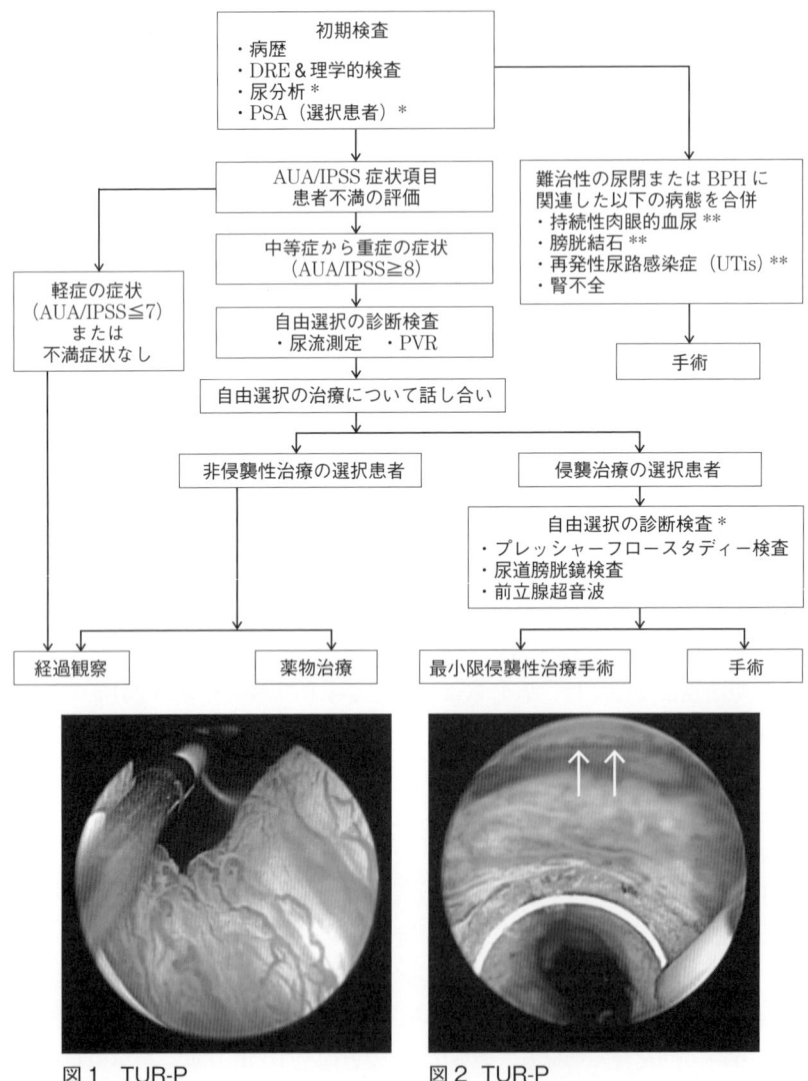

```
                    初期検査
                    ・病歴
                    ・DRE&理学的検査
                    ・尿分析*
                    ・PSA（選択患者）*
                        │
        ┌───────────────┼────────────────────┐
        │                                    │
  AUA/IPSS症状項目                  難治性の尿閉またはBPHに
  患者不満の評価                    関連した以下の病態を合併
        │                          ・持続性肉眼的血尿**
  中等症から重症の症状              ・膀胱結石**
  （AUA/IPSS≧8）                   ・再発性尿路感染症（UTis）**
        │                          ・腎不全
  自由選択の診断検査                       │
  ・尿流測定 ・PVR                       手術
        │
  自由選択の治療について話し合い
        │
  ┌─────┴─────┐
非侵襲性治療の   侵襲治療の
選択患者        選択患者
                    │
            自由選択の診断検査*
            ・プレッシャーフロースタディー検査
            ・尿道膀胱鏡検査
            ・前立腺超音波
                    │
                ┌───┴───┐
            最小限侵襲性治療手術  手術

軽症の症状
（AUA/IPSS≦7）
または
不満症状なし
    │
 ┌──┴──┐
経過観察  薬物治療
```

図1 TUR-P
膀胱頸部6時方向から切除開始．

図2 TUR-P
6時方向の切除後，12時方向の腺腫を精阜のレベルまで切除．矢印は精阜のレベルでの12時方向においたマーキング．

5. 手術合併症

穿孔

膀胱頸部付近の前立腺被膜に起こりやすい（図3）．灌流液が後腹膜腔に流入するため，患者は腹痛や発汗，血圧低下となることがあり，早期に手術を終了し，必要に応じて恥骨上の小切開をおき，ペンローズドレーンを留置する．

TUR反応

TURisを使用しているため，最近は低Na血症を呈することは稀であるが，生理食塩水が循環血液中に大量に入ることで，心不全，脳浮腫の状態となることがある．患者は，不穏，嘔気，徐脈，血圧下降などの症状を呈する．この場合も，なるべく早く切除を終了し，利尿剤などを投与する．

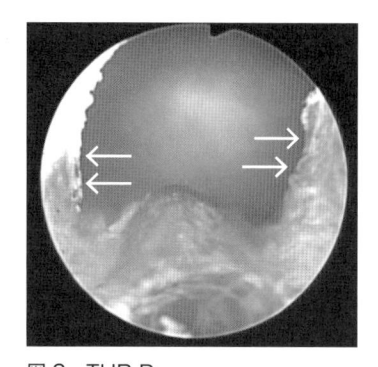

図3　TUR-P
精阜の真横の腺腫を括約筋を損傷しないように切除する．この点は，術後の排尿状態に大きく関与する．

6. 術後経過

術後翌日から歩行開始，朝食より摂取可能となる．通常は，術後3～4日でバルーンカテーテルを抜去し，排尿状態と血尿の程度を観察した上で退院日を決定する．

Side Memo

TUR-P時の注意点

・切除時に外尿道括約筋を損傷してはいけないが，損傷を恐れ，精阜の脇の腺腫を切除し残すと，いくら切除量が多くても，術後排尿状態が全く改善しないことがある．（図4）
・出血や穿孔等の合併症が起こった場合は，勇気を持って早期撤退し，再手術を考慮することも重要である．TUR-Pの最大のメリットは低侵襲かつ安全であることである．
・前立腺の大きさについては明確な制限はないが，個々の技量に応じた症例を選択するべきであり最初から無謀な大きさの前立腺を切除するべきではない．

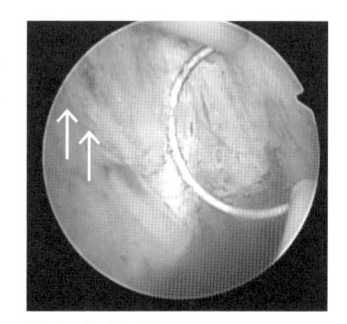

図4　TUR-P
矢印部分は被膜下穿孔部位
（near perforation）

■経尿道的膀胱腫瘍切除術（TUR-BT）

1. 適応
1) 術前膀胱ファイバー，MRI等にてT1までの筋層非浸潤癌と診断された症例に対する完全切除を目標とした症例．
2) 筋層浸潤癌が明らかな腫瘍や多発性，巨大腫瘍などの完全切除困難症例に対する病理診断を目標とした症例．

2. 術前準備
・膀胱内の腫瘍の位置と数，性状を術前に十分把握しておく．
・尿路感染のある症例については，できる限り感染を抑制しておく．
・造影CT，エコー等にて上部尿路における腫瘍の有無を検索しておく．

3. 必要物品
・オリンパス社製24Frレゼクトスコープ
・高周波焼灼装置（TURis）
・生理食塩水2lパック

4. 手術手技
　麻酔は腰椎麻酔．膀胱側壁，尿管口周囲の腫瘍については閉鎖神経ブロックを施行する．

　膀胱内を十分に確認し，可視的腫瘍を切除し（図5），さらに，腫瘍周囲の約1cmの正常粘膜と考えられる部位も切除する（図6）．さらに，腫瘍底部を浅部筋層を切除し深達度診断を確実なものとする（図7）．

　切除後は，出血部位をspot凝固し，切除部位の辺縁を凝固止血する．ランダム生検は，多発性腫瘍，広基性腫瘍，CIS症例には施行している．最後に，2way18Frバルーンカテーテルを留置し手術を終了する．当院では肉眼的に表在性膀胱腫瘍であった場合は，再発予防としてピノルビン40mgを膀胱内に注入し，帰室後1時間後にカテーテルを開放している．

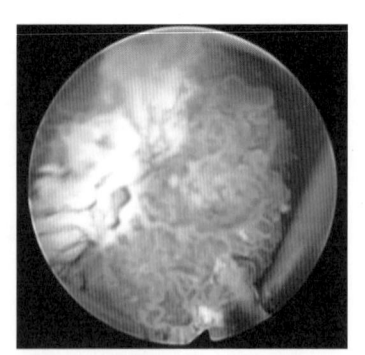

図5　TUR-BT
膀胱頂部付近の腫瘍．切除開始時．切除鏡の角度をうまく調節する．切除開始時には無理せず，腫瘍表面から切除を開始する．

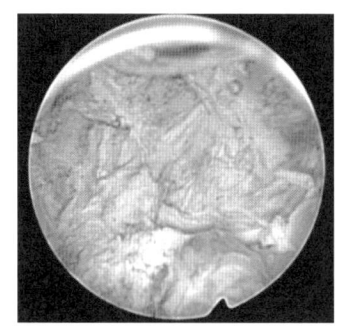

図6 TUR-BT
可視病変を切除し終わった時点.

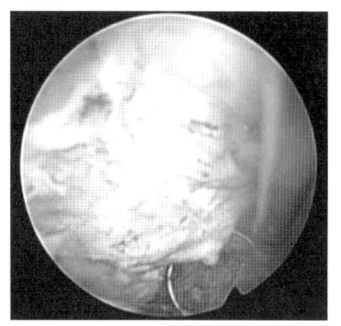

図7 TUR-BT
筋層浅部をさらに切除する.

5. 合併症

・術後出血

　血尿が高度な場合は，迷わず経尿道的凝固止血術を行う．

・膀胱穿孔

　穿孔部位によるが，程度がひどく腹痛やバイタルに影響を及ぼす場合は，ドレナージ術を行う．

6. 術後経過

血尿がGrade2以下となればバルーンカテーテルは翌日でも抜去可能であるが，広範囲の切除や，穿孔が疑われた場合は5～7日間カテーテルを留置する．

適応について議論はあるが，当院では，病理診断にてUC,G3,pT1症例については術後1ヵ月程度でsecond TURを施行している．

Side Memo

TUR-BT時の注意点

・多発性腫瘍の場合，著者は切除が容易な部位の腫瘍から切除している．切除困難な部位の腫瘍を最初に行い，穿孔した場合，残存腫瘍のあるまま手術を終了しなければいけないし，播種の危険もあるからである．

・切除困難な部位として，膀胱頂部，後壁があげられるが，切除を開始する方向やその時のループの位置を十分シュミレーションしてから行うことが重要であり，必要な場合はループの角度を調節してもよい．ただし，ほとんどの症例は切除の角度や膀胱の伸展度を調節することで切除可能である．

・切除時は，先にループ電極に電流を流した上で，膀胱粘膜にループを接触させて切除する．そうでないと，なめらかな切除が困難となる．

■ 経尿道的尿管結石砕石術 (TUL)

1. 適応 (表2)
　1) 下部尿管結石で 10mm 以上の症例.
　2) 中部，下部尿管結石症例で ESWL を選択しなかった症例.
　3) ESWL の禁忌症例 (妊婦, 将来的に妊娠を希望する下部尿管結石症例, 石灰化を伴う腎動脈瘤や大動脈瘤近傍の結石症例, 出血傾向を有する症例).

表2　尿管結石の積極的治療

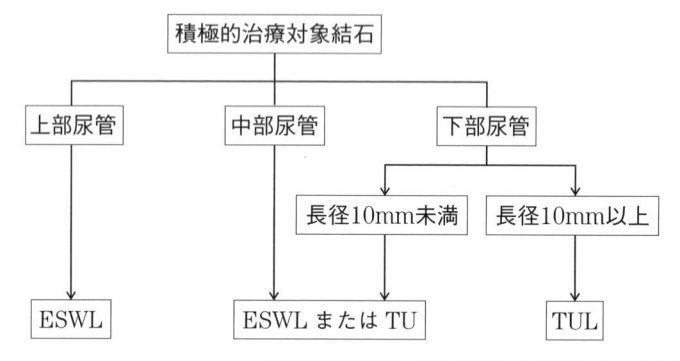

```
              積極的治療対象結石
         ┌──────────┼──────────┐
       上部尿管     中部尿管     下部尿管
                               ┌─────┴─────┐
                          長径10mm未満   長径10mm以上
         │           │           │           │
       ESWL     ESWL または TU              TUL
```

(日本泌尿器科学会　2005年卒後・生涯教育テキストより抜粋)

2. 術前準備
・CT や KUB にて結石のサイズや位置, その他, 尿路周辺の器質的疾患の有無を十分把握しておく.
・ESWL と TUL の双方の利点と欠点を説明し, TUL が完遂できない場合には, 腎瘻造設術, もしくは観血的手術が必要であることなど, 十分な IC を行う.
・閉塞性尿路感染症を合併していることが多く, 尿細菌培養を術前に必ず施行し, 適宜術前に適切な抗菌剤を投与しておく.

3. 当院で使用している器具
・内視鏡：硬性尿管鏡 6.4 / 7.8Fr (オリンパス社製)
　　　　　OES 腎盂尿管ファイバースコープ 5.3Fr (オリンパス社製)
・ガイドワイヤー 0.035Fr
・アクセスシース 14Fr もしくは 16Fr (cook 社製)

- 砕石装置：主に Ho：YAG レーザー 200, 365μm（表3）
- 尿管バルーンダイレーター
- 抽石用バスケットカテーテル
- Stone corn カテーテル（ボストン社製）
- 透視用 X 線装置

表3 砕石装置の特性

砕石装置	砕石力	屈曲性	細径化	組織障害性	経済性	プローブ径	備考
超音波	◎〜○	△〜×	△	△	○	ウルフ(1.5,3.5mm) オリンパス(1.5,3.4,4.0mm) ストルツ(1.8,3.5mm)	一部細径のものは製造中止（アロカ）. 新製品はあるが市場にでない.
EHL	◎	◎	○	×	○	ノースゲート(1.9,3,5,9F) ストルツ(1.6,3,4,5F)	屈曲性がよいため軟性鏡で下腎杯結石をねらえる. 製造中止. 初心者には向かない.
パルスダイレーザー	○	◎	◎	○	×	キャンデラ(250μm) 製造中止	製造中止. ファイバーのみ供給.
Ho：YAGレーザー	◎	◎	◎	○〜△	×	ルミナス(200,365,550,940μm) ニーク(250,300,400,600μm)	砕石片が細かい.
Lithoclast®	◎	△〜×	△	◎	○	EMS(0.8,1.0,1.6,2.0mm径)	結石が上昇しやすい.

（上部尿路結石内視鏡治療マニュアルより抜粋）

4. 手術手技

麻酔は下部尿管結石では腰椎麻酔，上部，中部尿路結石の場合は全身麻酔を選択．

1) 膀胱鏡にて患側尿管口からガイドワイヤーを挿入し，5Fr 尿管カテーテルを挿入の上，逆行性腎盂尿管造影を行い，尿管の走行や狭窄の有無，結石の位置や結石部位の造影剤の通過の具合を観察し，ガイドワイヤーのみを留置する．

2) ガイドワイヤーをメルクマールとし，直視下に硬性尿管鏡を尿管口より挿入し，注意深く結石の位置まで内視鏡を進める．尿管口やそ

のほかの部位で尿管鏡が挿入困難な場合は，ガイドワイヤーをガイドとして挿入する．それでも尿管鏡が通過しない場合は，尿管バルーンダイレーターにて狭窄部を注意深く拡張する．

3) 中部，上部尿管結石の場合は，硬性尿管鏡がスムーズに通過すれば，アクセスシースをガイドワイヤーに沿わせて結石部位より2～3cm末梢に先端がくるように留置する．このとき，抵抗があるのに無理に挿入しては絶対にならない．アクセスシース挿入後，著者らはstone cornを，push up防止目的に留置している．また，ガイドワイヤーはセーフティーガイドワイヤーとして留置しておく．

4) 通常，下部尿管結石の場合は，硬性尿管鏡で，中部，上部，または腎盂結石は腎盂尿管ファイバーを用いる．結石を十分に視認した上で，視野が確保できる程度の灌流速度で生理食塩水を注入し，尿管粘膜を損傷しないようにレーザーにて結石を細かく砕石する（図8, 9）．

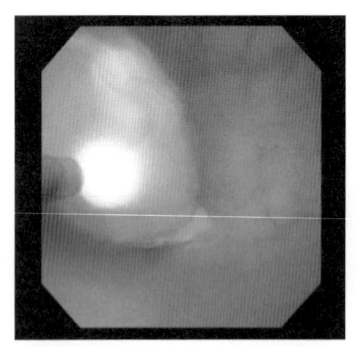

図8 TUL
U1結石の砕石開始時．
結石を確認し，灌流液の注入を最小限とし，砕石を開始する．

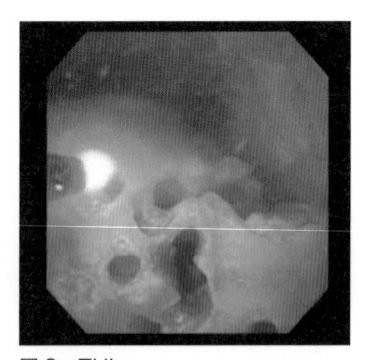

図9 TUL
砕石中．Ho：YAGは結石のpush upも少なく細かく砕石できるという利点がある．

5) 砕石片をバスケットカテーテルを用いて体外に抽石する．この際，尿管に引っかかって引き抜く際に抵抗がある場合は決して無理に引き抜いてはならない（図10）．面倒でも再度砕石を行う．ちなみに1～2mmの結石は自然排石する．

6) 抽石が終了すれば，尿管や腎盂粘膜に損傷がないかどうか確認しながら尿管鏡を抜去し，続いて，stone corn，アクセスシースも抜去する．

7) 当院では，留置期間はその時の状況に応じて長い短いはあるが，ほぼ全例に 5Fr ダブル J 尿管カテーテルを留置している．これは，術後尿管粘膜ならびに尿管口の浮腫に伴う水腎症と急性腎盂腎炎を予防するためである．

5. 合併症

尿路損傷

尿路損傷が疑われた場合は，直ちに造影し，損傷程度が高度な場合（尿管断裂など）は，手術を中止し，尿管カテーテルを留置し終了する．そのために，セーフティーガイドワイヤーは必ず留置しておく．万一，尿管カテーテルが留置できない場合は，術後，疼痛や発熱などを注意深く観察し，必要に応じてエコーや CT を施行し，腎瘻造設や観血的手術の必要性を検討する．

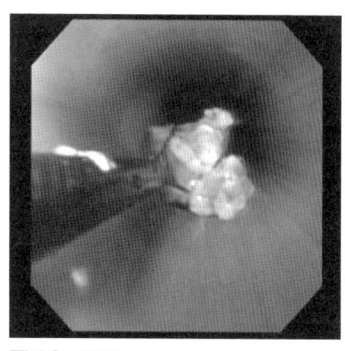

図 10 TUL
バスケットカテーテルにて砕石片を抽石中．写真はアクセスシース内．

急性腎盂腎炎，敗血症

腎盂内圧を高めないことが重要であり，水腎症の有無をエコーなどにて十分観察する．また，術前の尿培養検査を参考に適切な抗菌薬を十分投与し，高度の敗血症の場合は躊躇することなく，強力な抗菌薬への変更，昇圧剤投与，エンドトキシン吸着などを考慮する．

6. 術後経過

術後は発熱，疼痛，血尿，膀胱刺激症状に留意しながら患者の状態を観察するが，翌日には歩行，食事とも開始し，問題がなければ，術後 2 日目には退院としている．

また，尿管カテーテルについては，下部尿管結石で，手術時間も短いものでは尿管浮腫も少ないため翌日にはカテーテルを抜去する．逆に，嵌頓結石などで，尿管浮腫が激しかったものについては，退院後外来で抜去している．

> **Side Memo**
>
> **TUL 時の注意点**
> ・尿管鏡を挿入する際に，特に尿管口，総腸骨動脈交叉部，腎盂尿管移行部などを通過させる場合は，極めて愛護的に内視鏡を操作することが重要である．無理な場合は面倒でもガイドワイヤーを使用し挿入する．一旦，尿管鏡が通過すれば，後は，再挿入する場合，ほとんどの症例で，同部位もスムーズに通過する．
> ・灌流液の注入は，20ml の注射器で行い，視野が確保できる程度でとどめ，むやみに腎盂内圧を上昇させないことが，術後の敗血症や尿管損傷を予防することにつながる．

参考文献

前立腺肥大症診療ガイドライン．泌尿器科領域の治療標準化に関する研究班編集
2009 年度版膀胱癌診療ガイドライン．日本泌尿器科学会編
上部尿路結石内視鏡治療マニュアル．日本 EE 学会，尿路結石内視鏡治療標準委員会編

（島本 憲司）

66 経会陰式手術
―会陰式前立腺全摘除術（Youngの術式）―

■概念

会陰式前立腺全摘除術（RPP）[1]は，低侵襲性でありながら根治性とQOLは恥骨後式と相同である．他の限局性前立腺癌の外科的治療と比較しても習熟カーブが短く，術後の早期回復，入院期間の短縮，さらには費用の低減が期待できる．

■適応

10年以上の平均余命，重大な合併症のない限局性前立腺癌，リンパ節転移の可能性が5％以下の場合が適応となる．下腹部手術，鼠径ヘルニア根治術などの既往があれば，10％以下でもよいと思われる．逆に，前立腺重量が80g以上（前立腺肥大症を合併），前立腺肥大症や直腸手術の既往，痔瘻を有する症例，あるいは脊椎疾患などで超載石位が不可能な症例ではその適応を慎重に考慮する．

■術前の準備

術前のMRI，TRUS，前立腺生検における陽性部位から病変の広がりを確認し手術のシミュレーションを行うことが重要である．必要に応じて以前の手術ビデオを参考にする．

■手術手順

1. 準備

ベッド上で胸膝位が無理なく取れることを確認する．術前日に会陰部の剃毛を行い，手術当日の朝，グリセリン浣腸をする．手術室では下肢の血栓予防のため弾性ストッキングを装着し，特殊な手術器具（彎曲型および直型のLowsleyレトラクター（図1），laparosonic coagulating shears（LCS））の準備を再度確認する．

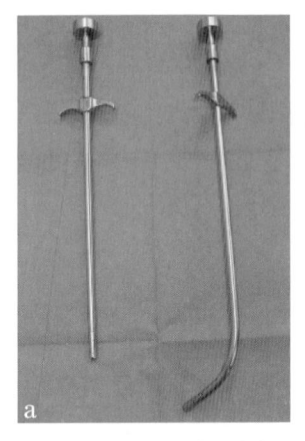

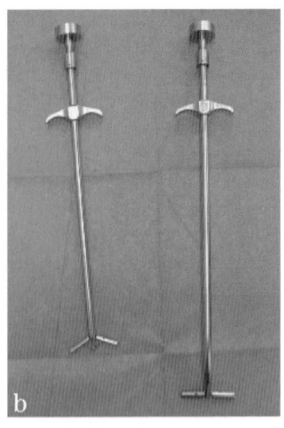

図1 Lowsley レトラクター（右：彎曲型，左：直型）
膀胱内に留置後，柄の先端のネジを回してブレードを180°開く．
（a：ブレードを閉じた状態，b：180°開大した状態）

2. 体位

　超截石位を基本とし，会陰部がフロアに対して30～45°になるようにする（図2）．その際殿部にパッドを置き，下肢の変形を有する症例では特に慎重に体位を調整する．間欠式空気圧迫装置で下腿をカバーして下肢の血栓予防を図る．

3. 皮膚切開と Lowsley レトラクター留置

　会陰部から外陰部を消毒後，TUR-P用のドレープを肛門周囲の皮膚に固定する．肛門を中心に逆U字型切開を加え両側の坐骨直腸窩を示指で鈍的に剥離

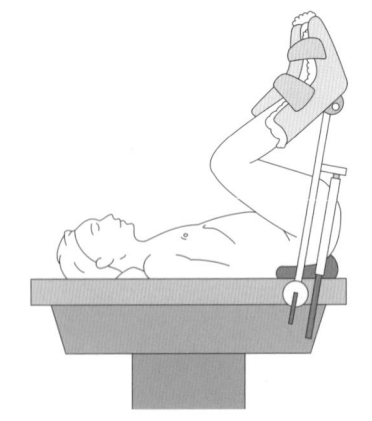

図2 手術体位
レビテーターを用いて超截石位を取るが，殿部にはパッドを置いて体重負荷が均一になるように注意する．

後，中心腱を離断し浅会陰横筋を露出させる（図3）．この際彎曲型の Lowsley レトラクターを外尿道口より挿入し膀胱内に留置する．

4. 前立腺へのアプローチ

　浅会陰横筋の走行を確認し perineal body を鋭的に切開する．彎

図3 会陰の筋群
会陰部の筋群を示す．Young のアプローチでは浅会陰横筋の走行を同定することが肝要である．

（球海綿体筋／坐骨海面体筋／中心腱／浅会陰横筋／坐骨結筋／外肛門括約筋／肛門挙筋／大殿筋）

曲型 Lowsley レトラクターを挙上し，直腸尿道筋を同定する．筋鉤を用いて鈍的に剥離し前立腺に到達後，デノビエ（Denonvilliers）筋膜後葉を完全に露出する．これを前立腺基部で横切開し，精嚢を十分に露出する．ここでは，直腸前壁が上方へ持ち上げられるため直腸損傷には十分注意する．

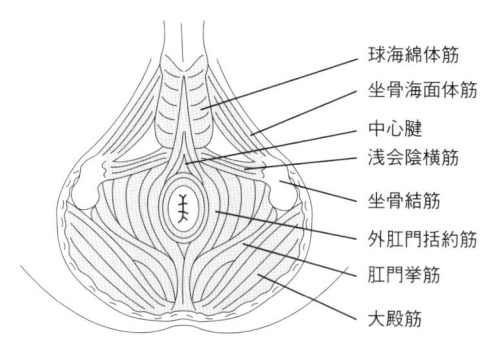

5. 神経血管束の処理

温存側では神経血管束（NVB）内側のデノビエ筋膜後葉を鋭的に縦切開し，lateral pelvic fascia とともに NVB を前立腺被膜から側方に遊離する．術中，筋鉤によるＤＶＣの不必要な圧排を回避する．非温存側では，NVB は lateral pelvic fascia を含めて摘出するが，NVB の切断は LCS を用いて前立腺尖部と基部のレベルで行う．肛門挙筋と前立腺被膜の間に十分なスペースを作り lateral pedicle の処理を行う．この時点で，内骨盤筋膜を示指で鈍的に切開する．

6. 尿道離断と dorsal vein complex（DVC）の処理

精嚢の剥離後，尿道後面を尖刃刀で切開し彎曲型 Lowsley レトラクターを抜去，尿道切断端より直型 Lowsley レトラクターを膀胱内に挿入する（図4）．ネラトンカテーテルを外尿道口より挿入し尿道切断端から引き出し鉗子で把持し尿道前面をサテンスキー鋏で鋭的に切開する．5で内骨盤筋膜は切開されてい

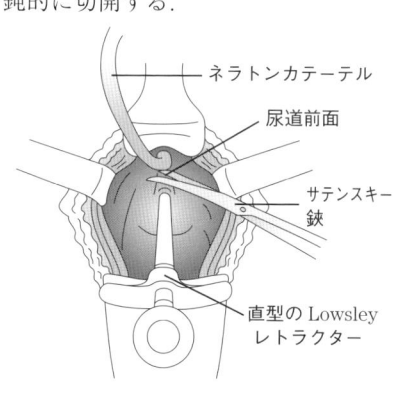

（ネラトンカテーテル／尿道前面／サテンスキー鋏／直型の Lowsley レトラクター）

図4 尿道の離断
尿道前面の切開は先端が彎曲したサテンスキー鋏を用いる．これにより前立腺尖部への切り込みを極力回避することが可能である．

るので，恥骨前立腺靭帯および DVC を LCS で鋭的に切開する．DVC からの出血は吸収糸の Z 縫合により処理する．

7. 膀胱頸部の離断と尿道膀胱吻合

直型 Lowsley レトラクターを抜去，20Fr 尿道カテーテルを留置し，膀胱前立腺移行部を確認後，膀胱頸部を全周性に切開し精嚢とともに前立腺を一塊として摘出する．膀胱頸部はテニスラケット状に縫縮し，尿道前面の 2 時，10 時，12 時を 3-0 バイクリルで吻合し，18Fr 尿道カテーテルを膀胱内に留置後，尿道後面と膀胱との吻合を順次行う．尿道の 6 時と縫縮した膀胱頸部との吻合は figure of eight suture で閉鎖する（図 5）．生理食塩水 300ml を膀胱内に注入し吻合部からの漏出がないことを確認する．

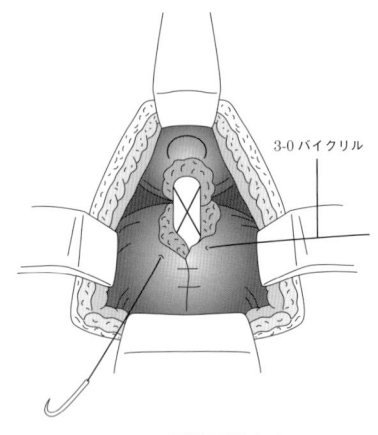

図 5. 尿道膀胱吻合
膀胱頸部の縫縮後，尿道の 6 時と縫合線との間を figure of eight suture により閉鎖する．

8. 閉創

創部を生理食塩水で洗浄後，直腸損傷のないことを確認する．閉鎖式ドレーンを膀胱前面と直腸前面に各々留置する．中心腱，皮下脂肪識を 4-0 バイクリルで結節縫合し，皮膚を閉鎖し手術を終了する．

■ 合併症

1. 出血

通常，DVC の処理の有無にかかわらず，恥骨後式と比較して大出血をきたすことはない．DVC からの出血は 2-0 バイクリルの Z 縫合によって容易にコントロール可能である．

2. 直腸損傷

直腸損傷を生じた場合は，4-0 吸収糸を用いて 2 層で修復するが，直視下での操作のため操作は容易である．数日間の絶食を必要とするが，当施設での頻度は 3% で，恥骨後式の 2% と比較し遜色なく，また

人口肛門の造設を必要とした症例も経験していない．

3. 創感染
創部が肛門周囲にあるため便による汚染が懸念されるが，当科での成績では2％と低い．

4. 下肢のしびれ（neurapraxia）
手術体位に関連する合併症で，下腿の神経圧迫により生じることがある．下腿の限局性知覚障害で，大半は1週間以内で症状は消失する．文献上の発生頻度は0.5～21％で，手術体位に配慮するとともに手術時間の短縮に心掛けることが肝要である．

5. 骨盤内血腫
持続する閉鎖式ドレーンから血性の排液と会陰部の不快感あるいは圧迫感があれば血腫形成の可能性を疑い，直腸指診，単純CTで評価する．血腫形成の有無と排液量によりドレーン抜去時期を決定する．長期のドレーン留置は感染の危険性を高めるため，局所の炎症所見や発熱などには注意が必要である．発生頻度は5％程度とされる．

6. 横紋筋融解症
超載石位に伴う腰部あるいは殿部の体重負荷が主たる要因で，病態は筋組織の破壊，壊死である．手術時間が5時間を越える場合には発生頻度が高くなるため，手術時間の短縮に心掛ける必要がある．術後の腰殿部の皮膚の変色やクレアチンキナーゼ（CK）の異常高値には注意する．当科でも1例に横紋筋融解症を認めたが，これは手術開始初期の症例で手術時間が5時間を超えたことが原因と考えられた．

■ 術後のケア

1) 食事は術翌日から，歩行は術後2日目より開始する．閉鎖式ドレーンは1日排液量が50ml以下となれば2日目に抜去する．尿道カテーテルは7日目に逆行性尿道造影を行い，吻合部からの漏出がないことを確認し抜去する．
2) 術後早期は長時間にわたり会陰部（創部）を圧迫するような姿勢や，直接創部に体重負荷がかかるような乗り物（自転車・バイクなど）は避ける．

表1　会陰式前立腺全摘除術の手術手順

1. 準備
   特殊な手術機具の準備
   彎曲型と直型のLowsleyレトラクター，laparosonic coagulating shears（LCS）
   TUR-P用ドレープ
   ▼
2. 体位
   超載石位
   殿部にパッド
   下肢の血栓予防（間欠式空気圧迫装置）
   ▼
3. 皮膚切開とLowsleyレトラクター留置
   TUR-P用ドレープの皮膚固定
   逆U字型切開と浅会陰横筋の同定
   彎曲型Lowsleyレトラクターの膀胱内留置
   ▼
4. 前立腺へのアプローチ
   perineal bodyの鋭的切開
   彎曲型Lowsleyレトラクター挙上による直腸尿道筋の同定
   デノビエ筋膜後葉の露出
   前立腺基部でのデノビエ筋膜後葉の横切開と精嚢の露出
   ▼
5. 神経血管束とlateral pedicleの処理
   温存型：lateral pelvic fasciaとともにNVBを前立腺被膜から側方に遊離
   非温存型：lateral pelvic fasciaを含めてNVBを離断
   肛門挙筋と前立腺被膜の間に十分なスペースを確保
   内骨盤筋膜の示指による鈍的切開
   ▼
6. 尿道離断とdorsal vein complex（DVC）の処理
   尿道後面の切開と彎曲型のLowsleyレトラクターの抜去
   直型Lowsleyレトラクターの膀胱内挿入
   サテンスキー鋏による尿道前面の切開
   LCSによる恥骨前立腺靭帯とDVCの鋭的離断
   ▼
7. 膀胱頸部の離断と尿道膀胱吻合
   膀胱頸部の全周性切開
   前立腺と精嚢の摘出
   膀胱頸部のテニスラケット状縫縮
   尿道前面，後面と膀胱との吻合
   ▼
8. 閉創
   直腸損傷の有無を確認
   閉鎖式ドレーンの留置

表3　会陰式前立腺全摘除術の合併症

1. 出血
   骨盤高位のため，少ないDVCからの出血
   DVCからの出血は吸収糸のZ縫合により容易に制御
   ▼
2. 直腸損傷
   直視下での操作のため容易な修復
   ▼
3. 創感染
   便汚染に伴う創感染の懸念→2%程度の低頻度
   ▼
4. 下肢のしびれ（neurapraxia）
   手術体位に関連した合併症
   下腿の限局性知覚障害で，一週間以内で症状は消失
   ▼
5. 骨盤内血腫
   持続する血性の排液と会陰部の不快感や圧迫感
   直腸指診や単純CTで評価し，ドレーン抜去時期は適宜判断
   ▼
6. 横紋筋融解症
   超載石位に伴う腰殿部の体重負荷が主たる原因
   術後の腰殿部の皮膚の変色やクレアチンキナーゼ（CK）の異常高値
   最大の予防は手術時間の短縮

― Side Memo ―

ワンポイントアドバイス

　前立腺後面への的確なアプローチが最大のポイントで，特に浅会陰横筋の走行の同定が重要である．誤った剥離面では直腸損傷あるいは尿道海綿体からの不必要な出血を惹起し，結果的に手術時間の延長となる．直腸損傷は，直腸尿道筋の離断からデノビア筋膜後葉に至るまでの間で生じやすいため，Lowsleyレトラクターによる直腸前壁の過度の挙上は可能な限り回避することが重要である．直腸損傷の修復は恥骨後式よりも容易であるが，閉創前には直腸前壁を十分に観察し直腸周囲膿瘍の形成につながる小穿孔を見逃さないよう細心の注意を払う．

参考文献

1) Young, H. H. : The early diagnosis and radical cure of carcinoma of the prostate. Being a study of 40 cases and presentation of a radical operation which was carried out in four cases. J Urol, 167 : 939, 2002

（椎名　浩昭）

67 腹腔鏡手術（1）

■定義

　腹腔鏡手術とは炭酸（CO_2）ガスで気腹し，体腔内で手術空間を確保し，開腹は行わず内視鏡および操作用の鉗子類を操作孔より挿入して，内視鏡観察下に腹部手術操作を行うものである．

　後腹膜臓器を取り扱う泌尿器科領域では，経腹膜到達法，後腹膜到達法もしくは腹膜外到達法による手術を総称する．また，ハンドアシスト，ロボット補助などの手術も腹腔鏡手術の一種としてあり，単孔式腹腔鏡手術といった展開もみせている．

■手術機器（図1）

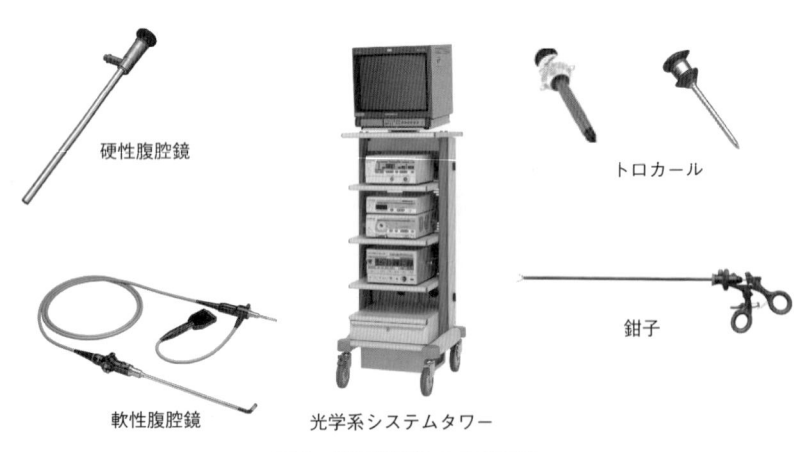

図1　腹腔鏡手術の主要機器

　モニター，ビデオシステム，光源装置，気腹装置を含むシステムタワーと腹腔鏡は必須である．腹腔鏡には直視，斜視の硬性鏡と先端部が動く軟性鏡とがあり，それぞれ10mm径と5mm径のものが存在する．機器の体腔内への導入には，腹腔鏡用ブラントチップトロカールや操作機器用の穿刺型トロカール（2〜15mm径）が使用される．腹膜外到達法

では操作腔作成のためにバルーンダイレーターが使われる．操作機器としては，5mm径で左手にメリーランド型鉗子や把持鉗子，バイポーラー鉗子，右手に吸引送水機能付きのモノポーラー電気メス（フック型，スパチュラ型）やモノポーラー穿刀が使用されることが多い．また，止血切開機能を備えたシーリング装置や超音波凝固切開装置が使用されることもある．大きな血管の処理にはリガクリップ，ヘモロック，ステイプラーが使用されるが，腎動脈へのリガクリップの使用，ドナー腎採取術における腎動脈へのヘモロックの使用は禁忌とされている．再建を必要とする手術では，体腔内での運針，結紮操作のため持針器が使用される．さらに，臓器に対し愛護的に設計された各種リトラクターや専用の臓器摘出用のバックなども使用され，腹腔鏡手術用の各種機器に精通していることが要求される．

■ 特徴

大きな開放創を回避することによる疼痛軽減，早期回復，入院期間短縮などの低侵襲化の効果は明らかであり，気腹圧による出血量，体液喪失減少もいわれている．さらに，イレウスなどの術後合併症予防にも有用とされている．一方，気腹操作に伴う皮下気腫やガス塞栓，トロカール穿刺に伴う気胸や大血管損傷などの特異的な合併症の可能性や比較的長いラーニングカーブがマイナス面といわれている．熟練によりこれらのマイナス面は回避されることから日本内視鏡外科学会や日本 Endourology・ESWL学会などでガイドラインが制定され，各種講習会も開催されている．また，技術認定制度（**表1**）も運用されている．

表1　泌尿器腹腔鏡技術認定制度規則（抜粋）

- 日本泌尿器科学会専門医で日本 Endourology・ESWL（以下 EE）学会会員
- 泌尿器科学会専門医取得後2年以上の泌尿器腹腔鏡手術の修練
- 腹腔鏡下腎尿管手術，腹腔鏡下副腎摘除術，あるいはこれに準じる手術20例以上の執刀経験
- 日本泌尿器科学会，日本 EE 学会，日本内視鏡外科学会主催もしくは公認の教育セミナー参加
- 腹腔鏡下腎摘除術または腹腔鏡下副腎摘除術の未編集ビデオによる審査

■ 対象・術式

（良性）副腎腫瘍に対する腹腔鏡下副腎摘除術，腎腫瘍に対する腎摘，

部分切除，尿路上皮腫瘍に対する腎尿管全摘，移植腎採取術，腎盂形成術，認定施設における前立腺癌に対する前立腺全摘除術などが保険収載され（表2），わが国のガイドラインが作成されている．一般的に，T2 までの腎癌，5～6cm 径までの副腎腫瘍に対する腹腔鏡手術の治療成績は開放手術と遜色ないものといわれている（各種腹腔鏡手術は別章を参照のこと）．

表2　保険収載されている泌尿器科領域の腹腔鏡手術

腹腔鏡下副腎摘出術
腹腔鏡下腎部分切除術
腹腔鏡下腎嚢胞切除縮小術
腹腔鏡下腎摘出術
腹腔鏡下腎（尿管）悪性腫瘍手術
腹腔鏡下腎盂形成術
腹腔鏡下移植用腎採取術（生体）
腹腔鏡下内精巣静脈結紮術
腹腔鏡下腹腔内停留精巣陰嚢内固定術
腹腔鏡下前立腺悪性腫瘍手術

■ 今後の展望

　腹腔鏡補助下の膀胱全摘除術や da Vinci システムによるロボット支援前立腺全摘除術，腎部分切除術などが高度先進医療などで行われている．また，切開創のさらなる最小化を目指し，単孔式腹腔鏡手術が広まりつつある．腎臓や副腎の摘除術，腎盂形成術などに適用され，専用機器の開発も進んでいる．ロボット支援手術のみで可能であった 3D 内視鏡や鉗子類の多自由度化に関する開発も進んでおり，単孔式手術を含めた腹腔鏡手術のさらなる普及，一般化が期待される．さらに，腹腔鏡に操作鉗子を装備したような機器も開発中であり，将来的には新次元の腹腔鏡手術への移行も考えられている．

〈中川 健〉

68 腹腔鏡手術（2）腎，前立腺

■腎の手術

　腹腔鏡下腎摘除術（laparoscopic nephrectomy）はそのアプローチから経腹膜到達法と後腹膜到達法の2つに分けられる．術式の選択に関しては，各術式の長・短所，疾患の種類（腎癌，尿路上皮癌－腎盂・尿管腫瘍－，良性疾患）や腫瘍の位置，腹部手術既往や肥満など患者側要因，術者の好みなどから総合的に決定される．後腹膜到達法および経腹膜到達法，それぞれの長所と短所を表1に示す．

表1　後腹膜到達法と経腹膜到達法の長所と短所

	長　所	短　所
後腹膜到達法	腎茎部の処理が容易である（腎動脈に最初に到達するため，出血が少なく，良好な視野で腎茎部の処理ができる）．	視野，ワーキングスペースが狭く，鉗子の動きに制限がある．腫瘍が後面に存在する症例では適応外である．
経腹膜到達法	視野，ワーキングスペースが広く，腎周囲の剥離が容易である．	腎静脈の下に動脈があるため腎動脈露呈の際に出血のため良好な視野が確保できないことがある．

手　術

1. 後腹膜腔の拡張

　固有背筋縁から5〜7cm離した第12肋骨先端付近に，バルーンダイセクター（PDBTM，Tyco™）を挿入し，後腹膜腔を拡張する．

2. 外側円錐筋膜の露出，切開および腎の挙上

1) 外側円錐筋膜に付着した腹膜前脂肪（flank pad）を除去し，外側円錐筋膜を腎上極から下極まで露呈する（図1）．
2) 全体的により広い視野を確保するため，外側円錘筋膜を腎上極から下極に至るまで，腸腰筋，腰方形筋に沿って十分に切断する（図2）．
3) Gerota筋膜と腸腰筋の前面の境界を明確に把握し，腎上極から下極まで，Gerota筋膜と腸腰筋の筋膜の境界の層を十分に剥離し広い視野がとれるように展開し，腎挙上用のスネーク鉗子によって腎臓を十分に挙上する．

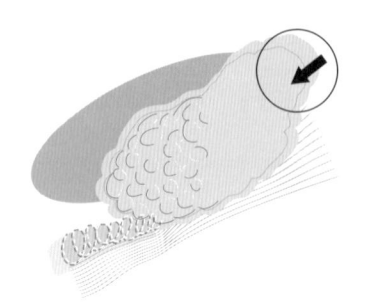

図1 腹膜前脂肪の除去
腹膜前脂肪を腎上極の粗な結合織の部位から下方に向かって，一塊として拭い取る．

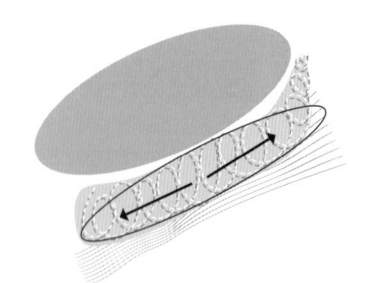

図2 外側円錐筋膜の切断
外側円錐筋膜を腎上極から，下極に至るまで，腸腰筋，腰方形筋に沿って十分に切断する．

3. 腎茎部の処理

腎茎部の周囲組織を剥離し，腎動静脈周辺の広い視野を確保した後，腎動静脈をそれぞれ確保し，切断する（図3，4）．

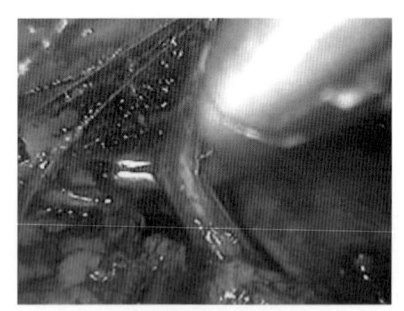

図3 腎茎部の確保
直角鉗子で血管を確保する．

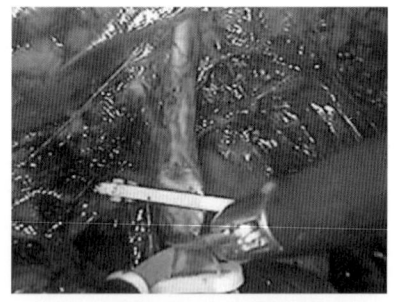

図4 腎茎部の切断
近位側に2つ，遠位側に1つのクリップをかけ，その間を鋏にて鋭的に切断する．

4. 腎周囲の剥離

Gerota筋膜と癒合筋膜との間の層を剥離する．剥離の順序としては，腎下極，前面，上極の順に行い，最後に副腎を処理する．

5. 尿管の切断および摘出

尿管を可及的に遠位にて切断し，腎茎部，および副腎部における出血を確認した後，エンドキャッチ™IIを用いて摘出する．

6. 術後管理

通常，翌日から歩行，食事を開始できる．ドレーンも翌日に抜去可能である．術後3～5日後には退院可能である．

■ 腹腔鏡下腎部分切除術

　近年，画像診断の発達に伴い，偶発的に発見される腫瘍径 4 cm 以下の早期腎癌が増加している．これらの症例，特に片腎，あるいは高齢その他の理由で総腎機能が低下している症例では，術後の腎機能低下，あるいは血液透析導入を回避するため"nephron sparing surgery"の有用性が注目されている．また，最近の腎癌診療ガイドラインでは腎部分切除術が
　①制癌性の面で根治的腎摘除術に匹敵すること．
　②腎機能保持の点で優れていること．
　　などの理由から，健常者に対しても推奨されている．
腹腔鏡下腎部分切除術は，
　①腫瘍摘除．
　②腎盂，腎杯の閉鎖．
　③腎実質の縫合．
　　の全行程を 60 分以内に終了する必要性を有する難易度の高い手術であるが，低侵襲性のため早期離床，早期摂食が可能で，高齢者にとって術後の ADL 低下予防に大きく貢献し，極めて有用な手術手技である．

▶ 手術手技

1. 術前，予め患側にシングル J カテーテルを挿入しておく．
2. 腎摘除術と同様のアプローチで腎動脈，腎静脈を剥離，確保し，また，腎の遊離すべく Gerota 筋膜を剥離し，腫瘍を露呈する．
3. 腎動脈に血管阻血クリップをかける．
4. 腫瘍周囲に 5mm のマージンをもって腫瘍を摘除する．
5. シングル J カテーテルからインジゴカルミン液を注入し，腎盂からリークがあれば，これを縫合する．
6. 腫瘍摘除部位を図 7 のように 2-0 バイクリル糸，および，ヘモロックにて縫合し，血管阻血クリップを徐々に緩める．出血がないことを確認し，創部を閉鎖，手術を終了する．

　以下に，手術のアプローチと手技の概略（図 5），術前術後の画像診断（図 6），および術中所見（図 7）を示す．

306　第13章・泌尿器科手術

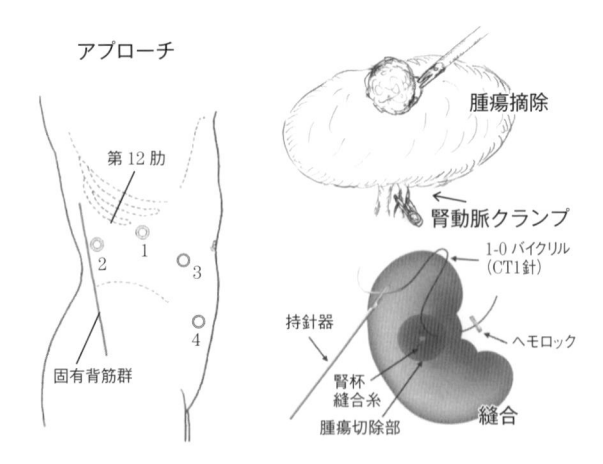

図5　手術のアプローチと手術の概略

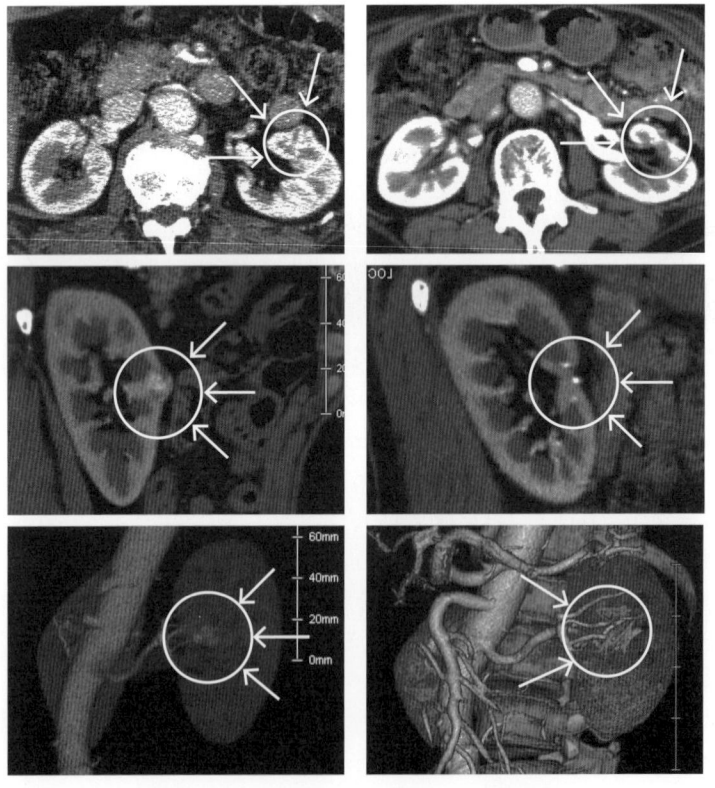

図6　術前（左列），術後（右列）の画像診断

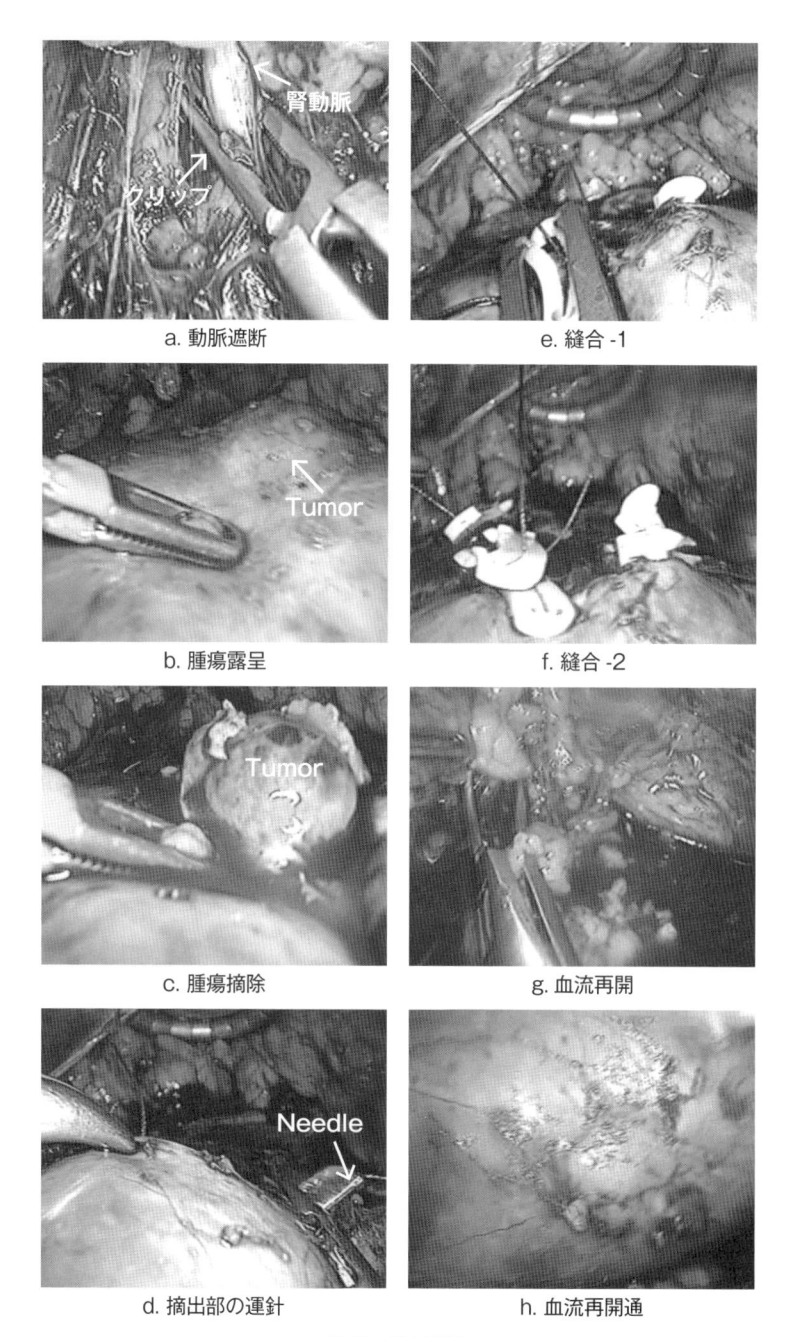

68 腹腔鏡手術（2）腎，前立腺　307

a. 動脈遮断

b. 腫瘍露呈

c. 腫瘍摘除

d. 摘出部の運針

e. 縫合-1

f. 縫合-2

g. 血流再開

h. 血流再開通

図7　術中所見

■前立腺の手術

　腹腔鏡下前立腺全摘除術（laparoscopic total prostatectomy）は，従来の恥骨後式前立腺全摘術においても，皮膚切開はわずかに10cm足らずで，また，保険適応となったミニマム創手術では，6～7cmの切開創にて手術を施行することが可能であることを考えれば，敢えて腹腔鏡下前立腺全摘術の必要性は低いのではないかという意見もある．しかし元来，狭小な骨盤腔内で良好な視野を確保できる点は極めて有用である．その結果，低侵襲性で入院期間の短縮を可能にしている．

（手術手技）

1. リンパ節郭清術
　　閉鎖神経を温存しながら頭側に向かって剥離を進め，内外腸骨動脈の合流部付近まで閉鎖リンパ節郭清術を施行する．

2. 骨盤底筋膜の処理
　　前立腺を圧排しつつ骨盤底筋膜を緊張させ，前立腺を覆う部分と肛門挙筋の境界部にあたる骨盤底筋膜の癒合部を鈍的に切開する．

3. 膀胱頸部の剥離
　　前立腺と膀胱頸部の境界部を確認した後，前立腺から膀胱頸部にかけて連続する最外層の筋膜を鋭的に切断する．膀胱頸部と前立腺底部の境界部を再度確認し，膀胱を手前に牽引しながら膀胱頸部の温存に努め膀胱を前立腺から剥離する（図8）．

4. 尿道の切断，Denonviller筋膜後葉の切開および精管，精囊の剥離
　　膀胱頸部にて，尿道を順次切断するとDenonviller筋膜前葉が露出される．これを切開し，さらに剥離を進め，精管，精囊を剥離する（図9）．

5. 側方靱帯の処理
　　精管精囊を把持して前立腺を上方手前に牽引しつつ，直腸と前立腺の境界を十分に把握した後，側方靱帯を順次切断する（図10）．

6. DVCの結紮，切断および尿道前面の切断
　　前立腺を手前に牽引しつつ，可及的に末梢側の位置で，尿道から挿入したブジーの直上を運針するつもりで，DVC全体を2重に縫合する（図11）．

7. 尿道膀胱吻合

　尿道，膀胱の5，7時方向を先に縫合結紮し，尿道底部を固定させてから，それぞれの糸を12時方向まで連続縫合する．

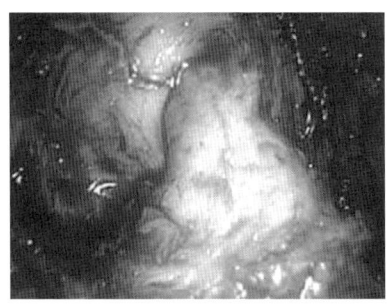

図8　膀胱頸部の温存
膀胱頸部を温存しつつ，前立腺から剥離する．

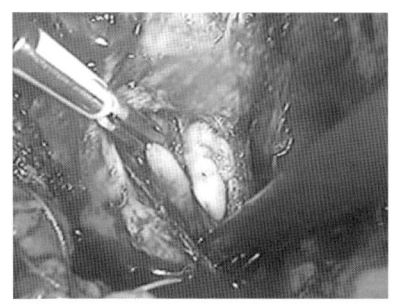

図9　精管・精嚢の露出
デノンビリエ筋膜後葉の切開口からさらに剥離を進めると，精管，精嚢が露出する．

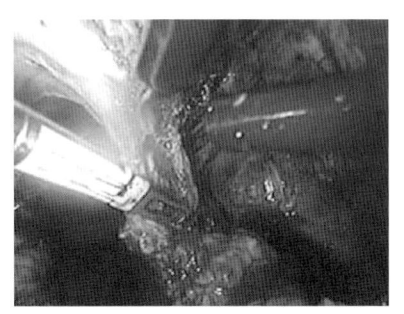

図10　側方靱帯の処理
側方靱帯を外側に押しやるように剥離を進め，直腸が入り込んでいないことを確認した後，側方靱帯を切断する．

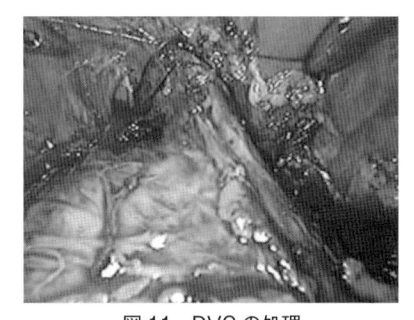

図11　DVCの処理
前立腺を手前に牽引し，末梢側の位置で，DVC全体を2重に縫合，結紮する．

（東　治人）

69 腹腔鏡手術（3）副腎腫瘍，精索静脈瘤，停留精巣

■ 副腎腫瘍の手術

　腹腔鏡下副腎摘除術は，1992年わが国において原発性アルドステロン症に対して初めて行われ，その後安全性の高い低侵襲手術として世界各国に急速に普及していった．現在では良性副腎腫瘍に対する標準術式となっており，褐色細胞腫や副腎癌などのリスクの高い腫瘍では依然として議論はあるが，本術が施行されていることも少なくない．

　1) 到達法：経腹膜到達法と後腹膜到達法があり，経腹膜到達法は側方到達法と前方到達法，後腹膜到達法は側方到達法と後方到達法に分けられる．表1に到達法による長所と短所，表2に腫瘍径による推奨到達法を示す．

表1　到達法による長所と短所

	経腹膜到達法	後腹膜到達法
長所	・操作腔が広い ・位置関係の把握が容易	・腹腔内臓器損傷が少ない ・腹部手術の既往症例でも可
短所	・腹腔内臓器損傷の危険 ・腹部手術の既往症例では困難	・操作腔が狭い ・位置関係の把握が困難

	前方到達法	側方到達法	後方到達法	側方到達法
長所	・右副腎への到達が容易	・左副腎への到達が容易	・副腎まで最短距離	・肥満患者でも可
短所	・大きい腫瘍は手術操作が困難	・横隔膜損傷の恐れ	・肥満患者では困難	・横隔膜損傷の恐れ

表2　腹腔鏡下副腎摘除術における到達法

腫瘍径	患側	推奨到達法
≦5〜6cm	右	経腹膜前方，後腹膜側方，後腹膜後方
	左	経腹膜側方，後腹膜側方，後腹膜後方
>5〜6cm	左右	経腹膜側方

下線が最も容易な到達法．肥満の場合は経腹膜到達法が，腹部手術の既往がある場合は後腹膜到達法が推奨される．

2) **方法**：体位は半側臥位から正側臥位で行い，術者によって軽い屈曲を加えることもある．左経腹膜到達法のトロカー留置の一例を図1に示す．副腎摘除術では副腎静脈の処理が重要である．副腎静脈の処理はヘモロック™や金属クリップを使用し，その後，副腎周囲の剥離を行うが動脈などの血管が存在しておりモノポーラー電気メスでの処理が可能だが，超音波駆動メス（ハーモニックスカルペル™）や血管シーリング装置（リガシュアー™，エンシール™）で処理したほうが安全である．副腎が完全に周囲と遊離されれば組織回収袋に入れて回収を行う．ドレーンを一本留置するが翌日には抜去可能である．

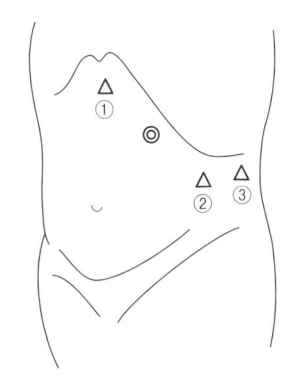

◎：鎖骨中線 内視鏡用 10 mm
△：①正中線（5 mm）
　：②前腋窩線（5 mm）
　：③中腋窩線（5 mm）

図1　左副腎摘除術における経腹膜到達法のトロカー挿入の位置

3) **合併症**：副腎は左右とも横隔膜に近いため横隔膜損傷の可能性があり，特に左側方到達法では腹膜の切開を頭側に延長する際に注意が必要である．さらに右側では，下大静脈損傷，肝損傷，十二指腸損傷，左側では脾損傷，膵損傷，左腎静脈損傷の可能性がある．

■ 精索静脈瘤の手術

　左精巣静脈は左腎静脈に灌流するまでに尿管静脈，下腹壁静脈，外陰部静脈などの多くの血管と交通している．精索静脈瘤の原因は内精索静脈から蔓状静脈叢への逆流により生じるとされており，通常は内精静脈を結紮切断することにより症状の改善を認める．精索静脈瘤の腹腔鏡手術では高位結紮術と同様に内精索静脈を内視鏡下に結紮する．

1) **方法**：体位は仰臥位とし，臍下に開放下でカメラポートを挿入し，患側の内鼠径輪より5cm手前で術者用の2本のトロカーを5cm以上あけて挿入する（図2）．腹腔内を観察すると怒張した内精索静脈を，腹膜を介して確認することができる．精管や腸管を損傷しないように，内精索血管の真上で腹膜を切開し周囲を剝離した後，動静脈を確保しクリッピングを行う．動脈が同定可能であれば剝離した後，静脈のみクリッピングを行う．

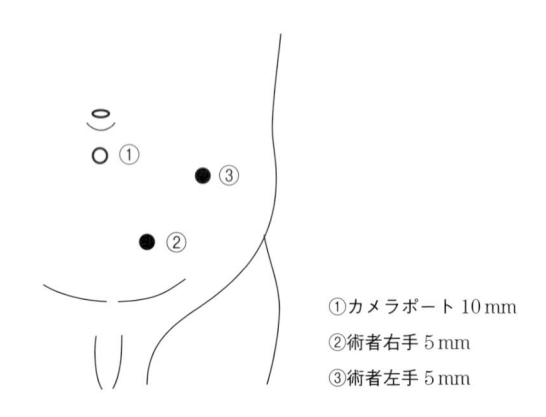

①カメラポート 10 mm
②術者右手 5 mm
③術者左手 5 mm

図2 腹腔鏡下左内精索静脈結紮術のトロカー挿入の位置

■ 停留精巣の手術

　停留精巣で陰嚢や鼠径管内に精巣を触知しない場合は，精巣無形成あるいは腹腔内精巣の可能性があり腹腔鏡検査が必要となる．腹腔内に正常精巣があれば精巣固定術を行い，精巣動静脈や精管が途絶していたり，vanishing testis があれば精巣摘除術を行う．

（右梅 貴信）

70 女性の尿失禁手術

■ 適応

腹圧性尿失禁または腹圧性尿失禁が有意な混合性尿失禁に対して行う．成功率は尿道過可動で高く尿道括約筋不全で低いが，鉛管状尿道でなければ適応はある．

■ 種類

恥骨後式膀胱頸部挙上術（Burch 法）や筋膜スリング手術も高い成績であるが，最近では侵襲の低さから中部尿道スリング手術が主流である．主な中部尿道スリング手術に TVT 手術（tension-free vaginal tape 手術）（図1a）と TOT 手術（transobturator tape 手術）（図1b）がある．

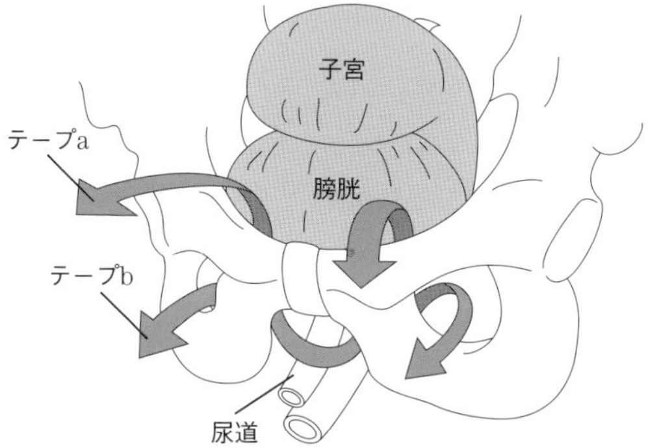

図1　a.TVT 手術，b.TOT 手術

■ 作成法の実際

1.TVT 手術

1) TVT テープ（ポリプロピレンメッシュテープの先端に，2本の TVT ニードルが撮りつけられた穿刺針）と TVT イントロデューサー（Johnson & Johnson）を用いて行う（図2）．
2) 中部尿道部の腟壁切開創から，恥骨後面の後腹膜腔および腹直筋を

通過して左右の恥骨上縁皮膚に到達するU字型にポリプロピレンメッシュテープを挿入し，中部尿道の過可動を防止する（**図 1a**）．
3) 術中に膀胱鏡を施行し，膀胱誤穿刺のないことを確認する．また咳テストを行い，咳による水の噴出がごく少量となる位置でテープを調整する．

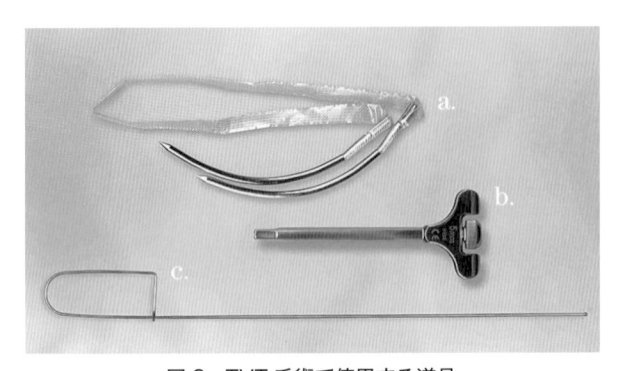

図2　TVT手術で使用する道具
a. TVT テープ　b. TVT イントロデューサー　c. TVT マンドリン

2.TOT 手術

1) わが国には保険適応のある TOT 手術キットがないため，上述の TVT テープのテープ部分のみを切って Emmet 針などを用いて行う．近々 TOT kit のひとつである Monarc™（American Medical System 社）（**図3**）が薬事承認され，今後使用可能となる見込みである．

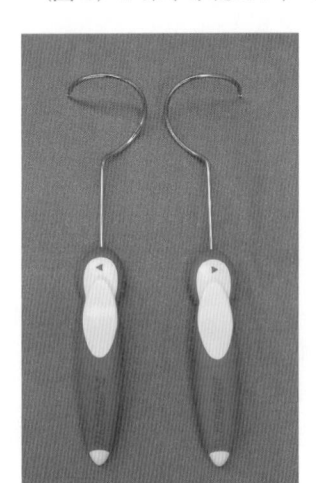

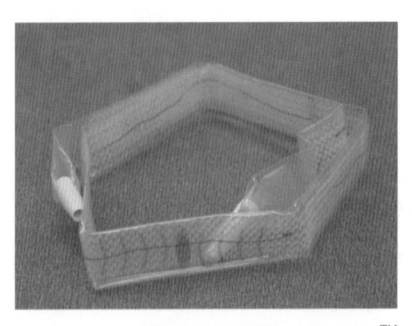

図3　TOT kit　Monarc™

2) 中部尿道部の腟壁切開創から，左右の閉鎖孔を結ぶ緩いカーブでポリプロピレンメッシュテープを挿入し，中部尿道の過可動を防止する（図1b）.
3) 閉鎖孔からの穿刺は，針が腟壁損傷を起こさぬようフィンガーガイドで穿刺針を腟切開創へ誘導する（図4）.

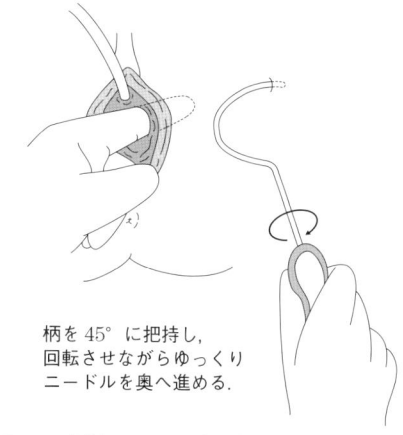

柄を45°に把持し，回転させながらゆっくりニードルを奥へ進める.

図4　穿刺はフィンガーガイドで行う

---- Side Memo ----

最近の知見

TOT手術はTVT手術で起こり得る腸管損傷や大血管損傷などの致死的合併症がなく安全性が高い上，TVT手術と同等の高い治癒率であるとされてきたが，近年，尿道抵抗の低い尿道括約筋不全の一部の症例ではTVT手術の成績が優れているとの報告が散見されるようになってきている.

参考文献

1) Ulmsten U, Henriksson L, Johnson P, Varhos G : An ambulatory surgical procedure under local anesthesia for treatment of female urinary incontinence. Int Urogynecol J, 7: 81-86, 1996.
2) Tomoe H, Kondo A, Takei M, Nakata M, Toma H and Tension-free Vaginal Tape Trial Group. : Quality-of-Life Assessments Those Women operated on by Tension-free Vaginal Tape (TVT). Int Urogynecol J Pelvic Floor Dysfunct 16 : 114-118, 2005.
3) Delorme E : Trans-obturator urethral suspension minimally-invasive procedure for the treatment of stress urinary incontinence in women. Prog Urol 2001; 11 : 1306-1313.
4) Tomoe H, Kato K, Oguchi N, Takei M, Sekiguchi Y, Yoshimura Y : Surgical Treatment of Female Stress Urinary Incontinence with a Transobturator Tape (MonarcTM) : Short-Term Results of a Prospective Multicenter Study. J Obstet Gynaecol Res, 36 (5), 1064-1070, 2010.

（巴　ひかる）

71 泌尿器科手術の合併症

術中，術後の合併症について注意点，予防，対処法を含め記述する．

> **Side Memo**
> **躊躇しない**
> 術中に何らかの合併症が疑われた時は，その有無を十分に確認して手術を終了すべきであり，適切な位置にドレーンを置くことは重要である．

■ 一般的合併症

1. 血管損傷

腎茎部やリンパ節郭清における乱暴な操作を避ける．
予期せぬ出血により一瞬にして術野が悪くなることがあるが，盲目的なクリッピングや凝固は控え，圧迫などで出血を抑え，損傷部の同定を焦らずに行う．
損傷部位にサティンスキー鉗子などを掛けて血流を遮断し，5-0 ないしは 6-0 prolene などで連続縫合する．動脈では結節縫合をする．
血管縫合後の抗凝固療法は縫合血管の部位，範囲などによるので血管外科医などとよく相談する．

2. 周囲臓器（膵臓, 脾臓, 肝臓, 副腎, 胸膜）損傷

腎, 副腎摘除術における視野展開時などに無理な力を盲目的に加えると生じやすい. 腎上方の展開, とくに後腹膜アプローチでの背側の展開では胸膜に気をつける.
膵液瘻は命にかかわる. 膵臓は脆い臓器でありじわりと結紮する. ドレナージは重要である. 脾臓, 肝臓表面からの出血にはプレジェットを挟むなどして実質が裂けないように縫合する. 出血のコントロールがつかないときは脾摘を考慮する. 副腎の損傷, 出血の多くは圧迫止血が可能である. 生体組織接着剤（ベリプラスト®, ボルヒール® など）も有効である.
胸膜を損傷した時は, 閉腹前に閉鎖する. 胸腔内に貯留した血液を拭

い，麻酔科医と連携して肺を膨らませた状態で糸を閉める．X線写真で気胸の程度を確認し，肺の膨張が不十分なら胸腔ドレーンを留置する．

3. DVT（深部静脈血栓症）/ PE（肺動脈塞栓症）

弾性ストッキングの着用，下肢ポンピングシステムの使用，早期離床歩行を予防として行う．

発症が疑わしければ下肢静脈エコー，造影CT，血液ガス測定，心エコーなどで早期診断をする．血栓溶解薬，抗凝固薬の投与，静脈フィルターの挿入などを行う．

■各種手術における合併症

1. 腎：腎部分切除術

　術後出血，尿瘻，血尿

腎部分切除術において腎盂腎杯が開放することがある．その縫合が不完全な時，あるいはマイクロターゼを用いた術式などでは尿瘻が生じることがある．ドレーンからの排出液の性状や造影検査で診断がつく．

まずは尿管ステントを留置して保存的に改善を図る．

術後にAVF（動静脈瘻）が生じ，それによる出血，強血尿をきたすことがある．動脈塞栓術で止血する．

2. 腎盂：腎盂形成術

　交叉血管損傷，術後再狭窄

術前に交叉血管の有無を診断しておくことが重要だが，診断が付かずに術中に損傷することがある．内視鏡下に腎盂尿管の切開をするときは切開する方向に気をつける．

術後の再狭窄にはバルーン拡張術，内視鏡下狭窄部切開，腹腔鏡あるいは開放手術での再手術などを行う．

3. 膀胱：膀胱全摘除術

　尿管導管（新膀胱）吻合部狭窄，イレウス，腸管の吻合不全

導管から逆行性に，あるいは腎瘻を造設し順行性にアプローチし，吻合部のバルーン拡張や切開を行う．しかし改善が見られないことも多く再形成手術を要することも多い．後腹膜鏡下修復術の報告もある．十分な径に切開し血流を確保した尿管を吻合することが狭窄の予防に重要である．

4. 前立腺：前立腺全摘除術

> 直腸損傷，吻合不全，術後尿閉，尿失禁，勃起障害

　膀胱尿道吻合前に直腸診をして直腸損傷の有無を確かめる．疑わしければその部位の補強縫合を行う．損傷範囲が広ければ，縫合に加え人工肛門の造設を行う．
　膀胱尿道吻合は6時方向が脆弱になりやすいので吻合時に気をつける．
　尿道カテーテルの抜去直後に生じた尿閉では，盲目的なカテーテルの再挿入を避け内視鏡下に行う．一過性のことが多いが，時に吻合部切開を要することがある．

5. 後腹膜

> 血管損傷，リンパ瘻

6. 精巣，陰嚢

> 陰嚢腫脹，皮下血腫

　大きな血腫を生じやすいので，十分な止血と術後の圧迫が重要である．

7. 腹腔鏡手術

> ポート挿入時の腸管穿孔

　open法を用いる．ベレスニードルを使用する時は十分注意する．

> 他臓器損傷（膵臓，脾臓，肝臓，腸管など）

　モニター視野外での鉗子の出し入れ，リトラクターによる牽引などによる．鉗子などの先端（作用点）での力の加わり具合が開放手術とは違うことを認識する．

> 気　胸

　横隔膜付近ではモノポーラー電極（鉗子）の使用を控える．

> 術後出血

　終了前に気腹圧を下げ止血を確認する．ポート挿入部から出血することがあるのでモニターで見ながら抜去する．

8. TUR / TUL / 腎盂尿管鏡手術

> Bt：膀胱穿孔，尿管閉塞

　膀胱が拡張している時に穿孔しやすい．
　尿管口付近の腫瘍を切除した際には尿の排出を確認する．

> P：被膜穿孔，TUR症候群

　灌流液のin/outや下腹部の緊満などに留意し，穿孔が疑われたらド

レーンを留置する．
　灌流液の圧（高さ）も気をつける．

膀胱穿孔

　常に砕石device先端と膀胱粘膜の位置に留意することが重要である．

腎瘻造設時の出血，腎盂・尿管損傷

　適切な位置に穿刺をすること．ごく稀に腎盂穿破や大血管穿刺をすることがあるので，穿刺拡張時には位置に十分注意する．
尿管損傷は出血などで内視鏡視野が確保出来ていない時に生じやすい．盲目的操作は危険である．

〈並木一典〉

第 14 章
腎不全 / 腎移植

- ⑫ 急性腎不全
- ⑬ 慢性腎不全
- ⑭ 血液透析
- ⑮ アフェレシス
- ⑯ 腎移植

72 急性腎不全

■ 概念・定義

急性腎不全とは数時間〜数日の経過をもって急速に腎機能低下が起こる病態である．多くは可逆性であるため原因の把握と迅速な対応で慢性腎不全への移行を防止する．また，溢水，電解質異常，アシドーシスは，致死なケースもあり，補正を早急に行い，不能な場合は躊躇なく血液透析を行う．

■ 病態

急性腎不全は，腎前性・腎性・腎後性の3つに分類される（表1）．

1. **腎前性急性腎不全**：血圧の低下や何らかの原因で腎血流量の減少をきたし尿生成ができない状態である．
2. **腎性急性腎不全**：腎前性急性腎不全が回復しなかった場合や急性尿細管壊死が多数占める．尿量が急激に減少する乏尿性腎不全と尿量には変化がみられない非乏尿性腎不全がある．

表1 急性腎不全の原因

A	腎前性急性腎不全
	1. 体液の減少
	体液の喪失（出血，嘔吐，下痢，脱水）
	2. 心機能の低下
	うっ血性心不全，心筋梗塞，心タンポナーデ
	3. 末梢血管の拡張
	敗血症，降圧剤
	4. 肝腎症候群
B	腎性急性腎不全
	1. 急性尿細管壊死
	a. 腎循環障害：外傷，出血，敗血症性ショック，異型輸血，横紋筋融解症
	b. 腎毒性：抗生剤（アミノグリコシド系など），造影剤，重金属
	2. 糸球体または小血管性
	急性糸球体腎炎，SLE，溶血性尿毒症症候群，DIC
	3. 急性間質性腎炎
C	腎後性急性腎不全
	1. 両側尿管閉塞
	尿管結石，尿管腫瘍，後腹膜線維症
	2. 下部尿路閉塞
	前立腺癌，前立腺肥大症，膀胱癌

(参考文献[1]による)

3. 腎後性急性腎不全：尿路の通過障害により体外に尿排泄ができない状態である．一般的には両側水腎症を呈する．

■ 診断

尿量の減少，血清BUN・クレアチニン上昇，溢水などで腎不全と診断する．

腎前性急性腎不全と腎性急性腎不全の鑑別は困難な場合もあるが，病歴からの判断も重要で，鑑別のポイント（**表2**）を参考にして診断をすすめながら治療を開始する．

腎後性急性腎不全については，腹部超音波検査で水腎症を確認できれば診断は容易である．

表2 腎前性急性腎不全と急性尿細管壊死の鑑別のポイント

検査
BUN/Cr 比
尿所見
尿浸透圧
尿中 Na
Na 分画排泄率（FE$_{Na}$）
腎前性急性腎不全
＞20：1
正常またはヒアリン円柱
＞500mOsm/kg H$_2$O
＜20mEq/l
＜1％
急性尿細管壊死
10-15：1
顆粒円柱，尿細管性蛋白
＜350mOsm/kg H$_2$O
＞40mEq/l
＞2％

（参考文献[1]による）

■ 治療

1. 腎前性急性腎不全：輸液や輸血，昇圧剤など血圧の低下の原因に対応した処置を行う．

2. 腎性急性腎不全：腎毒性薬剤が原因である場合には，速やかに中止する．乏尿期には，水分制限，K制限，アシドーシス改善のために炭酸水素ナトリウムの投与，高カロリー・低蛋白食による管理が行われるが，一般的には血液透析が必要になることが多い．数週間の経過で利尿期に入ると低張尿が多量に産生されるので，脱水にならないよう水分を補給し，電解質の管理も行う．

3. 腎後性急性腎不全：尿管閉塞では尿管ステントや腎瘻造設を行い，下部尿路閉塞には尿道カテーテル留置や膀胱瘻を行って尿路確保を優先する．多くはただちに利尿期に入ることが多く，水分補給と電解質管理が必要である．腎機能が改善したら原因疾患の治療を行う．

Side Memo

急性腎障害（AKI）

急性腎不全 acute renal failure と急性腎障害 acute kidney injury（AKI）は，同義語であるが最近では AKI と記載される論文が増加している．

参考文献

1）透析療法合同専門委員会（企画・編集）：血液浄化療法ハンドブック　改訂第4版，共同医書出版社，東京，2007

（宮原　茂）

73 慢性腎不全

■ 概念

慢性腎不全は持続性の腎機能障害により身体の恒常性維持が不可能となった病態と定義されている．近年では慢性腎臓病（chronic kidney disease：CKD）という概念が定着し（表1），慢性腎不全はCKDのStage 5に分類される．腎臓は余剰の水分と老廃物の排泄機能を司ることにより水電解質の恒常性維持を行うほか，内分泌機能として血圧の維持，エリスロポエチン産生，ビタミンD活性化を行っており，慢性腎不全ではこれらの機能が障害されることにより多彩な病態と症状を呈する（表2）．

表1　日本人のGFR推算式，CKDの定義およびStage分類

病期 Stage	重症度の説明	進行度による分類 GFR（ml/分/1.73m^2）
	高リスク群	≧90(CKDのリスクファクターあり)
1	腎障害は存在するが，GFRは正常または亢進	≧90
2	腎障害が存在し，GFR軽度低下	60〜89
3	GFR中等度低下	30〜59
4	GFR高度低下	15〜29
5	腎不全	<15

CKDの定義
①尿異常，画像診断，血液，病理での腎障害の存在が明らか．特に蛋白尿の存在が重要．
②GFR<60ml/分/1.73m^2
①，②のいずれか，または両方が3ヵ月以上持続する．
CKDのステージ分類［透析患者（血液透析，腹膜透析）の場合には，D，移植患者の場合にはTをつける］．

■ 症状

慢性腎不全の初期には夜間多尿を自覚することがある以外には無症状であることが多い．進行すると全身倦怠感，息切れ，味覚異常，食欲低下，嘔気，視力低下，皮膚掻痒などを自覚し，他覚所見では顔色不良，浮腫，体重増加，高血圧を認める．無治療の末期腎不全が持続すると呼吸困難，痙攣，意識障害から死に至る．

表2 末期腎不全（CKD Stage 5）の治療指針

生活習慣改善	禁煙　BMI＜25
食事指導	減塩6g/日未満，蛋白質制限0.6～0.8g/kg/日，高KがあればK摂取制限
血圧	130/80未満，ACE阻害薬やARB処方
血糖値	HbA1c6.5%未満，血糖降下剤による低血糖に注意
脂質	食事・運動療法，LDL-C120mg/dl未満，薬剤副作用に注意
貧血	EPO製剤でHb10～12g/dl，腎性貧血以外の原因検索
骨ミネラル対策	Ca8.4～9.5mg/dl，リン3.5～5.5mg/dl，高リン血症治療，VitD過剰投与に注意
K・アシドーシス対策	K制限，利尿薬・陽イオン交換樹脂投与，重炭酸NaによるpH補正
尿毒素対策	経口吸着薬使用
その他	腎排泄製薬剤投与に注意

CKD診療ガイド（日本腎臓学会編2007より抜粋）

■ 診断

CKDの診断は下記の片方または両方が3ヵ月以上持続することにより診断する．

1. 腎障害を示唆する所見

（検尿異常，画像異常，血液異常，病理所見など）の存在

2. GFR 60ml/分/1.73m² 未満

上述のCKD病期分類と診断基準から，末期腎不全診断の目安は血清クレアチニンが持続的に5mg/dl以上の場合となる．しかし，末期腎不全はeGFRから算出される血清クレアチニン値のみで診断されるべきではなく，小児特に乳幼児では血清クレアチニン値が1.0mg/dlでも高度の腎機能障害，2.0mg/dlでは末期腎不全と診断して治療にあたらなければならない場合があるので注意を要する．

血清クレアチニン以外の検査項目として重要なものは表3のごとくであり，腎からの排泄が低下する事により体内に蓄積する項目と，排泄の増加あるいは産生や吸収の低下により正常より低下する項目が腎不全進行の指標となる．

また，腎不全の補助的診断として画像診断も有用である．特に腎不全をきたした原因疾患として腎の形態的変化をきたす疾患（尿路結石，尿路感染症，尿路の閉塞性障害，嚢胞性腎疾患など）の存在が疑われる場合には施行すべきである腎臓の画像検査としては腎超音波検査や腹部CTを施行する．腎超音波検査は簡便かつ放射能被爆や造影

剤の使用もないため，腎皮質のエコー輝度の上昇や腎臓の萎縮は，長期にわたる腎障害の存在を示唆すると考えられている．

表3　腎不全患者の治療法 - 腎不全治療の比較

	長所	短所
腎移植	尿毒症から完全に離脱 透析から解放される 食事水分制限が少ない 生存率向上 小児では発育改善がみられる 長期的に医療費が削減される	ドナーが必要 移植手術による身体の負担 免疫抑制剤内服と副作用 拒絶反応による移植腎廃絶の恐れ
血液透析	日本中で治療が受けられる すぐに始められる 高齢でも治療可能	尿毒症の状態が続く 高度な水分・食事制限 定期透析が必須・生活の制限 高血圧・動脈硬化・心不全 貧血・骨障害 アミロイド沈着による関節障害 小児では困難
腹膜透析	自宅で治療ができる 持続的治療	尿毒症の状態が続く カテーテル管理が必要 腹膜炎 長期治療が困難（5～10年まで）

Side Memo

GFRの評価

GFRのゴールドスタンダードはイヌリンクリアランスであるが，日常診療において日本人のGFRは以下の推算式で算出する（推算GFR，eGFR）．

eGFR（ml/分/1.73m^2）＝194×Cr$^{-1.094}$×Age$^{-0.287}$（女性は×0.739）

Side Memo

尿中アルブミンの意義について

尿中の微量アルブミンは腎における血管障害のマーカーである事から，アルブミン尿は危険因子ではなく，腎障害の指標と考えなければならない．全身疾患である高血圧・糖尿病・肥満などでは，輸入細動脈が損傷され，その結果糸球体高血圧から糸球体傷害をきたしてアルブミン尿が出現する．すなわち，アルブミン尿は輸入細動脈の傷害の結果を反映していることになる．

（日腎会誌 2009；51（4）：461-464．伊藤貞嘉）

■ 治療

　CKD診療ガイドによりまとめられている末期腎不全（CKD Stage 5）の治療には腎代替療法（透析と腎移植）の準備と心血管疾患（CVD）をはじめとする腎不全合併症対策が含まれる．その概略を表2に示す．虚血性心疾患・脳血管障害を中心とした心血管疾患が末期腎不全患者の死亡の大きな要因となっていることから，これらの合併症対策は患者の生命予後を悪化させないための重要なポイントとなる．また，適切な時期に腎代替療法に導入する事が患者の社会生活と生命を守るうえで不可欠である．

　腎代替療法には血液透析，腹膜透析，腎移植がある．日本では幸いいずれの治療にも健康保険が適用され，かつ透析療法と腎移植は患者の生命を維持する上で不可欠の治療であるとの考えから1級の身体障害者として認定を受け，大部分の医療費について補助を受けることができる．これらの腎代替療法はそれぞれ特色があり，個々の患者に応じた選択が可能である（表3）．しかし一方で欧米と比較すると大多数の末期腎不全患者が血液透析を受けており腎移植と腹膜透析が著しく少数であることが日本の特徴となっている．日本における2009年の新規導入患者数を比較すると腎移植が1300人，血液透析が35000人で移植は血液透析の1/30にすぎない．また，総人口，透析患者数，移植患者数を米国と比較すると日本は透析患者数が多く，腎移植患者数が少ない（透析と腎移植における米国との比較　表4）．

表4　日米における透析と腎移植数の比較

	日本	米国
人口	1億2700万人	3億2000万人
透析患者総数（2009年）	29万人	34万人
腎移植患者総数（2009年）	1万人	15万人
年間移植件数	1300人	18000人

■ 予後

　日本の患者の大部分は透析療法を受けて生存しているのみでなく社会復帰，社会生活を遂げている．しかし，こうした透析患者の生命予後やQOLは健常者に比し大きく劣る．これには現在の透析療法が腎機能代行療法としてはきわめて不完全であることと，透析に至る以前に患者の予後やQOL

を規定する病変が進行していることが関与し，ここに透析患者導入患者を減らす（腎機能障害の進展を抑制する）だけでなく患者の予後向上の観点からも保存期腎不全対策に取り組む重要性がある．また，透析患者の年間死亡率が9.3％であるのに対し移植患者は3％となっており，腎移植がQOLのみならず生命予後改善に大きく影響することがわかっている．患者の平均年齢が透析で約20歳高齢であるため単純な比較はできないが，これに対し，英国で年齢条件を等しくして生命予後を比較した検討がなされ，腎移植は手術直後の3ヵ月を除くすべての期間で透析よりも死亡率が低く，治療期間が長くなるにつれてその差が開くことが示された（図1）．

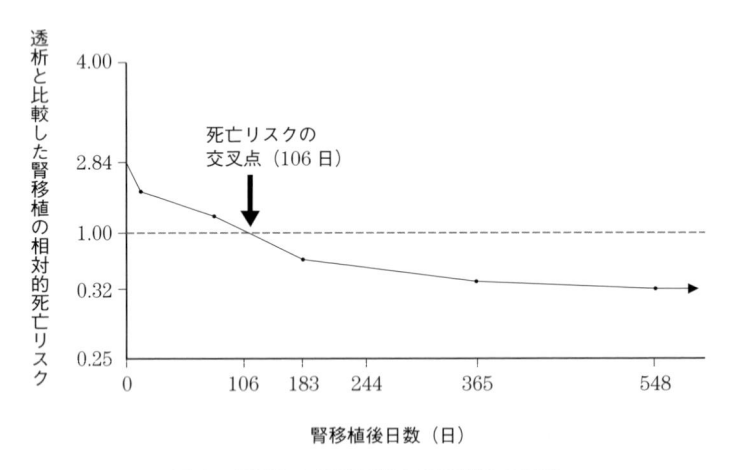

図1 日米における透析と腎移植数の比較

参考文献

1) CKD の治療総論．CKD 診療ガイド，日本腎臓学会編：57，2007．
2) エビデンスに基づく CKD 診療ガイドライン2009．日本腎臓学会誌 51：915，2009．
3) R. Monina Klevens ほか．Dialysis Surveillance Report：National Healthcare Safety Network (NHSN) —Data Summary for 2006．Seminars in Dialysis 21 (1)：24-28：2008．
4) Wolfe RA ほか．Comparison of mortality in all patients on dialysis, patients on dialysis awaiting transplantation, and recipients of a first cadaveric transplant. N Engl J Med. Dec 2；341 (23)：1725-30：1999．

（野島 道生）

74 血液透析

■ 定義・分類

血液を体外循環させて，種々の物理学的・化学的・生物学的原理を応用して，血液中の病因物質を除去し，また不足している物質を補給して，疾患の治療や予防を行う医療技術が血液浄化療法である．

血液透析（hemodialysis：HD）は血液浄化療法の1手技である（表1）．

表1 各血液浄化療法の除去標的物質と適応疾患

手技	除去標的物質	主な適応疾患
血液透析（HD）	5000以下の尿毒症物質	尿毒症，薬物中毒
血液透析濾過（HDF）	500〜5000の中分子物質	尿毒症，薬物中毒
血液濾過（HF）	〜50000の尿毒症物質	尿毒症，薬物中毒，肝不全
直接血液吸着（DHP）	薬物，エンドトキシン，β_2ミクログロブリン	尿毒症，薬物中毒，敗血症
血漿交換（PE）	血漿内に存在する物質	肝不全，免疫疾患，高粘度血症
二重膜濾過（DFPP）	免疫グロブリンなどの抗体	免疫疾患，高粘度血症
血漿吸着（PA）	LDL，特定の抗体	免疫疾患，家族性高コレステロール血症

■ 透析療法導入基準

1. **慢性腎不全**（表2）：高齢者では臨床症状を重視する．ループス腎炎，ネフローゼ症候群を呈した糖尿病性腎症では，稀に血液透析療法から離脱できることもある．
2. **急性腎不全**（表3）：最近は早期に行う傾向にある．血液透析からの離脱には，尿量が増加して，透析間の体重増加がないこと，透析を行わなくとも，血清クレアチニン，BUNが上昇しないこと，高カリウム血症，アシドーシスの消失を確認する．

■ 治療前の準備

血液透析を実施する上で，①血液浄化器，②バスキュラーアクセス，③抗凝固薬の使用が必須である．

表2 血液透析適応の基準（厚生省）

保存的治療では改善できない慢性腎機能障害，臨床症状，日常生活の障害を呈し，以下のⅠ～Ⅲ項目の合計点が原則として60点以上になった時に，長期透析療法へ導入の適応とする．

Ⅰ．腎機能
　持続的に血清クレアチニン濃度8mg/dl以上（あるいはCcr10ml/min以下）を示す場合，点数はこの条件を満たす場合30点，血清クレアチニン濃度5～8未満（Ccr10～20未満）の場合20点 3～5未満（Ccr20～30未満）の場合10点とする．

Ⅱ．末期腎不全に基づく臨床症状
　1. 体液貯留（全身浮腫，高度の低蛋白血症，肺水腫，胸水，腹水など）
　2. 体液異常（管理不能の電解質・酸塩基平衡異常など）
　3. 消化器症状（悪心，嘔吐，食思不振，下痢など）
　4. 循環器症状（重症高血圧，心不全，心膜炎など）
　5. 神経症状（中枢・末梢神経障害，精神障害など）
　6. 血液異常（高度の貧血，出血傾向など）
　7. 視力障害（糖尿病性増殖性網膜症）
　　これら1～7小項目のうち3個以上のものを高度（30点），2個を中等度（20点），1個を軽度（10点）とする．

Ⅲ．日常生活障害
　尿毒症症状のため起床できないものを高度（30点），日常生活を著しく制限されるものを中等度（20点），通勤・通学あるいは家内労働が困難となった場合を軽度（10点）とする．
　さらに10歳以下または65歳以上の高齢者または糖尿病，膠原病，動脈硬化疾患などの全身性血管合併症の存在する場合については10点を加算する．また，小児においては血清クレアチニン濃度を用いないでCcrを用いる．

<Ccr　クレアチニンクリアランス>

（透析導入のガイドラインの策定と追跡調査に関する研究．1993年）

表3 急性腎不全に対する透析療法の適応

薬物療法に反応しない以下の状態
1. 高度の高カリウム血症（≧6mEq/l）
2. 高度のアシドーシス（HCO₃≦15mEq/l）
3. 乏尿・無尿2日以上，1日2kg以上の体重増加
4. 体液過剰，栄養管理のための大量輸液時
5. 尿毒症性心外膜炎
6. 尿毒症性脳症，神経症状（嗜眠，痙攣など）
7. BUN≧80～100mg/dl，血清Cre≧5mg/dl

表4 バスキュラーアクセスの種類

● 一時的バスキュラーアクセス
　動静脈直接穿刺法
　ダブルルーメンカテーテル留置
● 恒久的バスキュラーアクセス
　内シャント（AVF）
　グラフト内シャント（AVG）
　動脈表在化
　動脈ジャンプグラフト
　カフ付きアクセスカテーテル留置

1. 血液浄化器

　現在の主流は中空糸型ダイアライザーである．患者の状態によって，ダイアライザーの膜面積と膜の材質を選択する．小児・低体重成人・心機能低下例では，膜面積の小さなものを選ぶ．膜材質は，導入時はⅠ型，中分子除去を優先する場合はⅡ型（ハイパフォーマンス膜）が好まれる．

2. バスキュラーアクセス

血液の体外への導出および体内への返却路である．標準は自己血管による内シャント（AVF）であるが，グラフト内シャント（AVG）も近年は増加している．緊急時にはアクセスカテーテルの中心静脈留置（第1選択は内頸静脈，次が大腿静脈）が汎用される（**表4**）．

3. 抗凝固剤

過剰投与では出血・止血困難をきたし，過少投与では回路内凝血をきたすので，適量を決定するために患者個々の血液凝固時間を測定する（アクテスター法またはセライト法）．

出血例を除く安定期は全身ヘパリン化法がよい．原則は透析開始時に初回注入として1000～2000単位，以後持続注入500～1000単位（増減可）で，透析終了30分前に中止する．

小手術後など，軽度の出血や出血の危険性がある症例では，低分子量ヘパリンを用いる．初回注入，持続注入とも全身ヘパリン化法の半量でよい．透析終了30分前に中止する必要はない．

大手術前後や出血症例，出血リスクの高い症例ではメシル酸ナファモスタットを使用する．150～200mgを5%ブドウ糖液20mlに溶解する．通常30～40ml/hrの持続注入で行う．

■ 治療スケジュール

1. 慢性腎不全

1回の透析時間，血流量，使用ダイアライザーと抗凝固剤の選択，透析液流量，ドライウェイト（DW）設定（**表5**），週当たりの透析回数を決める．特に1回透析時間，血流量，ダイアライザーの尿素クリアランスで透析量（Kt/V）が決定する．

表5 ドライウェイトの設定

1. 顔面・四肢に浮腫を認めない．
2. 透析前の心胸比（CTR）が正常．
    男：50%以下　女：55%以下
3. 血圧が正常（常時低血圧症は除外）．
4. 毎回の透析で一定の体重以下になると急激に血圧低下をきたす．

1～3の条件下で，4の一定の体重をドライウェイトと設定する．

（導入時は身長と健康時の体重を参考とする）

導入期は，小面積Ⅰ型ダイアライザーで3時間，血流量150ml/分の連日透析が不均衡症候群を避けるためによい．高齢者で残腎機能があり，1日尿量が確保された無症状例では，週1回から始める方法もあ

る．最終的には1回4～5時間を週3回が基本となる．

2. 急性腎不全

利尿期になるまでは連日，または隔日で実施する．血圧が低い場合は，血流量を下げて，透析時間を延ばす．ダイアライザーはⅠ型の小面積を用いる．抗凝固剤は出血のリスクがなければヘパリンでよい．

■ 慢性維持透析患者の日常管理

カリウムとリンの食事制限を行うが，低栄養に注意する．蛋白摂取量は1日体重1kg当たり1～1.2gである．水分摂取量は，1日尿量+15ml/kgで，次の透析までの体重増加量がDWの4%以下になるように指導する．

■ 予後，その他

長期透析患者の3大死因は，心不全・感染症・悪性腫瘍である．外科医としては，バスキュラーアクセス管理と透析患者での手術管理に習熟する必要がある．詳細は成書を参照されたい．

Side Memo

知っておくと助かる豆知識

- 血圧低下のために十分な除水が出来ない時には，体外限外濾過法（ECUM）が有用である．
- 多臓器不全などで大量の薬物投与が必要な場合には，24時間持続で行う持続血液透析（CHD）や持続血液濾過法（CHF），持続血液濾過透析法（CHDF）がよい．
- 直接吸着療法を行う時は，抗凝固剤はヘパリンしか使えない．
- アクセスカテーテルはエコーガイド下の留置が推奨されている．少なくとも，静脈の開存を実施前にエコーで確認しておく．
- 透析患者の輸血は，透析中に実施するのが原則である．
- 保険診療上，技術料の算定できる体外循環施行回数は1ヵ月最大15回である．

参考文献

透析療法マニュアル　改訂第6版（2005）　日本メディカルセンター
慢性血液透析用バスキュラーアクセスの作製および修復に関するガイドライン
透析会誌 38（9）：1491～1551, 2005　http://www.jsdt.or.jp/jsdt/17.shtml
川口良人，和田孝雄：透析導入のガイドラインの策定と追跡調査に関する研究，平成4年度厚生科学研究，腎不全医療研究事業研究報告書：1993：156-164

（江原 英俊）

75 アフェレシス

■ 概念

アフェレシス療法とは，体外循環によって血液中から病因（関連）物質となっている細胞成分（リンパ球，顆粒球）を除去する，あるいは血液中から，液性因子（抗体，炎症性サイトカイン，代謝物質，中毒物質など）などの病因（関連）物質を含んだ血漿成分を分離除去する治療法と定義される．

■ 原理

アフェレシス療法の原理は，①拡散，②濾過，③吸着の3つが単独あるいはこれらの組み合わせにより，表1に示すようなさまざまな治療法がある．

表1 アフェレシス療法の原理と種類

1. 拡散を用いた
    - 血液透析（hemodialysis：HD）
    - 腹膜透析（peritoneal dialysis：PD）
2. 限外濾過を用いた
    - 血液濾過（hemofiltration：HF）
    - 血漿交換（plasma exchange：PE）
        二重膜濾過法
        （double filtration plasmapheresis：DFPP）
        クライオフィルトレーション（Cryo filtration）
3. 拡散と限外濾過を用いた
    - 血液濾過透析（hemodiafiltration：HDF）
4. 吸着を用いた
    - 直接血液吸着（direct hemopurfusion：DHP）
    - 血漿吸着（plasma adsorption：PA）
    - 血漿灌流（plasma perfusion：PP）

■ 適応疾患

表2に示すような疾患が保険適用となっている（平成22年4月1日現在）．また個々の疾患において，適応基準や適応回数などが決められているので注意が必要である．

それぞれの疾患における臨床効果については，日本アフェレシス学会

学術委員会の報告[1]やThe Apheresis Applications Committee of the American Society for Apheresis のガイドライン[2]などを参照し，検討する．

表2 アフェレシス療法の保険適応疾患

腎疾患
 ・巣状糸球体硬化症
 ・ABO血液型不適合若しくは抗リンパ球抗体陽性の同種腎移植
消化器系疾患
 ・重症急性膵炎
 ・劇症肝炎
 ・術後肝不全
 ・急性肝不全
 ・慢性C型ウイルス肝炎
 ・肝性昏睡
 ・潰瘍性大腸炎
 ・クローン病
血液系疾患
 ・多発性骨髄腫
 ・マクログロブリン血症
 ・血栓性血小板減少性紫斑病
 ・重度血液型不適合妊娠
 ・溶血性尿毒症症候群
 ・インヒビターを有する血友病

神経系・自己免疫疾患
 ・重症筋無力症
 ・多発性硬化症
 ・慢性炎症性脱髄性多発神経炎
 ・ギラン・バレー症候群
 ・(悪性)間接リウマチ
 ・全身性エリテマトーデス
皮膚疾患
 ・天疱瘡
 ・類天疱瘡
 ・中毒性表皮壊死症
 ・スティーブンス・ジョンソン症候群
その他
 ・エンドトキシン血症
 ・薬物中毒
 ・家族性高コレステロール血症
 ・閉塞性動脈硬化症

平成22年4月1日現在

■泌尿器科医におけるアフェレシス

急性腎不全や慢性腎不全に対する腎補助療法としてのアフェレシス（HDやPDなど）以外に，泌尿器科医が臨床にてよく遭遇するアフェレシス適応疾患として，①エンドトキシン血症，②急速進行性糸球体腎炎（rapidly progressive glomerlonephritis：RPGN），③全身性エリテマトーデス（systemic lupus erythematosus：SLE），ループス腎炎（lupus nephritis），④難治性ネフローゼ症候群，巣状糸球体硬化症（focal segmental glomerulosclerosis：FGS），⑤ABO血液型不適合若しくは抗リンパ球抗体陽性の同種腎移植などがあげられる．

1. エンドトキシン血症

エンドトキシン性ショックに対し，エンドトキシン除去カラム（商品名：TORAYMYXIN PMX-20R）を用いたDHPの有効性が報告[3]されている．このTORAYMYXINはエンドトキシンの活性中心であ

るリピドAと結合し，その活性を中和する作用のあるポリミキシンBを繊維状担体に固定化カラムで，エンドトキシンの除去を行うのみならず，エンドトキシンショックの早期mediatorである内因性cannabinoidsを吸着して効果を発揮するとの新しい作用機序が報告[4]されている．

2. 急速進行性糸球体腎炎

(rapidly progressive glomerlonephritis：RPGN)

抗好中球細胞質抗体（anti-neutrophil cytoplasmic antibody：ANCA）や抗GBM抗体などの自己抗体や免疫複合体，免疫グロブリン，炎症性サイトカインの除去や高グロブリン血症に伴う血液粘稠度の改善などの目的で，PE（図1）が行われる．抗GBM抗体型RPGNでは，血清クレアチニン値が6 mg/dl未満でかつ腎生検での糸球体の半月体形成率が50%未満の症例や，肺出血など肺病変併発症例では免疫抑制療法に加えPEの併用が勧められている[5]．

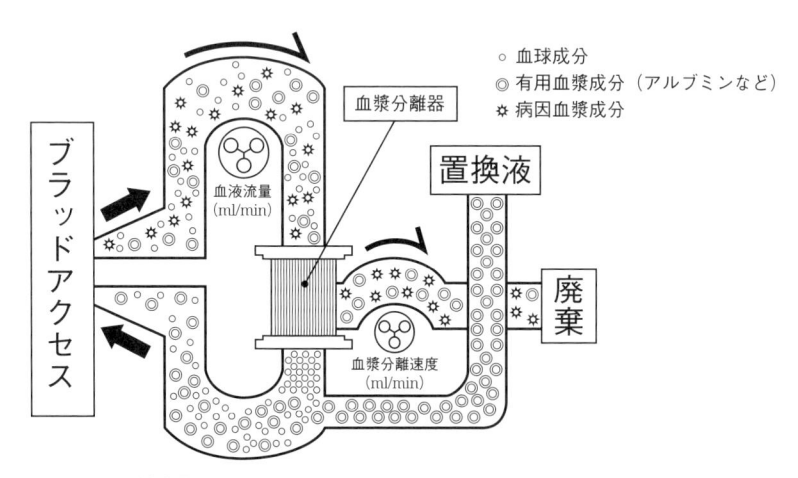

血液流量：50～150ml/min
血漿分離速度：20～50ml/min（最大でも血液流量の30%以下）
置換液：新鮮凍結血漿（fresh frozen plasma：FFP）やアルブミン製剤など

図1 PEの回路図

3. 全身性エリテマトーデス（systemic lupus erythematosus：SLE），ループス腎炎（lupus nephritis）

病態に関与すると考えられている抗DNA抗体，抗カルジオリピン

抗体，免疫複合体，免疫グロブリンなどを除去する目的でPE，DFPP（図2），免疫吸着（immunoadsorption：IA）などが行われる．このIAに用いられる吸着筒の原理は，静電的相互作用による吸着と疎水的相互作用による吸着に大別される．静電的相互作用を有する吸着筒として陰性荷電を帯びたデキストラン硫酸固定セルロースゲルが充填されたSelesorb®があり，陽性荷電を帯びた抗DNA抗体を吸着除去する．また疎水的相互作用を有する吸着筒として，疎水性のフェニルアラニンをポリビニルアルコールに固定したイムソーバ®があり，疎水性の免疫複合体や抗DNA抗体を吸着除去する．

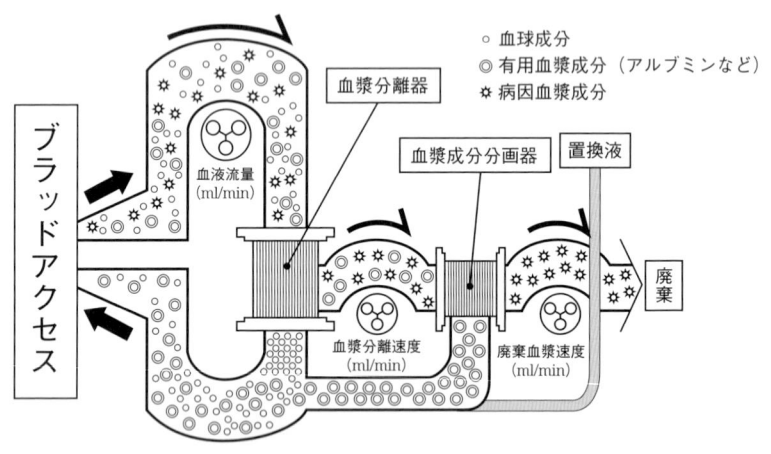

血液流量：50～150ml/min
血漿分離速度：20～50ml/min（最大でも血液流量の30%以下）
廃棄血漿速度：血漿分離速度の10%程度
置換液：アルブミン製剤など
* 血漿成分分画器内圧： 血漿成分分画器に流入する血漿の圧で，
　200～300mmHg以下

図2　DFPPの回路図

4. 難治性ネフローゼ症候群，巣状糸球体硬化症

（focal segmental glomerulosclerosis：FGS）

　ネフローゼ症候群は二次性の高コレステロール血症を呈し，この高コレステロール血症の持続が，腎障害を引き起こすと考えられている．LDLアフェレシスの効果機序として，高脂血症の改善のみならず

凝固亢進の抑制，腎内脂質メディエーター異常（トロンボキサン A_2 産生亢進状態など）の是正，サイトカインなどの産生抑制による糸球体へのマクロファージの浸潤抑制，ステロイド反応性の回復，シクロスポリンの細胞内取り込み促進などが考えられている．

ステロイド抵抗性ネフローゼ症候群に対するLDLアフェレシスの有効性について，ステロイド単独投与群に比べ，LDLアフェレシス併用群は有意に尿蛋白の減少と血中アルブミン値の上昇を認め，尿蛋白が3.5g/day以下になるまでの必要な日数が少なかった．また治療終了2年後における寛解率も優位に高いことが報告されている[6]．

5. ABO血液型不適合若しくは抗リンパ球抗体陽性の同種腎移植

強力な免疫抑制療法とともに，レシピエントの血漿成分に存在する抗A，抗B抗体や抗リンパ球抗体の除去目的に，PEやDFPPを行う．PEに比べDFPPは置換液にFFPを用いないため，感染症のリスクやアレルギー反応の可能性が低い特徴があるが，凝固因子が低下する危険性がある．

アフェレシス療法には表3に示すような危険性があり，アフェレシス療法の効果とこれらの危険性を十分に考慮した上で，アフェレシス療法の適応を検討するべきである．

表3 アフェレシス療法の危険性

① blood access 挿入に伴う危険性
・血管損傷
・出血及び血腫
・感染
・静脈血栓症
・局所麻酔剤に対するアレルギー
② 対外循環に伴う危険性
・出血傾向の増長
・失血
・循環器系への負担
・除水による循環血液量の変化に伴うもの
③ 使用する透析液や置換液に伴う危険性
・未知のウイルス感染症
・透析圧，電解質などの体液バランスの変化
・エンドトキシン流入
④ 生体適合性
・血液浄化機器に対する生体の反応
（素材の滅菌方法，素材よりの溶出物や素材の生体適合性）

参考文献

1) 清水勝, 津田裕士, 佐中孜, 他.「アフェレシスの現状について」のアンケート調査報告. 日本アフェレシス学会雑誌 1997 ; 16 : 523-533.
2) Guidelines on the Use of Therapeutic Apheresis in Clinical Practice—Evidence-Based Approach from the Apheresis Applications Committee of the American Society for Apheresis. Journal of Clinical Apheresis 2010 ; 25 : 83-77.
3) Dinna N. Cruz, Massimo Antonelli, Roberto Fumagalli et al. Early Use of Polymyxin B Hemoperfusion in Abdominaleptic Shock : The EUPHAS Randomized Controlled Trial. JAMA 2009 ; 301 : 2445-2452.
4) Sato T, Shoji H, Koga N. Endotoxin adsorption by polymyxin B immobilized fiber column in patients with systemic inflammatory response syndrome: the Japanese experience. Ther Apher Dial 2003 ; 7 : 252-258.
5) 急速進行性糸球体腎炎診療指針作成合同委員会. 急速進行性腎炎症候群の診療指針. 日腎会誌 2002 ; 44 : 55-82.
6) Kansai FGS LDL Apheresis Treatment (K-FLAT) Study Group. Significantly rapid relief from steroid-resistant nephrotic syndrome by LDL apheresis compared with steroid monotherapy. Nephron 2001 ; 89 : 408-415.

〔阿部 貴弥〕

76 腎移植

■病態

　腎移植（renal transplantation）は末期腎不全患者の廃絶した腎機能を，移植した腎臓により置換し代行させる根治的治療である．本療法には，腎を提供するドナー（donor）の存在が必要である．ドナーの違いにより，健常者の自発的意思により腎提供がなされる生体腎移植と，亡くなった方から提供される献腎移植（脳死下，心停止後）がある．

■腎移植：手続きとその流れ

1. **生体腎移植**：ドナーが倫理的事項に合致しているかを確認，続いてドナーとレシピエントの医学的適応を検査し適格であれば移植手術に至る．現在わが国で実施される移植は，原則として①倫理的事項に関しては「日本移植学会倫理指針」（表1），②医学的適応に関しては「生体腎移植ガイドライン」（表2）などに基づいて行われている．
2. **死体腎移植（献腎移植）（図1）**：献腎移植を希望する場合は，日本臓器移植ネットワーク（JOTNW）への登録が必要．献腎移植におけるドナーおよびレシピエントの医学的条件（適応）は，一般的に生体腎と同様である．

表1　日本移植学会倫理指針：生体臓器移植要旨

ドナー
1. 親族に限定（6親等内の血族，配偶者と3親等内の姻族）．
2. 親族に該当しない場合，当該医療機関の倫理委員会において承認を，実施を計画する場合は，日本移植学会の倫理委員会の見解を得る．最終的な実施の決定と責任は当該施設にある．
3. 提供は自発的な意思によるものであり，報酬を目的とするものであってはならない．
4. 提供意思を家族以外の第三者（移植に関与せず，提供者の権利保護の立場にある者）が確認．
5. 主治医は提供者が本人であることを確認（診療録に記載），公的証明書の写しを添付．
6. ドナーにおける危険性と同時に，レシピエント手術における成功の可能性について説明を行う．
7. 未成年者ならびに精神障害者は対象外．ただし，特例として未成年者（16歳以上20歳未満）からの臓器提供が認められる場合あり．

レシピエント
1. 患者の移植適応については，死体臓器移植に準じて行う．
2. ドナーにおける危険性と同時に，レシピエントにおける移植医療による効果と危険性について説明し，書面にて移植の同意を得る．
3. 未成年者の場合には，親権者からインフォームド・コンセントを得る．ただし，本人にもわかりやすく説明を行い，可能であれば本人の署名を同意書に残すこと．

（2007年11月改正　日本移植学会倫理指針より抜粋，一部改変）

表2 生体腎移植ガイドライン

Ⅰ. 腎移植希望者（レシピエント）適応基準
1. 末期腎不全患者であること
2. 全身感染症がないこと
3. 活動性肝炎がないこと
4. 悪性腫瘍がないこと

Ⅱ. 腎臓提供者（ドナー）適応基準
1. 以下の疾患または状態を伴わないこととする
   a. 全身性の活動性感染症
   b. HIV 抗体陽性
   c. クロイツフェルト・ヤコブ病
   d. 悪性腫瘍（原発性脳腫瘍および治癒したと考えられるものを除く）
2. 以下の疾患または状態が存在する場合は，慎重に適応を決定する
   a. 器質的腎疾患の存在（疾患の治療上の必要から摘出されたものは移植の対象から除く）
   b. 70 歳以上
3. 腎機能が良好であること

（日本臨床腎移植学会ホームページより引用）

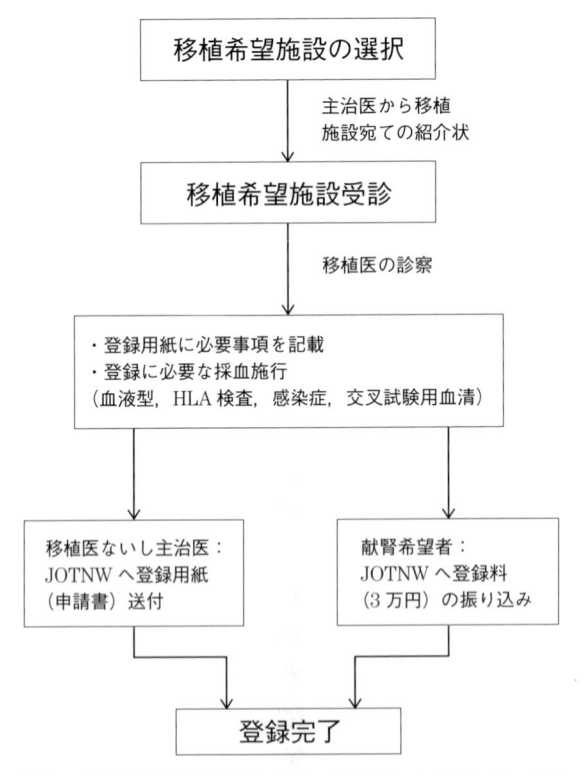

図1 献腎移植登録の流れ（地域や移植施設により若干の違いあり）

■ 腎移植の適応

末期腎不全患者のほとんどすべてが適応となる．とくに小児は，①透析療法が技術的に困難，②成長・発達あるいは心理的ダメージが大きいなどの点から，腎移植はほとんど絶対適応と考えられる．原疾患のうちオキサローシスやFabry病は再発率が高く予後不良とされていたが，同時に肝移植を考慮し合併症もなく経過している症例も散見されている．また，IgA腎症，巣状糸球体硬化症（FSGS）や膜性増殖性糸球体腎炎（MPGN）なども移植後に再発しやすいとされているが，近年の免疫抑制法の進歩により再発頻度は低下，再発後もコントロール可能となりつつある．医学的適応の点から，活動性の感染症，消化管出血および悪性腫瘍などの合併症を有する場合は禁忌である．

■ 腎移植と組織適合性検査

同種移植において拒絶反応の原因となる同種抗原を組織適合性抗原といい，ヒトではABO式血液型やヒト白血球抗原（HLA）型が知られている．生体腎移植では，ドナーとレシピエントのABO血液型の組み合わせで，血液型適合（一致，不一致），不適合がある（図2）．献腎移植は，血液型適合（原則，一致）である．HLA抗原のミスマッチ数が少ない方が長期成績（移植腎生着率）は良い傾向にあるが，免疫抑制法の進歩とともに組織適合性のよくない非血縁間でも移植成績が良好なことから，組織適合性と移植成績との関連性は明らかでなくなってきており，最近では抗HLA抗体（既存抗体）の存在の有無と移植成績が注目されている．移植前の免疫学的条件として，リンパ球細胞障害試験（LCT）において，レシピエントがドナーリンパ球に対し抗体を保有していないこと，少なくとも抗Tリンパ球抗体が陰性であることが必須であるが，近年，より感度の高い（＝少量の抗体であっても検出できる）各種クロスマッチテストが普及してきている（表3）．

■ 腎移植手術

1. **生体腎ドナー**：提供腎は機能に左右差がなければ，腎静脈の長い左腎を採取する．機能に差がある場合は，低機能腎を提供するのが原則．

2008年のわが国のドナー手術は，74%の施設（86%の症例）で鏡視下腎摘出術が行われている．

2. レシピエント：移植床は，通常（一次移植）では右腸骨窩に作成され，腎静脈は外腸骨静脈と，腎動脈は内（あるいは外）腸骨動脈と吻合する．当然，ドナー腎の血管の状態，レシピエントの血管の状態，二次〜多次移植，小児（低体重）などでは，バリエーションがある．

図2　ABO 血液型適合（一致，不一致），不適合

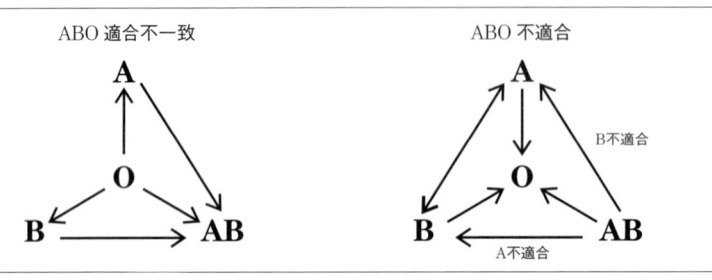

ABO 適合不一致	ABO 不適合
O型はすべての血液型に提供できる．AB型はすべての型から移植が可能．	O型はO型以外の血液型に対して抗体を保有．A, B, AB型のドナーからO型への移植はすべて血液型不適合移植．

例：A型ドナーからO型レシピエントへの移植（=A不適合：輸血なら異型輸血として禁忌）⇒不適合抗体（抗Aand/or抗B抗体）を術前に血漿交換等の処置により抗体価を十分に下げ，抗体産生を抑制する薬剤（リツキシマブ）投与により移植を実施（リツキシマブを使用しない場合は，抗体産生の場である脾臓を摘出）．

表3　リンパ球クロスマッチテスト

	sensitivity	donor-specificity
リンパ球細胞障害試験 LCT	＋	＋
anti-human globulin LCT AHG-LCT	＋＋	＋
フローサイトメトリークロスマッチ FCXM	＋＋	＋
抗HLA抗体スクリーニング Flow PRA	＋＋＋	－
抗HLA抗体シングル抗原同定 LABScreen	＋＋＋	＋

■ 免疫抑制薬（表4）と免疫抑制療法

腎移植における現在の免疫抑制療法は，基本的にはカルシニューリン阻害薬（CNI），代謝拮抗薬，副腎皮質ステロイドの3剤に加え，導入時にバシリキシマブを併用した多剤併用療法が行われている．導入・維持免疫抑制薬と拒絶反応治療薬に分けられる．ステロイドはパルス療法として，またムロモナブ-CD3，塩酸グスペリムスは，拒絶反応治療に使用される．リツキシマブは臓器移植に対する保険適用がない．

表4 免疫抑制薬

1) カルシニューリン阻害薬（CNI）：ヘルパーT細胞IL-2産生抑制
 ・タクロリムス（FK506）・シクロスポリン（CYA）
2) 代謝拮抗薬：T細胞B細胞の増殖抑制
 ・ミコフェノール酸モフェチル（MMF）・ミゾリビン（MZ）・アザチオプリン（AZ）
3) ステロイド：サイトカイン産生抑制によるリンパ球/マクロファージの増殖抑制，抗体産生抑制，抗炎症作用
 ・メチルプレドニゾロン（MP）・プレドニゾロン（PSL）
4) 抗体製剤
 ・バシリキシマブ（BXM）（抗CD25抗体）：活性化T細胞に発現するCD25を標的
 ・リツキシマブ（RIT）（抗CD20抗体）：CD20を標的→B細胞系増殖抑制
 ・ムロモナブ-CD3（OKT3）（抗CD3抗体）：CD3を標的→T細胞の機能を不活性化
5) その他
 ・塩酸グスペリムス（DSG）：細胞障害性T細胞，抗体産生に関与するB細胞に作用

各移植施設で免疫抑制プロトコールに若干の違いがあり，加えて多くの施設でABO適合（一致，不一致）・不適合により，あるいは，抗HLA抗体陽性例，献腎移植例などで，免疫抑制プロトコールを変えている．抗体陽性の場合は，積極的な脱感作療法（免疫抑制療法および抗体除去療法等）で陰性化させ，以前は禁忌とされていたケースや移植後早期に激しい拒絶反応により機能廃絶していたケースの腎移植が実施可能となっている．脱感作に用いる免疫抑制薬の種類・用量，抗体除去療法などは，各施設が各々のコンセプトに基づいて取り組んでいる（**表5**）．

表5 抗HLA抗体陽性例の腎移植

［対策］術前に十分な脱（減）感作療法を行う．
　①CNI，代謝拮抗薬，ステロイドによる免疫抑制
　②血漿交換療法
　③RIT（リツキシマブ）投与　　｝単独あるいは組み合わせるケースも
　④IVIG（免疫グロブリン静注）療法

■拒絶反応：腎移植後の最も重要な合併症

1. 臨床分類

細胞性拒絶となるTリンパ球関連型拒絶（T-cell mediated rejection: TMR）と，液性拒絶となる抗体関連型拒絶（antibody-mediated rejection: AMR）に分類する場合と，以下のように移植後拒絶反応が生じる時期による分類がある．

A. 超急性拒絶反応（hyperacute rejection）

多くは既存抗体（抗HLA抗体）や抗血液型抗体による．移植後（血流再開後）24時間以内に生じる不可逆的なAMRである．適切な治療法はない．移植前のリンパ球クロスマッチテストにより既存抗体の有無を確認，十分に抗体除去することで回避できる．

B. 促進型急性拒絶反応（accelerated acute rejection）

移植後1週間以内に出現する強い拒絶反応．通常のリンパ球クロスマッチテストでは検出できない既存抗体が関与していると考えられている．より感度の高いクロスマッチテスト（表3）により抗体検出が可能となっている．血漿交換（抗体除去療法），免疫グロブリン投与，リツキシマブ投与等により治療可能になってきている．

C. 急性拒絶反応（acute rejection）

移植後1週間以降に起こる拒絶反応．免疫抑制薬（療法）の進歩により，発生率は低くなった．治療の第一選択は，ステロイドパルス療法である．

2. 病理分類

移植腎生検の診断基準として，Banff分類が繁用されているが，臨床事象と病理所見の整合性の点から，数年ごとに分類・定義が変更されている．

Side Memo

慢性移植腎機能低下（chronic allograft dysfunction）

慢性期に移植腎機能が徐々に低下する要因は，免疫関連因子＋非免疫因子がさまざまに関係してくると考えられているが，一方で，抗HLA抗体に対する理解が進み，抗HLA抗体が主体となった慢性抗体関連型拒絶反応が注目されている．移植前からの抗体が残存して慢性化するケースや，移植後に新規に抗HLA抗体が出現してくるde novo抗体陽性例もある．

■合併症：移植後感染症（図3）

　サイトメガロウイルス（CMV），真菌（Pneumocystis jirovecii など）による感染症は診断，治療が遅れると致命的となることがある．だが近年は，CMV 活性化のモニタリングとしてのアンチゲネミア法により早期診断が可能となったこと，ST 合剤の予防投与で Pneumocystis jirovecii 感染症が激減していることなどから，重症化例は少ない．一方，移植後リンパ増殖性障害（PTLD）を引き起こす EB ウイルス（EBV）も，EBV-DNA 定量によるモニタリングで早期診断が可能となってきた．最近，BK ウイルス（BKV）による BKV 腎症が問題となっている．尿中に封入体細胞，decoy 細胞が出現した場合，血中 PCR で BKV 陽性であれば移植腎への BKV 感染の可能性が高い．EBV，BKV 感染の治療は，まず免疫抑制薬の減量（代謝拮抗薬の減量〜中止等）である．ただし，現時点で EBV-DNA 定量，BKV-PCR は保険適用なしである．

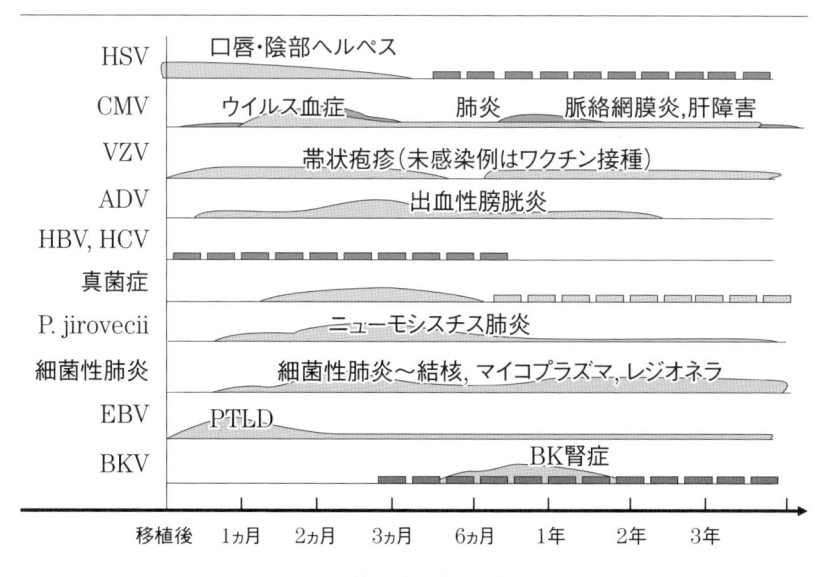

図3　移植後感染症：発症時期

■腎移植の成績

　免疫抑制法や感染症対策とくに抗ウイルス療法の進歩などにより，患者生存率，移植腎生着率ともに大きく向上した．わが国の2000年以降の腎移植後1年，5年生着率は，生体腎移植で96.7%，90.9%である．腎移植後は社会復帰率も高く，透析療法に比較して高いQOLが得られている．今後とも，末期腎不全の治療として最も勧められるべき治療オプションである．

参考文献

日本移植学会倫理指針「序文」「本文」．http://www.asas.or.jp/jst/news_top.html
臓器移植ファクトブック2009（PDF版）．http://www.asas.or.jp/jst/pdf/fct2009.pdf
生体腎移植ドナーの鏡視下腎摘出手術．移植 45：128-135，2009．
腎移植のすべて．高橋公太編，2009，メジカルビュー社．

〔石川　暢夫〕

第15章
性分化異常／
性腺機能低下症／
男性更年期障害

- ㊆ 性分化異常，性腺機能低下症
- ㊇ 男性更年期障害

77 性分化異常 性腺機能低下症

性分化異常

■概念・定義

性分化異常（disorder of sex development）とは，卵巣・精巣や性器の発育が非典型的である状態．

性分化は，遺伝的性（genetic sex）によって性腺の性（gonadal sex）が決定され，引き続いて外陰部の性（phenotypic sex）が形成される．性分化が正常に行われている場合には，染色体−性腺−内・外性器の表現型は一致している．性分化異常は，これらの関係がさまざまな程度に一致しなくなっている状態である．

■分類

2006年に性分化異常症のコンセンサス会議が開催され，これを受けて2008年以降，わが国でも国際的命名法に沿った対応が推奨されている．それによると"intersex（インターセックス）""hermaphroditism（半陰陽）"は不適切な呼称であるとされ，disorder of sex development（DSD）が適切なものとして採用されている．図1に，その分類を示す．

■診断と検査

1. 性分化異常症診断に必要な検査

A. 理学的所見：性分化を疑う所見．
  1）性腺を触知しない．
  2）矮小陰茎あるいは陰核肥大がある．
  3）尿道下裂あるいは陰唇癒合がある．
  4）陰嚢低形成あるいは大陰唇の男性化がある．
  5）腟盲端や泌尿生殖洞がある．
  6）色素沈着がある．

Side Memo
電解質異常は致命的
　放置しておくと生命の危機がある先天性副腎皮質過形成（CAH）に伴う血清電解質異常（低 Na, 高 K 血症）には早急に対応する.

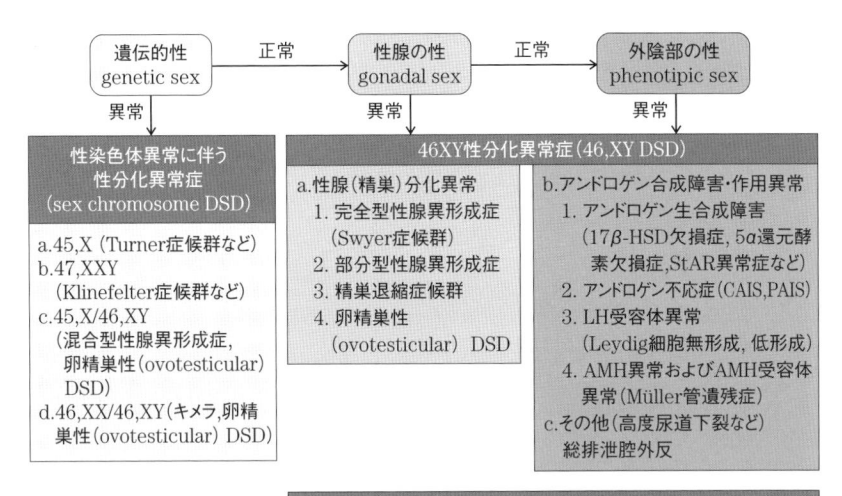

```
遺伝的性      正常    性腺の性      正常    外陰部の性
genetic sex  ────→  gonadal sex  ────→  phenotipic sex
     │                  │                    │
    異常                異常                  異常
```

性染色体異常に伴う性分化異常症
(sex chromosome DSD)

a. 45,X (Turner症候群など)
b. 47,XXY (Klinefelter症候群など)
c. 45,X/46,XY (混合型性腺異形成症, 卵精巣性(ovotesticular) DSD)
d. 46,XX/46,XY (キメラ, 卵精巣性(ovotesticular) DSD)

46,XY性分化異常症 (46,XY DSD)

a. 性腺(精巣)分化異常
　1. 完全型性腺異形成症（Swyer症候群）
　2. 部分型性腺異形成症
　3. 精巣退縮症候群
　4. 卵精巣性 (ovotesticular) DSD

b. アンドロゲン合成障害・作用異常
　1. アンドロゲン生合成障害（17β-HSD欠損症, 5α還元酵素欠損症, StAR異常症など）
　2. アンドロゲン不応症(CAIS,PAIS)
　3. LH受容体異常（Leydig細胞無形成, 低形成）
　4. AMH異常およびAMH受容体異常（Müller管遺残症）
c. その他(高度尿道下裂など) 総排泄腔外反

46,XX性分化異常症 (46,XX DSD)

a. 性腺(卵巣)分化異常
　1. 卵精巣性 (ovotesticular) DSD
　2. 精巣性 (testicular) DSD (SRY+, dup SOX9)
　3. 性腺異形成症

b. アンドロゲン過剰
　1. 胎児性（21水酸化酵素欠損症, 11β水酸化酵素欠損症など）
　2. 胎児胎盤性アンドロゲン過剰（アロマターゼ欠損症, POR異常症など）
　3. 母体性(Luteoma, 外因性など)
　4. 特発性
c. その他(総排泄腔外反, 腟閉鎖, MURCSなど)

図 1　性分化異常症の分類

B. 染色体検査（*SRY, G-banding*）
C. 遺伝子検査（*AR, WT-1, SOX9, SF-1* など）
D. 血液検査：血清コレステロール, テストステロン, LH, FSH, 17OHP, コルチゾール, ACTH, PRA, PAC, DHEA-S, その他ステロイドホルモン.
E. 画像診断：US, CT, MRIで内性器と腹腔内性腺を確認する.
F. 試験開腹または腹腔鏡検査：性腺の確認・生検・摘出を行う.

2. 性分化異常症の診断

図2に，主な性分化異常症の診断アルゴリズムを示す．

```
                        外陰部異常
                           ↓
                        染色体検査
              ┌────────────┴────────────┐
          異常核型                    正常核型
    45,X (Turner症候群など)      ┌──────┴──────┐
    47,XXY (Klinefelter症候群など) 46,XX        46,XY
              ↓              ACTH, 17-OHP   ACTH, 17-OHP
        試験開腹or腹腔          DHEA-S, Na, K  DHEA-S, Na, K
        鏡and性腺生検         ┌────┴────┐  ┌────┴────┐
              ↓             異常    正常  異常    正常
        45,X/46,XY                              hCG test
        (混合型性腺異形成症,   21水酸化酵素欠損症, 17β-HSD欠損  ┌──┴──┐
        卵精巣性(ovotesticular)DSD) 11β水酸化酵素欠損症  など    正常  Testosteron
        46,XX/46,XY(キメラ,卵精巣性 3β-水酸化脱水素酵素               低値〜無反応
        (ovotesticular) DSD)     欠損症                  T/DHT    LH-RH
                                    ↓                              負荷試験
        卵精巣性(ovotesticular) DSD  試験開腹or腹腔       試験開腹   ┌──┴──┐
        精巣性(testicular) DSD      鏡and性腺生検       腹腔鏡     LH,FSH LH,FSH
        (SRY+, dupSOX9)            ┌──┴──┐           性腺生検    低値    上昇
        性腺異形成症               正常   上昇          ┌──┴──┐          ↓
                                     ↓              正常   上昇       試験開腹
                              アンドロゲン不応症                              腹腔鏡
                                (CAIS,PAIS)       5α還元酵素             性腺生検
                                                   欠損症
                                              ゴナドトロピン分泌不全症
                                              
                                              完全型性腺異形成症(Swyer症候群)
                                              部分型性腺異形成症
                                              精巣退縮症候群
                                              卵精巣性(ovotesticular) DSD
                                              Leydig細胞無形成, 低形成
```

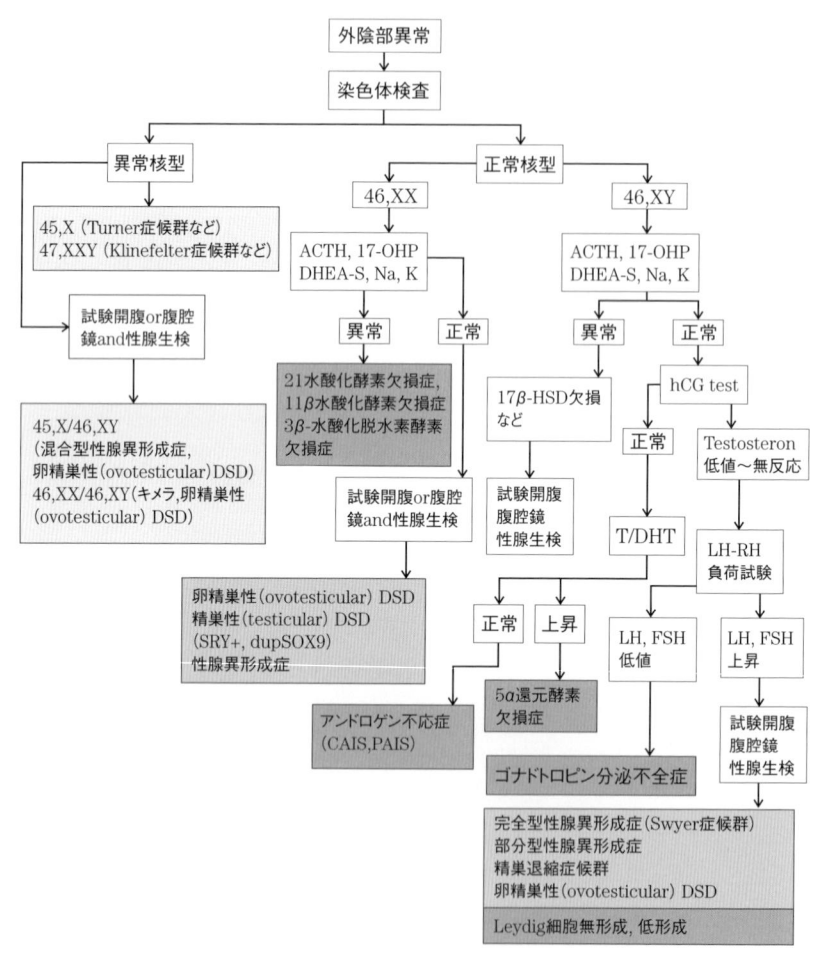

図2　性分化異常症の診断アルゴリズム

■ 治療

1. 内科的治療

先天性副腎過形成に伴う性分化異常症に対してはステロイドホルモン補充療法を行う．

原発性性腺機能低下症を伴った症例では思春期以降に性ホルモンの補充療法を行う．

2. 泌尿器科的治療

1) 小陰茎に対する治療

エナント酸テストステロン 25mg × 3 回筋注（月 1 回，1 歳までに）以後，思春期以降のホルモン補充療法へ進む．

2) 性腺および内性器の摘除

決定された性に反する性腺と内性器を摘除する．
索状性腺は早期の摘除対象であるが，特に XY 染色体を有する性腺は高率に悪性化するので摘除の必要がある．

3-a) 男性化外陰形成術（男児として養育する場合）

外陰の状態によって，尿道下裂形成術，精巣固定術，陰嚢・陰茎形成術を行う．

3-b) 女性化外陰形成術（女児として養育する場合）

男性化の程度に応じて陰核・陰唇形成術を行う．腟が欠損する場合腟形成術も行う．

■ 性の決定（割り当て）Gender assignment

外性器の性別が不明瞭な児（ambiguous genitalia）が生まれた場合，「外陰部の発育が未熟である」といった説明を行い，正確な判定には検査と時間がかかることを説明する．そして，複数の専門家（小児泌尿器科医，小児内分泌医，小児外科医，発達小児科医，ソーシャルワーカーなど）による検討と同意を経て決定する．

養育性の決定に当たっては外性器の形態，性腺の機能，生殖能力，性腺の悪性化，染色体，そして家族の意向などさまざまな要因を検討する．特に①男児にする場合は陰茎の大きさ，②女児にする場合は腟開口部の位置，そして，③いずれの場合も性腺機能が重要な要因となる．

性腺機能低下症

性腺機能低下症（hypogonadism）は，アンドロゲン分泌刺激にかかわる「視床下部－下垂体－性腺」系のいずれかのレベルの障害によって起こ

る．また血中テストステロン値が正常であっても標的器官における遺伝子異常によっても同様の症状をとる．

　厚生労働省の診断の手引きでは，15歳になっても第二次性徴がみられないものとされている．

■ 分類と原因疾患

　高ゴナドトロピンか低ゴナドトロピンかによって大別される．
　さらに障害部位と先天性・後天性の別を加味して以下に原因疾患を分類する（図3）．

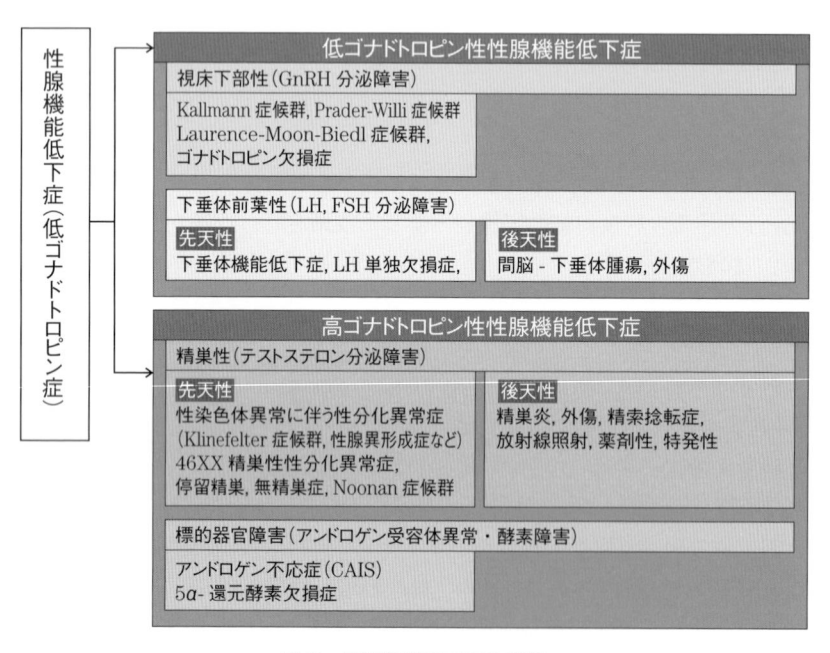

```
性腺機能低下症（低ゴナドトロピン症）
├─ 低ゴナドトロピン性性腺機能低下症
│   ├─ 視床下部性（GnRH分泌障害）
│   │    Kallmann症候群, Prader-Willi症候群
│   │    Laurence-Moon-Biedl症候群,
│   │    ゴナドトロピン欠損症
│   └─ 下垂体前葉性（LH, FSH分泌障害）
│       ├─ 先天性：下垂体機能低下症, LH単独欠損症,
│       └─ 後天性：間脳-下垂体腫瘍, 外傷
└─ 高ゴナドトロピン性性腺機能低下症
    ├─ 精巣性（テストステロン分泌障害）
    │   ├─ 先天性：性染色体異常に伴う性分化異常症
    │   │           （Klinefelter症候群, 性腺異形成症など）
    │   │           46XX精巣性性分化異常症,
    │   │           停留精巣, 無精巣症, Noonan症候群
    │   └─ 後天性：精巣炎, 外傷, 精索捻転症,
    │               放射線照射, 薬剤性, 特発性
    └─ 標的器官障害（アンドロゲン受容体異常・酵素障害）
        アンドロゲン不応症（CAIS）
        5α-還元酵素欠損症
```

図3　性腺機能低下症の分類

■ 診断と検査

1. 病歴：第二次性徴発現，性機能など．
2. 理学的所見：身長，体毛など，外性器（精巣容積）．
3. 内分泌検査：LH, FSH, テストステロン, プロラクチン, エストラジオールなど．LH, FSHは，高ゴナドトロピン精巣性では異常高値，低

ゴナドトロピン性では低値.
1) GnRH 負荷試験：GnRH 100μg 静注 LH，FSH を 30,60,90,120 分後に採血．反応すれば視床下部性（LH 約 10 倍，FSH 約 2 倍）．
2) hCG 負荷試験：hCG2000 単位筋注を 4 日間，初日と 5 日目に血清テストステロン値採血．正常では基礎値の 10 倍に上昇．

4. 染色体検査：Klinefelter 症候群など．

5. 遺伝子検査：*SRY* 遺伝子（46XX 精巣性性分化異常症），アンドロゲン受容体の異常（5α-還元酵素欠損症），*KAL-1* 遺伝子（Kallmann 症候群）の検索など．

6. 頭部 CT・MRI：下垂体病変の有無．

■ 治療

高ゴナドトロピンか低ゴナドトロピンかによって異なる．

治療の目的は，第二次性徴の発現と造精機能の獲得である．第二次性徴を得るには外因性のアンドロゲンの投与でもよいが，精子形成には FSH も必要である．したがって造精機能の期待できる疾患では，内因性のアンドロゲン分泌刺激から始める．

高ゴナドトロピン性性腺機能低下症の治療
成長・骨年齢を考慮して開始
エナント酸テストステロン 125mg 筋注，1 回/3〜4 週ごと（小児期）
エナント酸テストステロン 250mg 筋注，1 回/3〜4 週ごと（成人期）

低ゴナドトロピン性性腺機能低下症の治療
1) GnRH 療法（視床下部性のみ）：GnRH25ng/kg を 120 分ごとに間欠皮下注（12 回/日）
2) hCG-hMG/FSH 療法：hCG 製剤（ゴナトロピン）1500〜5000 単位/1 回×2〜3 回/週 皮下注＋FSH 製剤（ゴナールエフ）75〜150 単位/1 回×2〜3 回/週皮下注（成長・骨年齢を考慮して開始すること，FSH 製剤は挙児希望年齢に限ってもよい．

参考文献
1) 藤枝憲二：性分化疾患に関するコンセンサス．Urology View 2009；17：22-31
2) 林祐太郎：DSD（性分化異常）の診断．日泌卒後教育テキスト 2009；14：41-57
3) 日本小児内分泌学会性分化委員会編：性分化疾患初期対応の手引き

（松岡 弘文）

78 男性更年期障害

■概念・病因

　男性更年期障害の症状は多岐に渡り，男性ホルモン（テストステロン）の働きを理解する上でも，また，中高年の生活の質や健康増進を進める上で，医学的，社会的に重要な疾患であることが認識されはじめている．しかし，男性更年期障害の病態は複雑で加齢によるアンドロゲン低下のみで説明できないことも多い．加齢によるアンドロゲン低下に起因する臓器機能低下は，加齢男性性腺機能低下症候群（late-onset hypogonadism syndrome：LOH症候群）として定義されている．

■診断

　スクリーニングとして，HeinemannらによるAging Males' Symptoms（AMS）スコア（表1）やADAM（Androgen Deficiency of Aging Male）質問票（表2）が多く用いられる．

表1　Aging Males' Symptoms（AMS）スコア

1	総合的に調子が思わしくない（健康状態，本人自身の感じ方）
2	関節や筋肉の痛み（腰痛，関節痛，手足の痛み，背中の痛み）
3	ひどい発汗（おもいがけず突然汗が出る，緊張や運動とは関係なくほてる）
4	睡眠の悩み（寝つきが悪い，ぐっすり眠れないなど）
5	よく眠くなる，しばしば疲れを感じる
6	いらいらする（あたり散らす，ささいなことにすぐ腹を立てる，不機嫌になる）
7	神経質になった（緊張しやすい，精神的に落ち着かないなど）
8	不安感（パニック状態になる）
9	からだの疲労や行動力の減退（全般的な行動力の低下，余暇活動に興味がないなど）
10	筋力の低下
11	憂うつな気分（落ち込み，悲しい，涙もろい，意欲がわかないなど）
12	「人生の山は通り過ぎた」と感じる
13	「力尽きた」「どん底にいる」と感じる
14	ひげの伸びが遅くなった
15	性的能力の衰え

16	早朝勃起の回数の減少
17	性欲の低下（セックスが楽しくない，性交の欲求がおきない）

＊各項目を，ない1点，軽い2点，中程度3点，重い4点，極めて重い5点で集計する．
＊合計点で男性更年期障害の症状の重症度をみる：17~26点「ない」，27～36点「軽度」，37～49点「中等度」，50点以上「重症」

（加齢男性性腺機能低下症候群診療の手引きより）

表2 ADAM質問票（Morleyら）

1	性欲の低下がありますか？
2	元気がなくなってきましたか？
3	体力あるいは持続力の低下がありますか？
4	身長が低くなりましたか？
5	「日々の愉しみが少なくなった」と感じていますか？
6	悲しい気分・怒りっぽいですか？
7	勃起力は弱くなりましたか？
8	最近運動する能力が低下したと感じていますか？
9	夕食後うたた寝をすることがありますか？
10	最近，仕事の能力が低下したと感じていますか？

＊1と7が「はい」の場合，それ以外の8項目で3つ以上「はい」の場合は，男性ホルモン低下の可能性が高いとされる．

（加齢男性性腺機能低下症候群診療の手引きより）

血液検査として，テストステロン，遊離型テストステロンの測定．

原発性性腺機能低下症と続発性性腺機能低下症の鑑別に黄体化ホルモン（LH），卵胞刺激ホルモン（FSH）の測定が有用．

ストレスで変動する副腎コルチゾールや，LOH症候群との関連性も示唆されている副腎由来のアンドロゲン，デヒドロエピアンドロステンジオン（DHEA）やDHEA-Sが測定される．

1. 男性更年期障害の症状

全身倦怠感，性欲低下，やる気の低下，ＥＤ，集中力低下，不眠，いらいら，肩こり，排尿障害，頭重感，耳鳴り，動悸，その他．

2. 鑑別診断

うつ病，心身症などの精神疾患．

3. 背景に考えられる疾患

LOH症候群，メタボリックシンドローム，動脈硬化症，糖尿病，高血圧，高脂血症．

■ 治療

1. アンドロゲン補充療法（androgen replacement therapy：ART）

　　LOH症候群診療の手引きでは，ARTの適応として，血中遊離テストステロン値が8.5pg/ml未満の場合としている．わが国で現在，使用可能なテストステロン製剤は，注射剤としてのエナント酸テストステロン（エナルモンデポ®），グローミンなどの男性ホルモン軟膏がある．

2. 運動療法，食事指導などの生活指導．

3. 漢方治療（補中益気湯，八味地黄丸，牛車腎気丸など）．

4. 患者が勃起障害を伴う場合，必要があればバイアグラ，レビトラ，シアリスなどの**PDE5**阻害薬を投与する．

Side Memo

ARTの注意点

　ARTの副作用としては，多血症，睡眠時無呼吸症候群の悪化，稀ではあるが肝障害などがある．ARTにより前立腺癌の発生が増加したというエビデンスはないが，PSA2ng/ml以上では一般的にARTは行わない．

参考文献
1）加齢男性性腺機能低下症候群診療の手引き
2）メンズヘルス診療．治療（南山堂）2009．vol91

（井手 久満）

第16章
性機能障害/
男性不妊

- ⑲ 性機能障害
- ⑳ 男性不妊

79 性機能障害

　性機能障害は，主に勃起障害（erectile dysfunction：ED）と射精障害に分類されるが，ここでは主に ED について述べる．リスクファクターは，加齢・喫煙・高血圧・糖尿病・脂質異常症・肥満，および運動・うつ病・下部尿路症状／前立腺肥大症・薬剤などである．

■ 診断

　勃起機能問診票には表1を用いるのが一般的であり，ED の診断は具体的には，図1のような手順で行う．その他のオプション検査・特殊検査には，精神医学的な評価，夜間勃起現象の評価，海綿体注射，ドプラ，海綿体内圧・造影，陰茎動脈造影・CT アンジオグラフィー，内分泌特殊検査などがある．

■ 治療

　ED 治療のフローチャートを図2に示す．PDE（phosphodiesterase：ホスホジエステラーゼ）5阻害薬は，推奨 GradeA の治療薬であり，その有効性と安全性は確認されている．

> **Side Memo**
> **PDE5 阻害薬の有効性**
> 　PDE5 阻害薬と硝酸剤との併用は禁忌であり注意を要するが，有効率は約70％と高く，また PDE5 阻害薬無効例でも複数の治療を組み合わせれば，ほとんどの症例で治療可能である．

表1 International Index of Erectile Function5 (IIEF5) 日本語版

この6ヵ月に

	非常に低い 1	低い 2	普通 3	高い 4	非常に高い 5
1. 勃起してそれを維持する自信はどの程度ありましたか	非常に低い 1	低い 2	普通 3	高い 4	非常に高い 5
2. 性的刺激によって勃起した時、どれくらいの頻度で挿入可能な硬さになりましたか	ほとんど、又はまったくならなかった 1	たまになった（半分よりかなり低い頻度） 2	時々なった（ほぼ半分の頻度） 3	しばしばなった（半分よりかなり高い頻度） 4	ほぼいつも、又はいつもなった 5
3. 性交の際、挿入後にどれくらいの頻度で勃起を維持できましたか	ほとんど、又はまったく維持できなかった 1	たまに維持できた（半分よりかなり低い頻度） 2	時々維持できた（ほぼ半分の頻度） 3	しばしば維持できた（半分よりかなり高い頻度） 4	ほぼいつも、又はいつも維持できた 5
4. 性交の際、性交を終了するまで勃起を維持するのはどれくらい困難でしたか	極めて困難だった 1	とても困難だった 2	困難だった 3	やや困難だった 4	困難でなかった 5
5. 性交を試みた時、どれくらいの頻度で性交に満足できましたか	ほとんど、又はまったく満足できなかった 1	たまに満足できた（半分よりかなり低い頻度） 2	時々満足できた（ほぼ半分の頻度） 3	しばしば満足できた（半分よりかなり高い頻度） 4	ほぼいつも、又はいつも満足できた 5

合計点数 _____ 点

22～25	正常	17～21	軽症	12～16	中等・軽症
8～11	中等症	5～7	重症		

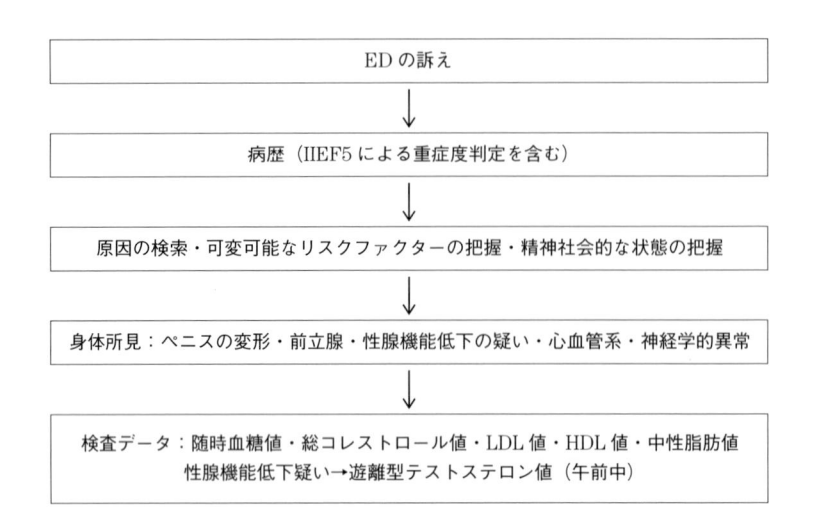

```
┌─────────────────────────┐
│      ED の訴え           │
└───────────┬─────────────┘
            ↓
┌─────────────────────────────────────┐
│ 病歴（IIEF5 による重症度判定を含む）│
└───────────┬─────────────────────────┘
            ↓
┌──────────────────────────────────────────────────────────┐
│ 原因の検索・可変可能なリスクファクターの把握・精神社会的な状態の把握 │
└───────────┬──────────────────────────────────────────────┘
            ↓
┌──────────────────────────────────────────────────────────────────┐
│ 身体所見：ペニスの変形・前立腺・性腺機能低下の疑い・心血管系・神経学的異常 │
└───────────┬──────────────────────────────────────────────────────┘
            ↓
┌────────────────────────────────────────────────────────────────────┐
│ 検査データ：随時血糖値・総コレストロール値・LDL 値・HDL 値・中性脂肪値 │
│ 性腺機能低下疑い→遊離型テストステロン値（午前中）                      │
└────────────────────────────────────────────────────────────────────┘
```

図 1　ED 診断のフローチャート

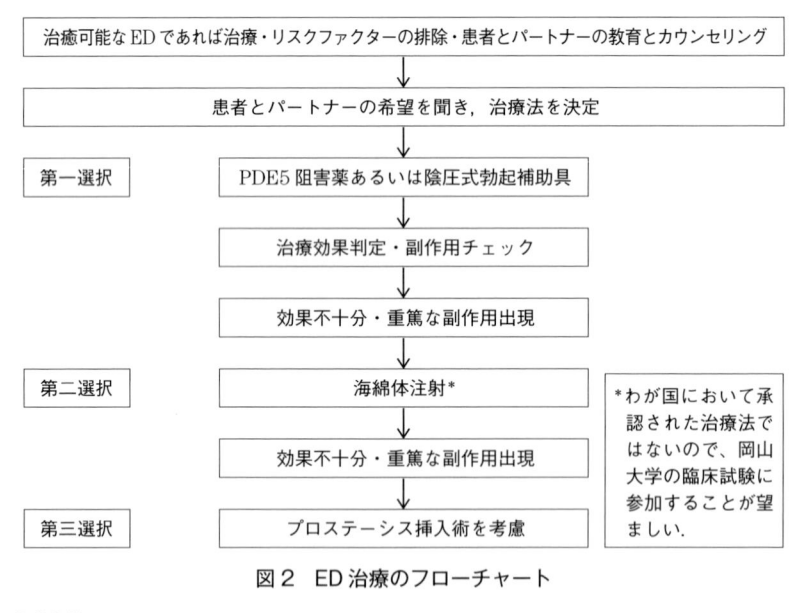

```
┌──────────────────────────────────────────────────────────────────────┐
│ 治癒可能な ED であれば治療・リスクファクターの排除・患者とパートナーの教育とカウンセリング │
└───────────────────────────┬──────────────────────────────────────────┘
                            ↓
          ┌────────────────────────────────────────┐
          │ 患者とパートナーの希望を聞き，治療法を決定 │
          └───────────────────┬────────────────────┘
                              ↓
  ┌────────┐   ┌──────────────────────────────────┐
  │ 第一選択 │   │ PDE5 阻害薬あるいは陰圧式勃起補助具  │
  └────────┘   └───────────────┬──────────────────┘
                               ↓
               ┌──────────────────────────────┐
               │    治療効果判定・副作用チェック    │
               └───────────────┬──────────────┘
                               ↓
               ┌──────────────────────────────┐
               │   効果不十分・重篤な副作用出現    │
               └───────────────┬──────────────┘
                               ↓
  ┌────────┐   ┌──────────────────────────────┐   ┌─────────────────────┐
  │ 第二選択 │   │         海綿体注射*            │   │ *わが国において承認  │
  └────────┘   └───────────────┬──────────────┘   │  された治療法ではな  │
                               ↓                    │  いので、岡山大学の  │
               ┌──────────────────────────────┐   │  臨床試験に参加する  │
               │   効果不十分・重篤な副作用出現    │   │  ことが望ましい.     │
               └───────────────┬──────────────┘   └─────────────────────┘
                               ↓
  ┌────────┐   ┌──────────────────────────────┐
  │ 第三選択 │   │    プロステーシス挿入術を考慮    │
  └────────┘   └──────────────────────────────┘
```

図 2　ED 治療のフローチャート

参考文献

ED 診療ガイドライン，日本性機能学会 ED 診療ガイドライン作成委員会編，2008，Blackwell Publishing.

（邵 仁哲）

80 男性不妊

■ **概念**

　少子高齢化社会を迎え，不妊症治療の必要性がこれまで以上に高まっている．不妊症の原因には，妻とともに夫の要因もあり，不妊カップルで夫の異常を認めるものは約半数あり，その半数は妻の異常も伴うとされている（図1）．このように男性不妊症は不妊原因の約半数を占めるわけであるが，その過半数を占める特発性精子形成障害の病因，病態がほとんど不明であることにもより，これまでの男性不妊症の治療成績は決してよいといえるものではなかった．

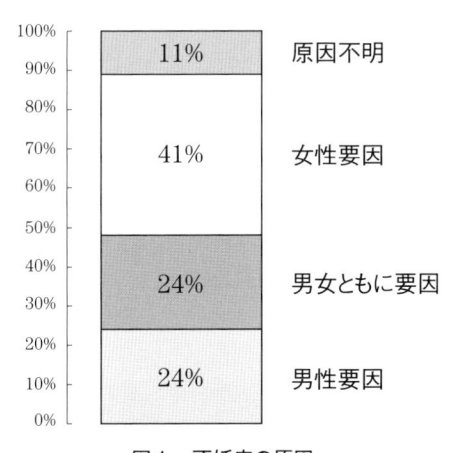

図1　不妊症の原因

　このような状況の中で，近年の補助生殖技術（assisted reproductive technology：ART）の飛躍的な進歩が男性不妊症の治療に大きな変革をもたらした．たとえば，前述の特発性精子形成障害症例においても精巣内精子採取術（testicular sperm extraction：TESE）により精子を少数でも採取できれば，卵細胞質内精子注入法（intracytoplasmic sperm injection：ICSI）を用いることで受精，そして挙児が可能となった．

■ 男性不妊症の診断

問診，身体所見，精液検査，内分泌検査，超音波検査，染色体検査を行う（表1）．

表1 WHOマニュアルによる精液検査の基準値

精液量	：2.0ml 以上
pH	：7.2 以上
精子濃度	：20×10^6/ml 以上
総精子数	：40×10^6 以上
精子運動率	：運動精子が50％以上，あるいは運動速度が速く前進運動する精子が25％以上
精子正常形態率	：Kruger's strict criteria で15％以上
精子生存率	：75％以上
白血球数	：1×10^6/ml 未満

WHO manual for the standardized investigation, diagnosis and management of the infertile male. First ed, 2000 より引用．

■ 精子の形成

精子は精巣の精細管内で精祖細胞から分化形成される（図2）．この過程には76日間を要し，下垂体から分泌された卵胞刺激ホルモン（FSH）が，精巣セルトリ細胞を刺激し精子形成を促進する（図3）．

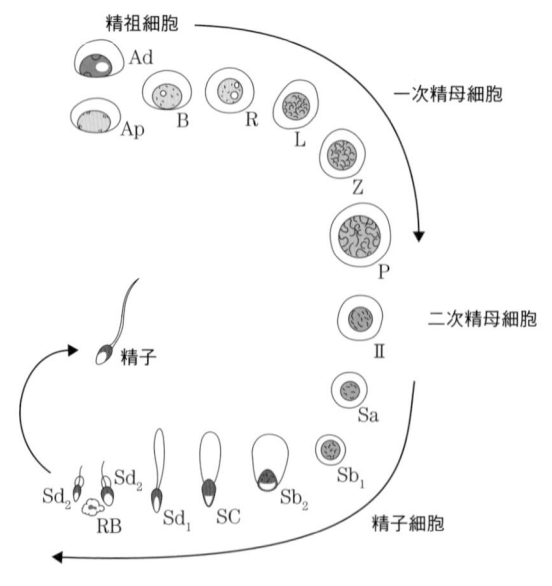

Campbell's Urology, 7th Edition より引用改変
図2 精子形成過程

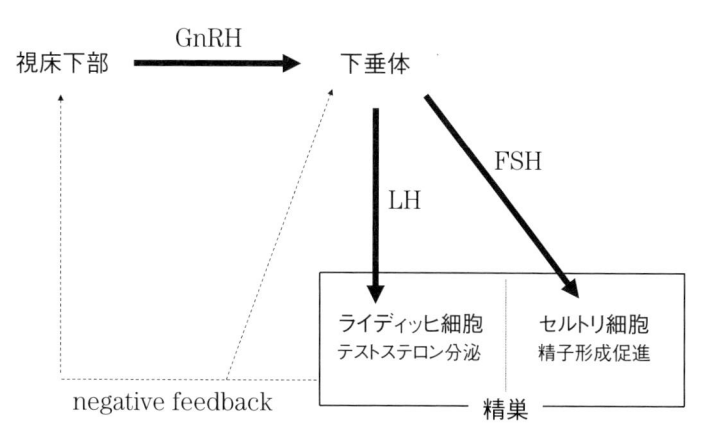

図3　視床下部-下垂体-精巣系
GnRH：ゴナドトロピン放出ホルモン

■各病因，病態と治療法，ARTの適応

1. 精巣での造精機能障害

1) **染色体異常（表2）**：クラインフェルター症候群（47,XXY）では精巣萎縮と無精子症を呈する．顕微鏡を用いて採取部位を決める microdissection TESE により精子採取可能な例も少なくない．

2) **視床下部下垂体障害**：腫瘍，手術，放射線治療，外傷，先天性疾患により下垂体からのゴナドトロピン分泌が低下し，精巣のテストステロン分泌能，精子形成能が障害される（図3）．内分泌療法（ゴナドトロピン補充療法）により精液所見の改善が期待できる．

表2　男性不妊症における染色体異常

性染色体異常
クラインフェルター症候群
46, XX male
47, XYY
Y染色体構造異常

常染色体異常
相互転座
ロバートソン転座
逆位
リング染色体

3) **精索静脈瘤**：左右内精索静脈の解剖学的相違から左側に多い．治療は手術療法（精索静脈結紮術）である．
4) **薬剤による造精機能障害**：潰瘍性大腸炎の治療薬（サラゾピリン）は精子形成能を障害する．男性ホルモン投与は黄体形成ホルモン（LH）分泌抑制から造精機能障害を起こす．抗癌剤は造精機能を強く障害し，総投与量によっては不可逆的となる．生殖年齢男性では抗癌剤治療前の精子凍結保存が望ましい．
5) **ムンプス精巣炎**：思春期以降のムンプスウィルス感染は14〜35%で精巣炎を併発する．片側罹患であっても高度乏精子症や無精子症になり得る．
6) **その他**：停留精巣，精巣捻転症，精巣外傷，精巣への放射線照射，発熱により造精機能が障害される．
7) **特発性造精機能障害**：明らかな原因が不明な例では，その精液所見に応じて非内分泌療法，内分泌療法，ARTが順次選択される．
8) **精子無力症**：抗精子抗体により受精が障害される（免疫性不妊症）．精路感染症や特発性による膿精液症も精子運動率低下の原因となる．
9) **奇形精子症**：高度の奇形率を示すものではICSI以外に有効な治療法はない．

2. 精路の通過障害（図4）

精巣上体（精巣上体炎後，精管，射精管閉塞に伴う二次性閉塞）や精管（避妊手術としての精管切断術後，鼠径ヘルニア術後）の閉塞では，精路再建術にて自然妊娠をめざす．

3. 射精障害

射精には脊髄射精中枢，胸腰部交感神経などが関与しており，脊髄損傷やリンパ節郭清により無射精，手術や糖尿病，多発性硬化症，薬剤などにより逆行性射精（精液は膀胱へ排出）が生じる．

4. 男性不妊症に対するARTの問題点

Y染色体長腕上には造精機能に関連した遺伝子（AZF遺伝子）が存在し，この遺伝子の欠失（Y染色体微小欠失）は非閉塞性無精子症の約15%，乏精子症の2〜3%にみられる．本症例では，ICSIで誕生した児が男児の場合には将来的に不妊症となる可能性がある．よって現

時点では，最新の情報を患者に公開し，遺伝子検査を行うか否かも含め前述のリスクを十分に説明した上で ART を検討する必要がある．その他にも，形成過程のどの段階の精子を ART へ応用するのかなど，今後審議，解決していかなければならない問題は多い．

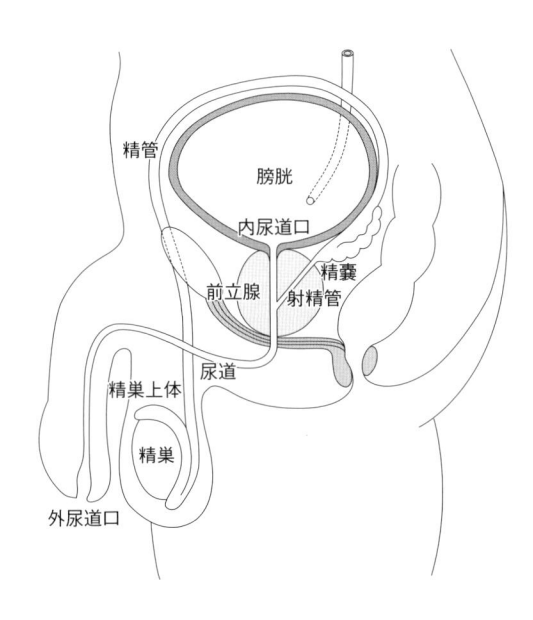

図 4　精路の解剖

― Side Memo ―
ART のタイミング
　特発性造精機能障害に対する非内分泌，内分泌療法といった経験的治療には，有効性の高い，確立されたものは少ない．他方で小数例での検討で有効であったとする報告もあり，限られた一部の症例ではその効果が期待される場合もある．しかし，これら経験的治療の効果は依然限られたものであり，精液所見が著しく不良で自然妊娠が不可能に近いと考えられる症例では，より早期に ART に移行するべきである．

（今本　敬）

第17章
小児泌尿器科学

- **81** 尿路の先天異常
- **82** 精巣の先天異常
- **83** 遺尿症, 夜尿症

81 尿路の先天異常

腎盂尿管移行部通過障害

■概念・病因
腎盂尿管移行部通過障害（ureteropelvic junction obstruction：UPJO）は，腎盂尿管移行部の解剖学的な異常あるいは蠕動運動の刺激伝導障害による尿流の通過障害である．腎盂尿管移行部の筋層の非連続性による内因性の閉塞と，異常血管などによる外因性の閉塞がある．

■診断
乳幼児では胎児期の超音波検査で発見されていることが多い．
年長児では腹痛，血尿，尿路感染，慢性の嘔気などを契機に発見される．

■鑑別診断
尿管膀胱移行部通過障害，膀胱尿管逆流，尿管瘤，尿管異所開口，尿管結石，尿管ポリープ，下大静脈後尿管，後部尿道弁や神経因性膀胱など，水腎症をきたす全ての疾患があげられる．

■治療
有症状の場合，あるいは無症状でも分腎機能の低下が認められれば手術治療を行う．
①経皮的腎瘻造設術， ③腹腔鏡下腎盂形成術
②経皮的腎盂切開術， ④開放腎盂形成術

■予後
手術により腎盂尿管移行部の通過障害が解除されても，腎機能は回復するとは限らないし，悪化に歯止めがかかるとは限らない．長期にわたり腎機能の推移を観察する必要がある．

> **Side Memo**
> 水腎症に対する超音波検査
> 　UPJO は水腎症をきたす先天性疾患の中で最も頻度の高い疾患であるが，水腎症で紹介されたからといって UPJO だと先入観を持たず，必ず骨盤内，膀胱部の超音波検査を行い，その他の疾患の存在を否定する．

膀胱尿管逆流

■ 概念・病因

　膀胱尿管逆流（vesicoureteral reflux：VUR）とは，膀胱内の尿が病的に尿管に逆流する現象をいう．原発性 VUR は，尿管膀胱移行部の先天的な解剖学的異常によるものである．尿管が斜走せず，粘膜下尿管が短いために逆流が発生する．続発性 VUR は，神経因性膀胱や後部尿道弁などの原疾患に続発して発症するもので，排尿障害のための膀胱変形や膀胱内圧の上昇により VUR をきたす．

■ 診断

　VCUG（voiding cystourethrography）は VUR の有無および Grade*を確定するために不可欠の検査である．DMSA 腎シンチは腎瘢痕の診断に有用で，手術適応決定の決め手になることが多い．
*膀胱尿管逆流の国際分類
　Grade 1　尿管のみへの逆流．
　Grade 2　腎盂・腎杯まで逆流するが，拡張はない．
　Grade 3　尿管，腎盂・腎杯の軽度～中等度の拡張．腎杯の軽度の鈍化．
　Grade 4　尿管の中等度の蛇行．腎盂・腎杯の中等度の拡張．
　Grade 5　尿管，腎盂・腎杯の高度の拡張．腎杯乳頭部の形態の消失．

■ 鑑別診断

　小児において，高熱をきたすあらゆる疾患を鑑別する必要がある．
　反復する有熱性の尿路感染症でも，VUR のない症例も少なくない．

■ 治療

1. 薬剤治療

1) **予防的抗生剤投与**：少量の抗生剤を投与する．VUR が自然消失するか手術治療が完了するまで続ける．
2) **抗コリン剤投与**：神経因性膀胱など続発性 VUR では抗生剤に抗コリン剤を併用すると自然消失する場合がある．

2. 外科的治療
1) 手術適応は，高度の VUR が継続する場合，予防的抗生剤投与に抗して尿路感染を発症した場合，および膀胱憩室に開口する尿管へ逆流する場合などが考えられる．
2) 手術方法は，膀胱内操作だけで修復する方法（Politano-Leadbetter 法，Cohen 法）と膀胱外操作だけで修復する方法（Lich-Gregoir 法）が中心である．
3) 内視鏡下手術，腹腔鏡下手術．

■ 予後

手術あるいは保存的治療によって VUR が消失しても UTI の発症を完全に防止することはできないし，腎機能が治療前より改善するわけではない．長期にわたり腎機能，蛋白尿などを観察していく必要がある．

Side Memo
VCUG と DMSA 腎シンチ
　最近小児科医を中心として，有熱性尿路感染を繰り返す場合，VUR を疑って VCUG を行うのではなく，DMSA 腎シンチを行い，腎瘢痕が認められた場合に VCUG を施行すればよいという top-down approach が提唱されている．

尿管瘤

■ 概念

尿管瘤（ureterocele）とは，尿管下端が膀胱内で囊状に拡張した状態をいう．膀胱内に限局し単一尿管にみられる単純性尿管瘤と，瘤の下縁が膀胱頸部や尿道に及び，ほとんど重複腎盂尿管に合併する異所性尿管瘤がある．

■ 診断

超音波検査，IVP（cobra head sign が特徴的），VCUG，DMSA 腎シンチ．

■ 鑑別診断

尿管膀胱移行部通過障害，尿管異所開口など．

■ 治療

1）内視鏡的瘤切開術．
2）瘤摘除術および尿管膀胱新吻合術（腎機能ある場合）．
3）所属の腎部分切除術（腎機能ない場合）．

尿管異所開口

■ 概念

尿管異所開口（ectopic ureter）とは，尿管が三角部の正常な尿管口より尾側に開口した状態をいう．女子では膀胱頸部，尿道，腟，腟前庭部，子宮，ガルトナー管などに開口する．男子では膀胱頸部，前立腺部尿道，精囊，精管などに開口する．

■ 診断

超音波検査，CT／MRI（矢状断），VCUG，DMSA 腎シンチ，内視鏡（腟）など．

■ 鑑別診断

女子では尿失禁をきたす疾患．
男子では有熱性尿路感染をきたす疾患．

■ 治療

1）所属の腎部分切除術（腎機能ない場合）．
2）尿管膀胱新吻合術あるいは同側腎盂腎盂吻合術（腎機能ある場合）．

参考文献

Craig Peters et al. Summary of the AUA Guideline on Management of Primary Vesicoureteral Reflux in Children. J Urol 2010; 184 : 1134-1144

（林 祐太郎）

82 精巣の先天異常

停留精巣

■ **概念・病因**

精巣が腹腔内から陰嚢への下降過程で停留し，陰嚢底部に存在しない状態をいう．

■ **病態**

腹腔内で発生した精巣は胎生3ヵ月頃に下降を開始し8～9ヵ月で陰嚢内に到達する．

未熟児や低出生体重児では精巣の下降が十分でないまま出生してしまうため，頻度は高い．病因はいまだ不明であるが，精巣の下降には視床下部—下垂体—精巣系での性腺ホルモン環境が正常に機能していることが必要であり，ゴナドトロピンやアンドロゲンなどの分泌低下は原因となり得る．

新生児での頻度は3～5%で，生後1歳での発生率は1%以下に低下する．また，両側性を10～25%に認める．

■ **分類**

精巣の存在部位，片側，両側，または触知，非触知により分類される．80%は触知精巣である．

精巣の存在部位により腹腔内，鼠径管内（高位，低位），陰嚢高位と分類される．

■ **診断**

触診，視診による診断が80%の症例で可能である．その部位，精巣の大きさ，ヘルニアの合併についても同時に診察する．触診はできるだけ患児を泣かせることなく，睡眠時に行うことが望ましい．鼠径部から陰嚢にかけて指先を滑らせるように鼠径管の走行に沿って触診すると，精巣を皮下に触れ

ることが多い．啼泣にて精巣が鼠径管内へ挙上され触知不能となり，移動性精巣を停留精巣と診断してしまう可能性もあり得るため，あまりにも激しく啼泣する場合は時間をとって，寝かせてから行うことを勧める．

また，陰嚢の発育や非触知精巣の対側精巣の肥大なども移動性精巣や患側の精巣の有無を推測することができる．

非触知精巣では，対側の精巣に代償性肥大があれば精巣欠損の可能性が高い．しかし対側精巣が正常な大きさである場合には，腹腔内や鼠径管高位に精巣がないかを超音波，MRI，腹腔鏡などで検査する必要性がある．腹腔鏡検査は診断と治療を兼ねる．

また，両側非触知精巣の場合はMRIやエコーに加え内分泌学的検査も必要である．

■ 鑑別診断

触知精巣の場合，移動性精巣との鑑別が必要となることがある．移動性精巣の場合は手術の必要性はない．鼠径管から精巣を陰嚢内に下降させ，そのまま陰嚢内にとどまれば移動性精巣とする．手を離して精巣が挙上してしまうのであれば，停留精巣である．

また，精巣欠損（vanishing testis：出生前に正常に発生した精巣が壊死消滅した状態）や異所性精巣（精巣が本来の下降経路からはずれて存在）との鑑別にはMRI，エコー，腹腔鏡検査が必要である．

■ 合併症

1. 不妊症

男性不妊症の頻度は片側停留精巣の10〜13％，両側停留精巣の33〜35％と報告されている．

2. 精巣腫瘍

一般男性における精巣腫瘍の発生率は0.3〜0.7％であるが，停留精巣からの発生率は3.7〜7.5倍とされている．精巣腫瘍を発症した約10％に停留精巣の既往を認めるとの報告もあり，高率に精巣腫瘍の発生に関与する．高位停留精巣ほど腫瘍は発生しやすく，腹腔内精巣では鼠径部停留精巣の約4倍とされている．精巣生検の必要性はないとされる．

3. 鼠径ヘルニア

90%の症例に鼠径ヘルニアを合併する．精巣が鼠径管内に停留することにより，本来であれば生後早期に閉鎖する腹膜症状突起が開存したままとなり，鼠径ヘルニアが発生しやすい．

4. 精索捻転

停留精巣では正常精巣に比べ精索捻転の可能性が高く，外科的処置を行っても精巣温存の可能性が低い（10%以下）．

5. 精巣外傷

鼠径部精巣では下腹部打撲により恥骨と外力による圧迫外傷を受けやすい．

■ 治療

治療の必要性は合併症の予防である．
治療時期は生後6ヵ月～2歳頃までが適切である．

1. ホルモン療法

停留精巣の発生が視床下部―下垂体―精巣のホルモン環境に影響されることが示唆されており，hCGまたはゴナドトロピン放出ホルモンの単独または併用療法が行われる有効率は20%程度である．

2. 手術療法

鼠径部停留精巣に対しては鼠径部切開による精巣固定術が行われる．
腹腔内停留精巣では，腹腔鏡にて精巣を確認後一期的または二期的に精巣固定術を施行する．

■ 術後

精巣の再挙上の有無，精巣の発育，二次性徴の発現などに注意し診察を行う．
不妊症に関しては手術が成功していても不妊率は正常に比べ高いことを説明する必要性がある．
精巣腫瘍の発生についても家族および本人に説明しておく必要性がある．

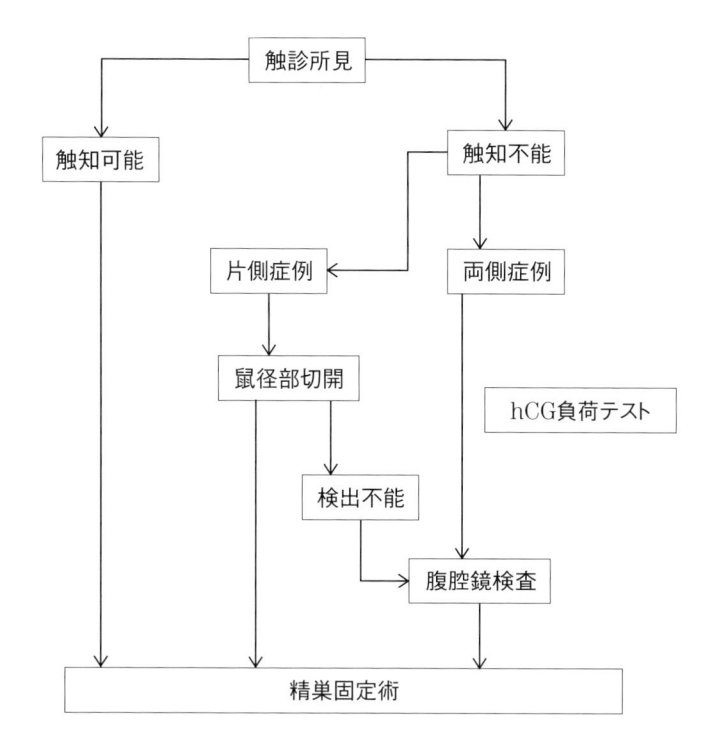

```
                    ┌──────────┐
                    │ 触診所見 │
                    └──────────┘
            ┌────────┴────────┐
            ▼                 ▼
      ┌──────────┐      ┌──────────┐
      │ 触知可能 │      │ 触知不能 │
      └──────────┘      └──────────┘
                    ┌────────┴────────┐
                    ▼                 ▼
              ┌──────────┐      ┌──────────┐
              │ 片側症例 │◄─────│ 両側症例 │
              └──────────┘      └──────────┘
                    │                 │
                    ▼                 │   hCG負荷テスト
              ┌──────────┐            │
              │ 鼠径部切開 │          │
              └──────────┘            │
                    │                 │
                    ▼                 │
              ┌──────────┐            │
              │ 検出不能 │            │
              └──────────┘            │
                    │                 ▼
                    └──────►┌──────────────┐
                            │ 腹腔鏡検査  │
                            └──────────────┘
                                    │
      ┌─────────────────────────────┼─────┐
      ▼                             ▼     ▼
              ┌──────────────────────────┐
              │      精巣固定術          │
              └──────────────────────────┘
```

図1 診療フローチャート（日本小児泌尿器科学会ガイドラインより）

表1　ホルモン負荷テスト及びホルモン療法のレジメン

ホルモン検査（hCGテスト）

① hCG 2000単位を4日間筋注
　5日目の血清テストステロン値が10倍以上に上昇すれば，精巣の存在を示唆できる．
　または
② hCG（1歳未満 500単位，1～10歳 1000単位，10歳以上 1500IU）を3日間筋注し，最終投与から24時間後のテストステロン値が2倍以上または5nmol/l以上であれば精巣の存在を示唆できる．

ホルモン療法

① hCG（2歳以下 500単位/週，2歳以上なら1000単位/週とし，合計6週間投与
　またはhCG2000単位を週3回計3週間投与
② hCG（4歳以下 500単位，4歳以上 1000単位とし，これを週2回筋注し合計5週間投与

精巣水瘤，精索水瘤

■ 概念・病因

精巣固有鞘膜腔内に体液が貯留した状態が精巣水瘤（陰嚢水腫）であり，これより頭側の鞘状突起内に液体が貯留した場合を精索水腫という．

■ 症状

陰嚢の腫大が主症状である．水瘤が大きくなると痛みや歩行の際の障害となり得る．

■ 診断

水瘤の触診と視診に加え，超音波検査で水瘤の大きさや精巣の状態を確認する．

■ 治療

小児の精巣水瘤，精索水瘤の多くは自然に軽快するといわれているため，3～4歳頃までは経過観察でよい．歩行障害や不快感をきたす場合，鼠径ヘルニアの合併がある場合は手術を考慮する．

■ 手術

小児の精巣水瘤，精索水瘤に対して穿刺は自然治癒を遅らせる可能性があり，根治性もないため行うべきではない．

根治術は交通性水瘤の可能性が高いので鼠径ヘルニア根治術に準じ，鼠径部切開にて鞘状突起の高位結紮を行う．この際，鞘膜腔（水瘤壁）は切開，開放する．

（佐々木 ひと美）

83 遺尿症，夜尿症

■定義
一般に5歳以上において昼間夜間ともに尿漏れのあるものを遺尿症といい，夜間の尿漏れだけのものを夜尿症という．

■遺尿症・夜尿症における基礎疾患
遺尿症，夜尿症には基礎疾患を有している場合があり，これらの鑑別が重要である（**表1**）．基礎疾患の治療は重要であるが必ずしも遺尿，夜尿が改善するものではない．

表1　遺尿症・夜尿症に関与する基礎疾患

原因	疾患の分類	基礎疾患
夜間多尿	先天性腎奇形	低形成腎，異形成腎，水腎症など
	内分泌疾患	尿崩症，糖尿病
	心因疾患	神経性多飲症
膀胱機能障害	下部尿路疾患	尿道狭窄，慢性尿路感染症，過活動膀胱など
	脊髄疾患	二分脊椎，脊髄腫瘍など
その他	先天性尿路奇形	尿管異所開口
	神経疾患	てんかん
	耳鼻科疾患	睡眠時無呼吸症候群

*河内明宏ら：特集　小児排尿障害 Up date －夜尿症ガイドライン：排尿障害プラクティス　15（1）63-68,2007 表5より引用改変

■夜尿症の原因
夜間の尿産生メカニズムの異常や蓄尿機能異常，睡眠覚醒の異常などさまざまな要因が関与している．

■夜尿症の治療
大きく分けて生活指導，行動療法と薬物療法がある．

1. 生活指導

　　食事内容，飲水量，排尿習慣のコントロール，就寝時排尿の履行と

ともに本人への心理的負担を軽減することが重要である.

2. 行動療法

夜尿アラーム療法

夜尿アラームは夜尿の水分を感知して警報が鳴る装置である. 睡眠中の尿保持力が増大する効果がある.

3. 薬物療法

三環系抗うつ剤, 抗利尿ホルモン剤が有効である. 抗利尿ホルモン剤投与時には厳重な水分管理が必要である. 抗コリン剤は過活動膀胱が示唆される症例に効果が期待されるが, 小児への投与の安全性が確立していないため副作用には細心の注意が必要である（表2）.

表2　夜尿症に対する薬物療法

薬剤の種類	薬剤名	用量
三環系抗うつ剤	塩酸クロミプラミン（アナフラニール®） 塩酸イミプラミン（トフラニール®） 塩酸アミトリプチン（トリプタノール®）	・初回 10mg ・夕食後または就寝前1回 ・効果不十分な場合には20～25 mgまで増量
抗利尿ホルモン剤	酢酸デスモプレシン（デスモプレシンスプレー®）	・左右どちらかの鼻腔へ1噴霧 ・効果不十分な場合には左右へ1噴霧ずつ投与（最大投与量）
抗コリン剤	塩酸オキシブチニン（ポラキス®） 塩酸プロピベリン（バップフォー®）など	・塩酸オキシブチニン 　初回2～3mg　夕食後1回 ・塩酸プロピベリン 　初回10mg　夕食後1回

参考文献

河内明宏, 津ヶ谷正行, 相川務, 赤司俊二：日本夜尿症学会－夜尿症診療のガイドライン. 夜尿症研究 10：5-14, 2005

（座光寺 秀典）

第18章
女性泌尿器科学

- **84** 尿失禁
- **85** 骨盤内臓器下垂

84 尿失禁

■ 概念

尿失禁の定義は，社会的，衛生的に問題となるような客観的な尿の不随意な漏れである．蓄尿時に尿道閉鎖圧が膀胱内圧より低下する場合に生じ，病因となる個所は尿道と膀胱に分けられる．

■ 分類・病態

腹圧性尿失禁，切迫性尿失禁，溢流性尿失禁，機能性尿失禁，反射性尿失禁に分けられる．病態・代表疾患を表1に示した．

表1 尿失禁タイプ分類と病態・基礎疾患

尿失禁タイプ	病態	基礎疾患
腹圧性尿失禁	尿道過活動 内因性尿道括約筋不全	・加齢・分娩・骨盤内手術など ・放射線治療・分娩・婦人科手術 ・萎縮性尿道炎（エストロゲン低下）・特発性
切迫性尿失禁	排尿筋化過活動	・脳血管障害・脳変性疾患など ・加齢・下部尿路閉塞・特発性
溢流性尿失禁	下部尿路閉塞 排尿筋低活動	・前立腺肥大症・尿道狭窄など ・糖尿病性神経症・骨盤内手術（直腸癌,子宮癌） ・腰部椎間板ヘルニア
機能性尿失禁 反射性尿失禁	移動障害 排尿筋過活動	・ADL障害・認知症など ・高位脊髄損傷

■ 診断

表2に示すような初期評価を行い，尿失禁の型を判断する．また治療効果が不十分な場合，2次評価を行う（図1）．

表2 尿失禁を自覚する女性に対する初期評価

・問診
・検尿
・腹部触診・内診・直腸診
・ストレステスト
・Q-tip テスト
・排尿日誌・Pad テスト
・ICIQ-SF（QOL評価）

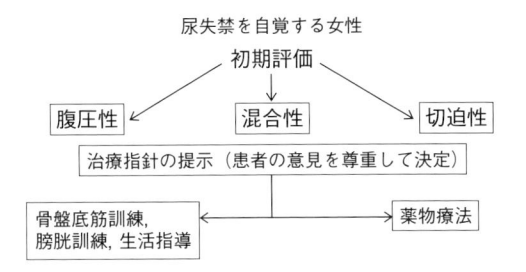

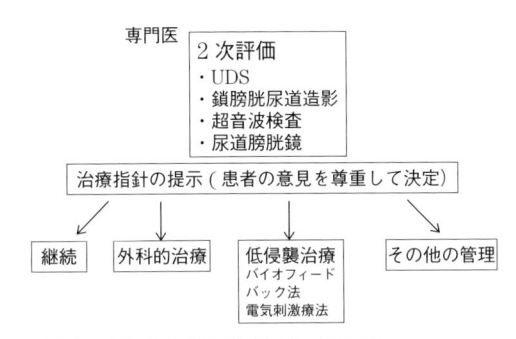

図1 女性尿失禁の診療アルゴリズム
(EBMに基づく尿失禁診療ガイドラインより引用改変)

■ 鑑別診断

尿路悪性腫瘍（膀胱癌），尿路結石，下部尿路炎症性疾患，間質性膀胱炎など．

■ 治療

初期治療としては，行動療法，薬物療法などの非侵襲性の治療を選択する．選択する上では患者の意思を尊重する．

1. **行動療法**：生活指導（水分やカフェイン摂取制限），膀胱訓練，骨盤底筋訓練などを行う．
2. **薬物療法**：腹圧性尿失禁に対しては，βアドレナリン受容体刺激薬が保険適応となっている．三環系抗うつ薬やエストロゲン補充療法が有効なことがある．切迫性尿失禁に対しては，抗コリン剤，塩酸フラボキセート，三環系抗うつ薬が有効な薬剤である（**表3**）．
3. **手術療法**：主に腹圧性尿失禁が対象となる．行動療法や薬物療法

が無効な症例が対象となる．術式としては開腹術であるMarshall-Marchetti-Kranz（MMK）法やBurch術，中部尿道スリング術であるTVT（tension-free vaginal tape）やTOT（trans-obturator tape）術がある．このほか尿道粘膜下注入術もある（表4）．

4. その他：骨盤底筋に対する電気・磁気刺激療法などがある．

表3 腹圧性・切迫性尿失禁に対する薬物療法

分類		一般名	商品名	用量
腹圧性尿失禁	β2刺激薬	塩酸クレンブトール	スピロペント アルバプロール	40μg 分2
	三環系抗うつ薬	塩酸アミトリプチニン 塩酸イミプラミン	トリプタノール トフラニール	10mg 分1 75mg 分3
	女性ホルモン	結合型エストロゲン	プレマリン	0.625mg 分1
切迫性尿失禁	抗コリン剤	塩酸オキシブチニン 塩酸プロピベリン コハク酸ソリフェナシン 酒石酸トルテロジン イミダフェナシン	ポラキス バップフォー ベシケア デトルシトール ステーブラ ウリトス	6〜9mg 分2〜3 10〜20mg 分1 5〜10mg 分1 4mg 分1 0.2mg 分2
	平滑筋弛緩薬	塩酸フラボキサート	ブラダロン	600〜1200mg 分3
	三環系抗うつ薬	塩酸イミプラミン	トフラニール	75mg 分3

表4 腹圧性尿失禁に対する手術方法

1. 経腹的手術
   ・MMK法
   ・Burch法
2. 経腟的膀胱頸部吊り上げ術
   ・Stamy法
   ・Gittes法
   ・Raz法
   ・Pereyra法
3. 尿道スリング術
   ・筋膜使用スリング術
   ・TVT
   ・TOT
4. 内視鏡的粘膜下注入術
   ・尿道粘膜下コラーゲン注入
   ・Zuidex（ヒアルロン酸）

■ 予後

行動療法，薬物療法，手術療法により症状の完治または緩和が得られる．

Side Memo
治療指針
尿失禁は，確立した重症度判定基準がなく，重症度に応じた治療法も明確に示されていないため，行動療法，薬物療法などの治療から開始し，患者の意見を尊重して治療を行うべきである．

参考文献

EBMに基づく尿失禁診療ガイドライン 2004 株式会社じほう

（平山 暁秀）

85 骨盤内臓器下垂

■ 概念・病因

　女性骨盤底は種々の筋，靭帯などで構成されていて，中央に生殖裂孔という力学的な空間があることが男性と大きく異なる点である．ここには子宮が位置しているが，更年期などで基靭帯や仙骨子宮靭帯などの支持組織が弱くなると子宮が下垂してくる．また子宮以外では上記の骨盤底支持組織の脆弱化によって，膀胱，直腸などが腟内へ下垂してくる．これらを総称して骨盤内臓器下垂，または骨盤臓器脱（pelvic organ prolapse: POP）といい，性器脱も同義語である．この中には脱出してくる臓器によって，膀胱瘤（脱），子宮脱，直腸瘤，小腸瘤などに分かれるが，単一で下りてくるとは限らない．ちなみにこの中では膀胱瘤が最も多い．多くは更年期以後の女性に起こるが未産婦でも起こる．リスクとして経腟分娩，肥満，便秘，立ち仕事，骨盤内手術の既往などがあげられる．海外の疫学調査では全女性のうちPOPとなる生涯危険率は11%とされ患者数は多い．

■ 症状

　表1に代表的な症状をあげたが，臓器が下垂することによって起こる疼痛や出血などの直接的な症状と，下垂した臓器の機能障害による症状とある．後者には排尿機能障害，排便機能障害，性機能障害があるが，排尿機能に関する症状が最も多い．尿失禁，頻尿など多彩な症状を呈するが，重症になると排尿困難が強くなり尿閉となることも多い．これら種々の症状はQOLを大きく障害す

表1　骨盤内臓器脱の症状

内臓脱出感	>90%
圧迫感	>90%
性交障害	37%
排尿困難	33%
尿失禁	33%
歩行困難	25%
排便困難	25%
骨盤痛	17%
頻尿・尿意切迫感	14%
嘔気	10%
背部痛	10%
腟粘膜刺激感/潰瘍形成（出血）	10%

るが，羞恥心を伴うので受診しないで自宅に引き込もることが多く問題となっている．

■ 診断

婦人科検診台による台上診で診察する．やや頭を上げた状態で，咳などで腹圧をかけ最大に下がった時点で診断する．前腟壁（膀胱瘤の診断），後腟壁（直腸瘤），子宮の状態を診察し必要によりジモン式腟鏡を使用する．さらに補助診断として超音波（経腟式や経会陰式）検査，MRI 検査，チェーン膀胱造影，DIP などがあるが必須ではない．膀胱瘤では用手的に整復しておき咳テストを行って潜在的腹圧性尿失禁の有無を観察し，直腸瘤では直腸診を行い肛門括約筋の状態や周囲との関連な

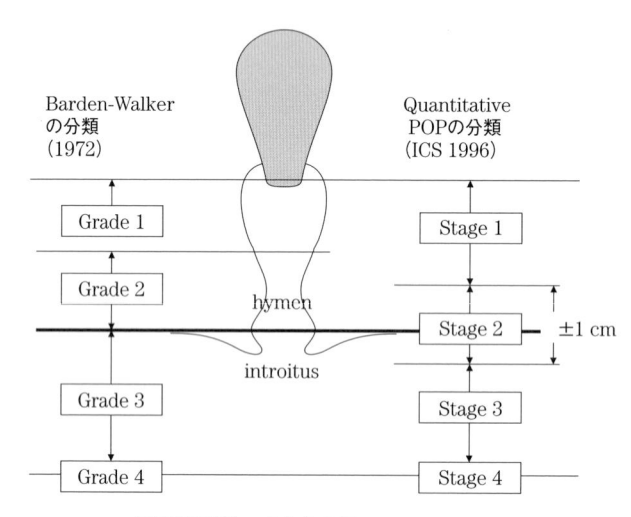

骨盤臓器脱の重症度分類
POP-Q 分類と Barden-Walker 分類

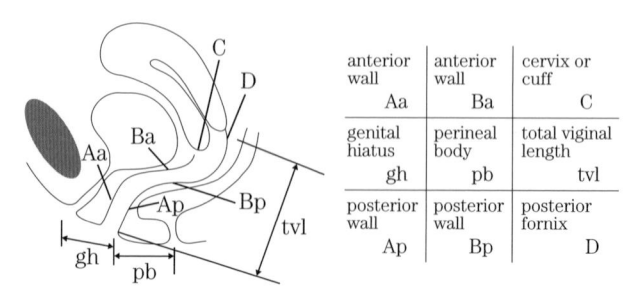

図1 POP-Q における各計測部位の記述法

	anterior wall	anterior wall	cervix or cuff
	Aa	Ba	C
	genital hiatus	perineal body	total viginal length
	gh	pb	tvl
	posterior wall	posterior wall	posterior fornix
	Ap	Bp	D

どをみる．POP は大別して子宮のあるものと子宮摘出後のものに分かれるが，De Lancey はこの腟を大きく3つのレベルに分け，奥から Level Ⅰ，Ⅱ，Ⅲ とした．つまり子宮脱であると Level Ⅰ の下垂，膀胱瘤だと Level Ⅱ，あるいはⅡおよびⅢの下垂などと表現する．一方，その重症度は POP-Q 分類や Barden-Walker 分類でも表され（図1），詳細な記載が可能である．

■治療

1. Stage1 などの初期のものでは気づかれないことも多く，各種の症状に応じた対症的な治療が主である．脱に対しては骨盤底筋体操などの保存的かつ予防的な治療のみでよい．
2. リングペッサリー：Stage2 以上で症状が強いときが対象である．根治的には手術しかない．
3. 手術
    1）非メッシュ手術（表2）：POP には種々のタイプや程度のものがあり，本来は個々によって手術法は異なるのが原則である．従来から行われてきたため「従来法」とか「非メッシュ手術」などと呼ばれる．主に脱出した部分を摘出するものが子宮脱に対する子宮全摘出術であり，延長した子宮を切除するものが子宮頸部を切断する Manchester 手術である．また，McCall 手術や Shull 手術は，腟断端部（子宮全摘後の腟の最深部）を基靱帯～仙骨子宮靱帯複合体に固定して挙上するものであり，腟を脱出しないように閉じてしまうのが Le Fort 手術である．近年は腹腔鏡下に腟断端をメッシュで仙骨前面に固定する腟仙骨固定術やこれをロボットで行う手術も徐々に行われている．
    2）メッシュ手術：腟壁の固定にメッシュを利用した TVM（tension-free vaginal mesh）手術（図2）が近年主流になりつつある．長所として腟の固定がしっかりとしていて，余剰の腟壁を切除する必要がない．固定が良いので，再発が少なく患者満足度が高いが，その適応は症例により選択される．若年で挙児希望のものには非適応である．

表2　骨盤内臓器脱に対する従来からの手術法（非メッシュ手術）

1. 下垂・脱出した臓器を摘出
    子宮摘出術
2. 伸延した臓器・組織を切除
    子宮頸部切除
    腟壁切除
3. 腟を閉鎖し下垂・脱出を留める
    腟閉鎖術（LeFort法：Le Fort 1825）
4. 子宮頸部もしくは腟断端を新たな場所に固定
    McCall法（原法：McCall 1957，改良法：Nichols 1982）
    Inmon法：Inmon 1963
    Shull法：Shull 2000
    仙棘靱帯固定術（Richter 1967, Randall 1971, Nichols 1971）
    腹式仙骨腟固定術（Lane 1962）
5. 断裂した部位の縫着，欠損した部位の縫合による閉鎖，補強
    前腟壁縫縮術 anterior colporrhaphy，前腟壁形成術
    後腟壁縫縮術 posterior colporrhaphy，後腟壁形成術
    Moschcowitz法：Moschcowitz 1912
    Kelly法：Kelly 1913
    傍腟形成術 paravaginal-repair（White 1909, Richardson 1976）
    腟壁挙上術 colposuspension（Burch法：Burch1961）
    Kenedy法：Kenedy 1937

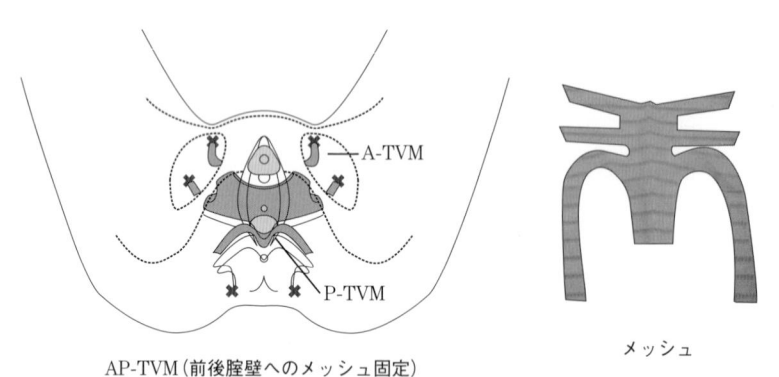

AP-TVM（前後腟壁へのメッシュ固定）　　　メッシュ

図2　TVM（tension-free vaginal mesh）手術

参考文献

泌尿器科外科　vol. 21. 2006.
Urology View. vol. 8. 2010.

（島田　誠）

第19章
癌化学療法/放射線治療法/免疫療法/分子標的療法

- ⑧⑥ 癌化学療法
- ⑧⑦ 放射線治療法
- ⑧⑧ 免疫療法
- ⑧⑨ 分子標的療法

86 癌化学療法

■ 概念

癌化学療法は，基礎研究の進歩と近年の新規抗癌剤の参入と相俟って，癌腫によっては恒常的寛解が期待できる治療戦略の1つであり，癌集学的治療の根幹を担う．泌尿器科領域においても癌化学療法の重要性は極めて高く，泌尿器科医は癌化学療法について十分に精通しておく必要がある．まず，表1に本稿で使用される抗癌剤の略語を示す．

表1　本稿中に使用された抗癌剤の略語

略語	抗癌剤名	略語	抗癌剤名
CDDP	シスプラチン	PTX	パクリタキセル
MTX	メトトレキセート	DTX	ドセタキセル
VLB	ビンブラスチン	VCR	ビンクリスチン
ADM	アドリアマイシン	5-FU	5-フルロウラシル
GEM	ゲムシタビン	CPA	シクロホスファミド
BLM	ブレオマイシン	CPT-11	イリノテカン
ETP	エトポシド	S-1	テガフール・ギメラシル・オテラシルカリウム
IFM	イホスファミド	PSN	プレドニゾロン

■ 投与目的・経路・順次からみた癌化学療法

癌化学療法は投与目的に応じて，①治癒的化学療法，②補助的化学療法，③姑息的化学療法に大別される．補助的化学療法には，術前（ネオアジュバント）と術後（アジュバント）があり，表2にそれぞれの得失を示す．投与経路については，全身化学療法と，腫瘍の栄養動脈に直接抗癌剤を注入する動注化学療法がある．投与順次として，初回治療時に施行される導入化学療法と，その無効例あるいは寛解後の再発例に施行される救済化学療法がある．

■ 多剤併用化学療法

複数の抗癌剤を併用することによって，①相乗効果の発現，②抗癌スペクトルの拡大，③薬剤耐性の制御，④副作用の分散が期待される．多剤併用のためには各抗癌剤間で，単剤でも効果がある／作用機序が異なる／

副作用が異なる／治療効果の相殺がない／交差耐性がない，などの条件が前提となる．

表2 ネオアジュバントとアジュバント化学療法の比較

	ネオアジュバント	アジュバント
利点	・微小転移のコントロール ・原発巣のダウンステージ 　（→ 手術不能を手術可能に） ・抗癌剤の感受性が判明 　（→ 無効例には早期中止が可能） ・薬剤コンプライアンスが良好	・病理診断に基づいて施行可能 　（→ 不要な化学療法を回避） ・治癒切除の機会喪失のリスクなし
問題点	・対象の選択が不明確 ・不必要な治療の可能性 ・根治治療（手術等）の遷延 ・無効例では治療中に癌が進行 ・術後の縫合不全や周術期合併症	・評価病変がないため治療評価が困難 ・微小転移に対する治療が遷延 ・術後に薬剤コンプライアンスが低下

■ 泌尿器科悪性腫瘍

泌尿器科悪性腫瘍の化学療法に対する感受性はその原発臓器により大きく異なり，癌化学療法が極めて有効な精巣腫瘍からほぼ無効な腎癌までバラエティーに富む．表3に泌尿器科領域における癌化学療法の代表的なプロトコールを示す．

表3 泌尿器科領域で使用する代表的な癌化学療法プロトコール

尿路上皮癌	薬剤	Day	1	2	…	8	…	…	15	…	22	…
M-VAC 1コース28日	MTX VLB ADM CDDP*	30mg/m² i.v. 3mg/m² i.v. 30mg/m² i.v. 70mg/m² i.v.	↓	↓↓↓		↓↓			↓↓		↓↓	
GC 1コース28日	GEM CDDP*	1,000mg/m² i.v. 70mg/m² i.v.	↓↓			↓			↓			

精巣腫瘍	薬剤	Day	1	2	3	4	5	…	8	…	15	…
BEP（注1） 1コース21日	BLM ETP CDDP*	30mg/body i.m. 100mg/m² i.v. 20mg/m² i.v.	↓ ↓ ↓	↓ ↓	↓ ↓	↓ ↓	↓ ↓		↓		↓	
VIP（注2） 1コース21日	ETP IFM** CDDP*	75mg/m² i.v. 1,200mg/m² i.v. 20mg/m² i.v.	↓ ↓ ↓	↓ ↓ ↓	↓ ↓ ↓	↓ ↓ ↓	↓ ↓ ↓					
VeIP 1コース21日	VBL IFM** CDDP*	0.11mg/kg i.v. 1,200mg/m² i.v. 20mg/m² i.v.	↓ ↓ ↓	↓ ↓ ↓	↓ ↓	↓ ↓	↓ ↓					

TIP（注3）	PTX	250mg/m² i.v.		↓						
1コース21日	IFM**	1,500mg/m² i.v.		↓	↓	↓	↓			
	CDDP*	25mg/m² i.v.		↓	↓	↓	↓			
前立腺癌	薬剤	Day	1	…	…	8	…	15	…	22 …
DTX（注4）	DTX	70mg/m² i.v.	↓							↓
1コース21日	PSN	5mg×2@/d 毎日	↓	↓	↓	↓	↓	↓	↓	↓

* 基本的にはCDDPの投与前後に大量輸液（3l以上）を行い，尿量を保つ
** 原則としてIFMの1日投与量と同量のメスナを3回に分けて，IFM投与直後，4h後，8h後にi.v.
注1 BLMをDay 2, 9, 16に投与するプロトコールや，BLMを省略したEP療法もあり
注2 原法ではETPの投与量は75mg/m²であるが，100mg/m²としているプロトコールもあり
注3 PTXの投与前にはステロイド剤，抗ヒスタミン剤，H₂受容体阻害剤の使用が推奨
注4 DTXの投与量は75mg/m²であるが，国内の臨床試験を踏まえて70 mg/m²に設定

1. 尿路上皮癌：MVAC療法は進行性膀胱癌に対する標準治療で，ネオアジュバントとしての有用性も立証されている．GC療法はMVAC療法と同等の治療効果で副作用の少ない標準治療として普及しつつある．腎盂尿管癌および尿道癌においては，膀胱癌と同じ組織型であれば，理論的にはMVAC療法/GC療法による治療効果が期待できるが，現時点ではエビデンスに乏しい．

2. 精巣腫瘍：CDDP併用化学療法を中心とした集学的治療によって進行例でも70〜80%が治癒可能なcurable cancer modelである．導入化学療法としてBEP療法が，救済化学療法としてVIP療法，VeIP療法，TIP療法などの常用量化学療法と，末梢血幹細胞移植併用超大量化学療法がある．

3. 前立腺癌：DTX療法は去勢抵抗性前立腺癌に対する標準治療の1つである．

4. 腎癌：わが国の治験でS-1の有効性が認められたが，基本的には抗癌剤抵抗性である．

5. その他：陰茎癌，副腎癌，尿膜管癌や後腹膜悪性腫瘍（脂肪肉腫，平滑筋肉腫，MFH等）に対しても癌化学療法が施行されることがあるが，いずれも絶対的症例数が少なく，治療成績も一定しない．わが国では副腎皮質癌に対するミトタン以外，原則としてこれらの悪性腫瘍に対する抗癌剤の保険適応はない．

■副作用と対策

副作用のない抗癌剤はない．最大有効投与量を用いた癌化学療法の完

遂には，副作用の予防・管理・治療が不可欠である．特に，骨髄抑制や腎毒性の発現は投与量規定因子となり得るため，十分な対策を講じる必要がある．表4に泌尿器科領域で頻用される抗癌剤を中心に，その副作用と対策を示す．なお，副作用の種類及び程度はNCI-CTCAE Ver. 3.0のGradeにしたがって客観的に記載する．

表4 泌尿器科領域で使用する抗癌剤の副作用と対策

薬物有害事象		対策	主な抗癌剤
骨髄抑制	白血球減少	G-CSF製剤の投与	ほとんどの抗癌剤
	発熱性好中球減少	抗生剤，抗真菌薬，抗ウイルス剤の投与	
	血小板減少	血小板輸血（血小板数2～3万/μl以下）	
	赤血球減少（注）	赤血球輸血（Hb6～7g/dl以下）	
消化器症状	悪心・嘔吐	制吐薬，ステロイド剤，向精神薬の併用	ほとんどの抗癌剤（特にCDDP）
	口内炎	口腔内冷却，アロプリノール含嗽	MTX, 5-FU
	下痢	電解質バランスの保持，止瀉薬の投与	MTX, 5-FU, ETP, ADM, CPT-11
	便秘	便軟化剤，大腸刺激性下剤の投与	VCR, VBL
	味覚障害	口腔ケア，亜鉛摂取	CDDP, MTX, CPA, DTX
腎障害		大量輸液，利尿薬の併用	CDDP, MTX, IFM
肝障害		定期的な肝機能検査，肝庇護薬の投与	MTX, ETP
肺障害	間質性肺炎	定期的な肺機能検査，胸部X線・CT	BLM, DTX
	肺線維症	ステロイド剤の投与	
心筋障害		定期的な心機能検査	ADM, IFM, 5-FU
神経障害	中枢性	綿密な輸液計画，利尿薬の併用	MTX, 5-FU, CDDP, IFM
	末梢性	定期的な神経伝達速度検査	VCR
	聴覚障害	大量輸液，定期的な聴力検査	CDDP
皮膚障害	皮膚炎	保湿クリーム，ステロイド外用剤	5-FU, BLM, MTX, ETP, DTX
	色素沈着	日光曝露から皮膚保護	5-FU, ADM, CPA, CDDP
	脱毛	育毛剤，かつら	ADM, IFM, ETP
性腺障害	不妊	精子，卵子，受精卵の凍結保存	ほとんどの抗癌剤
過敏症		ステロイド剤，抗ヒスタミン薬の併用	PTX, BLM, ETP, MTX
出血性膀胱炎		大量輸液，メスナの併用	IFM, CPA
二次発癌	急性白血病	長期的かつ定期的な観察	CPA, ETP

（注）本邦ではエリスロポイエチン製剤の保険適応なし

■ 支持療法

近年，G-CSF製剤や各種制吐剤の登場によって，癌化学療法に対する支持療法が革新的な進歩を遂げた．表5にASCOやわが国のガイドラインを参考にG-CSF使用の要点をまとめたが，わが国の保険適応上の使用法とは若干の解離がある．また，表6にASCO，NCCN，MASCC，および本邦ガイドラインを踏襲し，泌尿器科悪性腫瘍に対する化学療法を想定した制吐剤使用の要点を示す．

■ 治療効果判定

治療効果判定はRECIST Ver. 1.1にしたがって客観的に評価する．適正な治療効果の判定は，患者の次の治療方針に反映されるばかりでなく，治療成績の集積に基づいたEBMの確立に寄与する．一方，生活の質（QOL）は癌化学療法の評価において重要な構成要素となり，最近では，生存期間にQOLを加味して治療効果を評価するQ-TWIST解析が注目されている．

表5 G-CSF製剤使用の要点

本邦の保険制度におけるG-CSFの適応	
投与基準	○好中球1,000/mm³未満で発熱（原則として38度以上），または好中球500/mm³未満 ○初回の癌化学療法で上記が認められた場合，2回目以降の癌化学療法においては好中球1,000/mm³未満 ○精巣腫瘍に対する抗癌化学療法時における予防的投与
中止基準	好中球5,000/mm³以上
【重要な基本的注意事項】抗癌剤の投与前24時間以内および投与終了後24時間以内のG-CSF投与は避ける！	
ASCOガイドライン（2006年）と本邦ガイドライン（2001年）を踏襲したG-CSF適正使用	
G-CSFの二次的予防投与 　1コース目にFN*を認め，かつ，2コース目に抗癌剤の減量を回避したい場合	
G-CSFの治療的投与 　AFN**：推奨されていない 　FN：ルーチンに使用すべきではないが，高リスク患者***では使用を考慮	

 * 発熱性好中球減少症（わが国の2004年ガイドラインでの定義）1回の検温で液窩温37.5℃以上または口内温38.0℃以上の発熱があり，好中球が500/mm³未満になると予想される1,000/mm³未満の場合．
 ** 発熱を伴わない好中球減少．
 *** 好中球100/mm³未満，コントロールされていない悪性腫瘍，肺炎，低血圧，多臓器不全，敗血症，真菌感染，65歳を超える，入院中の発熱が認められる患者．

表6 制吐薬使用の要点

リスク別の制吐療法

催吐性リスク分類	急性（投与後24時間以内）セロトニンが関与	遅発性（投与後24時間以降）サブスタンスPが関与
高リスク	5-HT$_3$ + DEX + APR	DEX + APR
中リスク	PALO + DEX	DEX
低リスク	DEX	
最小リスク		

- 5-HT$_3$： 5-HT$_3$受容体拮抗剤（グラニセトロン，ラモセトロン，オンダンセトロン，トロピセトロン，アザセトロン，インジセトロン，パロノセトロンのいずれか）
- APR： アプレピタント（NK$_1$受容体拮抗剤）
- PALO： パロノセトロン（新規5-HT$_3$受容体拮抗剤）
- DEX： デキサメサゾン

高リスクの癌化学療法に対する制吐療法の具体例

☞ 表3に示した泌尿器科で施行される代表的な癌化学療法プロトコールは，DTX療法が低リスクに属する以外，全て高リスクに属する．

	急性 ←		遅発性	→	
Day	1	2	3	4	5
5-HT$_3$	○				
APR	◎ 125 mg	◎ 80 mg	◎ 80 mg	(80 mg)	(80 mg)
DEX	□ 9.9 mg	□ 8 mg	□ 8 mg	□ 8 mg	□ 8 mg

突発性悪心・嘔吐：予防的に投与した5-HT$_3$を他の5-HT$_3$に変更
予測性悪心・嘔吐：ベンゾジアゼピン系抗不安薬が有効

■インフォームド・コンセント (informed consent：IC)

　癌の告知と進行度を含めた病態に始まり，癌化学療法の目的・方法・期待される効果・副作用について，EBMに基づいた正確な情報を患者に提供・説明する義務がある．ICによって医師と患者の信頼関係を確立しつつ，患者は医師の専門的能力と判断を受容し，医師は患者の人権と自己決定権を尊重する必要がある．

　今後は，新規抗癌剤も含めた諸種のレジメンによる臨床試験の蓄積と，抗癌剤感受性の個体差や副作用の個人差に基づいたテーラーメイド抗癌化学療法の構築が待望される．

（小中 弘之）

87 放射線治療法

　泌尿器癌において，特に前立腺癌に対する放射線治療は多岐にわたり，強度変調放射線治療（IMRT）などを含めた三次元原体照射（3DCRT）や小線源療法，粒子線治療など前立腺への照射量を高めて治療効果を上げながら隣接臓器への線量を急激に減らすことが可能となった．また，前立腺癌以外に対しても集学的治療の一環として放射線治療が広く行われている．

■ 前立腺癌

1. 外部照射法
　従来の多門照射，3DCRT，IMRTなどがあり単独療法で根治性を求めるならば70Gy以上の線量が必要とされる．適応は内分泌療法との併用でT3までの症例で可能である．

2. 組織内照射法（密封小線源治療）
　1）低線量率組織内照射（low-dose-rate brachytherapy：LDR-BT）はわが国では^{125}Iのチタン加工された5mmのシードを前立腺内に永久に刺入する方法である．いわゆる低リスク群（PSA ≦ 10ng/ml, Gleason score ≦ 3+3, T1cN0M0 あるいは T2aN0M0）がよい適応となるが，それ以外でも外照射との併用や内分泌療法の併用で行われる．

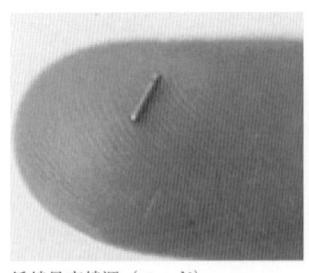

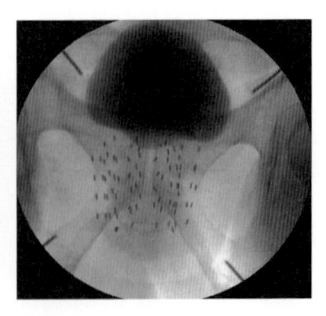

低線量率線源（ヨード）

図1　低線量率組織内照射：LDR-BT

2）**高線量率組織内照射**（high-dose-rate brachytherapy：HDR-BT）は RALS（remote afterloading system）により，^{192}Ir の高線量率線源を用いて短時間の照射で，術者被爆をゼロにしながらの治療が可能となった．可動式小線源の通り道となるアプリケーター針を前立腺，精囊に留置して治療が行えるので，外照射を併用することにより T3 までの高リスク群での良好な長期成績が報告されている．

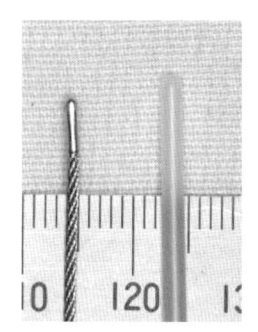

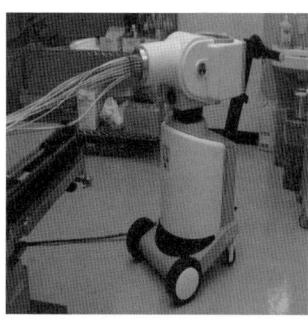

高線量率線源（イリジウム）
図2　高線量率組織内照射：HDR-BT

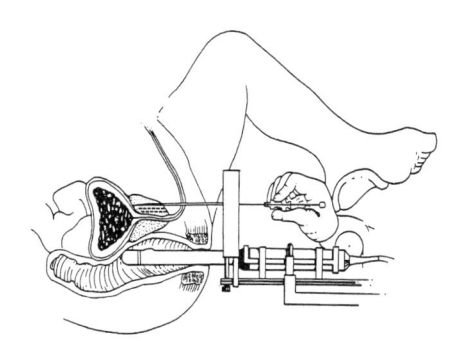

図3　組織内照射法模式図（LDR, HDR 共通）

3. 粒子線治療（重粒子線）

X線やγ線，電子線の代わりに電子より重い粒子を用いて行う治療を粒子線治療という．

粒子線は優れた深部線量分布をもち，身体の深いところでエネルギーを放射し急激に減衰する．わが国では限られた施設での治療で高い自己負

担が問題となるが，治療成績は良好で，低リスク群では単独療法で，中リスク群は短期間（6ヵ月）の内分泌療法併用で，高リスク群は2年以上の内分泌療法併用で行われている．

■ 浸潤性膀胱癌に対する化学放射線療法

　全身化学療法と放射線療法を併用した集学的治療では，TUR-BTで可能な限りの腫瘍切除を行った後，シスプラチンを中心とした全身化学療法と放射線療法（40～60Gy）を併用するsystemic-chemoradiationが適応される．奏功率は60～70％の症例でCRが誘導されている．また，シスプラチンを基本とした動注療法と放射線療法を併用する方法も行われている．

■ 骨転移に対する姑息的放射線療法

　泌尿器癌では治療に抵抗性となった多くの症例で骨転移が発生する．骨転移に伴う疼痛緩和目的で姑息的放射線療法が行われる．実際にはオピオイドやビスホスホネート製剤との併用で行われることが多い．照射の方法としては，3Gy×10フラクションと8Gy×1フラクションがよく比較される．多くの研究で効果に関しては同等とされているが，再照射の可能性と病的骨折の頻度が8Gy×1フラクションの方が高いとされる報告もある．治療に時間的余裕があれば複数回照射，急速に麻痺が進行するなど時間的余裕がない場合は単回照射が望ましい．また，最近は骨転移に対してβ線を放出する塩化ストロンチウム療法（^{89}Sr）－メタストロン注®－の有用性が示されており，疼痛緩和に難渋する症例の治療の選択肢となっている．

Side Memo

合併症対策

　前立腺癌に対する放射線治療に伴う膀胱直腸障害に対して，一般的にはNSAIDsやα1ブロッカーや坐剤などが用いられるが，それでも改善しない場合にステロイド剤が有効なことがある．実際にはプレドニン20mg分2を4日間あるは10mg分2を2週間で治療を行っている．また，排尿時痛では尿道狭窄を伴っている場合があるので注意が必要である．

（常　義政）

88 免疫療法

■ 概念

　免疫療法とは免疫系を操作することを目的として施行される治療である．広義には臓器移植治療の際の免疫抑制療法やアレルギー性疾患，自己免疫疾患の治療なども含まれるが，ここでは癌に対する免疫療法について述べる．進行癌に対してこれまでさまざまな臨床研究が行われてきたが，画期的な成功をおさめたものは少ない．これらの実験的研究について詳述することは，本著の趣旨ではない．そこで，癌免疫療法の背景に関する最近の記事を一読されることを勧める（Immune therapy steps up the attack. Science 330：440-443, 2010）．

　わが国にて保険診療として認められた泌尿器科における免疫療法は，転移性腎癌に対するサイトカイン療法と非筋層浸潤性膀胱癌に対するBCG膀胱内注入療法がある．前者はインターフェロン α 及びインターロイキン2によるサイトカイン療法であるが，最近は分子標的薬に取って代わられつつある．後者のBCG膀注療法は膀胱癌の項で解説されるのでここでは取り上げない．

■ 腎癌転移巣に対するサイトカイン単独療法

　日本癌治療学会腎癌診療ガイドライン（http://www.jsco-cpg.jp/item/10/index.html）では，インターフェロン α は近接効果，非進行生存率，全生存率すべてに関して有効であり，推奨 Grade A である．インターロイキン2はランダム化比較試験が行われていないものの，第Ⅱ相試験での奏効率は14％とされる．高用量のインターロイキン2は低用量に比して近接効果はあるが，生存率に関しては同等とされる（Grade B）．

　European association of urology（EAU）のオンラインガイドライン（http://www.uroweb.org/gls/pdf/Renal%20Cell%20Carcinoma%202010.pdf）ではインターフェロン α 単独療法はパフォーマンスステータスがよく，最初の診断後の非進行生存が1年以上である肺転移のみの患者に有効であ

るとされる (level of evidence: 1b). またインターロイキン2はインターフェロンαよりも副作用が強く, 高用量では完全転移巣消失患者が現れ得るが, インターロイキン2とインターフェロンαの間に優劣はないとしている (level of evidence: 1b). インターロイキン2またはインターフェロンα単独療法はリスクの良い淡明細胞癌の一部の患者に臨床的に有効である (Grade B).

■ 腎癌転移巣に対するサイトカイン併用療法

日本癌治療学会腎癌診療ガイドラインでは, インターフェロンαとインターロイキン2のサイトカイン併用療法は, 単独療法に比較して奏功率の向上が期待されているが (Grade C1), 生存期間に有意差を認めるエビデンスは乏しいとしている. EAU online guideline によるとサイトカイン併用療法は単独療法に比べて全生存率の改善を示せていない (Grade A).

■ 腎癌に対する腎摘除術後の再発予防のための補助療法

日本癌治療学会腎がん診療ガイドラインによれば, 腎摘除術後の再発予防効果については無作為比較試験で証明されていないので, サイトカイン療法は推奨されない (Grade C2).

■ 腎癌に対する適応・使用法 (添付文書による)

1. インターフェロンα製剤

　スミフェロン®：1日1回300万〜600万国際単位, 皮下または筋肉内注射.
　オーアイエフ®：1日1回500万国際単位を皮下又は筋肉内注射.
　イントロンA®：1日1回300万〜1000万国際単位を筋肉内注射.
　IFNαモチダ®：1日1回500万国際単位を筋肉内注射.
　キャンフェロンA®：1日1回300〜1800万国際単位を筋肉内注射.
　これらのインターフェロンα製剤は実際には週に2〜3回自己注射されることが多い.

2. インターロイキン2製剤

　イムネース®：生理食塩液又は5%ブドウ糖注射液等に溶解し, 通常, 成人には1日70万単位を, 1日1〜2回に分けて連日点滴静注する. なお, 年齢, 症状により適宜増減するが最大投与量は1日210万単位とする.

〔武内 巧〕

89 分子標的療法

■ 概念

癌の増殖や生存にとって重要な働きをしている特定の分子を標的としてその機能を抑制する．現在，泌尿器癌領域で臨床的に有効性が証明されているのは，腎癌に対するVEGFシグナル阻害薬およびmTOR阻害薬である（図1）．

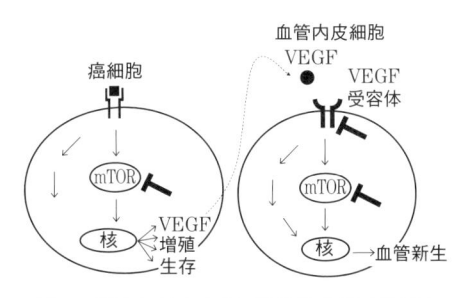

図1 腎癌に対する分子標的治療薬の作用点

■ 適応

各分子標的治療薬の推奨使用セッティングを図2に示す．また，治療薬の選択には患者の合併症も考慮する必要がある．すなわち，重篤な心不全患者に対するスニチニブ，管理困難な高血圧患者に対するソラフェニブ，糖尿病患者に対するmTOR阻害薬の使用には慎重を期す．

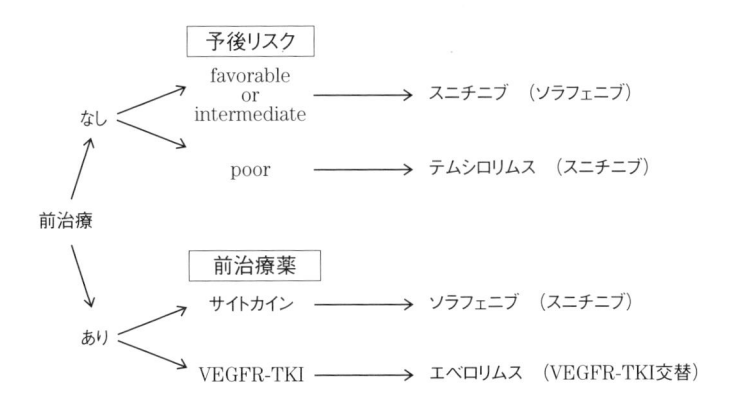

図2 腎癌に対する分子標的治療薬の選択の目安
（NCCNガイドライン v.2.2010 から改変）

■ 治療

各治療薬の特徴を**表1**に示す.

表1 腎癌に対する各分子標的治療薬の特徴

商品名	スーテント	ネクサバール	アフィニトール	トーリセル
一般名	スニチニブ	ソラフェニブ	エベロリムス	テムシロリムス
主な標的分子	VEGFR, PDGFR, KIT	Raf, VEGFR, PDGFR	mTOR	mTOR
性状	カプセル	錠剤	錠剤	静注薬
含量	12.5mg/1カプセル	200mg/1錠	5mg/1錠	25mg/1バイアル
用法・用量	1日1回50mg経口 4週間投与後2週間休薬	1回400mgを1日2回経口	1日1回10mg空腹時に経口	1週間に1回25mgを30〜60分かけて点滴静脈内投与
減量順序	50mg/日 37.5mg/日 25mg/日	400mgを1日2回 400mgを1日1回 400mgを隔日	10mg/日 5mg/日	25mg/回 20mg/回 15mg/回 10mg/回
特徴的な副作用	血小板減少 好中球減少 甲状腺機能低下 心機能障害 腎機能障害	手足症候群 多形紅斑 脱毛 高血圧	間質性肺疾患 感染症 高血糖 高脂血症 口内炎	間質性肺疾患 注入反応 高血糖 高脂血症 感染症

Side Memo

副作用と対策

　スニチニブはDay21前後にGrade3以上の血小板減少や好中球減少を発現することが多いのでこの時期には必ず採血を行う. TSH上昇にも注意し, 積極的に甲状腺ホルモン補充を行って体調管理に努める. また, 浮腫や体重増加に注意し, 定期的に心エコーを行う.

　ソラフェニブは手足皮膚反応を最小限に抑えるため, 症状発現前からワセリンや各種クリーム, 保湿剤などを用いて角質の軟化と保湿に努める. 同時に綿素材の厚手の靴下および底の軟らかい靴を推奨する. また, 血圧上昇にも注意し, 早めに降圧薬を開始する.

　mTOR阻害薬はとくに間質性肺疾患に注意を要する. 受診のたびに咳や息切れなどの呼吸器症状の有無を問診し, 呼吸音の聴診, 簡易SaO_2測定を行う. また, 定期的に胸部CTにて評価する.

（野澤 昌弘）

第20章
主要な泌尿器手術のための局所解剖

- ⑨⓪ 癌性疼痛の管理
- ⑨① 副腎の手術と解剖
- ⑨② 腎臓の手術と解剖
- ⑨③ 膀胱の手術と解剖
- ⑨④ 前立腺の手術と解剖
- ⑨⑤ 後腹膜リンパ節郭清と解剖
- ⑨⑥ 射精神経温存後腹膜リンパ節郭清術と解剖
- ⑨⑦ 骨盤リンパ節郭清と解剖

90 癌性疼痛の管理

　癌患者の約6割が痛みを訴えるといわれているが，癌性疼痛の原因を確実に診断し，WHO方式の癌疼痛治療法を行うことで，約90％に近い癌患者が痛みから開放されると考えられている．疼痛治療の効果判定には，患者自身の評価を尊重し，疼痛スケールを活用し，チーム医療の職種間で共有する必要がある．疼痛治療の中心は，薬物治療であるが，副作用対策と同時に，鎮痛薬以外の治療方法の検討と，患者・家族のつらい状況を理解し，共感的態度で，心理面の配慮を行う必要がある．

■ 薬物療法

　鎮痛薬使用の基本原則は，WHO方式癌疼痛治療法である．

　鎮痛薬は出来る限り，経口で投与する．痛みがあれば，癌治療の時期にかかわらず開始する．基本的には，WHOの推奨する3段階ラダー（図1）にしたがうが，痛みの強い時は，これにこだわらず強オピオイドから開始してもよい．定時投与を行い，疼痛悪化時のレスキューを準備する．早期からオピオイド特有の副作用対策を行い，非オピオイド性鎮痛薬の併用と鎮痛補助薬の適応を考慮する．

WHO癌性疼痛ラダー：基本は3段階だが，必ずしもこれにこだわる必要はない．主なオピオイド製剤を**表1**に示す．

1. **第1段階**：非オピオイド性鎮痛薬±鎮痛補助薬
   非オピオイド性鎮痛薬として，NSAID, アセトアミノフェン．
2. **第2段階**：非オピオイド性鎮痛薬＋弱オピオイド±鎮痛補助薬
   弱オピオイドとして，リン酸コデイン，トラマドール．
3. **第3段階**：非オピオイド性鎮痛薬＋強オピオイド±鎮痛補助薬
   強オピオイドとして，モルヒネ，オキシコドン，フェンタニール．

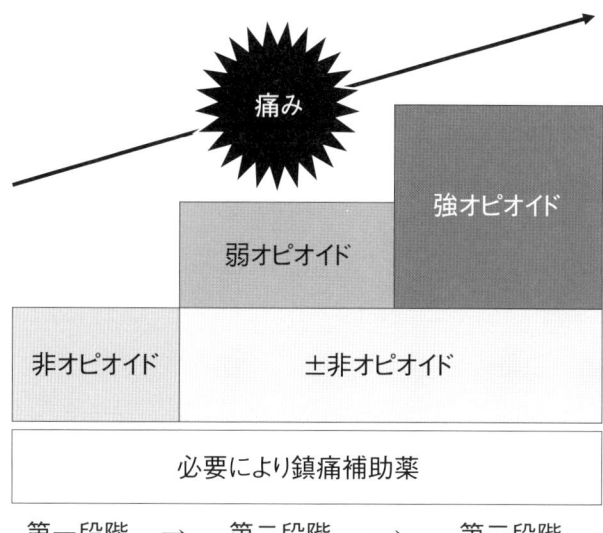

図1 WHO方式3段階癌性疼痛ラダー

表1 オピオイド鎮痛薬一覧

一般名	商品名	剤形	形態
経口剤			
リン酸コデイン	リン酸コデイン	末，散，錠剤	20mg
塩酸トラマドール	トラマドール	錠剤	25, 50mg
モルヒネ塩酸塩	塩酸モルヒネ（速放製剤）	末，錠剤	10mg
	オプソ（速放製剤）	内服液	5, 10mg
	パシーフ（徐放製剤）	カプセル	30, 60, 120mg
塩酸モルヒネ	MSコンチン（徐放製剤）	錠剤	10, 30, 60mg
	カディアン（徐放製剤）	カプセル，スティック	30, 60, 120mg
	ピーカード（徐放製剤）	錠剤	20, 30, 60, 120mg
	モルペス（徐放製剤）	細粒	10, 30mg
	MSツワイスロン（徐放製剤）	カプセル	10, 30, 60mg
オコシコドン塩酸塩	オキノーム（速放製剤）	散	2.5, 5mg
	オキシコンチン（徐放製剤）	錠剤	5, 10, 20, 40mg
坐剤			
坐剤モルヒネ塩酸塩	アンペック	坐剤	10, 20, 30mg
塩酸ブプレノルフィン	レペタン	坐剤	0.2, 0.4mg
注射剤			
塩酸トラマドール	トラマール		100mg
モルヒネ塩酸塩	塩酸モルヒネ注射液，アンペック		10, 50, 200mg
	プレペノン		50, 100mg

オキシコドン	パビナール		8mg/1ml
塩酸ペチジン	塩酸ペチジン注射液		35, 50mg
塩酸ブプレノルフィン	レペタン		0.2, 0.3mg

その他のオピオイド

一般名	商品名	剤形	形態
経口剤			
塩酸ペンタゾシン	ソセゴン，ペンタジン	錠剤	25mg
注射剤			
ペンタゾシン	ソセゴン，ペンタジン		15mg
フェンタニルクエン酸塩	フェンタニル注射液		0.1mg/2ml, 0.25mg/5ml
貼付剤			
フェンタニル	デュロテップMTパッチ		2.1, 4.2, 8.4, 12.6, 16.8mg
	フェントステープ		1, 2, 4, 6, 8mg

■ オピオイドローテーション

　副作用の軽減，鎮痛効果の改善，投与経路の変更，耐性形成の回避の目的で，モルヒネ，フェンタニール，オキシコドンの3者でローテーションする．変更時の投与量の決定を**表2**に示す．

表2　オピオイドローテーションとレスキュードーズ換算表

定期オピオイド							
	モルヒネ mg/day	モルヒネ坐薬 mg/day	モルヒネ注 mg/day	オキシコンチン mg/day	フェンタニール注 mg/day	MTパッチ mg/3days	フェントステープ mg/day
効力比	1	1/2-2/3	1/3-1/2	2/3	100		
	15			10	0.15		
	30	15〜20	10〜15	20	0.3	2.1	1
	60	30〜40	20〜30	40	0.6	4.2	2
	120	60〜80	40〜60	80	1.2	8.4	4
	180	90〜120	60〜90	120	1.8	12.6	6
	240	120〜160	80〜120	180	2.4	16.8	8

レスキュー（mg/回）			
	モルヒネ		オキノーム
	経口	坐薬	
効力比			
			2.5
	5	5	2.5
	10	5	5
	20	10	15
	30	20	20
	40	30	30

■オピオイド投与時の副作用対策

オピオイドの血中濃度により副作用が発生する．個々の副作用に対応した治療を予防的に行う．主な副作用として，嘔気，嘔吐，便秘，眠気，せん妄，呼吸抑制，排尿障害などがある．主な制吐薬，緩下剤を**表3**に示す．

表3　鎮痛補助薬，制吐薬，緩下剤一覧
鎮痛補助薬

種類	一般名	商品名
抗うつ薬	アミトリプチリン塩酸塩	トリプタノール
	イミプラミン塩酸塩	トフラニール
	アモキサピン	アモキサン
抗けいれん薬	カルバマゼピン	テグレトール
	クロナゼパム	リボトリール
	ガバペンチン	ガバペン
抗不整脈薬	メキシレチン塩酸塩	メキシチール
	リドカイン塩酸塩	キシロカイン
NMDA受容体拮抗薬	ケタミン塩酸塩	ケタラール
	酒石酸イフェンプロジル	セロクラール
コルチコステロイド	デキサメタゾン	デカドロン
	ベタメタゾン	リンデロン

制吐剤

分類	一般名	商品名
抗ドパミン薬	プロクロルペラジン	ノバミン
	ハロペリドール	セレネース
	クロルプロマジン塩酸塩	コントミン
胃腸機能調整薬	メトクロプラミド	プリンペラン
	ドンペリドン	ナウゼリン
抗ヒスタミン薬	ジフェンヒドラミン・ジプロフィリン	トラベルミン

緩下剤

分類	一般名	商品名
大腸刺激性下剤	センナ製剤	プルゼニド，アローゼン
	ピコスルファートナトリウム	ラキソベロン
塩類下剤	酸化マグネシウム	マグミット，カマ
	クエン酸マグネシウム	マグコロール
膨張性下剤	カルメロースナトリウム	バルコーゼ
糖類下剤	ラクツロース	モニラック
排便刺激	炭酸水素Na・無水リン酸二水素Na	新レシカルボン

■ 鎮痛補助薬

　主な作用に鎮痛効果はないが，鎮痛薬との併用で鎮痛効果を増強することが期待される薬である．主な鎮痛補助薬として，抗うつ薬，コルチコステロイド，抗けいれん薬，抗不整脈薬，NMDA受容体拮抗薬を表3に示す．

■ 薬物療法以外の治療法の検討

1. **神経ブロック**：局所麻酔薬や神経破壊薬を使って痛みのある神経を麻痺させる．例：膵癌での腹腔神経叢ブロックなど．
2. **放射線治療（ストロンチウムを含む）**：根治目的と（症状）緩和の目的がある．例：骨転移や脳転移など．
3. **外科的治療**：合併症を避け，侵襲の少ない方法を選ぶ．例：整形外科的な固定術，尿路閉塞の解除（尿路変更），消化管閉塞の解除（人工肛門），気道閉塞の解除（気管切開）など．
4. **化学療法**：腫瘍に縮小による症状緩和，延命が目的である．
5. **癌性疼痛のケア**：リンパ浮腫ケア，リラクセーション，アロマセラピー，音楽療法などがあり，患者・家族の立場に立ち，共感的態度で，心理面のケアを行う．

参考文献

神奈川県立がんセンター看護局，がん性疼痛看護認定看護師　著：がん性疼痛のケア　MCメディカ出版

（三浦 猛）

91 副腎の手術と解剖

■ 副腎の局所解剖

　副腎はGerota筋膜に包まれて，腎の内・頭側に存在する．副腎を取り囲む構造は以下のとおりである．いずれも背側は腸腰筋，腰方形筋，横隔膜，外側は腎上極と接している．内側は右側では下大静脈，左側では腹部大動脈，腹側は右側では肝下面，左側では膵尾部と接している．副腎は3〜4経路からの動脈支配を受ける．それぞれ下横隔動脈，腹部大動脈，腎動脈からの分枝である上，中（後），下副腎動脈と前副腎動脈は副腎静脈の伴走動脈である（図1）．これらは数十本の細い動脈へと分枝して副腎に流入する．一方，静脈系は右副腎静脈が下大静脈に，左副腎静脈は副腎の下内側で下横隔静脈と合流し左腎静脈に流入する．静脈系にも上，中（後），下副腎静脈が存在するが，多くは複数の細い分枝である（図3）[1]．副腎静脈は右側が長さ約6mmと短く，左側は約15mmと長い[2]．

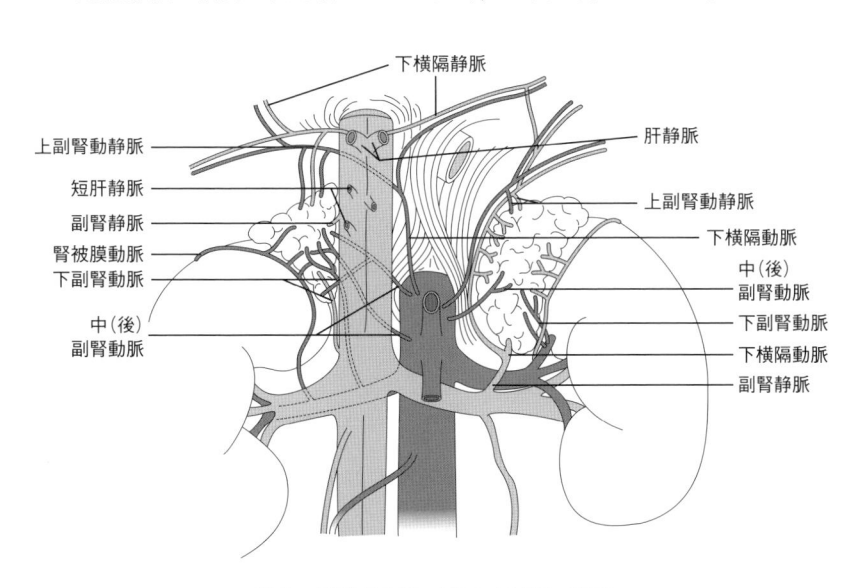

図1　副腎の血管　文献1）より引用一部改変

```
       右側                    左側
```

◎ カメラポート　　○ 12mm　　○ 5mm

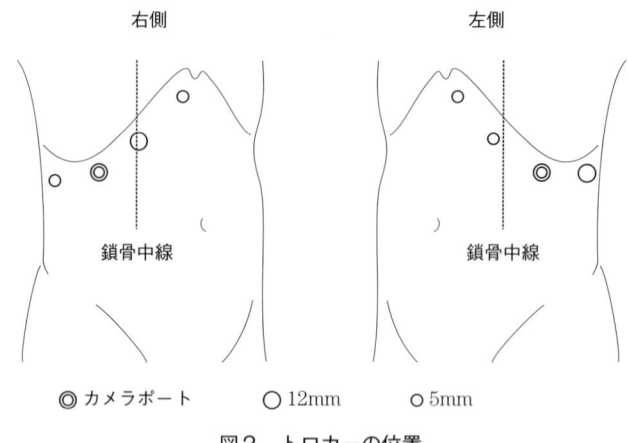

図2　トロカーの位置

■ 副腎の手術

　副腎への到達法には，経後腹膜，経腹膜，経胸腹式がある．最近では，大径の腫瘍や悪性腫瘍を除く副腎腫瘍に対しては，鏡視下手術が標準的手術となってきている．ここでは，経腹膜的腹腔鏡下副腎摘除術について記載する．副腎の切離法にはいくつかのバリエーションがあるが，基本は副腎を直接把持することなく牽引し，周囲組織に適度の緊張をかけた状態で切離することである[3,4]．

■ 右副腎摘除術（図4）

1. **体位とポート設置**：体位は左側臥位で行う．ベッドの屈曲（jack knife position）は必要ない．ポートは肋骨弓下に扇上に設置する．肝臓の挙上が必要となるため，通常4本のポートで手術を行う．特に右副腎は下大静脈の背側に回り込んでいることが多いので，できるだけ外側に留置する（図2）．
2. **肝の挙上と腹膜切開**：肝をスネークリトラクターで挙上しながら，肝結腸間膜を電気メスで横切開し，続いて下大静脈外側の腹膜を足方に縦切開する（図3）．副腎の腹側がGerota筋膜に包まれた状態で露出する．肝下面の癒着の程度は症例によって異なるが，結腸の剥離が必要となることは少ない．
3. **副腎外側〜下縁の剥離**：副腎下縁と腎上極の間を電気メスで凝固切開

する．腰方形筋が見えたら，副腎の外側から正中に向かって剥離を進める．この部位には下腹腎動静脈が存在するが，バイポーラやLCSでの凝固切離が可能である．

4. **副腎内側の剥離**：腎上極と下大静脈の間には正常副腎の下縁が延びてきており，その背側には後副腎動静脈がある．不用意な剥離でしばしば出血するため，鉗子で結合織の粗な部位を探して慎重に剥離し，これらの損傷を防ぐ．副腎内側を下大静脈から剥離する際には，副腎を直接把持しないよう注意する．牽引に使用する結合織を意図的に残したり，副腎を開いた鉗子の背側で抑えるように圧排する．

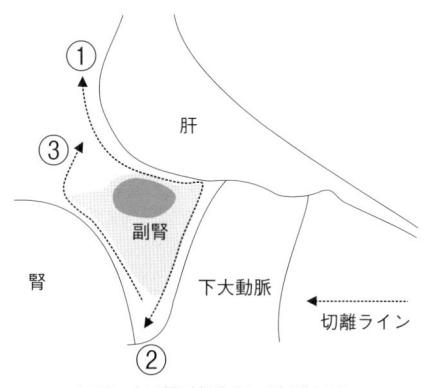

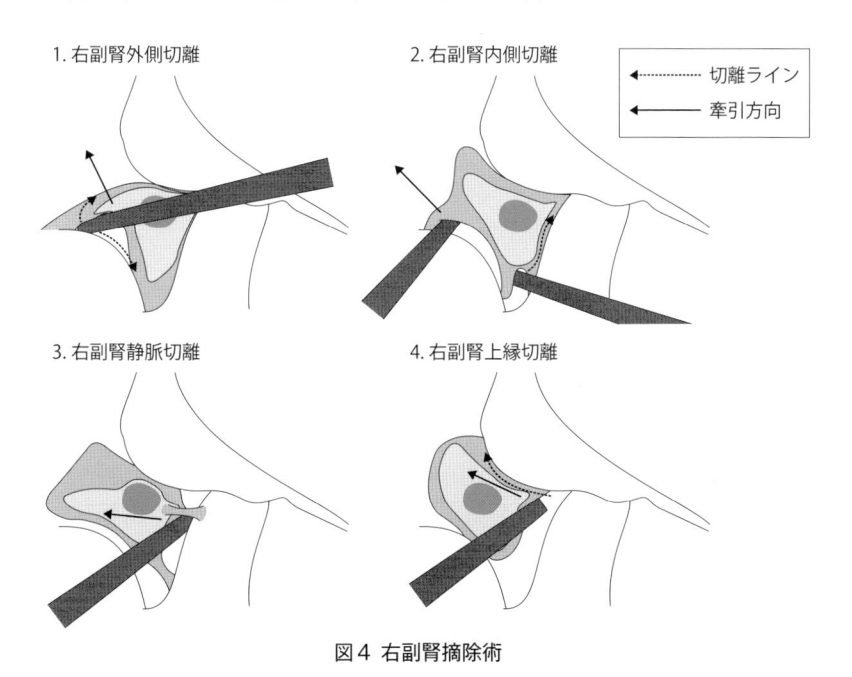

図3 右副腎摘除術　腹膜切開

1. 右副腎外側切離
2. 右副腎内側切離
3. 右副腎静脈切離
4. 右副腎上縁切離

図4 右副腎摘除術

5. **副腎静脈の切断**：副腎静脈は短いため，安全に切断できるように十分に剥離する必要がある．そのためには副腎静脈の足側，頭側，背側に十分な空間を作製する．中枢側に2本，末梢側に1本クリッピングし切断する．
6. **副腎上縁の剥離と摘出**：正常副腎の上縁は肝下面に舌状に延びていることがあるため，境界を確認しながら切り込まないように注意する．出血のないことを確認し，カメラポートから挿入した摘出用バッグに副腎組織を入れ体外に取り出す．

■ 左副腎摘除術（図6）

1. **体位とポート設置**：右側と対称となる位置に設置する（図2）．
2. **腹膜切開と脾臓の脱転**：Toldtの白線に沿って腹膜を切開する．腎の腹側と下行結腸と膵尾部の間を癒合筋膜に沿って剥離する．腹膜は腎下極レベルから脾臓の外側を廻り込んで胃の大弯が見えるまで切り上げる（図5）．自重で腹部大動脈前面が見えるまで十分に剥離しておくと，その後の操作が容易である．この操作の途中で，Gerota筋膜を切開してもよい．

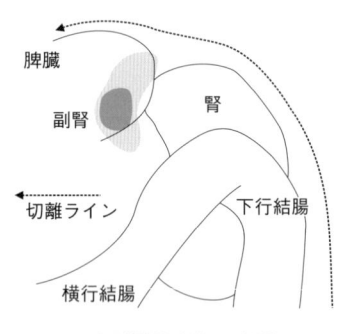

図5 左副腎摘除術　腹膜切開

3. **副腎静脈の切離**：Gerota筋膜を切開し頭側に切り上げ，拍動を目安に腎静脈を露出する．腎静脈の上縁で副腎静脈の流入部を同定できたら，副腎静脈の腹側を頭側に向かって，下横隔静脈との合流部まで剥離する．副腎静脈は右側と同様に処理する．
4. **副腎下縁の剥離**：副腎下縁で副腎静脈背側の組織を細かい血管に注意しながら切離すると腰方形筋に達する．左右に切離を広げ副腎背側に空間を作製していくと，副腎の両側に血管を含む結合織の壁ができる．
5. **副腎内側・外側の切離**：左手鉗子で副腎を牽引しながら，大動脈あるいは腎内側との間を左右バランスよく切離していく．腎内側の切離では，腎腹側に延びている正常副腎を損傷しないよう注意する．

6. 副腎上縁の剥離と摘出：最後に副腎の上縁を切離し，右側と同様に摘出する．

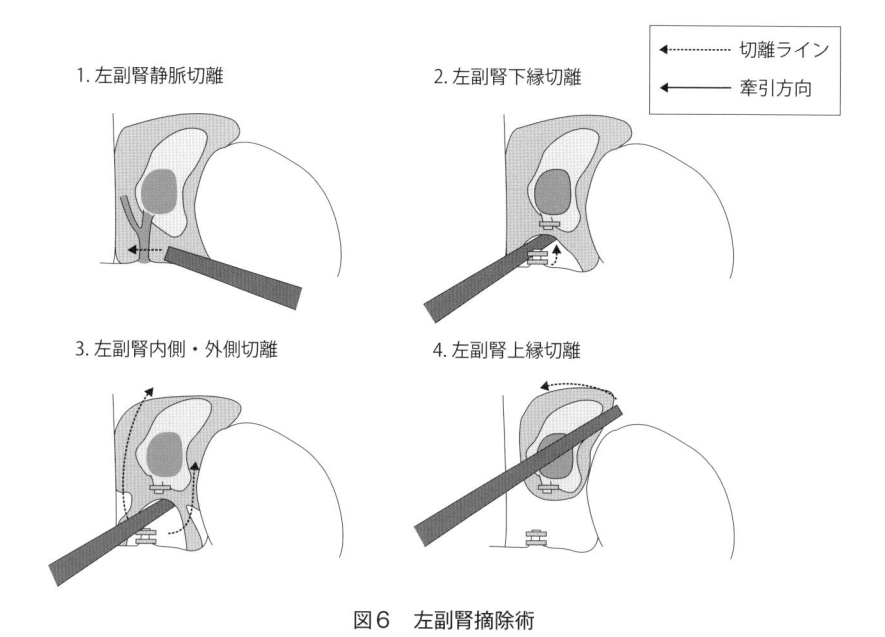

1. 左副腎静脈切離
2. 左副腎下縁切離
3. 左副腎内側・外側切離
4. 左副腎上縁切離

・・・・・ 切離ライン
── 牽引方向

図6　左副腎摘除術

参考文献
1) 松田公志：内視鏡手術と解剖（泌尿器科腹腔鏡手術）腹腔鏡下副腎摘除術　副腎の血管，メジカルビュー社，160-162 頁，1999．
2) 高井計弘，亀山周二：副腎，永井書店，389-404 頁，2003．
3) 鶴信雄，鈴木和雄：泌尿器腹腔鏡基本術式　副腎の手術：経腹膜到達法 - 左側方到達法 -，メジカルビュー社，154-162 頁，2007．
4) 小松和人：泌尿器腹腔鏡基本術式　副腎の手術：経腹膜到達法 - 右前方到達法 -，メジカルビュー社，163-177 頁，2007．

（土谷 順彦）

92 腎臓の手術と解剖

■ 腎臓周囲の臓器

腎臓は後腹膜腔に存在する臓器であり，腹腔内臓器とは腹膜で，肺とは胸膜，横隔膜で隔てられている．腹腔内の腎臓周囲臓器（図1）として，右側は頭側に肝臓，胆嚢，腹側に上行結腸，横行結腸，内側に十二指腸が存在する．左側は，頭側に脾臓，膵臓　腹側に横行結腸，下行結腸が存在する．一方，腎臓上極の背側には胸膜が存在し，その下縁は，第11肋骨の中間点および第12肋骨の起始部レベルの位置に相当する．

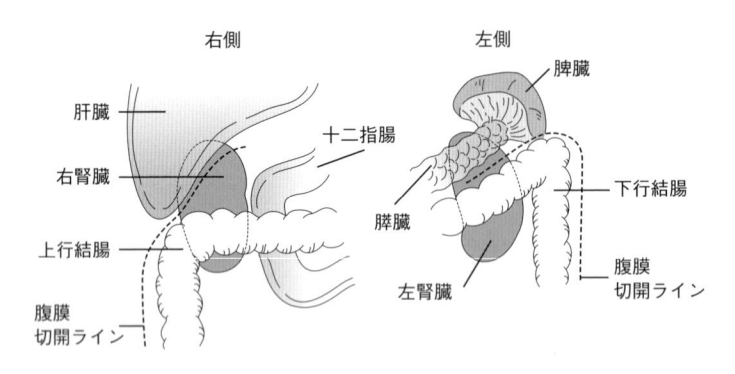

図1　腎臓周囲の腹腔内臓器

■ 腎臓周囲血管

1. **腎動脈の走行**（図2）：上腸間膜動脈の尾側の高さで大動脈の側面より左右に各々主要な腎動脈が分岐する．複数の腎動脈が大動脈より分岐することもある．
2. **腎静脈の走行**（図3）：下大静脈より左右に腎静脈は分岐し，腎動脈の腹側を走行することが多い．左腎静脈は右腎静脈よりも長く，副腎静脈，性腺静脈，腰静脈に分岐しているため，手術の際，注意が必要である．副腎は両側ともGerota筋膜内で，腎臓の上極内側に存在する．

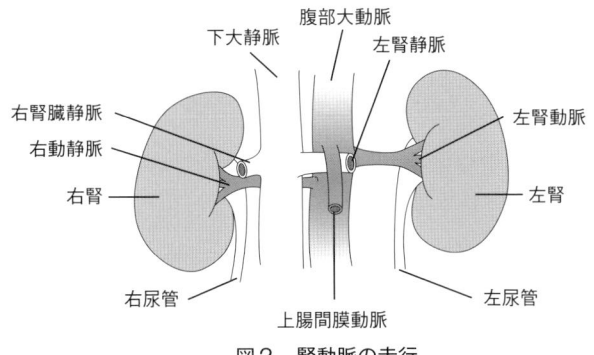

図2　腎動脈の走行

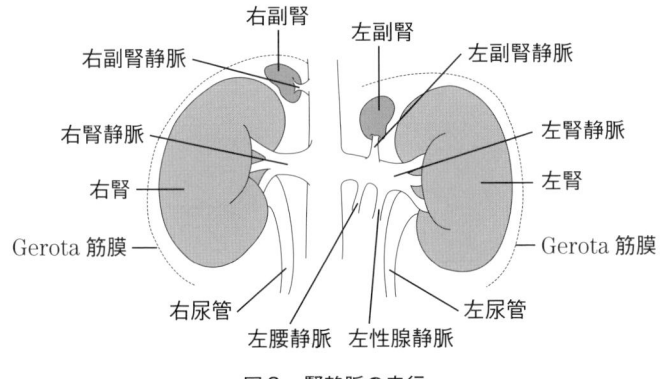

図3　腎静脈の走行

■腎臓の尿路系

1. 腎盂腎杯：腎乳頭から小腎杯，大腎杯へと連なり，大腎杯は上極から下極へ各々上腎杯，中腎杯，下腎杯へ分類される．これらの3つの大腎杯が腎盂へ合流し，尿管へと移行する．

■術式

　一般的な腎臓の手術として，腎摘除術（根治的または単純），腎部分切除術，腎盂形成術などがあげられ，さらに各々，開放手術，小切開手術，腹腔鏡手術に分類される．本稿では開放手術の視点に立った解剖について扱う．

■ 腎臓への到達法

仰臥位による経腹膜的到達法または側臥位による後腹膜的到達法が一般的であるが，大きな腎上極の腫瘍に対し，経胸腹膜的到達法が選択される場合もある．

1. 上腹部正中切開（図4）

剣状突起より臍部以下に至る皮膚に正中切開を加える．臍部においては，患側に凸となるようにループ状に切開する．腹直筋膜癒合部，腹膜の順に切開し，腹腔内に到達する．この際，肝鎌状間膜を切除しておく．大きな腎腫瘍の場合は，臍部から患側に向かう横切開を追加する．

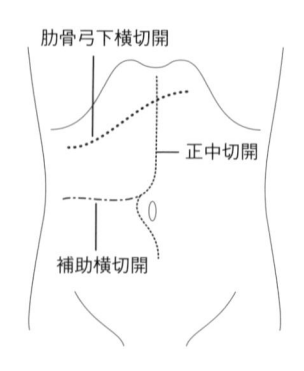

図4　経腹膜的到達法による切開法

2. 肋骨弓下横切開（図4）

患側の肋骨弓下に沿って，横切開を加える．十分な視野を得るために，正中を超える補助横切開を加えることもある．腹直筋，外腹斜筋，内腹斜筋，腹横筋を各々切開し，腹腔内に到達する．

Side Memo

後腹膜腔の展開

右側（図5）では上行結腸外側の壁側腹膜をToldtの白線に沿って切開し，肝結腸靱帯を切離する．内側には十二指腸があり，これを損傷せぬよう注意する．左側では下行結腸外側の壁側腹膜をToldtの白線に沿って切開し，脾結腸靱帯を切離する．頭側，内側には脾臓，膵臓があり，これらを損傷せぬよう注意する．

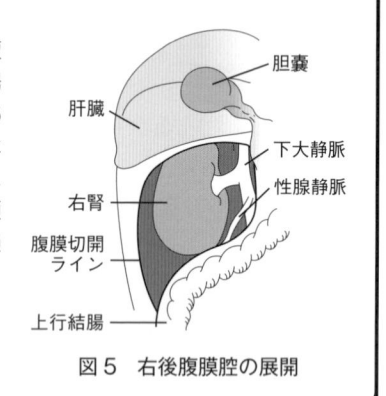

図5　右後腹膜腔の展開

■腰部斜切開（図6）

第11または12肋骨上の皮膚に斜切開を加え，広背筋，外腹斜筋，下後鋸筋の順に切開し，第11または12肋骨を切除する（図7）．肋骨の下縁に沿って，肋間動静脈が走行しているため，止血処理する．第11肋骨を切除する場合は，胸膜の損傷に注意する．

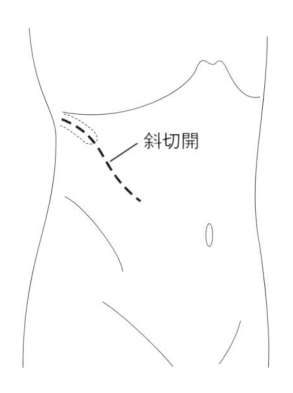

図6 右第12肋骨上斜切開による後腹膜的到達法

Side Memo
後腹膜腔から腎被膜に至る構造の認識
手術の際には，外側円錐筋膜，Gerota筋膜，腎周囲脂肪組織，腎被膜の順に認識できる．腎背側から腎門部へアプローチ（図8）すれば，腎動脈の同定が容易である．左側の場合は腰静脈が腎静脈より分岐していることがあり，損傷しないよう注意する．

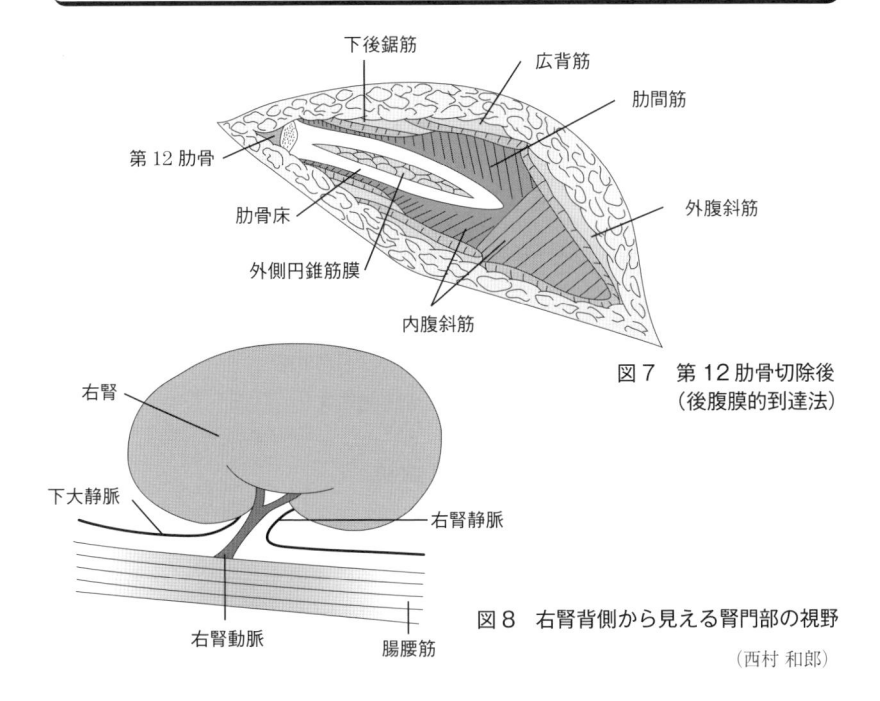

図7 第12肋骨切除後（後腹膜的到達法）

図8 右腎背側から見える腎門部の視野

（西村 和郎）

93 膀胱の手術と解剖

■膜構造

1. **腹膜**：膀胱頭側で前面，上面，後面を覆い，膀胱（女性では腟）後面のデノビエ（Denonvillier）筋膜に連続．
2. **骨盤筋膜（図1）**：横筋筋膜と連続し，恥骨，内閉鎖筋，肛門挙筋，膀胱，前立腺（男性），腟（女性），直腸を覆う結合組織．恥骨から坐骨棘まで伸びる内骨盤筋膜腱弓で肥厚し，この腱弓より内側（臓器側）を臓側骨盤筋膜，外側を壁側骨盤筋膜と呼び，後者は一般的に内骨盤筋膜と記載される．なお，内骨盤筋膜は実際には臓側骨盤筋膜と肛門挙筋筋膜を覆う薄い結合組織であり，この薄い膜のみを切開する事により臓側骨盤筋膜と肛門挙筋筋膜を剥離する事が可能であるとの見解もある．

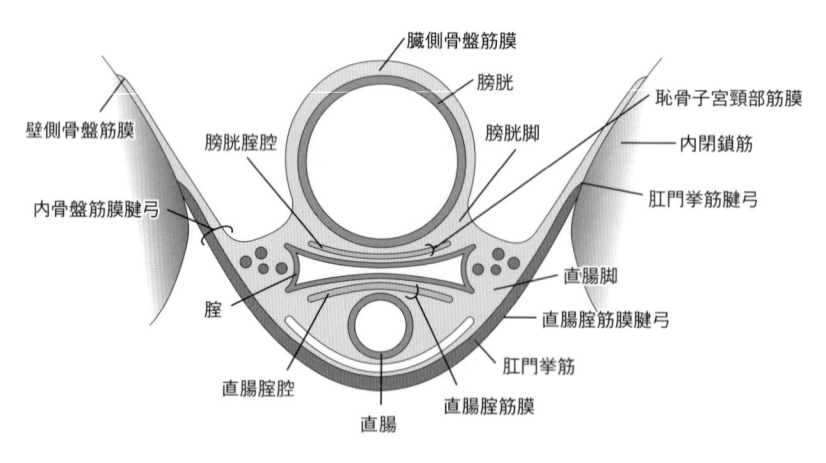

図1 骨盤筋膜

1) **膀胱下腹筋膜**：骨盤筋膜と連続する構造と考えられ，閉鎖臍動脈を上辺，内骨盤筋膜腱弓を下辺とし膀胱外側に連続する三角形状の筋膜．
2) **恥骨子宮頸部筋膜（膀胱腟中隔）**：腟と膀胱との間にある骨盤筋膜

の延長と考えられる組織．腟と膀胱との間には潜在的なスペースである膀胱腟腔（経腟的骨盤臓器脱手術時の液性剥離で展開されるスペース：恥骨子宮頸部筋膜が膀胱側（膀胱外膜）と腟側（前腟筋膜）とに分かれて出来るスペースで腟壁を切開するとライチ様に見える）が存在する．子宮頸部レベルではこのスペースは左右の「膀胱脚又は膀胱子宮靭帯：下膀胱動脈の分枝や中下膀胱静脈，cervicovesical vessels などが走行」によって膀胱側腔と仕切られる．

■血管（動脈）

1. **上膀胱動脈**：内腸骨動脈腹側の最初の分枝で閉鎖臍動脈と共通幹を成すことが多い．閉鎖臍動脈の走行には変異が少なく膀胱側に付着した形で容易に同定され，膀胱側方展開時の重要なメルクマールとなる．
2. **下膀胱動脈**：直腸側腔の展開を行って膀胱への血管茎をプレート状にすると，同定・処理可能な場合が多い．古典的な神経血管側の近位側に相当する．

■神経

1. **下腹神経**：大動脈分岐部レベルで上下腹神経叢から生じ，直腸側腔方向へ走行する．
2. **骨盤神経叢（下下腹神経叢）と膀胱枝**：骨盤神経叢は脊椎レベルで S4～S5 の高さに位置し（男性では精囊，女性では腟円蓋レベル），男性では膀胱と直腸の間：73％，直腸外側：27％，女性では仙骨子宮靭帯内：57％，基靭帯内：30％，直腸外側：2％，膀胱と子宮の間：11％に存在する．膀胱への神経線維には，この神経叢から直接膀胱に向かう経路の他，尿管や下膀胱動脈に伴走する経路がある．神経温存広汎子宮全摘術では下膀胱静脈を処理すると骨盤神経叢から傍腟結合組織と並走する膀胱枝が同定される．

■骨盤腔の外科的空間

1. **膀胱前腔**：レチウス腔と呼ばれる空間であり，横筋筋膜切開後に展開される恥骨下面～腹直筋と膀胱前面のスペースをいう．

2. **膀胱側腔**（図2）：外腸骨血管，閉鎖血管・閉鎖神経，壁側骨盤筋膜などの骨盤側の構造物と膀胱との間の空間．脂肪の多い症例では，骨盤側（リンパ節郭清で切除される脂肪）にも膀胱側にも属さない膀胱前面から連続する脂肪が充満している場合もある．

3. **直腸側腔**：経腟的骨盤臓器脱手術や広汎子宮全摘術などの婦人科手術では重要なスペースである．膀胱（女性では子宮頸部も含め）への血管茎を同定・処理する場合，このスペースを意識的に展開しておくと操作の安全性が高まる．女性では膀胱側腔と直腸側腔を隔てる衝立状の組織が基靱帯である．男女とも，膀胱尿管移行部近傍の尿管を内側に抱きかかえるように圧排し内腸骨動脈を外側によるようにしつつ直腸の走行を念頭に剥離操作を行い直腸側腔を展開する．

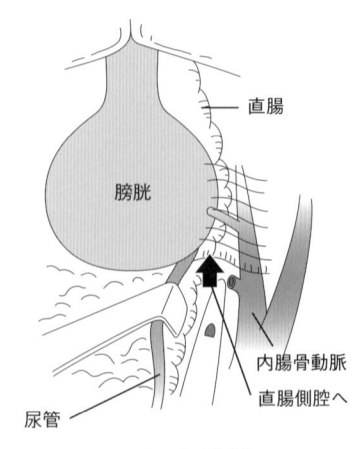

図2　直腸側腔

Side Memo

ウロギネコロジーと局部解剖

a. 内骨盤筋膜腱弓背側の付着部である坐骨棘は，経腟式骨盤臓器脱手術において重要なメルクマールである．

b. 「広汎子宮全摘術」は Wertheim の術式をわが国の岡林が改良した術式以後，わが国の婦人科医が改良を重ねて発展させ，女性においては外科解剖や外科的空間の作成方法の観点から，泌尿器科医にとって参考になる点が多い．

c. 女性骨盤底再建手術の重要性が高まっており，骨盤底再建手術のための外科解剖も一通りは理解しておきたい．

参考文献

1) Otcenasek M, Baca V, Krofta L, Feyereisl J. Endopelvic fascia in women : shape and relation to parietal pelvic structures. Obstet Gynecol. 111 ; 622-30, 2008
2) Baader B, Herrmann M. Topography of the pelvic autonomic nervous system and its potential impact on surgical intervention in the pelvis. Clin Anat. 16 ; 119-130, 2003.
3) Fuji S, Takakura K, Matsumura N, et al. Anatomic identification and functional outcomes of the nerve sparing Okabayashi radical hysterectomy. Gynecol Oncol. 107 ; 4-13, 2007
4) Aston-Miller JA, DeLancey JOL. Functional anatomy of the female pelvic floor. Ann NY Acad Sci. 1101 ; 266-296, 2007

（関戸 哲利）

94 前立腺の手術と解剖

　前立腺全摘除術における解剖のポイントはサントリーニ静脈叢とよばれる前立腺前面を走行する静脈叢，外尿道括約筋，勃起を関与する神経血管束があり，これらは前立腺尖部に集中している．また直腸との関係で後面の Denonvillier 筋膜があげられる．

■ サントリーニ静脈叢 (Santorini venous plexus, dorsal vein complex)

　陰茎背静脈から骨盤内に静脈が灌流し，前立腺腹側で静脈叢を形成している[1]（図1）．この静脈は前立腺全摘除術において時に出血の原因となる．この静脈叢の処理においては静脈を一括して束ねて処理する方法が有用である[2]．

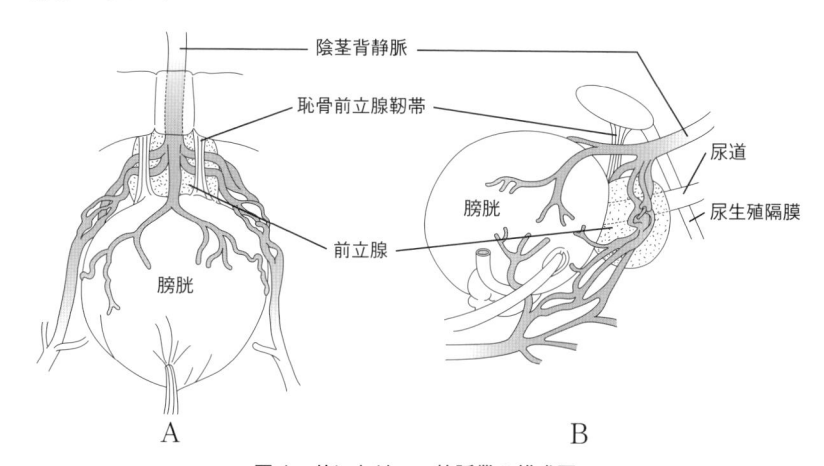

図1　サントリーニ静脈叢の模式図

陰茎背静脈（deep dorsal vein of penis）から前立腺前面に静脈が灌流し，静脈叢を形成するとされている．

■ 外尿道括約筋 (external striated urethral sphincter)

　前立腺尖部においてその末梢に存在する尿禁制を司る筋肉．発生学的には尿道括約筋は前立腺腹側に乗り上げるように存在しており，明確な境

界は存在しない[3]（図2矢印）.
前立腺全摘除術においては前立腺尖部が癌の好発部位の一つであり，切除断端の確保と尿道機能の温存という相反する問題を持っている．

■ **神経血管束**
（neurovascular bundle）

前立腺外側で前立腺被膜内を走行すると考えられている．文字通り，神経と血管の束である．当初は前立腺の外側を走行しているとされてきた[4]（図3）．この神経血管束を温存することにより術後勃起が可能となる．近年では[5]当初の概念とは異なり，勃起を司る神経は前立腺全周に渡っており，これを可能な限り温存するベールテクニック（被膜を羽衣のように剥いで残すという意味）ではより術後の機能温存が良好とされる[6].

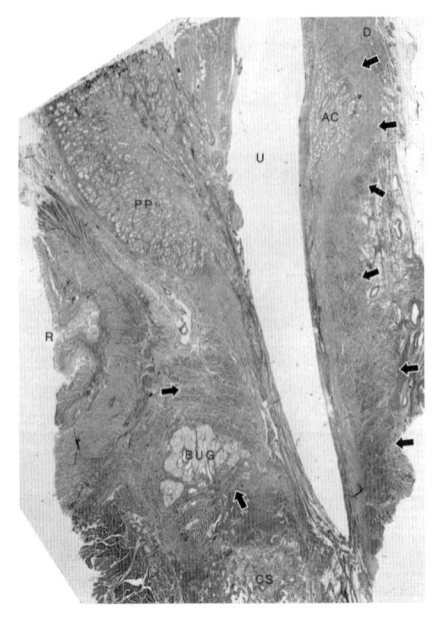

図2 外尿道括約筋
矢印が外尿道括約筋を示す．前面では前立腺に乗り上げるように存在する（文献3より）．

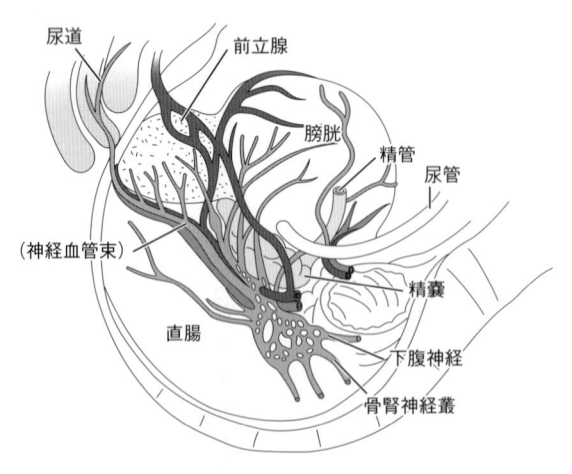

図3 神経血管束の従来の概念
勃起を司る神経を初めて明らかにした模式図．図中神経血管束がそれを指す（文献4より）．

■Denonviller 筋膜

長年,骨盤外科では問題視されている筋膜である.腹膜が膀胱と直腸の間で折り返ってできたものとも考えられている.Denonviller 筋膜は前葉と後葉の2枚から構成されているとされているが,研究者によって解釈が異なっている.

参考文献

1) Reiner WG. Walsh PC. : An anatomical approach to the surgical management of the dorsal vein and Santorini's plexus during radical retropubic surgery. J Urol. 121 (2) : 198-200, 1979
2) Myers RP. : Improving the exposure of the prostate in radical retropubic prostatectomy : Longitudinal bunching of the deep venous plexus. J Urol. 142 (5) : 1282-4
3) Myers RP. Goellner JR. Cahill DR. : Prostate shape, external striated urethral sphincter and radical prostatectomy : the apical dissection. J Urol. 138 (3) : 543-50, 1987
4) Schlegel PN. Walsh PC. : Neuroanatomical approach to radical cystoprostatectomy with preservation of sexual function. J Urol. 138 (6) : 1402-6, 1987
5) Walz J. Burnett AL. Costello AJ. et al : A critical analysis of the current knowledge of surgical anatomy related to optimization of cancer control and preservation of continence and erection in candidates for radical prostatectomy. Eur Urol. 57 (2) : 179-92, 2010.
6) Kaul S. Savera A. Badani K. et al : Functional outcomes and oncological efficacy of Vattikuti Institute prostatectomy with Veil of Aphrodite nerve-sparing : an analysis of 154 consecutive patients. BJU Int. 97 (3) : 467-72, 2006.

(藤元 博行)

95 後腹膜リンパ節郭清と解剖

■ 概念

後腹膜リンパ節郭清は，精巣腫瘍後腹膜リンパ節転移に対して抗癌剤化学療法を実施後，残存腫瘍を認める場合に主に適応される．

■ 後腹膜リンパ節郭清の解剖と手術操作

1. 郭清野

系統郭清，いわゆるプレート郭清とするか，残存腫瘍摘除とするかには議論がある．広範なリンパ節転移を郭清する時は，自然に腫瘍摘除術となる．精巣動静脈の近位端は自動的に郭清範囲になるが，遠位端も，通常，高位精巣摘除術の断端まで摘除する．

後腹膜のリンパ管は，腎門部で横隔膜脚の筋腹から縦隔の胸管へ合流するため，横隔膜脚背側に転移を認める事があり，郭清の範囲となる．また，稀に縦隔へ進展せずにそのまま上腸間膜動脈（SMA）起始部，腹腔動脈（CEA）起始部に進展する場合もあり，同様に郭清野となる．

2. 通常の郭清の方法とコツ

図1に左後腹膜リンパ節郭清の郭清野を図示した．図2にその横断面のシェーマを図示した．左後腹膜リンパ節郭清を例にとって詳述する．郭清右縁は下大静脈（IVC）正中，上縁は左腎静脈/動脈，左縁は左尿管，下縁は左尿管交差部までの左総腸骨動脈，背側は腰方形筋/腸腰筋筋膜および脊椎の前縦靱帯である．この手術はリンパ管の結紮処理が多いが，手術前半では，

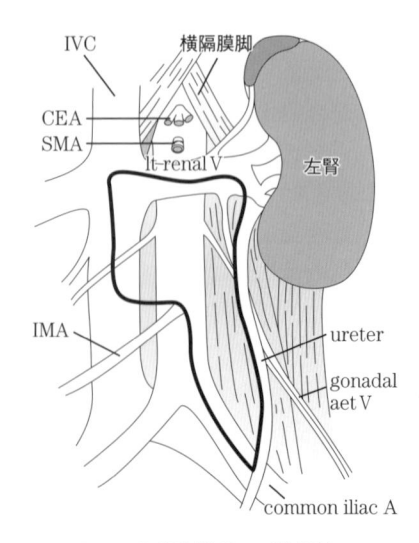

図1　左後腹膜リンパ節郭清の系統的郭清野

摘出側も結紮しておかないと，術野へのリンパ液漏で悩まされる．後半では摘出側の結紮を省くこともある．

1) 郭清右縁

IVC の正面で静脈外膜を出し，IVC 前面の組織を観音開きにする．頭側ではそのまま腎静脈の前面を観音開きとし，尾側は下腸間膜動脈（IMA）のレベルまでとする．

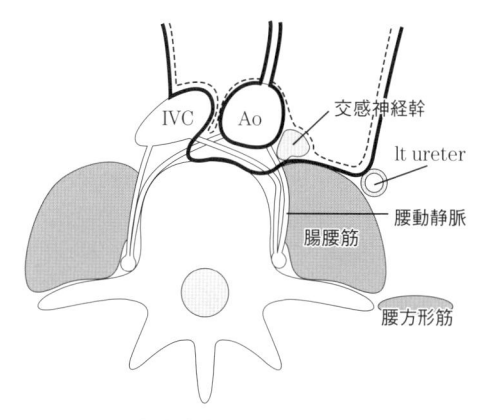

図2　左後腹膜リンパ節郭清の縦断図
実線は前縦靱帯を背側境界とした場合．破線は腰動静脈・交感神経幹を温存した郭清境界．

2) 郭清頭側縁

左腎静脈を剥離し，大動脈（Ao）との交差部で挙上すると，左腎静脈床の大動脈前面の組織は薄い．ここで Ao 前面を観音開きにして大動静脈間にて右腎動脈を同定する．右腎動脈腹側のリンパ管を結紮切離後，前縦靱帯のレベルまで大動静脈間の組織を結紮切離し，この部位の郭清の頭側を確定する．

3) 郭清左縁

腎下極レベルよりも尾側が尿管の同定が容易である．尿管と郭清組織との間を剥離し，腸腰筋筋膜または腰方形筋筋膜に至る．筋膜を合併切除してもよいが，温存する場合は，筋膜が郭清組織側につり上がっているので留意する．尾側は尿管総腸骨動脈交差部までとし，精巣動静脈は可及的に尾側まで剥離しておく．頭側では，次第に組織が厚くなるので，尿管を血管テープなどで牽引しながら剥離を進める．精巣動静脈が剥離ラインと交差するので，尿管を温存側，精巣動静脈を摘出側として剥離する．頭尾側方向で郭清左縁が確定したら，腰方形筋，腸腰筋筋膜との剥離を可及的に実施しておく．

4) 郭清尾側縁，下腸間膜動脈（IMA）周囲の処理

IMA 起始部を同定し，この高さで大動静脈間リンパ管を数回に

分けて結紮切離し，ここでの郭清の尾側縁を決定する．このとき郭清組織を牽引して処置するため，往々にして切除しすぎる傾向がある．逆行性射精回避のために神経温存を考慮する場合は特に注意する．IMA 起始部を通って，Ao の左側を郭清縁としてそのまま左総腸骨動脈まで血管外膜の層で剥離して，郭清の尾側縁とする．IMA 起始部は神経叢があり，出血しやすいので，こまめに結紮する．

5) 郭清背側

　大動静脈間の組織と IVC の間を剥離する．前縦靱帯までの郭清が不要であれば腰静脈は温存し，腰静脈腹側を郭清の背側としてよい．このときはこのまま腰動脈の腹側を剥離し，腰動脈起始部で Ao の血管外膜を出してそのまま Ao の剥離に移る．Ao 左側では交感神経幹があるが，温存か合併切除かは腫瘍の状況で決める．前縦靱帯まで郭清する場合は，腰静脈は根部で結紮切離する．Ao 全面の組織も観音開きしておき，腰動脈も根部で切断する．大動静脈間で触診すると容易に椎骨が触知できるので，前縦靱帯を出して郭清の背側とする．この場合は，郭清の組織は，大動脈背側を通って左後腹膜へ抜き出すことになり，交感神経幹は合併切除される．

　腰動静脈は伴走して腰筋との間に入る．動静脈の剥離で出血することもあり，動静脈はまとめて結紮するとよい．結紮に失敗して腰筋内に断端が逃げた場合は，サージセルアブソーバブルヘモスタット® などを用いて，断端の逃げた穴に詰め，筋腹を縫縮することで止血できる．

6) 腎門部の処理

　後腹膜リンパ節郭清は，疾患の状況で，部位ごとの難易度が大きく異なるため，基本的には容易なところから剥離していくが，腎門の処理は最後にすると楽である．郭清の組織と腎臓は，豊富なリンパ管でつながっており，剥離層はない．したがって郭清組織を充分に剥離した後で，用手的に牽引し，腎血管，腎盂に注意しながら，腎門リンパ管を少しずつ収束結紮するとよい．リンパ管の処置が甘いと術後乳び腹水に悩まされる．

3. 拡大郭清のコツ（上腸間膜動脈周囲・横隔膜脚背側）

　SMAやCEA根部の郭清は，肝臓や膵脾脱転をすると視野がよい．IMA根部よりも神経叢が発達しているので，結紮はこまめに行うが，基本的な手技は同じである．精巣外原発胚細胞腫瘍で，SMA，CEA根部の郭清を実施した症例の術中写真を**図3**に示す．

　横隔膜脚背側のリンパ節は，縦隔からアプローチしても深く，郭清困難な部位の一つである．開胸開腹アプローチなら可能であるが，侵襲が大きく，両側にあれば両側開胸となる．2cm程度の横隔膜脚背側リンパ節は，腹部から郭清可能である．術中，腎血管の高さで横隔膜筋腹を貫いて上行するリンパ管の同定は容易である．リンパ節転移のため通常かなり太くなっている．このリンパ管を辿って，長クーパー二本で横隔膜脚筋腹を分けることにより，リンパ節に到達できる．

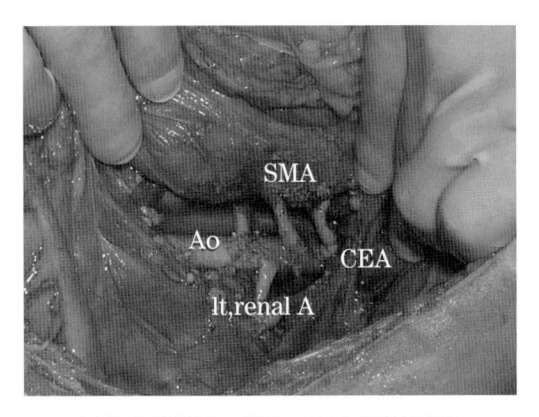

図3　両側腎門，CEA，SMA根部郭清後

参照文献

1）佐藤達夫．泌尿器科手術に必要な局所解剖36．大動脈周囲リンパ節．臨床泌尿器科，46，385-391，1992．

（庭川　要）

96 射精神経温存後腹膜リンパ節郭清術と解剖

■ 射精神経の解剖

　転移を有する進行性精巣腫瘍に対しては一般には全身化学療法を行い，腫瘍マーカーが正常化したところで，残存腫瘍の切除術を行う．転移巣としては後腹膜リンパ節が最も多いので，後腹膜リンパ節郭清術を行う機会が多い．通常の後腹膜リンパ節郭清術を行うと，ほとんどの症例で射精障害が発生する．精巣腫瘍は青壮年期に多い腫瘍であるので，後腹膜リンパ節郭清術を施行する際に射精神経温存を行うことは重要であると考えられる．近年，解剖学的に射精を司る神経が明らかとなった．この射精を司る神経は左右のL2からL4の腰内臓神経である．右の腰内臓神経は椎骨の右横を走行する交感神経幹から分岐し，下大静脈の下面を通り，大動脈前面を走行する（図1，2）．左の腰内臓神経は椎骨の左横を走行する交感神経幹から分岐し，大動脈前面を走行する．この左右の腰内臓神経は大動脈分岐部前面で上下腹神経叢を形成する．これらの神経や神経叢が射精を司っているため，射精神経温存後腹膜リンパ節郭清術では，後腹膜リンパ節転移を完全に切除し，かつ，左右の交感神経幹，L2からL4の腰内臓神経，上下腹神経叢を剥離，温存する[1]．

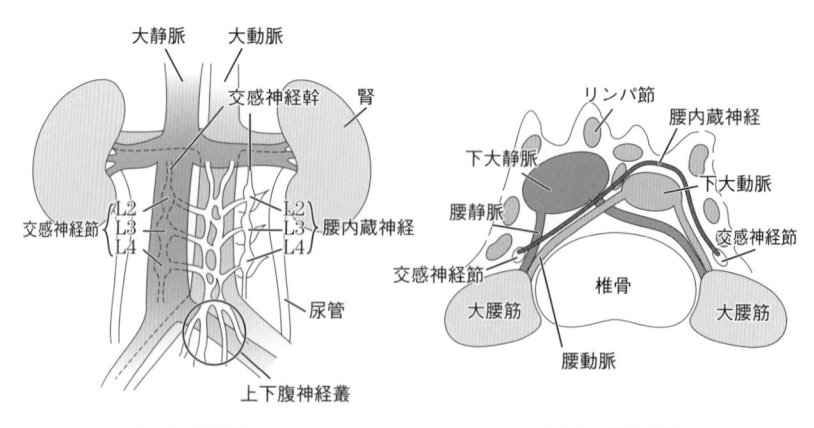

図1　正面図

図2　横断面図

■射精神経温存後腹膜リンパ節郭清術の術式

本項では通常の後腹膜リンパ節郭清術について記載するのではなく，射精神経温存の点のみを述べる．

後腹膜を展開した後，下大静脈の前面を腎茎部から総腸骨静脈分岐部よりやや上部まで剝離を行う．前記のように右交感神経幹は下大静脈の右下を通っているのでそれを傷つけないようにする．射精を司るL2からL4の右腰内臓神経はこの右交感神経幹の交感神経節から分岐し，下大静脈の下を通り，大動脈前面を走行し，大動脈分岐部前面で左右の腰内臓神経が合わさって上下腹神経叢を形成する．下大静脈の左側が右腰内臓神経を見つけるのに最適の場所である．当然のことであるが，これらの交感神経幹，腰内臓神経，上下腹神経叢は温存し，残存腫瘍は確実に切除する．基本的に神経の近くを剝離する際には，電気メスを用いない．

左の交感神経幹は椎骨の左側を走行している．右側と同様，射精を司るL2からL4の左腰内臓神経は交感神経幹の交感神経節から分岐し，大動脈左横を上へ走行し，前面に出た後，下降し，大動脈分岐部前面で左右の腰内臓神経が合わさって上下腹神経叢を形成する．左側は右側と異なり，まず，椎骨の左側を走行している交感神経幹を同定する．その後，交感神経節を同定する．次に，その交感神経節から出ている腰内臓神経を見出し，その走行に沿って剝離していくのがコツである．

■射精神経温存後腹膜リンパ節郭清術の成績

両側の腰内臓神経を温存すると射精機能が94%，片側の腰内臓神経温存でも射精機能が74%保たれるとの報告がある[2]．そのため，できる限り両側の腰内臓神経を温存することが重要であるが，片側の温存でもある程度の射精機能温存が可能であると考えられる．

参考文献

1) 木原和徳. 後腹膜リンパ節郭清術における外科解剖－射精障害対策－. 泌尿器外科. vol.23 (1), 2010.
2) Miki, T., Mizutani, Y., Nakamura, T., Kawauchi A., Nagahara, A., Nonomura, N., and Okuyama, A. : Post-chemotherapy nerve-sparing retroperitoneal lymph node dissection for advanced germ cell tumor. Int. J. Urol., 16 : 379 - 382, 2009.

（伊夫貴 直和）

97 骨盤リンパ節郭清と解剖

■ 拡大リンパ節郭清

近年拡大郭清の重要性が広く認識されNCCN，EAU ガイドラインとも郭清を行う場合には拡大郭清を行うよう指示している．前立腺癌では従来標準郭清として行われてきた外腸骨リンパ節，閉鎖リンパ節，内腸骨リンパ節以外に拡大郭清では内腸骨血管の skeletonization，膀胱側壁までの郭清，さらに頭側は総腸骨の尿管交叉部までの郭清が必要である．郭清を確実，安全に行うには骨盤内の広範な解剖の理解が重要である．

■ 解剖（図1，2）

1. 血管

1) **外腸骨動静脈**：前立腺癌では外腸骨静脈まで，膀胱癌では外腸骨動脈から陰部大腿神経までが郭清の外側縁となる．

2) **閉鎖動静脈**：閉鎖動静脈は内腸骨頭側より分岐し閉鎖神経と併走し閉鎖孔に入る場合が多いが，内腸骨血管のかなり末梢から分岐し，斜めに駆け上がるように走行するものまでさまざまである．

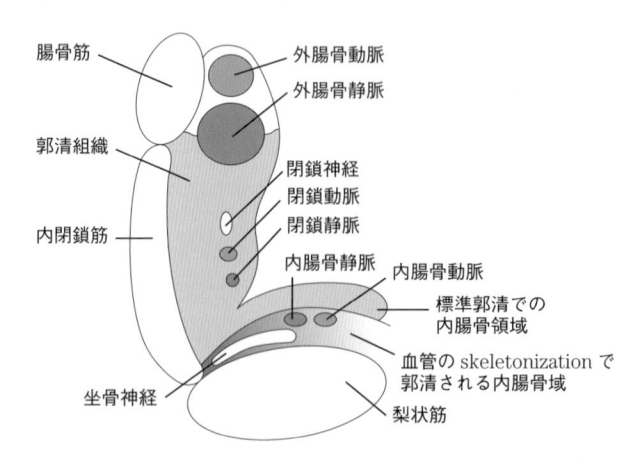

図1　郭清範囲（右側）の血管，神経，筋肉

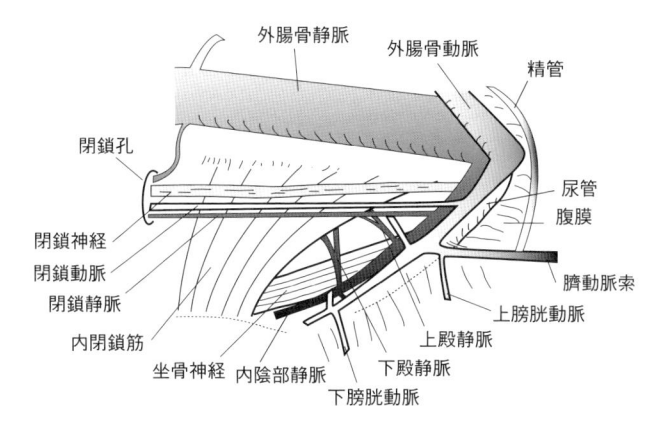

[図2 郭清に必要な解剖（右側）]

3) **内腸骨動静脈**：内腸骨血管は総腸骨からの分岐後小骨盤壁に沿って下行し，分岐していく．
   - ①内側の枝：上膀胱動静脈，臍動脈索，下膀胱動静脈
   - ②外側の枝：上殿動静脈，下殿動静脈
   - ③内陰部動静脈

   上膀胱動脈は臍動脈索との共通管として分岐することが多い．上，下殿動静脈はそれぞれ梨状筋の上縁（大坐骨孔上縁），下縁（大坐骨孔下縁）を通り骨盤外へ至る．内腸骨外側の郭清では本血管を意識することが重要である．このほか細かい血管が内腸骨外側から内閉鎖筋に向かって多数分岐する（図3）．拡大郭清では血管のskeletonizationが必要であるが，これは極めて難易度の高い手技である．因って第一段階は内腸骨血管上の組織を完全に除去することを膀胱外側から内閉鎖筋下縁まで行い，次いで第二段階として血管の間の脂肪の摘除を行った方が安全である．特に内腸骨静脈の損傷は危険であり，注意が必要である．

4) **総腸骨動脈**：前立腺癌の拡大郭清では，尿管交叉部までが郭清範囲となる．

2. 神経

1) **閉鎖神経**：骨盤内では内外腸骨静脈分岐部と骨盤骨の間から出現し，閉鎖孔まで走行する．骨盤内臓器は支配しない．著者らは閉鎖

神経損傷を予防するために郭清の早期の段階で郭清組織の内側を閉鎖神経に沿って切開し，神経を全長にわたって露出するようにしている．その後に閉鎖神経より下の閉鎖，内腸骨節を郭清し，次に外腸骨節を郭清している．常に神経を確認でき安全なだけではなく，この方が一塊に組織を摘出できる．
2) **坐骨神経**：梨状筋の前面を走行し大坐骨孔下縁から骨盤外に向かう．標準郭清では見ることはないが，拡大郭清で内腸骨血管の外側のskeletonizationを行うと露出される．

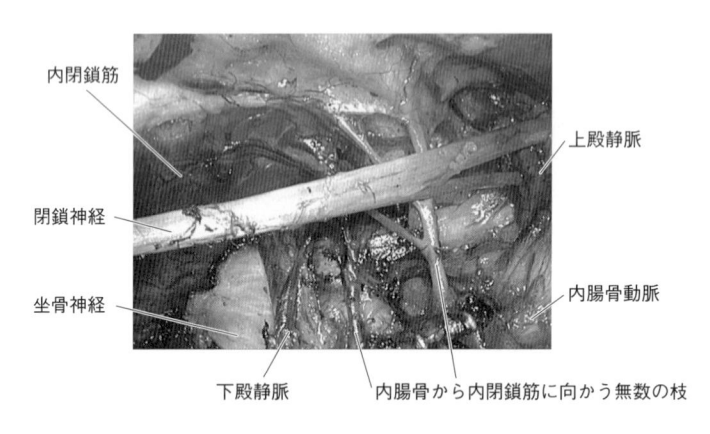

図3 郭清後（右側）
内腸骨血管より外側．右外腸骨静脈は視野の邪魔にならないように鉤で頭側にひいている．内腸骨血管から内閉鎖筋に向かう多数の細かい枝が走行する．

3. 筋肉
1) **内閉鎖筋**：郭清の外側壁を形成する．内閉鎖筋をきちんと露出することが正確な郭清のコツである．非常に細い血管が，内腸骨血管と交通するため，丹念に止血処理することが必要である．細かい枝は壁側で止血するとよい．
2) **梨状筋**：拡大郭清で坐骨神経の下に認識できる．内腸骨血管の下で坐骨神経と共に郭清範囲の底面を形成する．

4. 術野展開の解剖
1) **膀胱側腔の展開**：膀胱上の脂肪（paravesical fat pad）も切除するため，これを外側に剥離し，膀胱壁を露出する層で剥離を進め膀胱側腔を展開する．

2) 腹膜の展開：精管を同定しこれを中枢に求めると臍動脈索に至る．この外側を内腸骨動脈まで剥離を進めると外腸骨静脈を覆っていた腹膜が展開され郭清の術野が得られる．さらに腹膜の展開を外側に進めると尿管が露出される．

Side Memo

より完全な郭清のために

a. 郭清範囲内のリンパ節を含む脂肪，結合組織を完全に除去することが必要でありそのためには解剖を十分理解し血管，神経の完全露出のみならず壁（内閉鎖筋や梨状筋）をメルクマールとしてシステマティックに摘出することが重要である．

b. 脂肪をちぎり取るのではなく一塊に除去するように意識することが重要である．我々は現在鈍的剥離は極力行わない．

c. 精管，および臍動脈索の下面を腹膜から十分剥離すると，尿管から内外腸骨静脈分岐部周囲が広範に展開され同部の郭清を十分行うことが可能になる．

d. 内腸骨外側の郭清では上・下殿動静脈をしっかり認識し，郭清を行うことが重要である．必要であれば止血，切離をきちんと行い，不用意な操作による出血を回避することが必要である．坐骨神経の露出が本当に必要なのかは分かっていないがその存在を意識することは重要である．

e. 内腸骨内側の血管の skeletonization は，要するに膀胱の pedicle の血管の間の脂肪の除去であり，血管損傷をせぬよう（特に静脈）慎重に操作を行う必要がある．（前立腺全摘術における同部の skeletonization は完全には行えないと考える）

参考文献

1) NCCN Clinical Practice Guidelines in Oncology, Prostate Ca cer V.3.2010. http://www.nccn.org/professionals/physician_gls/PDF/prostate.pdf
2) EAU Guidelines on Prostate Cancer 2010 http://www.uroweb.org/gls/pdf/Prostate%20Cancer%202010%20June%2017th.pdf
3) 佐藤達夫，坂井建雄監訳，臨床医の為の解剖学，メジカルビュー社
4) Thurairaja, R. Studer U.E, et al.（2009）．"Indications, extent, and benefits of pelvic lymph node dissection for patients with bladder and prostate cancer." Oncologist 14（1）：40-51.

（川島 清隆）

第21章
診療ガイドライン

- **98** 泌尿器科領域の診療ガイドラインの骨子と使い方

98 泌尿器科領域の診療ガイドラインの骨子と使い方

　昨今では多くの医療分野において診療ガイドラインが作成されるようになった．泌尿器科領域においても約10年余り前から各疾患，症状，検査などに対するガイドラインが作成され，現在ではその数も20余りとなった（表1）．さらに，泌尿器科と他科との境界領域のガイドラインも10余りある（表2）．本項ではその主なものに関してその骨子と使い方を概説する．

表1　泌尿器科領域の診療ガイドライン一覧

	発刊年	泌尿器科領域の診療ガイドライン
1	1997	排尿障害臨床試験ガイドライン
2	1998	尿路感染症臨床試験ガイドライン
3	2002	尿路結石症診療ガイドライン
4	2003	精液検査標準化ガイドライン
5	2004	尿失禁診療ガイドライン
6	2004	夜尿症診療のガイドライン
7	2004	性感染症診断・治療ガイドライン
8	2005	停留精巣診療ガイドライン
9	2005	過活動膀胱診療ガイドライン
10	2006	泌尿器科領域における周術期感染予防ガイドライン
11	2006	血尿診断ガイドライン
12	2006	前立腺癌診療ガイドライン
13	2007	加齢男性性腺機能低下症候群（LOH症候群）診療の手引き
14	2007	間質性膀胱炎診療ガイドライン
15	2007	腎癌診療ガイドライン
16	2008	泌尿器腹腔鏡手術ガイドライン
17	2008	泌尿器科領域における感染制御ガイドライン
18	2008	男性下部尿路症状診療ガイドライン
19	2008	ED診療ガイドライン
20	2008	夜間頻尿診療ガイドライン
21	2009	前立腺癌検診ガイドライン
22	2009	膀胱癌診療ガイドライン
23	2009	精巣腫瘍診療ガイドライン
24	2011	前立腺肥大症診療ガイドライン

表2 泌尿器科と他科との境界領域の診療ガイドライン一覧

	発刊年	泌尿器科と他科との境界領域の診療ガイドライン
1	2001	慢性血液透析患者における感染予防のためのCDCガイドライン
2	2002	難治性ネフローゼ症候群の診療指針
3	2002	急速進行性腎炎症候群の診療指針
4	2002	IgA腎症診療指針
5	2003	腎機能（GFR）・尿蛋白測定ガイドライン
6	2004	透析医療における標準的な透析操作と院内感染予防に関するマニュアル
7	2005	慢性血液透析用バスキュラーアクセスの作製および修復に関するガイドライン
8	2005	小児特発性ネフローゼ症候群薬物治療ガイドライン
9	2006	透析患者における二次性副甲状腺機能亢進症治療ガイドライン
10	2006	常染色体優性多発性囊胞腎診療ガイドライン
11	2007	慢性腎臓病に対する食事療法基準
12	2007	小児IgA腎症治療ガイドライン
13	2008	腎障害患者におけるガドリニウム造影剤使用に関するガイドライン
14	2009	腹膜透析ガイドライン
15	2009	CKD診療ガイドライン
16	2009	原発性アルドステロン症の診断治療ガイドライン
17	2010	褐色細胞腫診療指針

1. 腎癌診療ガイドライン

　2007年に発刊された[1]．その内容の主要な点は「腎癌診療のアルゴリズム」にまとめられている（図1）．転移がない症例に関しては基本的に根治的手術が勧められている．また，転移がある症例でも腎摘除術が推奨されている．さらに，転移巣が切除可能であれば転移巣の切除も勧められている．最近，転移を有する腎癌に対する薬物療法のひとつである分子標的治療の発展がめまぐるしいので，その分野に関する改定が望まれる．

2. 膀胱癌診療ガイドライン

　2009年に発刊された[2]．診断に関しては「膀胱癌診療アルゴリズム」に要約されている（図2）．治療の重要な指標となる膀胱壁内深達度の最終的な診断は，経尿道的膀胱腫瘍切除術（TURBT）が診断と治療を兼ねて行われるとしている．

　筋層非浸潤性膀胱癌に対する治療の基本はTURBTである．初回TURBTでの病理所見がTI high gradeの症例や切除標本に筋層成分が含まれていない症例には2nd TURBTが推奨されている．再発予防と

図1 腎癌診療のアルゴリズム

発症，危険因子
スクリーニング
【CQ1】
【CQ2】
【CQ3】

胸部CT検査
一般検査，血清LDH, Ca, CRP
ALP測定　他
【CQ4】
【CQ5】
【CQ6】

フォローアップ
【CQ21】

↓

腎細胞癌の大きさ，
周囲臓器への浸潤程度（T1-4）
リンパ節転移（N0-2）
遠隔転移（M0-1）

- Stage I, II（リンパ節転移なし，遠隔転移なし）
- Stage III（リンパ節転移が1個ありおよび/または副腎または腎静脈，下大静脈内に進展）
- Stage IV（Gerota筋膜を超える局所進展および/または2個以上のリンパ節転移および/または遠隔転移）

Stage I, II
- T1a N0 M0 → 腎部分切除術または腎摘除術*1（開腹または内視鏡）【CQ7】【CQ8】【CQ14】
- T1b または T2 N0 M0 → 腎摘除術*1（開腹または内視鏡）【CQ7】【CQ10】【CQ11】

Stage III
- T1b または T2 N1 M0 → 腎摘除術*2（+リンパ節郭清術）【CQ10】【CQ11】
- T3a N0-1 M0 → 腎摘除術*2（+リンパ節郭清術）【CQ10】【CQ11】
- T3b-c N0 M0 → 腎摘除術*2 および腎静脈，下大静脈内腫瘍塞栓摘除術（+リンパ節郭清術）【CQ10】【CQ11】【CQ12】

Stage IV

遠隔転移なし（M0）
- T1-3 N2 M0 → 腎摘除術*2（+リンパ節郭清術）【CQ10】【CQ11】【CQ18】
- T4 N0-2 M0 → 腎摘除術*2 浸潤臓器合併切除術（+リンパ節郭清術）【CQ10】【CQ11】

遠隔転移あり（M1）
- 腎摘除術*3（+リンパ節郭清術）【CQ9】【CQ10】【CQ11】
- 腎摘除術不能

→ 転移巣
- 手術（転移巣切除術）【CQ13】
- 薬物療法【CQ16, CQ17, CQ19, CQ20】
- 放射線療法（局所療法）【CQ15】

図1　腎癌診療のアルゴリズム
（腎癌診療ガイドライン，2007年[1]）

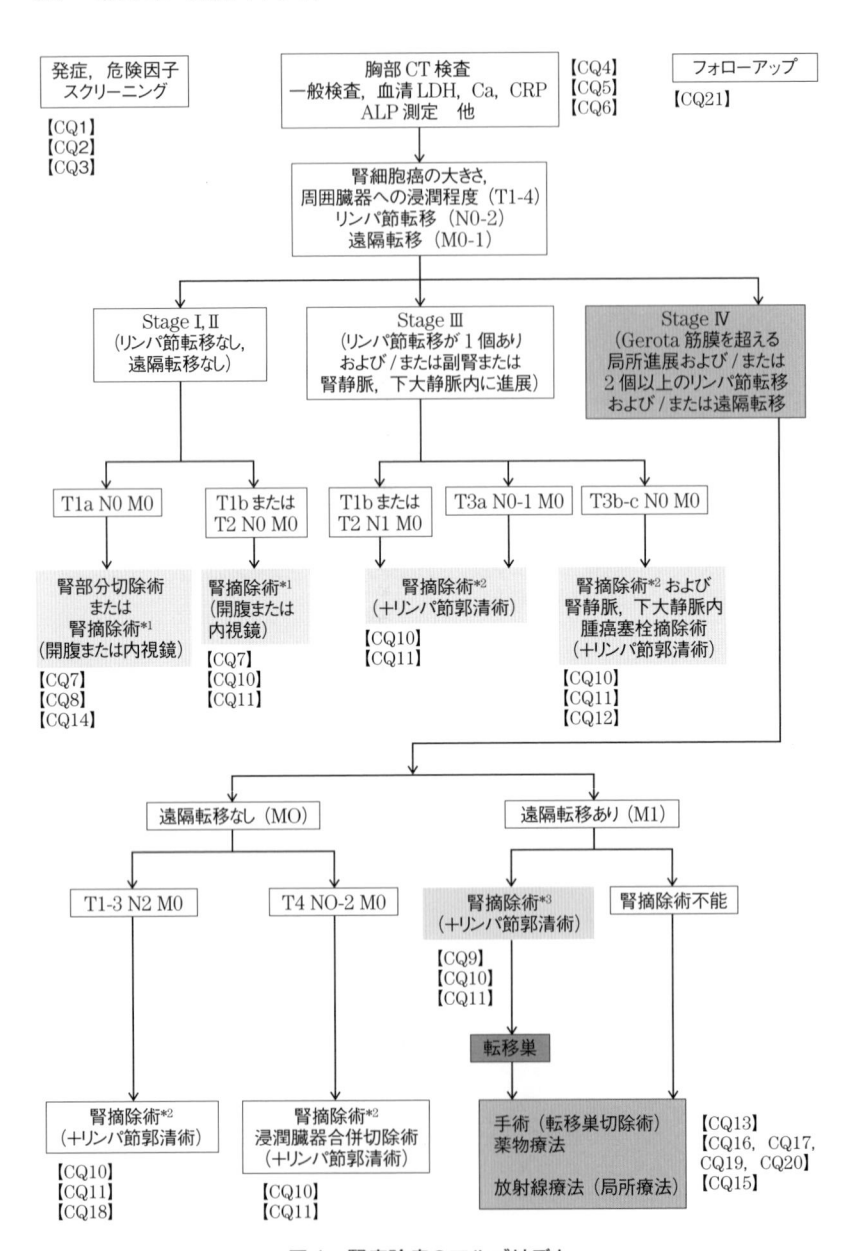

図2 膀胱癌診療アルゴリズム
(膀胱癌診療ガイドライン，2009年[2])

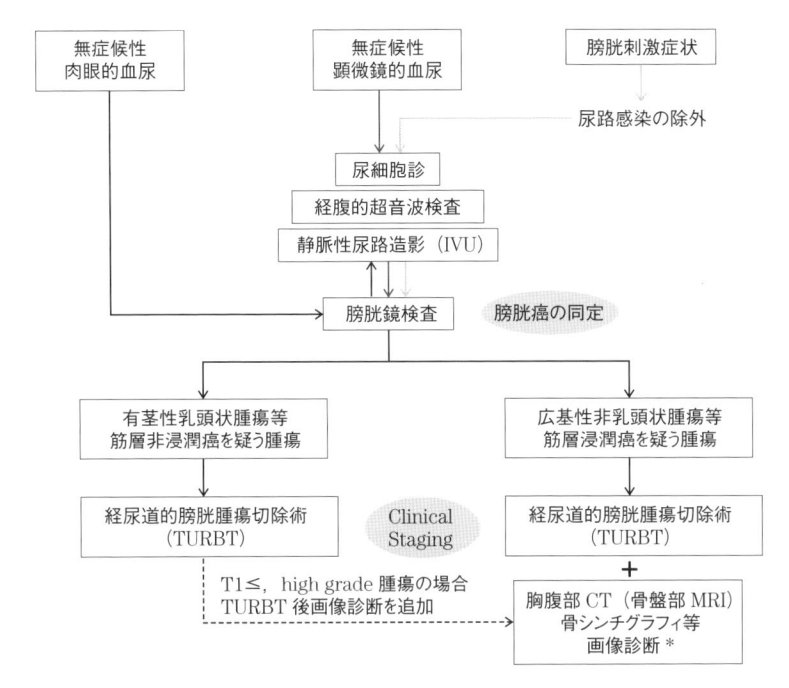

*T staging のための CT 骨盤部 MRI 検査は TURBT 前に施行
骨シンチグラフィの適応は確立されていない．

して，低リスク筋層非浸潤性膀胱癌に対する TURBT 後の抗癌剤即時単回注入，高リスク筋層非浸潤性膀胱癌に対する TURBT 後の BCG 注入が推奨されている．

浸潤性膀胱癌に対する治療の基本は，根治的膀胱全摘除術，骨盤リンパ節郭清術，尿路変向である．また，進行性膀胱癌に対する化学療法は，ゲムシタビン，シスプラチンの併用療法である．

3. 前立腺癌診療ガイドライン

2006年に発刊された[3]．50歳以上の男性が来院したときを想定して，診断に関して「前立腺癌治療のアルゴリズム」に要約されている（図3）．また，治療に関しては，症例の年齢，PSA値，病期，Gleason score などを加味して，外科治療，放射線療法，薬物療法，待機療法が選択されるとしている．

```
                    ┌─────────────┐
                    │ 50歳以上の男性 │
                    └─────────────┘
     PSA検査の精度（意義）と、PSA高値例に対する精密検査の必要性
       （異常値が出た時の対応）について説明し承諾の得られた人
                    ┌─────────────┐
                    │  PSA 測定   │
                    └─────────────┘
         ↓                              ↓
  ┌──────────────┐              ┌──────────────────┐
  │ PSA 4ng/ml 未満 │              │ PSA値 4ng/ml 以上 │
  └──────────────┘              └──────────────────┘
         ↓                   泌尿器科医に紹介        一般的全身評価
   ┌──────────┐                      ↓              PSA値再検査
   │ PSA 再検 │              ┌──────────────┐      尿検査
   └──────────┘              │  基本的評価  │←──── 直腸診
                              └──────────────┘      画像診断
              ┌──────────────────┐   ↓
              │ 他の前立腺疾患の疑い │   ┌──────────────┐
              └──────────────────┘   │ 前立腺癌の疑い │
                                     └──────────────┘
                                            ↓              血液検査
                                   ┌──────────────────┐ ← 止血機能検査
                                   │ 超音波ガイド下針生検 │
                                   └──────────────────┘
              ┌────────────┐              ↓
              │ 癌細胞非検出 │          ┌──────────┐
              └────────────┘          │ 癌細胞検出 │
                                      └──────────┘
                                            ↓
                                      ┌──────────┐
                                      │ 病期診断 │
                                      └──────────┘
                     ┌──────┐    ┌──────────┐    ┌──────┐
                     │ 限局癌 │    │ 局所進行癌 │    │ 進行癌 │
                     └──────┘    └──────────┘    └──────┘
                       ┌──────────────────────────────────────┐
                       │ 治療指針の提示・説明(治療決定は患者と医師が相談) │
                       └──────────────────────────────────────┘
  ┌──────────────┐ ┌──────────────┐ ┌──────────┐ ┌────────┐ ┌────────┐
  │経過観察・適切な治療│ │ 無治療経過観察 │ │前立腺全摘除術│ │ 放射線療法 │ │ 内分泌療法 │
  └──────────────┘ └──────────────┘ └──────────┘ └────────┘ └────────┘
```

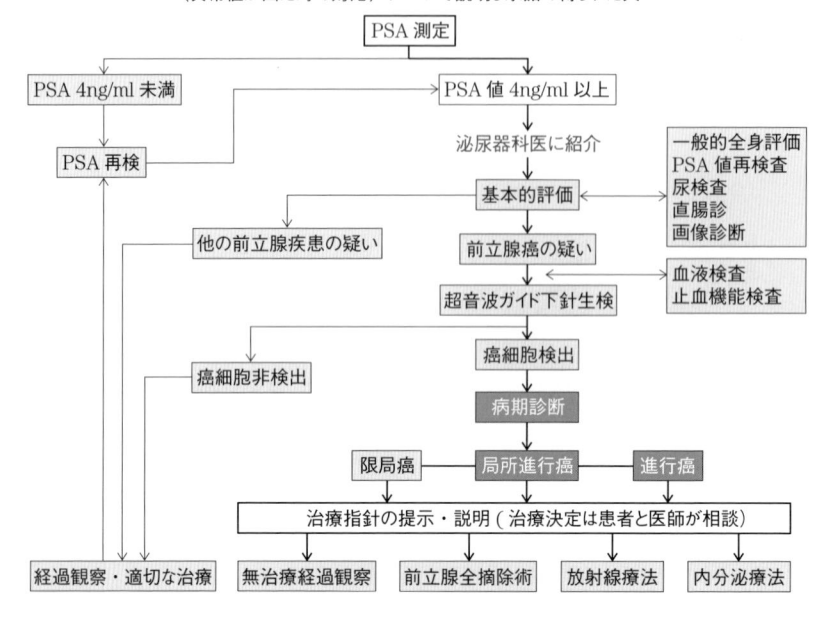

図3 前立腺癌治療のアルゴリズム
（前立腺癌診療ガイドライン，2006年[3]）

4. 精巣腫瘍診療ガイドライン

　2009年に発刊された[4]．精巣腫瘍の治療全般に関して「精巣腫瘍診療基本アルゴリズム」に要約されている（図4）．また，転移を有する進行性精巣腫瘍に関して前述のアルゴリズムの追加として「進行性・難治性精巣腫瘍治療アルゴリズム」が記載されている（図5）．治療に関しては最近10年余りあまり変化がなく，そのまとめとなっている．基本的に転移がない精巣腫瘍に関しては，原発巣の切除である．また，転移を有する精巣腫瘍に関しては，まず導入化学療法を行い，腫瘍マーカーが陰性でcomplete remissionとなれば経過観察，腫瘍マーカーが陰性で残存腫瘍があれば切除術，腫瘍マーカーが陽性であれば救済化学療法となる．

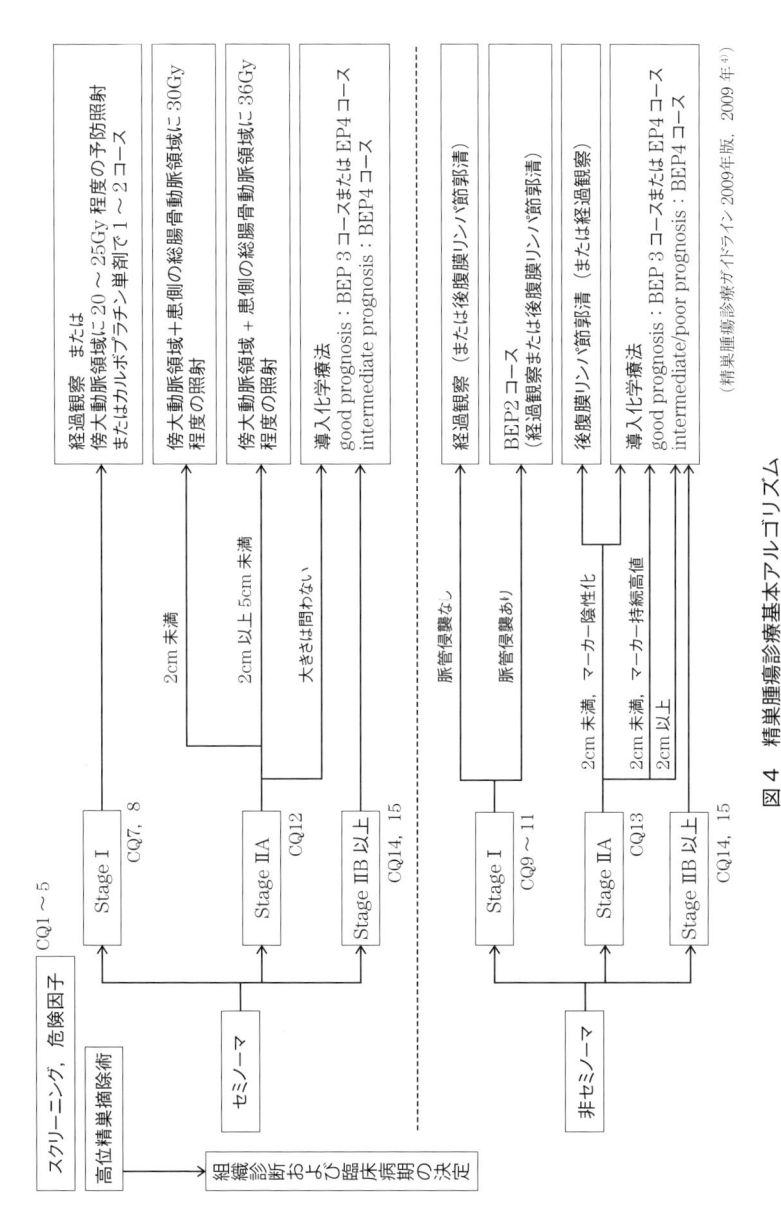

98 泌尿器科領域の診療ガイドラインの骨子と使い方　439

```
スクリーニング，危険因子 ─CQ1～5
        ↓
    高位精巣摘除術
        ↓
    組織診断および臨床病期の決定

セミノーマ
  → Stage I    CQ7, 8
      2cm未満 → 経過観察 または
               傍大動脈領域に20～25Gy程度の予防照射
               またはカルボプラチン単剤で1～2コース
      2cm以上5cm未満 → 傍大動脈領域＋患側の総腸骨動脈領域に30Gy
                      程度の照射
  → Stage IIA  CQ12
      2cm以上5cm未満 → 傍大動脈領域＋患側の総腸骨動脈領域に36Gy
                      程度の照射
  → Stage IIB以上  CQ14, 15
      大きさは問わない → 導入化学療法
                        good prognosis：BEP 3コースまたはEP4コース
                        intermediate prognosis：BEP4コース

非セミノーマ
  → Stage I    CQ9～11
      脈管侵襲なし → 経過観察（または後腹膜リンパ節郭清）
      脈管侵襲あり → BEP2コース
                    （経過観察または後腹膜リンパ節郭清）
  → Stage IIA  CQ13
      2cm未満，マーカー陰性化 → 後腹膜リンパ節郭清（または経過観察）
      2cm未満，マーカー持続高値
      2cm以上  → 導入化学療法
                good prognosis：BEP 3コースまたはEP4コース
                intermediate/poor prognosis：BEP4コース
  → Stage IIB以上  CQ14, 15
```

図4 精巣腫瘍診療基本アルゴリズム

Stage分類は精巣腫瘍取扱い規約第3版，リスク分類はIGCCCに準拠

(精巣腫瘍診療ガイドライン2009年版，2009年[4])

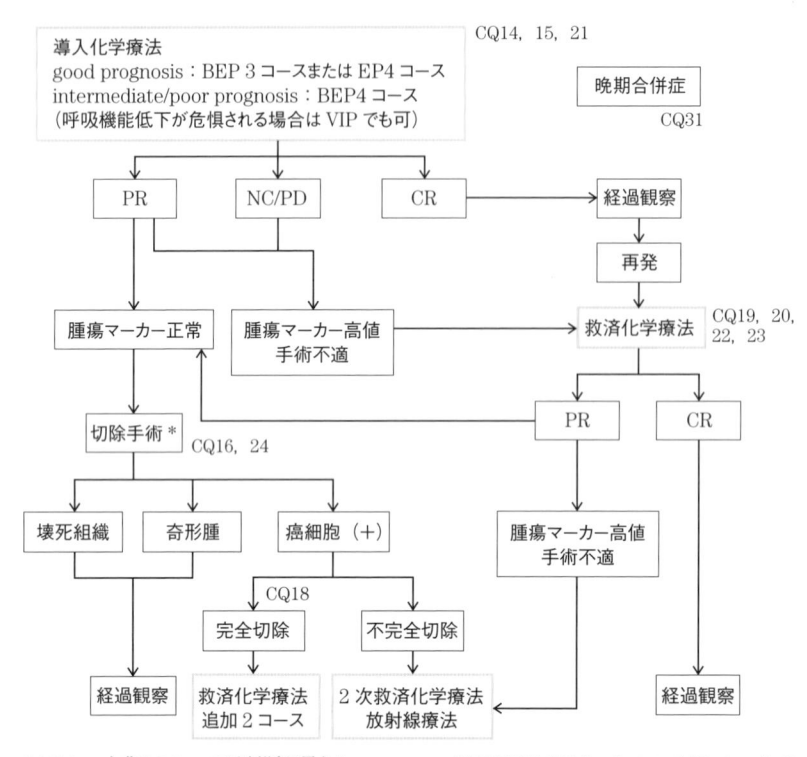

```
導入化学療法                              CQ14, 15, 21
good prognosis：BEP 3 コースまたは EP4 コース
intermediate/poor prognosis：BEP4 コース         晩期合併症
（呼吸機能低下が危惧される場合は VIP でも可）
                                                 CQ31
```

```
    PR      NC/PD      CR  ──→ 経過観察
                                  ↓
                                  再発
                                  ↓
 腫瘍マーカー正常  腫瘍マーカー高値 ──→ 救済化学療法  CQ19, 20,
                   手術不適                        22, 23
       ↓                               ↓
    切除手術*                       PR      CR
    CQ16, 24
  ┌────┼────┐              腫瘍マーカー高値
 壊死組織 奇形腫 癌細胞（＋）        手術不適
              ↓ CQ18
         完全切除  不完全切除
   ↓      ↓         ↓              ↓         ↓
 経過観察 救済化学療法 2次救済化学療法        経過観察
        追加2コース  放射線療法
```

*セミノーマと非セミノーマでは判断が異なる.　　　　　（精巣腫瘍診療ガイドライン 2009 年版, 2009 年[4]）

図5　進行性・難治性精巣腫瘍治療アルゴリズム
CR：完全奏効　PR：部分奏効　NC：不変　PD：進行

5. 前立腺癌検診ガイドライン

　2010 年増補版が 2009 年に発刊された[5]. 前立腺癌検診に関して「前立腺癌検診のアルゴリズム例」に要約されている（**図6**）. 最近, 欧州から前立腺癌検診に関する大規模なランダム化比較試験の結果が報告され, 前立腺癌検診の有用性が確認された. 前立腺癌検診は基本的にPSA 検診である. 判断される PSA 値は年齢階層別となっており, その基準値は, 64 歳以下：0.0-3.0ng/ml, 65～69 歳：0.0-3.5ng/ml, 70 歳以上：0.0-4.0ng/ml である. PSA がこの基準値を超えた場合, 泌尿器科専門医を受診し, 精密検査を受けることとしている. また, PSA がそ

の基準値以内の場合，0.0-1.0ng/ml であれば3年後の PSA 検診を，1.1- 基準値上限であれば1年後の PSA 検診を推奨している．

　前立腺癌検診はそれに伴う利益と不利益があり，この利益と不利益を検診受診者に十分理解させることが重要であるとしている．

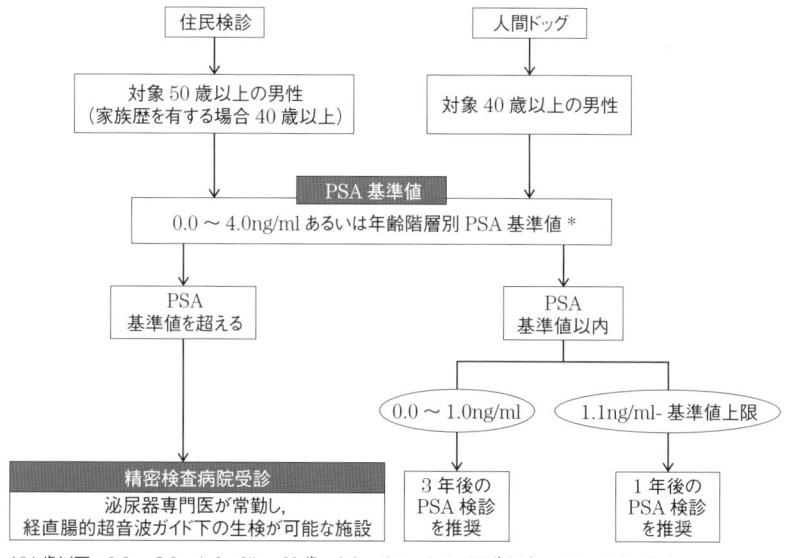

```
         ┌─────────┐              ┌─────────┐
         │ 住民検診 │              │ 人間ドッグ │
         └────┬────┘              └────┬────┘
              ↓                        ↓
    ┌──────────────────┐      ┌──────────────────┐
    │ 対象 50 歳以上の男性 │      │ 対象 40 歳以上の男性 │
    │(家族歴を有する場合 40歳以上)│      └────┬──────────┘
    └────────┬─────────┘           │
             └──────────┬───────────┘
                        ↓
                ┌──── PSA 基準値 ────┐
                │ 0.0～4.0ng/ml あるいは年齢階層別 PSA 基準値* │
                └──┬──────────────┬──┘
                   ↓              ↓
           ┌──────────┐    ┌──────────┐
           │   PSA    │    │   PSA    │
           │基準値を超える│    │基準値以内  │
           └────┬─────┘    └──┬────┬──┘
                ↓             ↓    ↓
                          (0.0～1.0ng/ml) (1.1ng/ml- 基準値上限)
                ↓             ↓         ↓
    ┌─────────────────────┐ ┌────────┐ ┌────────┐
    │    精密検査病院受診      │ │3 年後の │ │1 年後の │
    │泌尿器専門医が常勤し，    │ │PSA 検診 │ │PSA 検診 │
    │経直腸的超音波ガイド下の生検が可能な施設│ │を推奨  │ │を推奨  │
    └─────────────────────┘ └────────┘ └────────┘
```

*64 歳以下：0.0～3.0ng/ml，65～69 歳：0.0～3.5ng/ml，70 歳以上：0.0～4.0ng/ml

図6　前立腺癌検診のアルゴリズム例
(前立腺癌検診ガイドライン，2009 年[5])

6. 尿路結石症診療ガイドライン

　2002 年に発刊された[6]．このガイドラインは治療ガイドラインと再発予防ガイドラインに大きく分かれている．治療ガイドラインに関しては，成人の初回・単発・放射線不透過性結石に対する「治療ガイドライン：フローチャート」に要約されている（**図7**）．また，再発予防ガイドランに関して「再発予防ガイドライン：フローチャート」が結石成分別に記載されている（**図8**）．

　治療の基本は，水腎症がなく 5mm 以下の自然排石が期待できる結石に関しては保存的治療，水腎症がみられたり自然は排石が期待でき

ない結石に関しては専門医に紹介となっている．また，再発予防の基本は，十分な問診，血液生化学検査，尿pH測定などを行い，飲水指導，食事指導，薬物療法を行うことである．

フローチャート（対象：成人の初回・単発・放射線不透過性結石）

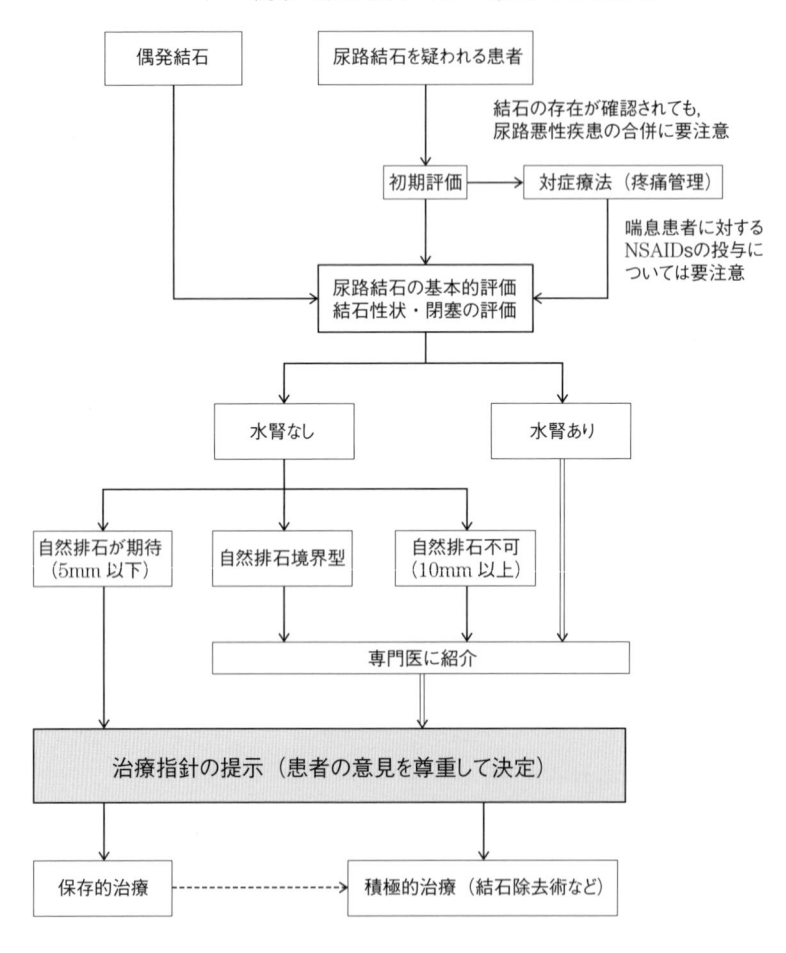

```
偶発結石        尿路結石を疑われる患者
                        │
                        │   結石の存在が確認されても，
                        │   尿路悪性疾患の合併に要注意
                        ▼
                    初期評価 ──→ 対症療法（疼痛管理）
                        │
                        │            喘息患者に対する
                        │            NSAIDsの投与に
                        ▼            ついては要注意
            尿路結石の基本的評価
            結石性状・閉塞の評価
                        │
            ┌───────────┴───────────┐
         水腎なし                 水腎あり
            │                        │
   ┌────────┼────────┐               │
自然排石が期待  自然排石境界型  自然排石不可    │
（5mm以下）              （10mm以上）    │
   │            │            │          │
   │            └────→ 専門医に紹介 ←───┘
   │                     │
   ▼                     ▼
   治療指針の提示（患者の意見を尊重して決定）
                │
        ┌───────┴───────┐
     保存的治療 ┄┄┄┄→ 積極的治療（結石除去術など）
```

図7　治療ガイドライン要約
（尿路結石症診療ガイドライン，2002年[6]）

98 泌尿器科領域の診療ガイドラインの骨子と使い方　443

フローチャート（結石成分別）

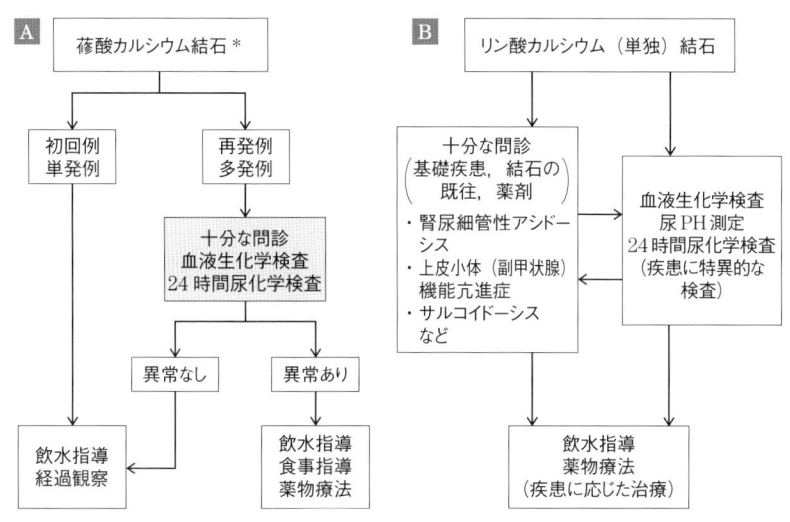

A 蓚酸カルシウム結石*
├ 初回例 単発例
└ 再発例 多発例
　└ 十分な問診
　　血液生化学検査
　　24時間尿化学検査
　　├ 異常なし
　　└ 異常あり

初回例単発例 → 飲水指導 経過観察
異常なし → 飲水指導 経過観察
異常あり → 飲水指導 食事指導 薬物療法

B リン酸カルシウム（単独）結石
→ 十分な問診（基礎疾患，結石の既往，薬剤）
・腎尿細管性アシドーシス
・上皮小体（副甲状腺）機能亢進症
・サルコイドーシス
など
↔ 血液生化学検査 尿PH測定 24時間尿化学検査（疾患に特異的な検査）
→ 飲水指導 薬物療法（疾患に応じた治療）

(* 蓚酸カルシウム単独または蓚酸カルシウムとリン酸カルシウムの混合結石)

C リン酸マグネシウムアンモニウム結石 カーボネートアパタイト
→ 十分な問診（基礎疾患の有無）
→ 尿PH測定 尿細菌培養
→ 飲水指導 薬物療法

D 尿酸結石
→ 十分な問診（家族歴，薬剤）血液生化学検査 尿PH測定 24時間尿化学検査
→ 飲水指導 食事療法 薬物療法

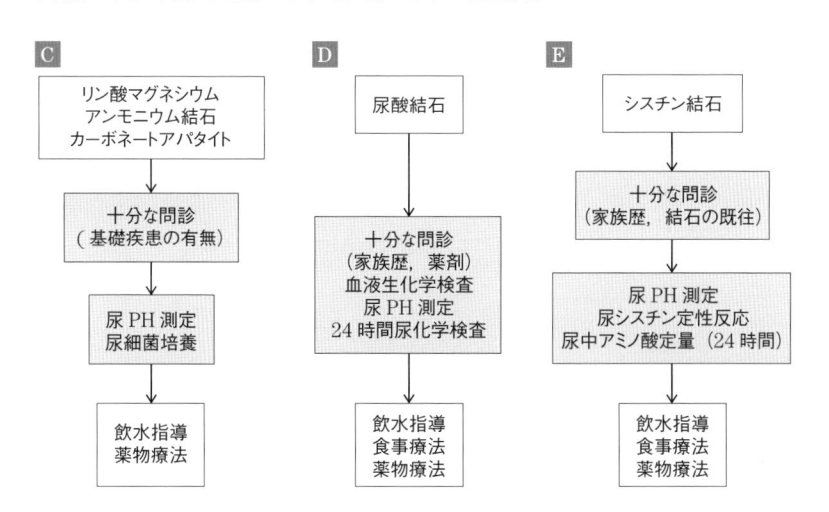

E シスチン結石
→ 十分な問診（家族歴，結石の既往）
→ 尿PH測定 尿シスチン定性反応 尿中アミノ酸定量（24時間）
→ 飲水指導 食事療法 薬物療法

図8　再発予防ガイドライン要約
（尿路結石症診療ガイドライン，2002年[6])

7. 前立腺肥大症診療ガイドライン

2001年に初めて発刊され[7]，その後2011年に改訂版が発刊され，内容は一新された．前立腺肥大症の診断から治療への流れについて「前立腺肥大症診療のアルゴリズム」に要約されている（図9）．この診療アルゴリズムは前立腺肥大症が疑われる男性を対象としており，前立腺肥大症らしいと診断された場合，その治療の希望・必要性によって治療の選択が行われている．治療の基本は生活指導とα遮断薬などの内服で，その効果が不十分な場合，症例によって5α還元酵素阻害薬や抗コリン薬を併用する．また，これらの薬物治療での改善が不十分であった場合，外科治療を考慮する．

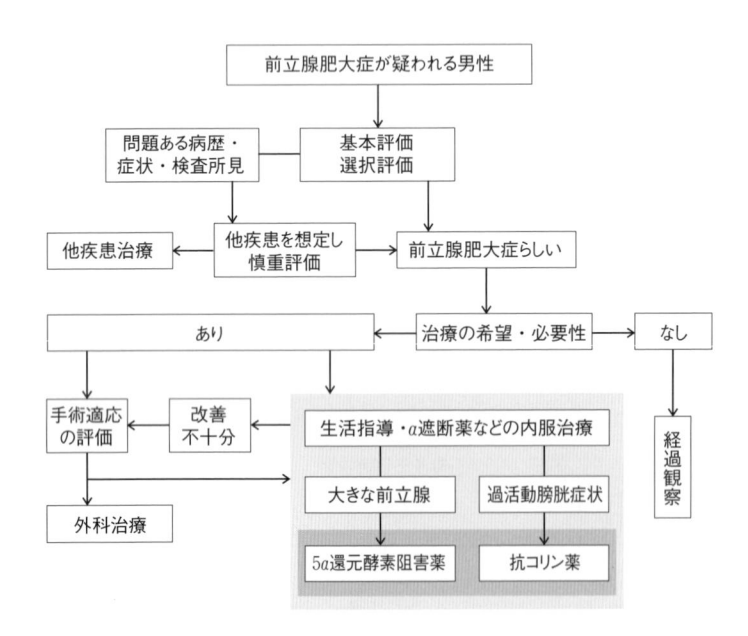

図9 前立腺肥大症診療のアルゴリズム
(前立腺肥大症診療ガイドライン，2011年[7])

8. 過活動膀胱診療ガイドライン

2005年に発刊された[8]．過活動膀胱の診断から治療全般に関して「過活動膀胱（OAB）診療のアルゴリズム」に要約されている（図10）．これは一般医家を対象としている．過活動膀胱は，尿意切迫

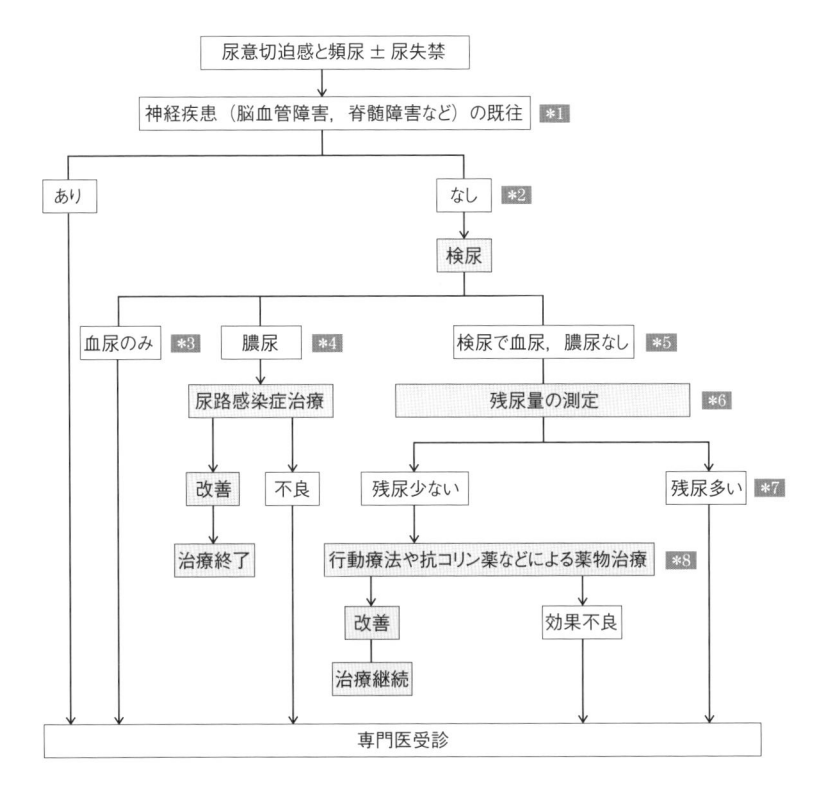

図10 過活動膀胱（OAB）診療のアルゴリズム
(過活動膀胱診療ガイドライン，2005年[8])

感，頻尿，切迫性尿失禁などの症状を呈する病態症状症候群であり，種々の原因によって引き起こされるため，原因となっている疾患を的確に診断し，適切な治療を行うことが重要であるとしている．また，過活動膀胱診療ガイドライン冊子の付録として慢性期脊髄損傷における排尿障害の診療ガイドラインと二分脊椎症に伴う下部尿路機能障害の診療ガイドラインが記載されている．慢性期脊髄損傷における排尿障害の診療ガイドラインに関しては，診断から治療までの流れを「慢性期脊髄損傷における排尿障害の診療アルゴリズム」として記載されている（**図11**）．このアルゴリズムに従って診断，治療を進めるには，泌尿器科のみならず，整形外科，脳神経外科，リハビリテーション科の協力が必要であるとしている．さらに，二分脊椎症に伴う下部

尿路機能障害の診療ガイドラインに関しては，乳児期・5歳未満の幼児期，幼児・学童期前半（5～10歳），学童期後半・思春期以降（10歳以上）に分けて，標準的な診断・治療法を「二分脊椎症に伴う下部尿路機能障害の診療指針」として掲載されている（図12～14）．二分脊椎症に伴う下部尿路機能障害は，早期診断とそれに基づく適切な尿路管理の早期導入が重要であるとしている．

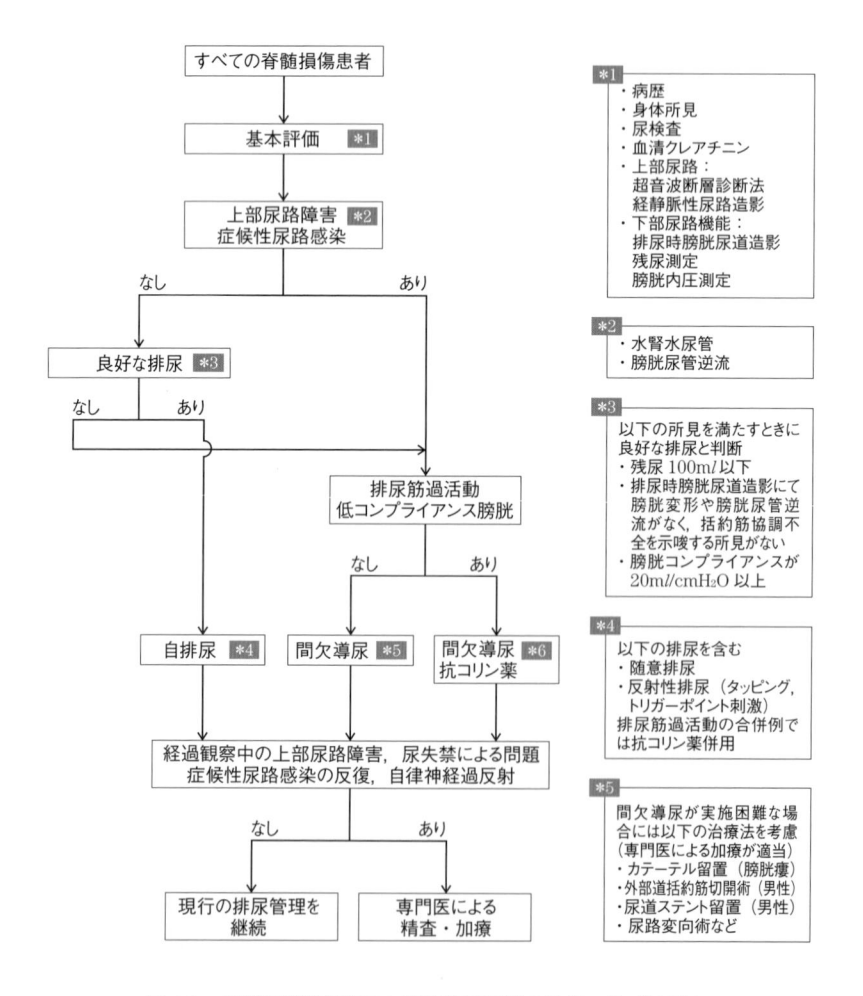

図11 慢性期脊髄損傷における排尿障害の診療アルゴリズム
(過活動膀胱診療ガイドライン，2005年[8])

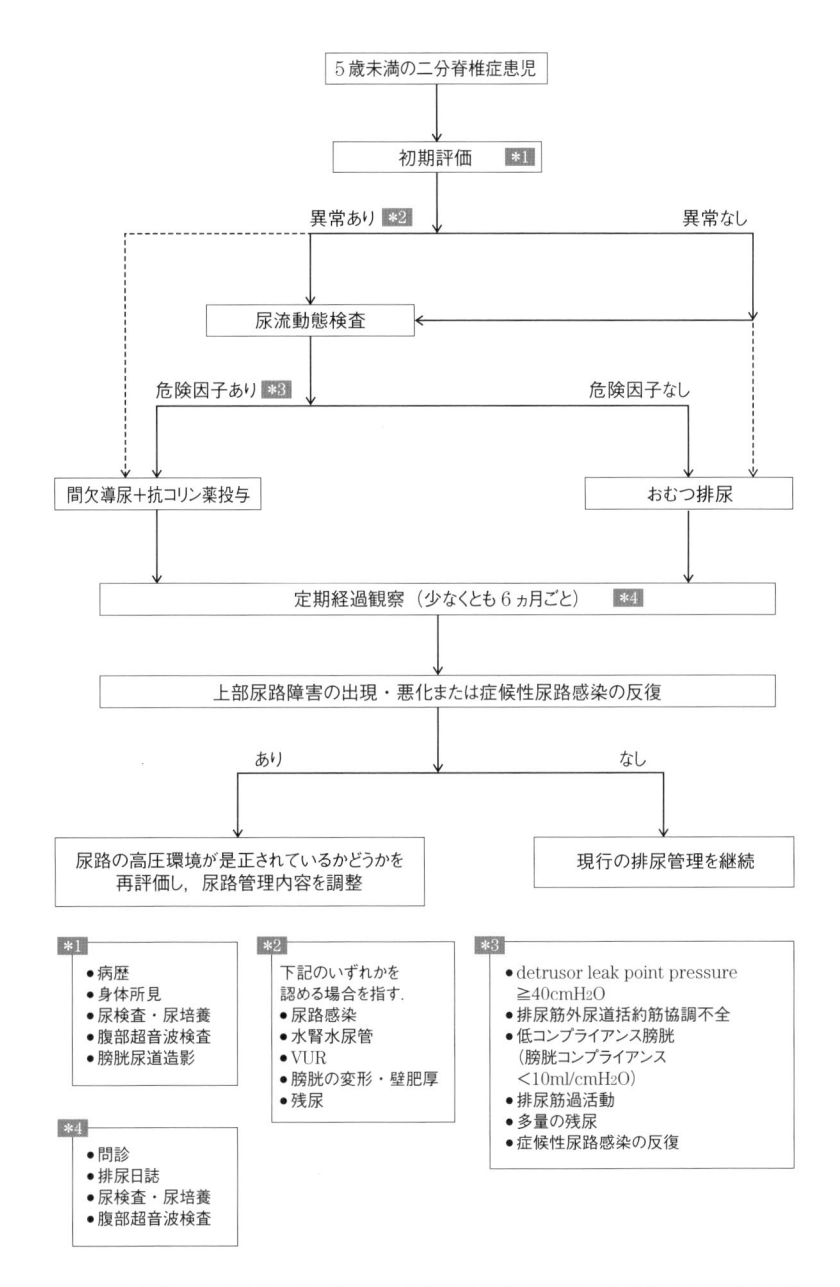

```
                    ┌─────────────────────┐
                    │ 5歳未満の二分脊椎症患児 │
                    └──────────┬──────────┘
                               │
                    ┌──────────▼──────────┐
                    │    初期評価  *1     │
                    └──────────┬──────────┘
              異常あり *2       │        異常なし
         ┌─────────────────────┴──────────────────┐
         │                                         │
    ┌────▼──────────┐                              │
    │  尿流動態検査  │◄─────────────────────────────┤
    └────┬──────────┘                              │
         │                                         │
  危険因子あり *3              危険因子なし         │
         │                        │                │
 ┌───────▼────────┐       ┌───────▼────────┐       │
 │間欠導尿+抗コリン薬投与│       │   おむつ排尿    │       │
 └───────┬────────┘       └───────┬────────┘       │
         │                        │                │
         └────────┬───────────────┘                │
                  │                                │
      ┌───────────▼─────────────────────┐          │
      │  定期経過観察（少なくとも6ヵ月ごと）*4 │          │
      └───────────┬─────────────────────┘          │
                  │                                │
      ┌───────────▼─────────────────────┐
      │上部尿路障害の出現・悪化または症候性尿路感染の反復│
      └───────────┬─────────────────────┘
           あり   │   なし
        ┌────────┴────────┐
┌───────▼──────────┐  ┌───▼──────────┐
│尿路の高圧環境が是正されているかどうかを│  │現行の排尿管理を継続│
│  再評価し，尿路管理内容を調整    │  │              │
└──────────────────┘  └──────────────┘
```

*1
- 病歴
- 身体所見
- 尿検査・尿培養
- 腹部超音波検査
- 膀胱尿道造影

*2 下記のいずれかを認める場合を指す．
- 尿路感染
- 水腎水尿管
- VUR
- 膀胱の変形・壁肥厚
- 残尿

*3
- detrusor leak point pressure ≧40cmH$_2$O
- 排尿筋外尿道括約筋協調不全
- 低コンプライアンス膀胱（膀胱コンプライアンス <10ml/cmH$_2$O）
- 排尿筋過活動
- 多量の残尿
- 症候性尿路感染の反復

*4
- 問診
- 排尿日誌
- 尿検査・尿培養
- 腹部超音波検査

図12　乳児期・5歳未満の幼児期の二分脊髄症患児の下部尿路機能障害の診療方針
（過活動膀胱診療ガイドライン，2005年[8]）

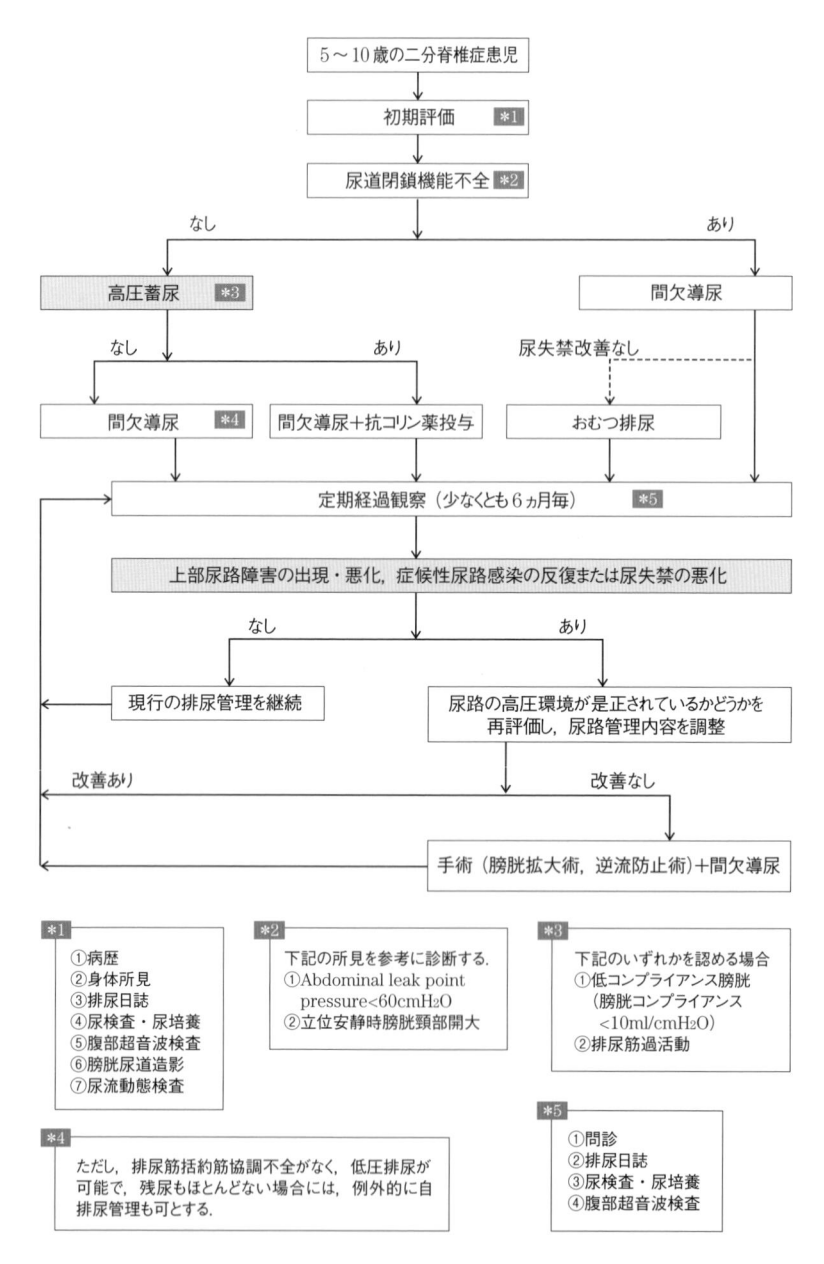

```
                    ┌─────────────────────┐
                    │ 5～10歳の二分脊椎症患児 │
                    └──────────┬──────────┘
                               ↓
                    ┌─────────────────────┐
                    │    初期評価  *1     │
                    └──────────┬──────────┘
                               ↓
                    ┌─────────────────────┐
                    │  尿道閉鎖機能不全 *2 │
                    └──────────┬──────────┘
                    なし ←─────┴─────→ あり
```

```
     ┌──────────────┐                    ┌──────────┐
     │  高圧蓄尿 *3 │                    │ 間欠導尿 │
     └──────┬───────┘                    └─────┬────┘
      なし ←┴→ あり         尿失禁改善なし     │
                           ┄┄┄┄┄┄┄┄┄┄┄┄┄┄┄┄┄┄┄┤
                                              ↓
  ┌──────────┐ ┌──────────────────┐   ┌──────────┐
  │間欠導尿*4│ │間欠導尿＋抗コリン薬投与│   │おむつ排尿│
  └─────┬────┘ └─────────┬────────┘   └─────┬────┘
```

```
          ┌────────────────────────────────────┐
          │  定期経過観察（少なくとも6ヵ月毎） *5│
          └────────────────┬───────────────────┘
                           ↓
   ┌──────────────────────────────────────────────────┐
   │ 上部尿路障害の出現・悪化，症候性尿路感染の反復または尿失禁の悪化 │
   └────────────────┬─────────────────────────────────┘
          なし ←────┴────→ あり
```

```
  ┌──────────────────┐      ┌────────────────────────┐
  │ 現行の排尿管理を継続│      │尿路の高圧環境が是正されているかどうかを│
  └──────────────────┘      │再評価し，尿路管理内容を調整│
                            └───────────┬────────────┘
                         改善あり ←─────┴─────→ 改善なし
                                                ↓
                            ┌───────────────────────────┐
                            │手術（膀胱拡大術，逆流防止術）＋間欠導尿│
                            └───────────────────────────┘
```

*1
①病歴
②身体所見
③排尿日誌
④尿検査・尿培養
⑤腹部超音波検査
⑥膀胱尿道造影
⑦尿流動態検査

*2
下記の所見を参考に診断する．
①Abdominal leak point pressure<60cmH$_2$O
②立位安静時膀胱頸部開大

*3
下記のいずれかを認める場合
①低コンプライアンス膀胱（膀胱コンプライアンス<10ml/cmH$_2$O）
②排尿筋過活動

*4
ただし，排尿筋括約筋協調不全がなく，低圧排尿が可能で，残尿もほとんどない場合には，例外的に自排尿管理も可とする．

*5
①問診
②排尿日誌
③尿検査・尿培養
④腹部超音波検査

図13　幼児・学童期前半（5～10歳）における
二分脊椎症患児の下部尿路機能障害の診療方針
（過活動膀胱診療ガイドライン，2005年[8]）

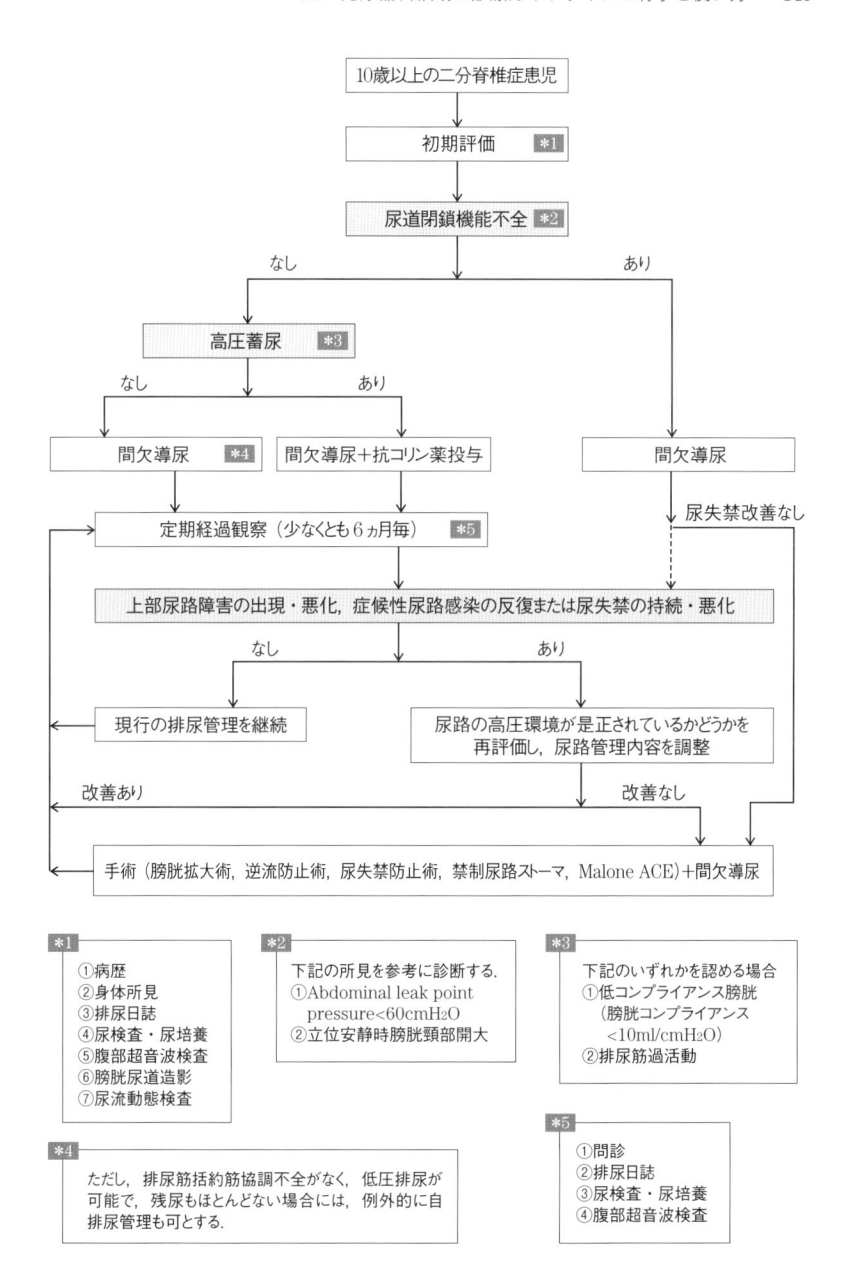

98 泌尿器科領域の診療ガイドラインの骨子と使い方　449

```
          ┌─────────────────────┐
          │ 10歳以上の二分脊椎症患児 │
          └──────────┬──────────┘
                     ↓
              ┌──────────┐
              │ 初期評価 *1 │
              └─────┬────┘
                    ↓
           ┌────────────────┐
           │ 尿道閉鎖機能不全 *2 │
           └───┬────────┬───┘
           なし│        │あり
               ↓        │
        ┌──────────┐    │
        │ 高圧蓄尿 *3 │    │
        └─┬──────┬─┘    │
       なし│      │あり   │
           ↓      ↓      ↓
      ┌───────┐ ┌──────────────────┐ ┌────────┐
      │間欠導尿*4│ │間欠導尿＋抗コリン薬投与│ │ 間欠導尿 │
      └───┬───┘ └────────┬─────────┘ └────┬───┘
          │              │              尿失禁改善なし
          └──────┬───────┘                │
                 ↓                         │
    ┌──────────────────────┐              │
    │ 定期経過観察（少なくとも6ヵ月毎）*5 │              │
    └────────────┬─────────┘              │
                 ↓                         │
  ┌──────────────────────────────────────┐ │
  │上部尿路障害の出現・悪化，症候性尿路感染の反復または尿失禁の持続・悪化│ │
  └──────┬────────────────────────┬──────┘ │
       なし│                      │あり       │
           ↓                      ↓          │
  ┌──────────────┐  ┌──────────────────────────┐│
  │現行の排尿管理を継続│  │尿路の高圧環境が是正されているかどうかを││
  └──────────────┘  │再評価し，尿路管理内容を調整        ││
                     └────────────┬─────────────┘│
          改善あり                 改善なし         │
                                   ↓              ↓
  ┌────────────────────────────────────────────┐
  │手術（膀胱拡大術，逆流防止術，尿失禁防止術，禁制尿路ストーマ，Malone ACE）＋間欠導尿│
  └────────────────────────────────────────────┘
```

*1
①病歴
②身体所見
③排尿日誌
④尿検査・尿培養
⑤腹部超音波検査
⑥膀胱尿道造影
⑦尿流動態検査

*2
下記の所見を参考に診断する.
①Abdominal leak point pressure<60cmH2O
②立位安静時膀胱頸部開大

*3
下記のいずれかを認める場合
①低コンプライアンス膀胱（膀胱コンプライアンス<10ml/cmH2O）
②排尿筋過活動

*4
ただし，排尿筋括約筋協調不全がなく，低圧排尿が可能で，残尿もほとんどない場合には，例外的に自排尿管理も可とする.

*5
①問診
②排尿日誌
③尿検査・尿培養
④腹部超音波検査

図14　幼児・学童期前半（10歳以上）における
二分脊椎症患児の下部尿路機能障害の診療方針

（過活動膀胱診療ガイドライン，2005年[8]）

9. 間質性膀胱炎診療ガイドライン

2007年に発刊された[9]．間質性膀胱炎の診断から治療まで全般に関して「間質性膀胱炎診療アルゴリズム」にまとめられている（図15）．間質性膀胱炎は頻尿，尿意亢進，膀胱痛などの症状が契機となり発見されることが多いため，病歴の聴取から膀胱鏡に至るまで種々の基本評価が重要であるとしている．治療の基本は膀胱水圧拡張術である．

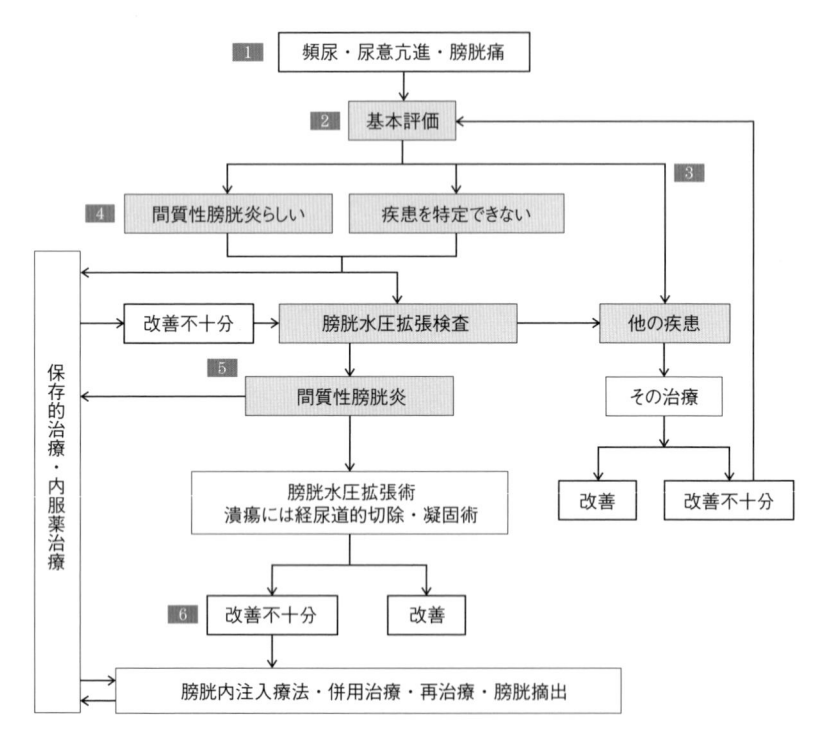

図15 間質性膀胱炎診療アルゴリズム
(間質性膀胱診療ガイドライン，2007年[9])

10. ED 診療ガイドライン

2008年に発刊された[10]．EDの診断に関しては「ED診断フローチャート」に，EDの治療に関しては「ED治療フローチャート」に要約されている（図16,17）．ED診断のポイントは，まずInternational Index of Erectile Function (IIEF) 5 による ED 診断とその重症

度分類を行い，次に喫煙，高血圧，糖尿病などのリスクファクターのチェックを行うことにある．また，ED 治療のポイントは，まず phosphodiesterase 5 (PDE5) 阻害剤または陰圧式簿記補助具を用いた治療を行い，その効果がなければ海綿体注射やプロステーシス挿入手術を行うこととなる．

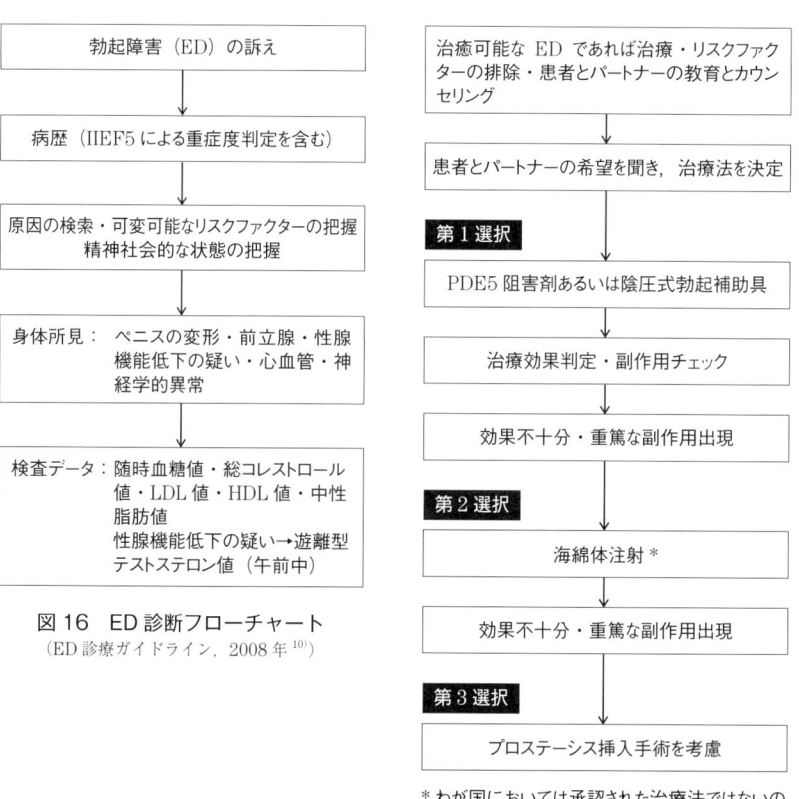

図 16 ED 診断フローチャート
(ED 診療ガイドライン，2008 年[10])

図 17 ED 治療フローチャート
(ED 診療ガイドライン，2008 年[10])

＊わが国においては承認された治療法ではないので，岡山大学の臨床試験に参加することが望ましい．

11. 加齢男性性腺機能低下症候群（LOH 症候群）診療ガイドライン

2007 年に発刊された[11]．LOH 症候群の診断から治療までの流れを「LOH 症候群の診断のアルゴリズム」にまとめられている（図 18）．

LOH症候群の診断に関しては，まず遊離型テストステロンを測定し，その測定値に異常がみられれば，LH，FSHを測定し，診断を確定していくこととしている．また，治療の基本はアンドロゲン補充療法（ART）である．ARTの適応に関しては種々のクライテリアがあるので注意が必要である．特にPSA値によるARTの適応に関してはアルゴリズムが記載されているので参照されたい（図19）．

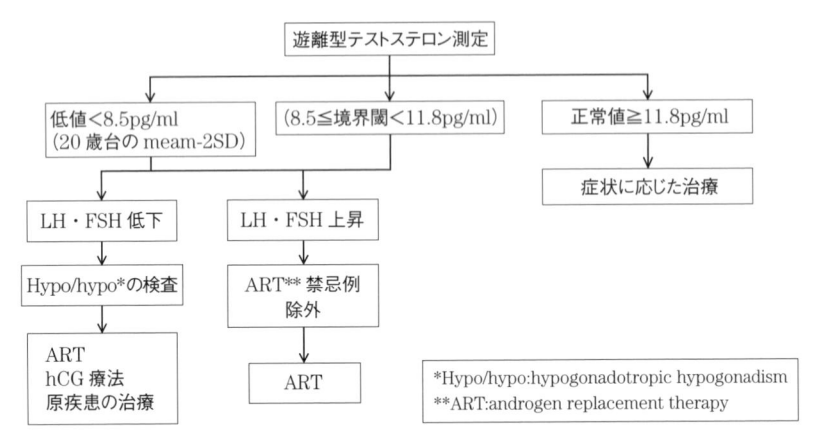

```
                    遊離型テストステロン測定
        ┌───────────────┼───────────────┐
  低値<8.5pg/ml    (8.5≦境界閾<11.8pg/ml)   正常値≧11.8pg/ml
  (20歳台のmeam-2SD)                              │
        │                │                 症状に応じた治療
   LH・FSH低下      LH・FSH上昇
        │                │
  Hypo/hypo*の検査    ART**禁忌例除外
        │                │
     ART               ART
    hCG療法
   原疾患の治療
```

*Hypo/hypo:hypogonadotropic hypogonadism
**ART:androgen replacement therapy

図18　LOH症候群の診断アルゴリズム
（加齢男性性腺機能低下症候群（LOH症候群）診療の手引き，2007年[11]）

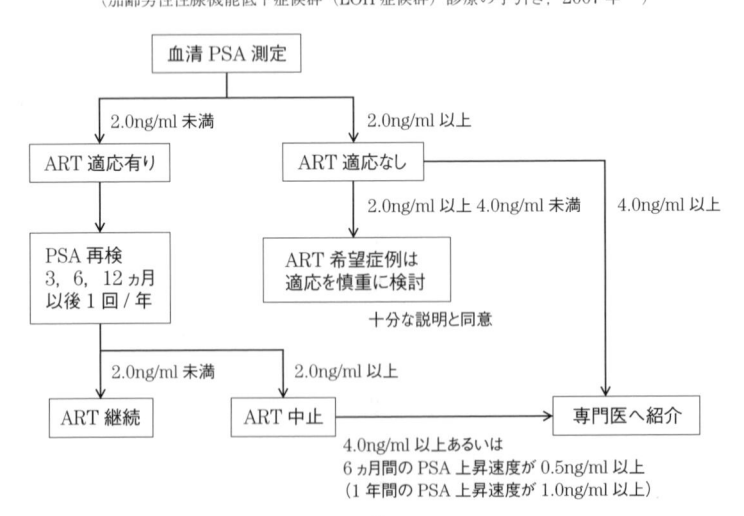

```
                         血清PSA測定
               ┌──────────────┴──────────────┐
          2.0ng/ml未満                    2.0ng/ml以上
               │                              │
          ART適応有り                     ART適応なし
               │                    ┌─────────┴─────────┐
          PSA再検              2.0ng/ml以上         4.0ng/ml以上
         3, 6, 12ヵ月          4.0ng/ml未満              │
         以後1回/年                  │                   │
               │              ART希望症例は             │
               │              適応を慎重に検討          │
               │              十分な説明と同意          │
        ┌──────┴──────┐              │                  │
   2.0ng/ml未満  2.0ng/ml以上         │                  │
        │            │                │                  │
    ART継続       ART中止  ─────→ 専門医へ紹介  ←────────┘
```

4.0ng/ml以上あるいは
6ヵ月間のPSA上昇速度が0.5ng/ml以上
（1年間のPSA上昇速度が1.0ng/ml以上）

図19　アンドロゲン補充療法（ART）開始・継続におけるPSA値の評価
（加齢男性性腺機能低下症候群（LOH症候群）診療の手引き，2007年[11]）

12. 血尿診断ガイドライン

2006年に発刊された[12]．顕微鏡的血尿の診断に関して「顕微鏡的血尿の診察の進め方」にまとめられている（図20）．

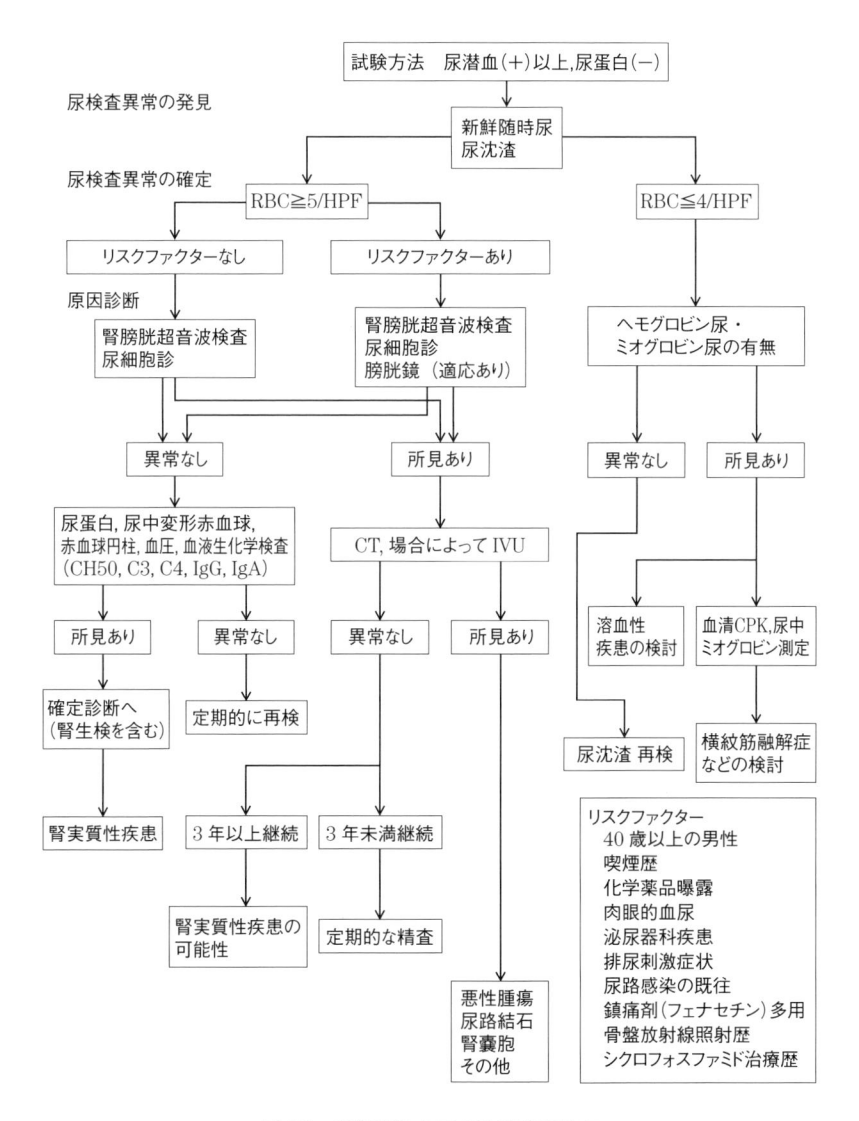

図20 顕微鏡的血尿の診察の進め方
（血尿診断ガイドライン，2006年[12]）

また同様に，肉眼的血尿の診断に関しても「肉眼的血尿の初期診察の進め方」としてまとめられている（図21）．さらに肉眼的血尿の経過観察に関して「肉眼的血尿の経過観察の進め方」として要約されている（図22）．学校検尿でスクリーニングされた顕微鏡的血尿患児を主な対象者として別途「小児血尿診断フローチャート」が掲載されている（図23）．成人と小児とでは想定される疾患が異なるため，血尿に対する検査も異なってくることに注意が必要である．

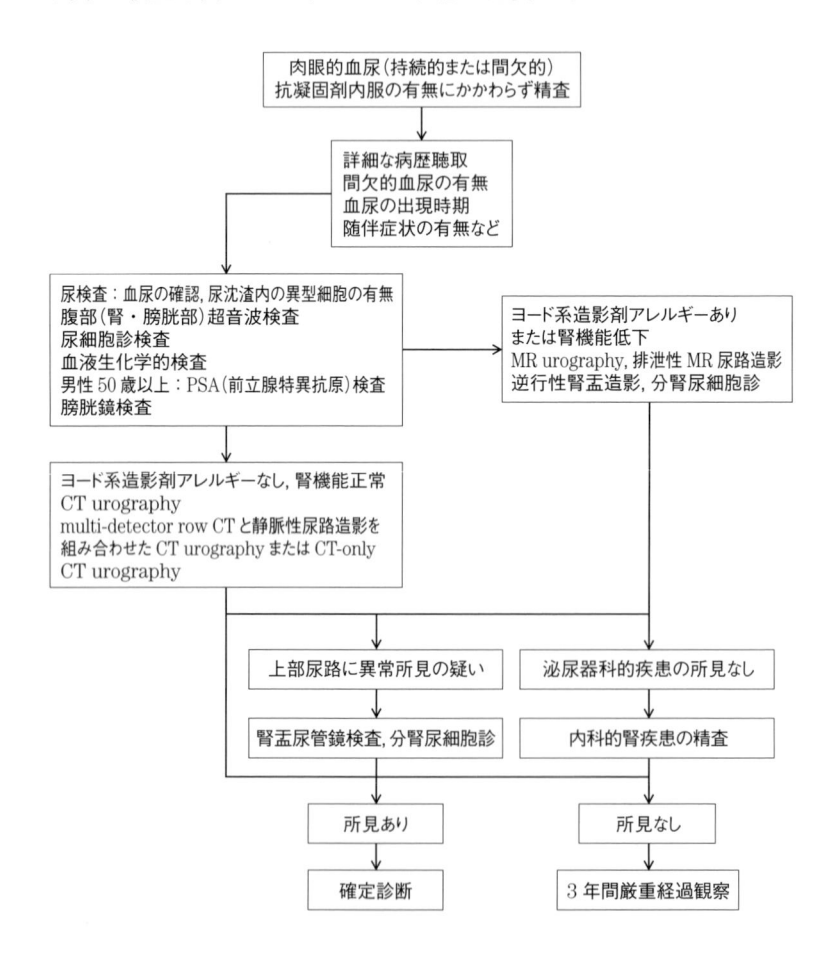

```
              ┌─────────────────────────────┐
              │肉眼的血尿（持続的または間欠的）│
              │抗凝固剤内服の有無にかかわらず精査│
              └─────────────┬───────────────┘
                            ↓
              ┌─────────────────────────────┐
              │詳細な病歴聴取                │
              │間欠的血尿の有無              │
              │血尿の出現時期                │
              │随伴症状の有無など            │
              └─────────────┬───────────────┘
                            ↓
┌──────────────────────────────────┐     ┌──────────────────────────────────┐
│尿検査：血尿の確認，尿沈渣内の異型細胞の有無│     │ヨード系造影剤アレルギーあり      │
│腹部（腎・膀胱部）超音波検査      │ →  │または腎機能低下                  │
│尿細胞診検査                      │     │MR urography, 排泄性 MR 尿路造影   │
│血液生化学的検査                  │     │逆行性腎盂造影，分腎尿細胞診       │
│男性 50 歳以上：PSA（前立腺特異抗原）検査│     └──────────────────────────────────┘
│膀胱鏡検査                        │
└─────────────┬────────────────────┘
              ↓
┌──────────────────────────────────┐
│ヨード系造影剤アレルギーなし，腎機能正常│
│CT urography                      │
│multi-detector row CT と静脈性尿路造影を│
│組み合わせた CT urography または CT-only│
│CT urography                      │
└─────────────┬────────────────────┘
        ┌─────┴─────┐
        ↓           ↓
┌──────────────┐ ┌──────────────┐
│上部尿路に異常所見の疑い│ │泌尿器科的疾患の所見なし│
└──────┬───────┘ └──────┬───────┘
       ↓                ↓
┌──────────────┐ ┌──────────────┐
│腎盂尿管鏡検査，分腎尿細胞診│ │内科的腎疾患の精査│
└──────┬───────┘ └──────┬───────┘
       ↓                ↓
┌──────────┐    ┌──────────┐
│所見あり  │    │所見なし  │
└────┬─────┘    └────┬─────┘
     ↓               ↓
┌──────────┐    ┌──────────────┐
│確定診断  │    │3年間厳重経過観察│
└──────────┘    └──────────────┘
```

図21 肉眼的血尿の初期診察の進め方
（血尿診断ガイドライン，2006年[12]）

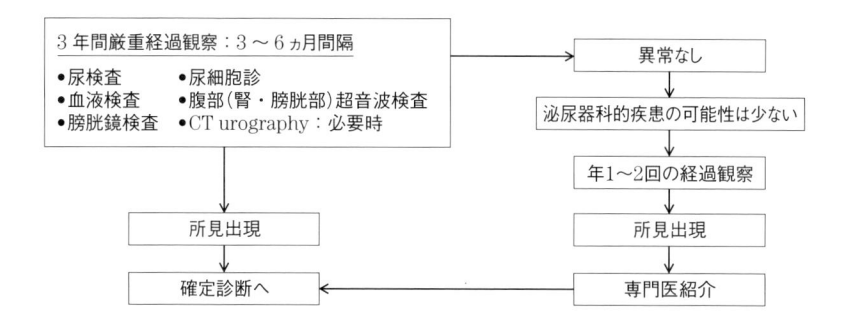

図22 肉眼的血尿の経過観察の進め方
(血尿診断ガイドライン，2006年[12])

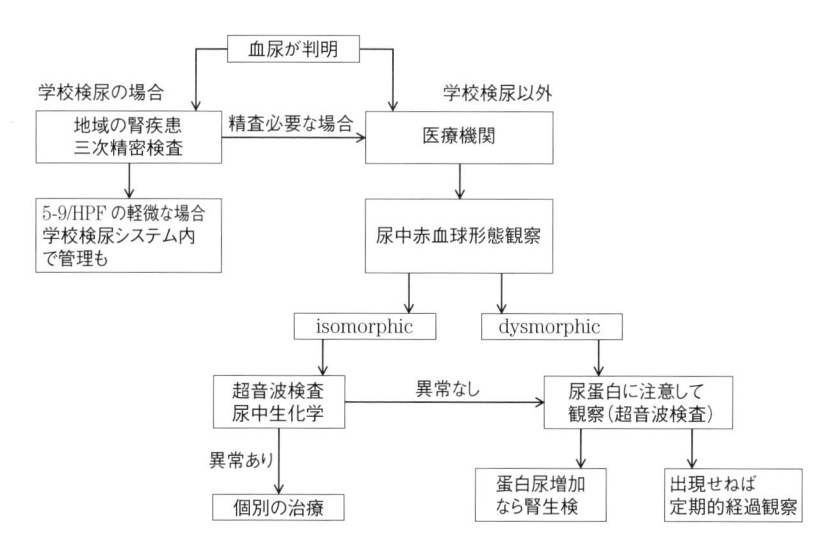

図23 小児血尿診断フローチャート
(血尿診断ガイドライン，2006年[12])

13. 男性下部尿路症状診療ガイドライン

2008年に発刊された[13]．下部尿路症状を訴える中高齢の男性を対象に基本評価から治療，専門医受診までの流れを「男性下部尿路症状診療のアルゴリズム」にまとめられている（**図24**）．このアルゴリズムは主に泌尿器科医以外の医師や看護師が使用することを想定して作成されている．夜間頻尿が主症状の症例に対しては「夜間頻尿診療ガイ

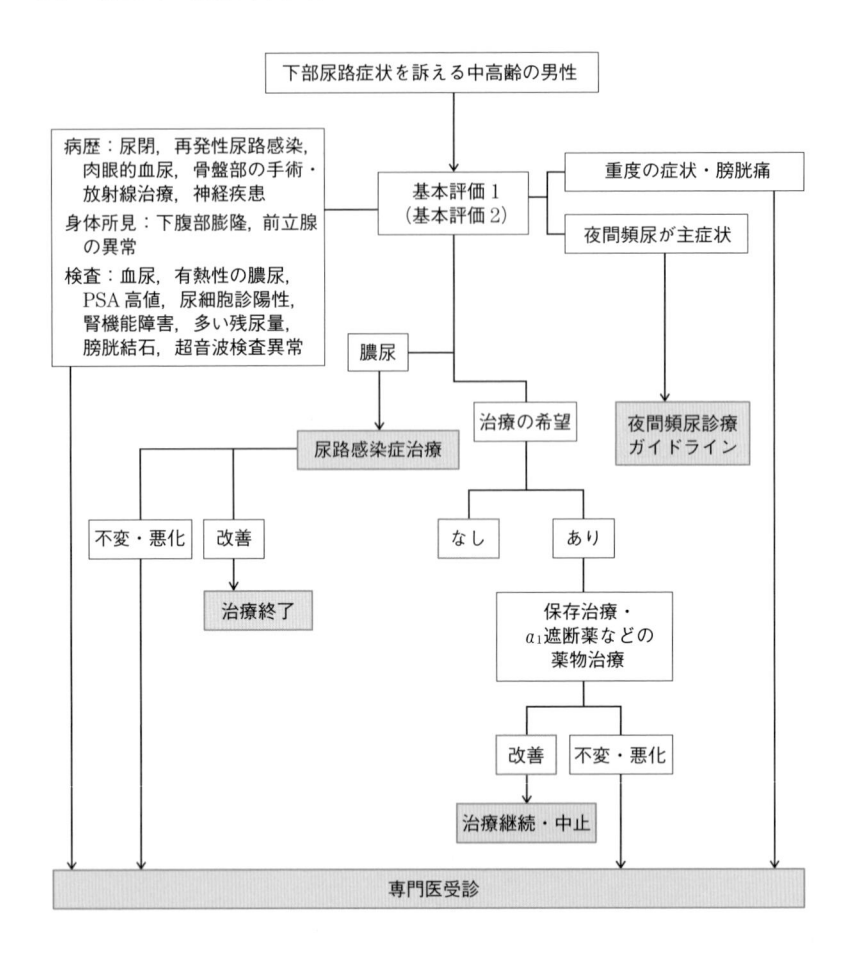

図24 男性下部尿路症状診療のアルゴリズム
(男性下部尿路症状診療ガイドライン,2008年[13])

ドライン」を参照することになっている．また，膿尿が見られない症例に対しては，患者の希望により治療を行うかどうかを決めることとしている．

14. 夜間頻尿診療ガイドライン

2009年に発刊された[14]．夜間頻尿を訴える患者を対象に初期評価から治療，専門医への紹介までの流れを「夜間頻尿の診療アルゴリズム」にまとめられている（**図25**）．このアルゴリズムは一般医家を対

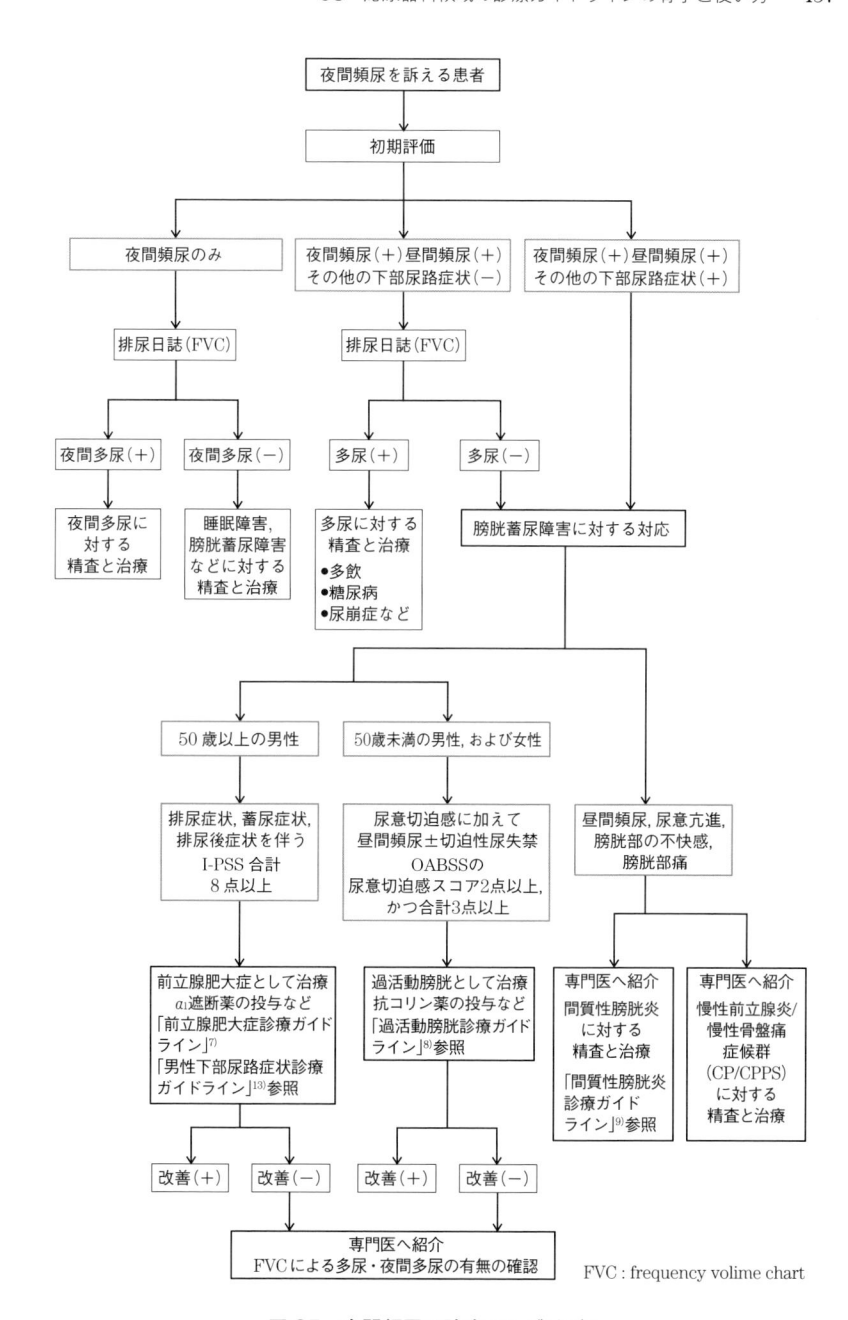

98 泌尿器科領域の診療ガイドラインの骨子と使い方　457

図 25　夜間頻尿の診療アルゴリズム
(夜間頻尿診療ガイドライン，2009 年[14])

FVC : frequency volime chart

```
夜間頻尿を訴える患者
     │
   初期評価
     │
 ┌───┼───────────────┐
夜間頻尿のみ   夜間頻尿(+)昼間頻尿(+)    夜間頻尿(+)昼間頻尿(+)
               その他の下部尿路症状(−)   その他の下部尿路症状(+)
     │              │                      │
 排尿日誌(FVC)   排尿日誌(FVC)              │
   │              │                        │
 ┌─┴─┐          ┌─┴─┐                     │
夜間多尿(+) 夜間多尿(−) 多尿(+) 多尿(−)     │
   │       │         │        │          │
夜間多尿に 睡眠障害,  多尿に対する  膀胱蓄尿障害に対する対応
対する     膀胱蓄尿障害 精査と治療
精査と治療 などに対する ●多飲
           精査と治療  ●糖尿病
                      ●尿崩症など
```

- 50 歳以上の男性
  - 排尿症状，蓄尿症状，排尿後症状を伴う I-PSS 合計 8 点以上
  - 前立腺肥大症として治療 α_1 遮断薬の投与など「前立腺肥大症診療ガイドライン」[7]「男性下部尿路症状診療ガイドライン」[13]参照
  - 改善(+) / 改善(−)

- 50 歳未満の男性，および女性
  - 尿意切迫感に加えて昼間頻尿±切迫性尿失禁 OABSS の尿意切迫感スコア 2 点以上，かつ合計 3 点以上
  - 過活動膀胱として治療 抗コリン薬の投与など「過活動膀胱診療ガイドライン」[8]参照
  - 改善(+) / 改善(−)

- 昼間頻尿，尿意亢進，膀胱部の不快感，膀胱部痛
  - 専門医へ紹介 間質性膀胱炎に対する精査と治療「間質性膀胱炎診療ガイドライン」[9]参照
  - 専門医へ紹介 慢性前立腺炎/慢性骨盤痛症候群 (CP/CPPS) に対する精査と治療

専門医へ紹介
FVC による多尿・夜間多尿の有無の確認

象として作成されている．夜間頻尿に加えて種々の症状がみられる症例に対して，それぞれの症状に応じて「前立腺肥大症診療ガイドライン」，「男性下部尿路症状診療ガイドライン」，「過活動膀胱診療ガイドライン」，「間質性膀胱炎診療ガイドライン」を参照することになっている．さらに，これらのガイドラインに則った治療で改善しない場合には，専門医へ紹介することとしている．

泌尿器科領域においても他の領域と同様に種々のガイドラインが作成されている．しかし，多くの領域で診断，治療の進歩が早い分野もあり，マイナーチェンジも含めてアップデートされた新しい改訂版が時宜を得て出版されることが望まれる．

参考文献

1) 腎癌診療ガイドライン．日本泌尿器科学会編，2007，金原出版株式会社．
2) 膀胱癌診療ガイドライン．日本泌尿器科学会編，2009，医学図書出版株式会社．
3) 前立腺癌診療ガイドライン．日本泌尿器科学会編，2006，金原出版株式会社．
4) 精巣腫瘍診療ガイドライン．日本泌尿器科学会編，2009，金原出版株式会社．
5) 前立腺がん検診ガイドライン．日本泌尿器科学会編，2009，金原出版株式会社．
6) 尿路結石症診療ガイドライン．日本泌尿器科学会，日本 Endourology・ESWL 学会，日本尿路結石症学会編，2002，金原出版株式会社．
7) 前立腺肥大症診療ガイドライン．日本泌尿器科学会編，2011，リッチヒルメディカル株式会社．
8) 過活動膀胱診療ガイドライン．日本排尿機能学会過活動膀胱ガイドライン作成委員会編，2005，ブラックウェルパブリッシング株式会社．
9) 間質性膀胱炎診療ガイドライン．日本間質性膀胱炎研究会ガイドライン作成委員会編，2007，ブラックウェルパブリッシング株式会社．
10) ED 診療ガイドライン．日本性機能学会 ED 診療ガイドライン作成委員会編，2008，ブラックウェルパブリッシング株式会社．
11) 加齢男性性腺機能低下症候群（LOH 症候群）診療の手引き．日本泌尿器科学会・日本 Men's Health 医学会「LOH 症候群診療ガイドライン」検討ワーキング委員会編，2007，日本泌尿器科学会．
12) 血尿診断ガイドライン．日本泌尿器科学会血尿診断ガイドライン検討委員会編，2006，日本泌尿器科学会．
13) 男性下部尿路症状診療ガイドライン．日本排尿機能学会，男性下部尿路症状診療ガイドライン作成委員会編，2008，ブラックウェルパブリッシング株式会社．
14) 夜間頻尿診療ガイドライン．日本排尿機能学会，夜間頻尿診療ガイドライン作成委員会編，2009，ブラックウェルパブリッシング株式会社．

（水谷 陽一）

日本語索引

①五十音順に分類し，カタカナ，ひらがな［清・濁・半濁音］，漢字の順に配列した．②漢字は同一漢字をまとめ，頭初の文字の読みの単音，複音の順とし，さらにその中では画数の少ない文字の順に配列した．

あ

アフェレシス療法	333
危険性	337
原理と種類	333
アンドロゲン補充療法	356
開始・継続における	
PSA 値の評価	452

い

インディアナ・パウチ	279
異型小型腺房増殖	194
異所性 ACTH 産生腫瘍	67
遺伝子学検査	54
遺伝的性	348
遺尿症	377
一塩基多型解析	56
溢流性尿失禁	380
陰茎の硬結	12
陰茎の先天異常	226
陰茎異物	230
陰茎回転症	228
陰茎硬度計	52
陰茎絞扼症	11, 229
陰茎腫瘍	231
陰茎折症	229
陰茎部痛	8
陰嚢の無痛性腫大	13
陰嚢の有痛性腫大	13
陰嚢水腫	217
根治術	257
陰嚢皮角血管腫	13
陰嚢部腫瘤	9
陰嚢部痛	8

え

エンドトキシン血症	334
塩類尿	6
会陰の筋群	295
会陰式前立腺全摘除術	293
合併症	299
手術手順	298
会陰部痛	8

お

オカルト癌	192
黄色肉芽腫性腎盂腎炎	119

か

カプトプリル負荷試験	59
下大静脈後尿管	125
下部尿路症状	2
発症機序	2
分類	2
下腹神経	417
下腹部・膀胱部痛	8
下腹部腫瘤	9
下膀胱動脈	417
化学療法レジメン	224
仮性包茎	227
加齢男性性腺機能低下症候群	354
過活動膀胱	155
診療のアルゴリズム	445
過活動膀胱症状質問票	156
回腸新膀胱造設術	280
回腸導管造設術	276
開腹手術における対応	239
開放手術	242, 250, 253, 274, 263
開放生検	33
外陰部の性	348
外陰部腫瘤	9
外腸骨動静脈	428
外尿道括約筋	419
外尿道括約筋筋電図	45
拡大リンパ節郭清	428
拡大郭清のコツ	425
核医学的診断法	26
褐色細胞腫	69
嵌頓包茎	227
間質性膀胱炎	158

間質性膀胱炎診療アルゴリズム	450	
感染結石	101	
環状切除術	261	
癌化学療法	388	
癌性疼痛の管理	402	

き

気腫性腎盂腎炎	109
気尿	6
奇形精子症	364
機能性尿失禁	380
亀頭包皮炎	230
逆行性腎盂造影	24
逆行性腎盂尿管造影	20
逆行性尿道膀胱造影	23
急性陰嚢症	237
急性拒絶反応	344
急性細菌性前立腺炎	184
急性腎障害	323
急性腎不全に対する透析療法の適応	330
急性腎不全の原因	322
急性腎盂腎炎	107
急性尿閉	2, 236
急性尿路拡張に伴う疼痛	7
急速進行性糸球体腎炎	335
救急膀胱尿ドレナージ法	179
去勢抵抗性前立腺癌	200
巨大尿管症	124
巨大尿道	166
巨大膀胱症	134
強度変調放射線治療	198, 394
禁制型尿路変向術	279, 280

筋層非浸潤性膀胱癌のスコアとリスク分類	148

く

クッシング症候群	65
クラミジア性尿道炎	172
クロニジン試験	59
クロミフェン試験	58
偶発癌	192

け

経会陰式手術	293
経カテーテル的動脈塞栓術	105
経直腸的超音波検査	194, 203
経尿道的前立腺切除術	240, 283
経尿道的尿管結石砕石術	288
経尿道的尿管砕石術	129
経尿道的膀胱腫瘍切除術	240, 286
経皮的針生検	32
経皮的腎砕石術	129
経皮的腎動脈形成術	121
経腹膜到達法	310
血液透析	329
血管作動薬負荷試験	51
血清前立腺特異抗原	194
血精液症	208
血尿	4
血漿 ACTH	66
結節性硬化症	119
献腎移植	339
献腎移植登録の流れ	340
顕微鏡的血尿	4

診察の進め方	453
原発性アルドステロン症	27, 62

こ

コルチゾール測定	66
交叉性偏位腎	94
交通性陰嚢水腫根治術	257
抗アンドロゲン剤の交替療法	200
抗アンドロゲン除去症候群	200
抗リンパ球抗体陽性の同種腎移植	337
抗癌剤の副作用と対策	391
抗体関連型拒絶	344
後天性嚢胞腎	96, 119
後部尿道弁	163
後腹膜リンパ節郭清と解剖	422
後腹膜疾患	84
後腹膜腫瘍	86
後腹膜線維症	84
後腹膜到達法	310
高位精巣摘除術	253
高血圧クリーゼ	70
高血圧の分類	120
高ゴナドトロピン	352
高線量率組織内照射	395
国際前立腺症状スコア	189
骨シンチグラフィ	27
骨盤リンパ節郭清と解剖	428
骨盤筋膜	416
骨盤神経叢（下下腹神経叢）と膀胱枝	417
骨盤腎	93

日本語索引

骨盤臓器脱	383
骨盤内臓器下垂	383
骨盤内臓器脱の症状	383
根治的腎摘除	117

さ

サントリーニ静脈叢	419
坐骨神経	430
最大アンドロゲン阻止療法	200
最大尿流率	44
砕石装置の特性	289
細菌尿	6
三次元原体照射	198, 394
珊瑚状結石	100

し

シスチン結石	101
死体腎移植	339
自然排尿型尿路変向術	281
脂肪肉腫	87
脂肪抑制法	41
視床下部下垂体障害	363
視床下部－下垂体－性腺系	58
視床下部－下垂体－副腎皮質系	58
視聴覚的性刺激試験	51
持続勃起症	238
失禁型尿路変向術	274, 279
射精障害	15, 364
射精神経の解剖	426
射精神経温存後腹膜リンパ節郭清術	426
射精神経温存後腹膜リンパ	

節郭清術の術式	427
腫脹	9
腫瘤	9
周術期の管理	239
蓚酸カルシウム結石	101
女子尿道腫瘍	181
女性の尿失禁手術	313
女性尿失禁の診療アルゴリズム	381
除外診断の諸検査	159
小児血尿診断フローチャート	455
小線源療法	394
症候性血尿	4
上部尿路に対する経尿道的手術	241
上腹部正中切開	414
上膀胱動脈	417
常染色体優性多発性嚢胞腎	95, 96
常染色体劣性多発性嚢胞腎	94, 96
神経因性膀胱	150
神経芽腫	78
病期分類	78
神経血管束	420
真性包茎	227
深陰茎静脈	245
進行腎癌の治療	117
進行性・難治性精巣腫瘍治療アルゴリズム	223, 440
腎・尿管・膀胱部単純撮影	22
腎の炎症性疾患	107
腎の外傷	103
腎の重症感染症	107
腎の先天異常	92
腎移植	263, 339

腎移植後の拒絶反応	344
腎盂・尿管腫瘍	130
診断の手順	131
腎盂腎杯	413
腎盂尿管移行部通過障害	368
腎盂尿管鏡検査	21
腎オンコサイトーマ	119
腎癌	42, 390
腎癌診療のアルゴリズム	436
腎結石	98
腎血管筋脂肪腫	119
腎血管性高血圧の確定診断のための検査	121
腎血管性高血圧の診断の手がかり	120
腎梗塞による激痛	7
腎腫瘍	114
腎腫瘍に対する治療方針	120
腎周囲偽嚢胞	96
腎周囲膿瘍	108
腎静脈の走行	413
腎シンチグラフィ	26
腎性高血圧症	120
腎性全身性線維症	42
腎生検	33, 34
腎仙痛	7
腎臓の手術と解剖	412
腎臓周囲の腹腔内臓器	412
腎臓周囲血管	412
腎摘除術	242
腎肉腫	119
腎尿管全摘除術	130
腎膿瘍	108
腎杯憩室	96
腎部分切除術	117

腎部疼痛	7
腎瘻造設術	275

す

ステューダー法	281
水腎症	96
睡眠時勃起現象	49
髄質海綿腎	95

せ

生体検査	32
生体腎移植	339
ガイドライン	340
生理的包茎	227
制吐薬使用の要点	393
性の決定	351
性器の異常	10
性機能の異常	14
性機能検査	47
性機能障害	358
性腺の性	348
性腺機能低下症	351
分類	352
性分化異常	348
診断アルゴリズム	
	350
分類	349
精液尿	6
精管・精巣上体結核	217
精管結紮術	259
精索水腫	217
精索水瘤	376
精索静脈瘤	216, 364
手術	311
精索捻転症	215
精子の形成	362
精子無力症	364

精巣の先天異常	372
精巣炎	213
精巣外傷	212
精巣固定術	256
精巣腫瘍	42, 220, 390
診療基本アルゴリズム	
	222, 439
精巣上体・精巣結核	213
精巣上体炎	213
精巣上体摘出術	255
精巣水瘤	217, 376
精巣生検	33
精巣脱出症	13
精巣摘除術	254
精巣内精子採取術	361
精嚢疾患	208
精嚢腫瘍	208
精路の通過障害	364
切迫性尿失禁	380
先天性陰茎彎曲症	228
先天性水腎症	124
先天性尿道狭窄	166
先天性副腎過形成	72
先天性膀胱奇形	134
染色体異常	363
前部尿道憩室	166
前部尿道弁	165
前立腺の手術と解剖	419
前立腺炎	184
前立腺癌	42, 192, 390
癌発見の動機別分類	
	192
検診のアルゴリズム例	
	441
治療のアルゴリズム	
	438
診断確率予測	206
前立腺後面の処理	249
前立腺上皮内腫瘍	194

前立腺生検	33
前立腺全摘除術	247
前立腺特異抗原検査	203
前立腺肥大症	188
診療のアルゴリズム	
	444
全身性エリテマトーデス	
	335

そ

巣状糸球体硬化症	336
総腸骨動脈	429
総排泄腔外反	134
造影 CT	37
促進型急性拒絶反応	344
側腹部鈍痛	8

た

ダイナミック CT	37
多剤併用化学療法	388
多尿の原因	4
多嚢胞性異形成	96
多嚢胞性異形成腎	92
多胞性嚢腫	96
体外衝撃波砕石術	129
待機遅延内分泌療法	197
待機療法	197
単純 CT	37
単純性腎嚢胞	94, 96
単純乳頭反転法	275
男子尿道腫瘍	180
男性下部尿路症状診療のアルゴリズム	456
男性更年期障害	354
男性不妊	361
男性不妊症に対する ART の問題点	364

ち

恥垢	227
恥骨後式膀胱頸部挙上術	313
恥骨子宮頸部筋膜	416
蓄尿症状	2
蓄尿障害	151
重複腎盂尿管	125
重複尿道	162
重複膀胱	134
超音波診断法	29
超急性拒絶反応	344
直腸指診	203
直腸診	194
直腸側腔	418

て

デキサメタゾン抑制試験	59, 66
低形成腎	92
低ゴナドトロピン	352
低線量率組織内照射	394
停留精巣	218, 372
停留精巣の手術	312
点滴腎盂造影	22

と

ドライウェイトの設定	331
透析腎	119
透析療法導入基準	329
疼痛	7
特発性アルドステロン症	63
特発性血精液症	210
特発性腎出血	110
治療方針	112
特発性造精機能障害	364
豊田法	275

な

ナットクラッカー現象	112
内視鏡生検	32
内シャント設置術	267
内腸骨動静脈	429
内分泌検査	57
内分必性高血圧	63
軟性膀胱鏡検査	20
難治性ネフローゼ症候群	336

に

二分脊椎症患児の下部尿路機能障害の診療方針	447, 448
肉眼的血尿の初期診察の進め方	454
乳酸脱水素酵素	221
乳び尿	6
尿管異所開口	125, 371
尿管カテーテル留意	20
尿管結石	127
尿管結石と鑑別すべき疾患	128
尿管切石術	129
尿管皮膚瘻造設術	274
尿管部分切除術	131
尿管瘤	125, 370
尿酸結石	101
尿失禁	380
尿性状の異常	4
尿道・膀胱鏡検査	19
尿道の外傷	169
尿道の切断	248
尿道の離断	295
尿道異物	170
尿道炎	172
尿道奇形	162
尿道狭窄	176
尿道憩室	181
尿道結石	168
尿道周囲炎	172
尿道造影	18
尿道内圧測定	46
尿道ブジー	19
尿道閉鎖	162
尿道ポリープ	167
尿道無形成	162
尿道膀胱造影	23
尿道膀胱吻合	296
尿閉	2
尿流曲線パターン	177
尿流測定	44, 177
尿流動態検査	44
尿量の異常	3
尿量の減少	3
尿量の増加	3
尿路結石再発予防ガイドライン要約	443
尿路結石治療ガイドライン要約	442
尿路上皮癌	390
尿路生検	33

の

膿腎症	108
膿尿	6
嚢胞性腎疾患	94

は

ハウトマン法	281
バスキューラアクセスの種類	330
馬蹄腎	93
排出障害	151
排尿の異常	2
排尿後症状	2
排尿時膀胱造影	23
排尿症状	2
排尿痛	8
胚細胞腫瘍	220
発熱	9
反射性尿失禁	380

ひ

ヒト絨毛性性腺刺激ホルモン	221
泌尿器科悪性腫瘍	389
泌尿器科手術の合併症	316
泌尿器科領域の診療ガイドラインの骨子と使い方	434
泌尿器腹腔鏡技術認定制度規則	301
非クラミジア性非淋菌性尿道炎	172
非交通性陰嚢水腫	258
非失禁型尿路変向術	279
非淋菌性尿道炎	172

ふ

不妊症の原因	361
副腎の局所解剖	407
副腎癌	80
病期分類	81
副腎偶発腫瘍	75
副腎腫瘍の手術	310
副腎シンチグラフィ	27
副腎髄質系	59
副腎性 Cushing 症候群	67
副腎性器症候群	72
副腎摘除術	250, 408, 410
腹圧下漏出時圧	46
腹圧性尿失禁	380
手術方法	382
腹腔鏡下腎摘除術	303
腹腔鏡下腎部分切除術	305
腹腔鏡下前立腺全摘除術	308
腹腔鏡手術	300, 303, 310
腹腔鏡手術における対応	240
腹部腫瘤	9
腹膜	416
腹膜灌流用カテーテル留置術	269
複数個腎結石	100
分子標的療法	399
糞尿	6

へ

平滑筋肉腫	88
閉鎖神経	429
閉鎖動静脈	428

ほ

補助生殖技術	361
包茎	227
包茎手術	260
包皮診察の留意点	10
放射線治療法	394
勃起障害	14, 358
分類	47
勃起神経温存手術	249
勃起不全	47
傍腎盂嚢胞	96
膀胱の外傷	140
膀胱の手術と解剖	416
膀胱異物	140
膀胱炎	143
初期治療	144
診断の流れ	144
膀胱下腹筋膜	416
膀胱外反	134
膀胱癌	42
TNM 分類	147
診断・治療	147
診療のアルゴリズム	437
膀胱鏡	159
膀胱憩室	134, 135
膀胱結石	140
基礎疾患	141
膀胱後腔疾患	84
膀胱腫瘍	146
膀胱前腔	417
膀胱全摘除術	245
膀胱造影	19, 23
膀胱側腔	418
膀胱内圧・直腸内圧・尿流同時測定	45
膀胱内圧測定	45
膀胱尿管逆流	126, 369
膀胱破裂の分類	140
膀胱瘤	137
膀胱瘻造設術	276

ま

マインツ・パウチ	279

日本語索引

麻酔下膀胱水圧拡張検査 159
埋没陰茎 227
末期腎不全の治療指針 325
慢性移植腎機能低下 344
慢性期脊髄損傷における排尿障害の診療アルゴリズム 446
慢性細菌性前立腺炎 185
慢性腎臓病 117
慢性腎不全 324
慢性前立腺炎/慢性骨盤疼痛症候群（CP/CPPS） 185
慢性尿閉 2

む

ムンプス精巣炎 364
無形成腎 92
無症候性腫瘤触知 86
無症候性肉眼的血尿 4

め

免疫療法 397

や

夜間多尿の原因 4
夜間頻尿 3
　診療アルゴリズム 457
夜尿症 377
薬剤による造精機能障害 364

ゆ

遊離回腸の切開 281

よ

腰部斜切開 415

ら

ラテント癌 192
卵細胞質内精子注入法 361

り

リンパ球クロスマッチテスト 342
リン酸カルシウム結石 101
利尿薬負荷レノグラフィ 26
粒子線治療 394
淋菌性尿道炎 172
臨床癌 192

る

ループス腎炎 335

れ

レニン－アンギオテンシン－アルドステロン系 59
レノグラフィ 27

ろ

漏出時圧 46
肋骨脊柱角 127
肋骨弓下横切開 414

わ

矮小陰茎 226

外国語索引

①外国語と外国語と冠した言葉をまとめた.
②分類，配列はアルファベット順位にしたがった.

A

abdominal leak point pressure（ALLP） 46
ABO 血液型不適合 337, 342
accelerated acute rejection 344
ACDK 96, 119
acquired cystic disease of kidney（ACDK） 119
active surveillance 197
acute kidney injury（AKI） 323
acute rejection 344
ADAM 質問票 355
ADPKD 95, 96
adrenal incidentaloma 75
adrenogenital syndrome 72
AFP 221
Aging Males' Symptoms（AMS）スコア 354
AKI 323
α 胎児性蛋白 221
alfa-fetoprotein（AFP） 221
ALLP 46
ambiguous genitalia 351
AMR 344

androgen replacement therapy（ART） 356
anterior urethral diverticulum 166
anterior urethral valve 165
antiandrogen withdrawal syndrome 200
antibody-mediated rejection（AMR） 344
ARPKD 94, 96
ART 356
ART 361
ASAP 194
assisted reproductive technology（ART） 361
atypical small acinar proliferation（ASAP） 194
audio-visual sexual stimulation（AVSS） 51
autosomal dominant polycystic kidney disease（ADPKD） 95
autosomal recessive polycystic kidney disease（ARPKD） 94
AVSS 51

B

bacillus Calmette-Guérin 131

balanoposthitis 230
Barnes 法 283
BCG 灌流療法 131
benign prostatic hyperplasia（BPH） 188
Bergmann 法 258
Blaivas の分類 24
Bosniak 分類 97
BPH 188
BPH 診療ガイドライン 284
Burch 法 313

C

calyceal diverticulnm 96
castration resistant prostate cancer（CRPC） 200
CG 23
chain CG 24
chemical shift imaging 法 41
chemical shift selective saturation 法 41
CHESS 法 41
chlamydial urethritis 172
chronic allograft dysfunction 344

chronic kidney disease (CKD)	117	
CKD	117	
clinical carcinoma	192	
CMG	45	
Cohen 法	370	
computed tomography (CT)	115	
concealed/buried penis	227	
congenital curvature of the penis	228	
congenital urethral stenosis	166	
costovertebral angle (CVA)	127	
CRH 負荷試験	59	
crossed renal ectopia	94	
CRPC	200	
CT	36, 115	
CT-angiography	38	
CT-urography	38	
Cushing 病	65	
Cushing 症候群	65	
cutaneous ureterostomy	274	
CVA	127	
cystic kidney disease	94	
cystography (CG)	23	
cystometrography (CMG)	45	
cystostomy	276	

D

D'Amico のリスク分類	197	
Denonviller 筋膜	421	
Denonvilliers 筋膜の切開ライン	246	
dialysis kidney	119	
diffusion weighted image (DWI)	40	
digital inflection rigidometer (DIR)	52	
digital rectal examination (DRE)	194, 203	
DIP	22	
DIR	52	
disorder of sex development	348	
dorsal vein complex (DVC)	245, 419	
DRE	203, 194	
drip infusion pyelography (DIP)	22	
DVC	245	
DWI	40	

E

ectopic ureter	371	
ED	47, 358	
ED 診断フローチャート	451	
ED 治療フローチャート	451	
EHS	49	
electromyography (EMG)	45	
EMG	45	
EOD (Extent of disease on bone scan) 分類	196	
epididymitis	213	
erectile dysfunctio (ED)	47, 358	
Erection Hardness Score (EHS)	49	
ESWL	129	
external striated urethral sphincter	419	
extracorporeal shock wave lithotripsy (ESWL)	129	

F

false phimosis	227	
fast spin echo 法	40	
FDG-PET	28	
FGS	336	
flare up 現象	200	
focal segmental glomerulosclerosis (FGS)	336	
Föderl 法	262	
foredice	11	
Fournier's gangrene	218	
FSE 法	40	

G

G-CSF 製剤使用の要点	392	
Gender assignment	351	
genetic sex	348	
germ cell tumor	220	
GFR の評価	326	
Gibson 切開	263	
Gleason score (GS)	193	
GnRH 負荷試験	58	
gonadal sex	348	
gonococcal urethritis	172	
gradient echo 法	40	

GRE 法	40	incidental carcinoma	192	Liddle 法	59
GS	193	Indiana pouch	279	LOH 症候群	354

H

Hautmann 法	279, 280, 281	intensity modulated radiation therapy (IMRT)	198	low-dose-rate brachytherapy (LDR-BT)	394
hCG	221	International Index of Erectile Function (IIEF)	48	lower urinary tract symptoms (LUTS)	2
hCG 負荷試験	58	intracytoplasmic sperm injection (ICSI)	361	Lowsley レトラクター	294
HD	329			LPP	46
HDR-BT	395			lupus nephritis	335
heincdialysis (HD)	329			LUTS	2
Henoch-Schoenlein 紫斑病	11				

J

M

high-dose-rate brachytherapy (HDR-BT)	395	Jewett Staging System	196	MAB	200
horseshoe kidney	93			magnetic resonance imaging (MRI)	116
human chorionic gonadotropin (hCG)	221			Mainz pouch	279

K

hydronephrosis	96	KUB	22	max flow rate (MFR)	44
hyperacute rejection	344			maximal androgen blockade (MAB)	200
hypogonadism	351			MCDK	92

L

hypoplastic kidney	92	lactic dehydrogenase (LDH)	221	medullary sponge kidney	95

I

		laparoscopic nephrectomy	303	megaurethra	166
ICS	361	laparoscopic total prostatectomy	308	memorial sloan-kettering cancer center risk 分類	114
ICS の分類	46	latent carcinoma	192	MFR	44
idiopathic hyperaldosteronism (IHA)	63	late-onset hypogonadism syndrome (LOH 症候群)	354	micropenis	226
IGCC 分類	224	LDH	221	MR urography (MRU)	40
IgG4 関連硬化性疾患	84	LDR-BT	394	MRI	39, 116
IHA	63	leak point pressure (LPP)	46	MRU	40
IIEF	48	LH-RH 負荷試験	58	MSKCC risk 分類	114
IIEF5	359	Lich-Gregoir 法	370	multicystic dysplastic	96
ileal conduit	276			multicystic dysplastic kidney (MCDK)	92
IMRT	198, 394			multilocular cyst	96

N

NCCN のリスク分類　197
nephrostomy　275
Nesbit 法　283
neuroblastoma　78
neurovascular bundle　420
NIM（National Institutes of Health）分類　184
NMR　39
nocturnal penile tumescense（NPT）　49
non-chlamydial non-gonococcal urethritis　172
non-gonococcal urethritis　172
NPT　49
NPT 測定法　50
nuclear magnetic resonance（NMR）　39
nutcracker phenomenon　112

O

OAB　155
OABSS　156
occult carcinoma　192
orchitis　213
Overactive Bladder Symptom Score（OABSS）　156
overactive bladder（OAB）　155

P

PA　62
parapelvic cyst　96
paraphimosis　227
pelvic kidney　93
pelvic organ prolapse（POP）　383
penile foreign body　230
penile fracture　229
penile strangulation　229
penile torsion　228
percutameous transluminal renal angioplasty（PTRA）　121
percutaneous nephrolithotripsy（PNL）　129
perirenal pseudocyst　96
PET　28
PFS　45
phenotypic sex　348
pheochromocytoma　69
phimosis　227
physiologic phimosis　227
PIN　194
plain film of kidney, ureter and bladder（KUB）　22
PNL　129
Politano-Leadbetter 法　370
POP　383
POP-Q Staging　138
posterior urethral valve　163
pressure-flow study（PFS）　45
primary aldosteronism（PA）　62
prostate cancer　192
prostate specific antigen（PSA）　194, 203
prostatic intraepithelial neoplasm（PIN）　194
PSA　194, 203
PSA 監視療法　197
PSA 関連マーカー　206
PTRA　121

Q

QOL スコア　189

R

rapidly progressive glomerulonephritis（RPGN）　335
renal agenesis　92
renal angiomyolipoma　119
renal oncocytoma　119
renal sarcoma　119
renal transplantation　339
retrograde pyelography（RP）　24
retrograde urethrocystography　23
retroperitoneal fibrosis（RPF）　84
RP　24
RPF　84
RPGN　335

S

Santorini venous plexus 419
Sexual Health Inventory for Men (SHIM) 48
SE 法 40
SHIM 48
simple renal cyst 94, 96
single nucleotide polymorphism (SNP) 56
SIPS 84
SLE 335
SMAP 法 273
smegma 227
SNP 56
Spied 法 273
spin echo 法 40
Studer 法 279, 280, 281
systemic IgG4-related plasmacytic syndrome (SIPS) 84
systemic lupus erythematosus (SLE) 335

T

T1 weighted image (T1WI) 40
T1WI 40
TAE 105
T-cell mediated rejection (TMR) 344
tension-free vaginal mesh (TVM) 385
tension-free vaginal tape (TVT) 313
TESE 361
testicular sperm extraction (TESE) 361
testicular tumor 220
testis injury 212
three-dimensional conformal radiotherapy (3D-CRT) 198
TMR 344
TNM 分類 195, 232
TNM 臨床病期分類 147
TOT 手術 313, 314
transcatheter arterial embolization (TAE) 105
transobturator tape 手術 313
transrectal ultrasonography (TRUS) 203
transrectal ultrasound (TRUS) 194
transurethral ureterolithotripsy (TUL) 129
true phimosis 227
TRUS 203
TRUS 194
tuberculosis of the epididymis and testis 213
tuberous sclerosis 119
TUL 129
TVM 385
TVM 手術 385
TVT 313
TVT 手術 313
T リンパ球関連型拒絶 344

U

UCG 23
UDS 44
UFM 44
UICC TNM 分類 116
UPJO 368
ureteropelvic junction obstruction (UPJO) 368
urethral agenesis 162
urethral atresia 162
urethral duplication 162
urethral polyp 167
urethral pressure 46
urethrocystography (UCG) 23
urodynamic study (UDS) 44
uroflowmetry (UFM) 44

V

VCG 23
VCUG 369
vesicoureteral reflux (VUR) 369
visual sexual stimulation (VSS) 51
voiding cystography (VCG) 23
voiding cystourethrography 369
voiding volume (VV) 44
VSS 51
VUR 369
VV 44

W

Wahlin法	261
watchful waiting	197
Welsh法	261
WHO方式3段階癌性疼痛ラダー	403
Winkelmann法	258

X

xanthogranulomatous pyelonephritis	119
X線検査法	22

Y

Youngの分類	163

Z

zonal anatomy	192

泌尿器科診療ガイド

2011年4月10日　第1版第1刷発行

編　集	勝岡洋治　KATSUOKA, Yoji
発行者	市井輝和
発行所	株式会社金芳堂
	〒606-8425 京都市左京区鹿ケ谷西寺ノ前町34番地
	振替　01030-1-15605
	電話　075-751-1111(代)
	http://www.kinpodo-pub.co.jp/
組　版	marble
印　刷	株式会社サンエムカラー
製　本	株式会社兼文堂

© 勝岡洋治, 2011
落丁・乱丁本は直接小社へお送りください．お取替え致します．

Printed in Japan
ISBN978-4-7653-1473-2

JCOPY ＜(社)出版者著作権管理機構　委託出版物＞

本書の無断複写は著作権法上での例外を除き禁じられています．複写される場合は，そのつど事前に，(社)出版者著作権管理機構(電話 03-3513-6969，FAX 03-3513-6979，e-mail: info@jcopy.or.jp)の許諾を得てください．

●本書のコピー，スキャン，デジタル化等の無断複製は著作権法上での例外を除き禁じられています．本書を代行業者等の第三者に依頼してスキャンやデジタル化することは，たとえ個人や家庭内の利用でも著作権法違反です．

STUDYMATE UROLOGY
Organ Mediate Cell

スタディメイト泌尿器科学

編集
勝岡洋治 大阪医科大学教授

B5判・440頁　定価 **6,720円**（本体6,400円＋税5%）
ISBN978-4-7653-1406-0

　この度，類書が溢れる中で敢えて新教科書「スタディメイト泌尿器科学」を発刊した．本書が教科書本来の役目を取り戻し，学校現場と同じくページをめくる度に知識が集積され読了した暁には体系化された最新泌尿器科学の知識が修得できることを目的として作成した．

　本書の特長は，①形態（構造）と機能を結びつけて病態と疾病を理解できるように臓器ごとに構成．②高齢化による疾病構造の変化と低侵襲治療を可能にした新技術の発達を反映して，排尿に関する事項と内視鏡手術に関する事項を充実．③サイドメモの枠を設け本文の補完と新見地を紹介．また，症候学，検査，手術などは独立した章として専門性の高い小児泌尿器科学と女性泌尿器科学は別章とした．なお，近年の泌尿器科学の目覚ましい進歩と発展で蓄積された膨大な知識量の中から専門的記述に偏らないで，EBM（Evidence based medicine）による必要事項を取捨選択し，基本的で標準的内容で満たされるように配慮した．

　初学者にとっては待望の入門書であり，専門家には備忘録の役割を有する書物の登場であると自負している．

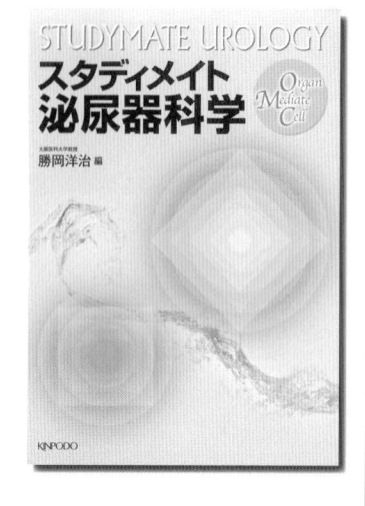

主要目次

第 1 章	泌尿器科症候学
第 2 章	検査法
第 3 章	副腎
第 4 章	後腹膜
第 5 章	腎
第 6 章	腎盂・尿管
第 7 章	膀胱
第 8 章	尿道
第 9 章	前立腺
第10章	精嚢
第11章	陰嚢および陰嚢内容
第12章	陰茎
第13章	泌尿器科手術
第14章	腎不全・腎移植
第15章	性分化異常・性腺機能低下症・男性更年期障害
第16章	性機能障害・男性不妊
第17章	小児泌尿器科学
第18章	女性泌尿器科学
第19章	癌化学療法・放射線治療法・免疫療法・分子標的療法

金芳堂　刊